U0218891

2020
中国卫生健康统计年鉴

国家卫生健康委员会　编

中国协和医科大学出版社

图书在版编目（CIP）数据

中国卫生健康统计年鉴. 2020 / 国家卫生健康委员会编. —北京：中国协和医科大学出版社，2020.10
ISBN 978-7-5679-1561-9

Ⅰ. ①中… Ⅱ. ①国… Ⅲ. ①卫生统计－统计资料－中国－ 2020 －年鉴 Ⅳ. ① R195.1-54

中国版本图书馆 CIP 数据核字（2020）第 134955 号

2020 中国卫生健康统计年鉴

编　　者：国家卫生健康委员会
责任编辑：高淑英

出版发行：中国协和医科大学出版社
（北京市东城区东单三条9号　邮编100730　电话010-65260431）
网　　址：www.pumcp.com
经　　销：新华书店总店北京发行所
印　　刷：中煤（北京）印务有限公司

开　　本：889×1230　1/16
印　　张：26.5
字　　数：700千字
版　　次：2020年10月第1版
印　　次：2020年10月第1次印刷
定　　价：198.00元

ISBN 978-7-5679-1561-9

《中国卫生健康统计年鉴》编辑委员会

《中国卫生健康统计年鉴》编辑工作人员

编者说明

一、《中国卫生健康统计年鉴》是一部反映中国卫生健康事业发展情况和居民健康状况的资料性年刊。本书收录了全国及31个省、自治区、直辖市卫生健康事业发展情况和目前居民健康水平的统计数据，以及历史重要年份的全国统计数据。本书为《中国卫生健康统计年鉴》2020卷，收编的内容截至2019年年底。

二、全书分为16个部分，即医疗卫生机构、卫生人员、卫生设施、卫生经费、医疗服务、基层医疗卫生服务、中医药服务、妇幼保健与计划生育、人民健康水平、疾病控制与公共卫生、居民病伤死亡原因、食品安全与卫生健康监督、医疗保障、人口指标，另附主要社会经济指标、世界各国卫生状况。各章前设简要说明及主要指标解释，简要说明主要介绍本章的主要内容、资料来源、统计范围、统计方法以及历史变动情况。

三、资料来源

（一）本资料主要来自年度卫生健康统计报表，一部分来自抽样调查。

（二）人口和社会经济数据摘自《中国统计年鉴》以及公安部、教育部、民政部统计资料，城镇居民基本医疗保险数据摘自人力资源与社会保障部，各国卫生状况数据摘自世界卫生组织《世界卫生统计》和全球卫生观察站数据库。

四、统计口径

（一）除行政区划外，书中所涉及的全国性统计数据均未包括香港特别行政区、澳门特别行政区和台湾省数据。

（二）由于修订《国家卫生健康统计调查制度》，适当调整了医疗卫生机构和人员的统计口径，导致1996、2002、2007、2013年机构和人员数变动较大，2013年起医疗卫生机构及人员数包括原卫生计生部门主管的计划生育技术服务机构。

（三）村卫生室的机构、人员和诊疗人次分别计入医疗卫生机构总数、卫生人员总数、总诊疗人次数中（村卫生室不再单独统计）。

五、统计分组

（一）机构类别：医疗卫生机构分为医院、基层医疗卫生机构、专业公共卫生机构、其他机构四类。医院包括综合医院、中医医院、中西医结合医院、民族医院、各类专科医院和护理院，不包括专科疾病防治院、妇幼保健院和疗养院；基层医疗卫生机构包括社区卫生服务中心（站）、乡镇（街道）卫生院、村卫生室、门诊部、诊所（医务室）；专业公共卫生机构包括疾病预防控制中心、专科疾病防治机构、健康教育机构、妇幼保健机构、急救中心（站）、采供血机构、卫生监督机构、计划生育技术服务机构；其他医疗卫生机构包括疗养院、医学科研机构、医学在职教育机构、医学考试中心、人才交流中心、统计信息中心等卫生健康事业单位。

（二）登记注册类型：分为公立、非公立医疗卫生机构。公立医疗卫生机构包括登记注册类型为国有和集体办的医疗卫生机构；非公立医疗卫生机构包括联营、股份合作、私营、台港澳投资和外国投资等医疗卫生机构。

医院按登记注册类型分为公立医院和民营医院，公立医院指经济类型为国有和集体办的医院，民营医院指公立医院以外的其他医院，包括联营、股份合作、私营、台港澳投资和外国投资等医院。

（三）主办单位：以医疗机构登记注册为依据，分为政府办、社会办和私人办。政府办医疗卫生机构包括卫生健康行政部门和教育、民政、公安、司法等政府机关主办的医疗卫生机构；社会办医疗卫生机构包括企业、事业单位、社会团体和其他社会组织办。

（四）东、中、西部地区：东部地区包括北京、天津、河北、辽宁、上海、江苏、浙江、福建、山东、广东、海南11个省、直辖市；中部地区包括山西、吉林、黑龙江、安徽、江西、河南、湖北、湖南8个省；西部地区包括内蒙古、重庆、广西、四川、贵州、云南、西藏、陕西、甘肃、青海、宁夏、新疆12个省、自治区、直辖市。

（五）城乡：1949～1984年以前医疗卫生机构及其床位和人员按城市、农村分组，1985～2004年按市、县分组，2005年起按城市、农村分组。城市包括直辖市区和地级市辖区，农村包括县及县级市，乡镇卫生院及村卫生室计入农村。

六、符号使用说明："空格"表示无数字，"…"表示数字不详。

国家卫生健康委统计信息中心

目　　录

一、医疗卫生机构

简要说明

一、本章主要介绍全国及31个省、自治区、直辖市医疗卫生机构数，主要包括各级各类医院、基层医疗卫生机构、专业公共卫生机构和其他医疗卫生机构数与医院等级情况，按床位数分组的医院、乡镇卫生院和社区卫生服务中心数等。

二、本章数据来源于卫生资源统计年报。

三、医疗卫生机构分类

1．机构类别：医疗卫生机构分为医院、基层医疗卫生机构、专业公共卫生机构、其他医疗卫生机构四类。

2．登记注册类型：分为公立、非公立医疗卫生机构。公立医疗卫生机构包括登记注册类型为国有和集体办的医疗卫生机构；非公立医疗卫生机构包括联营、股份合作、私营、台港澳投资和外国投资等医疗卫生机构。

3．按主办单位分为政府办、社会办和私人办。政府办包括卫生健康（原卫生计生）、教育、民政、公安、司法等行政部门办的医疗卫生机构，社会办包括企业、事业单位、社会团体和其他社会组织办的医疗卫生机构。

4．按分类管理分为非营利性和营利性医疗卫生机构。

5．按城乡分，城市包括直辖市区和地级市辖区，农村包括县及县级市，乡镇卫生院及村卫生室计入农村。按市县分，市包括直辖市区、地级市区和县级市，县包括自治县和旗。

四、统计口径调整

1．村卫生室数计入卫生机构总数中（不再单独统计）。

2．2002年起，医疗卫生机构数按卫生或工商、民政部门登记注册数统计，1949～2001年医疗卫生机构数按卫生或其他行政部门批准成立数统计。

3．2002年起，按照行业管理原则，医疗卫生机构总数不再包括国境卫生检疫所、高中等医学院校、药品检验所（室）和由各级计生委批准设立的计划生育指导中心。

4．2013年起，医疗卫生机构总数包括原卫生计生部门主管的计划生育技术服务机构，2013年以前医疗卫生机构数不包括原人口计生部门主管的计划生育技术服务机构数。

5．1996年起，依据《医疗机构管理条例》将个体开业人员改称私人诊所计入卫生机构，当年医疗卫生机构总数增加较多（包括13万所私人诊所）。

主要指标解释

医疗卫生机构　指从卫生健康行政部门取得《医疗机构执业许可证》，或从民政、工商行政、机构编制管理部门取得法人单位登记证书，为社会提供医疗保健、疾病控制、卫生监督服务或从事医学科研和医学在职培训等工作的单位。医疗卫生机构包括医院、基层医疗卫生机构、专业公共卫生机构、其他医疗卫生机构。

医院　包括综合医院、中医医院、中西医结合医院、民族医院、各类专科医院和护理院，不包括专科疾病防治院、妇幼保健院和疗养院。

中医医院　指中医（综合）医院和中医专科医院，不包括中西医结合医院和民族医院。

专科医院　包括口腔医院、眼科医院、耳鼻喉科医院、肿瘤医院、心血管病医院、胸科医院、血液病医院、妇产（科）医院、儿童医院、精神病医院、传染病医院、皮肤病医院、结核病医院、麻风病医院、职业病医院、骨科医院、康复医院、整形外科医院、美容医院等其他专科医院，不包括中医专科医院、各类专科疾病防治院和妇幼保健院。

公立医院 指经济类型为国有和集体的医院。

民营医院 指经济类型为国有和集体以外的医院，包括联营、股份合作、私营、台港澳投资和外国投资等医院。

基层医疗卫生机构 包括社区卫生服务中心（站）、街道卫生院、乡镇卫生院、村卫生室、门诊部、诊所（医务室）。

专业公共卫生机构 包括疾病预防控制中心、专科疾病防治机构、妇幼保健机构、健康教育机构、急救中心（站）、采供血机构、卫生监督机构、卫生健康部门主管的计划生育技术服务机构。不包括传染病院、结核病医院、血防医院、精神病医院、卫生监督（监测、检测）机构。

其他医疗卫生机构 包括疗养院、临床检验中心、医学科研机构、医学在职教育机构、医学考试中心、人才交流中心、统计信息中心等卫生事业单位。

医院等级 由卫生健康（原卫生计生）行政部门评定，级别分为一级、二级、三级、未定级，等次分为甲、乙、丙、未定等，是反映医院规模和医疗水平的综合指标。

联合办村卫生室 指由两个或多个乡村医生联合办、执业（助理）医师与乡村医生联合办的村卫生室。

1-1-1 医疗卫生机构数

年份	合计	医院	综合医院	中医医院	专科医院	基层医疗卫生机构	社区卫生服务中心（站）	乡镇卫生院	村卫生室	门诊部（所）	专业公共卫生机构数	疾病预防控制中心	专科疾病防治院（所/站）	妇幼保健院（所/站）	卫生监督所（中心）
1950	8915	2803	2692	4	85					3356		61	30	426	
1955	67725	3648	3351	67	188					51600		315	287	3944	
1960	261195	6020	5173	330	401			24849		213823		1866	683	4213	
1965	224266	5330	4747	131	339			36965		170430		2499	822	2910	
1970	149823	5964	5353	117	385			56568		79600		1714	607	1124	
1975	151733	7654	6817	160	543			54026		80739		2912	683	2128	
1980	180553	9902	7859	678	694			55413		102474		3105	1138	2745	
1985	978540	11955	9197	1485	938			47387	777674	126604		3410	1566	2996	
1986	999102	12442	9363	1646	1030			46967	795963	127575		3475	1635	3059	
1987	1012804	12962	9657	1790	1097			47177	807844	128459		3512	1697	3082	
1988	1012485	13544	9916	1932	1190			47529	806497	128422		3532	1727	3103	
1989	1027522	14090	10242	2046	1265			47523	820798	128112		3591	1747	3112	
1990	1012690	14377	10424	2115	1362			47749	803956	129332		3618	1781	3148	
1991	1003769	14628	10562	2195	1345			48140	794733	128665		3652	1818	3187	
1992	1001310	14889	10774	2269	1376			46117	796523	125873		3673	1845	3187	
1993	1000531	15436	11426	2298	1438			45024	806945	115161		3729	1872	3115	
1994	1005271	15595	11549	2336	1440			51929	813529	105984		3711	1905	3190	
1995	994409	15663	11586	2361	1445			51797	804352	104406		3729	1895	3179	
1996	1078131	15833	11696	2405	1473			51277	755565	237153		3737	1887	3172	
1997	1048657	15944	11771	2413	1488			50981	733624	229474		3747	1893	3180	
1998	1042885	16001	11779	2443	1495			50071	728788	229349		3746	1889	3191	
1999	1017673	16678	11868	2441	1533			49694	716677	226588		3763	1877	3180	
2000	1034229	16318	11872	2453	1543	1000169		49229	709458	240934	11386	3741	1839	3163	
2001	1029314	16197	11834	2478	1576	995670		48090	698966	248061	11471	3813	1783	3132	
2002	1005004	17844	12716	2492	2237	973098	8211	44992	698966	219907	10787	3580	1839	3067	571
2003	806243	17764	12599	2518	2271	774693	10101	44279	514920	204468	10792	3584	1749	3033	838
2004	849140	18393	12900	2611	2492	817018	14153	41626	551600	208794	10878	3588	1583	2998	1284
2005	882206	18703	12982	2620	2682	849488	17128	40907	583209	207457	11177	3585	1502	3021	1702
2006	918097	19246	13120	2665	3022	884818	22656	39975	609128	212243	11269	3548	1402	3003	2097
2007	912263	19852	13372	2720	3282	878686	27069	39876	613855	197083	11528	3585	1365	3051	2553
2008	891480	19712	13119	2688	3437	858015	24260	39080	613143	180752	11485	3534	1310	3011	2675
2009	916571	20291	13364	2728	3716	882153	27308	38475	632770	182448	11665	3536	1291	3020	2809
2010	936927	20918	13681	2778	3956	901709	32739	37836	648424	181781	11835	3513	1274	3025	2992
2011	954389	21979	14328	2831	4283	918003	32860	37295	662894	184287	11926	3484	1294	3036	3022
2012	950297	23170	15021	2889	4665	912620	33562	37097	653419	187932	12083	3490	1289	3044	3088
2013	974398	24709	15887	3015	5127	915368	33965	37015	648619	195176	31155	3516	1271	3144	2967
2014	981432	25860	16524	3115	5478	917335	34238	36902	645470	200130	35029	3490	1242	3098	2975
2015	983528	27587	17430	3267	6023	920770	34321	36817	640536	208572	31927	3478	1234	3078	2986
2016	983394	29140	18020	3462	6642	926518	34327	36795	638763	216187	24866	3481	1213	3063	2986
2017	986649	31056	18921	3695	7220	933024	34652	36551	632057	229221	19896	3456	1200	3077	2992
2018	997433	33009	19693	3977	7900	943639	34997	36461	622001	249654	18033	3443	1161	3080	2949
2019	1007579	34354	19963	4221	8531	954390	35013	36112	616094	266659	15958	3403	1128	3071	2869

注：①村卫生室数计入医疗卫生机构数中；② 2008 年，社区卫生服务中心（站）减少的原因是江苏省约 5000 家农村社区卫生服务站划归村卫生室；③ 2002 年起，医疗卫生机构数不再包括高中等医学院校本部、药检机构、国境卫生检疫所和非卫生部门举办的计划生育指导站；④ 2013 年起，医疗卫生机构数包括原计生部门主管的计划生育技术服务机构；⑤ 1996 年以前，门诊部（所）不包括私人诊所。

1-1-2 2019年各地区医疗卫生机构数

地区	合计	医院							基层医疗卫生机构						
		小计	综合医院	中医医院	中西医结合医院	民族医院	专科医院	护理院	小计	社区卫生服务中心	社区卫生服务站	街道卫生院	乡镇卫生院	村卫生室	门诊部
总计	**1007579**	**34354**	**19963**	**4221**	**699**	**312**	**8531**	**628**	**954390**	**9561**	**25452**	**512**	**36112**	**616094**	**25666**
东部	380420	13445	7420	1604	260	5	3652	504	360358	4548	15369	104	9153	209944	16609
中部	311678	10019	5764	1366	203	11	2601	74	295939	2667	5169	327	11349	210631	5520
西部	315481	10890	6779	1251	236	296	2278	50	298093	2346	4914	81	15610	195519	3537
北京	10336	664	240	162	42	2	211	7	9416	340	1612			2449	1195
天津	5962	441	284	55	3		98	1	5348	124	500	5	138	2374	713
河北	84651	2120	1456	249	41		372	2	81790	343	1082		1998	59526	685
山西	42162	1405	665	218	35		482	5	40249	230	755	276	1313	28106	494
内蒙古	24564	794	397	122	14	94	161	6	23238	334	863		1271	13321	468
辽宁	34238	1364	740	193	16	2	401	12	32275	398	923	20	1022	17963	884
吉林	22198	797	422	114	10	3	240	8	20917	228	72	1	761	9615	936
黑龙江	20375	1144	755	169	11	5	201	3	18478	459	172	7	966	10448	949
上海	5597	374	169	21	10		122	52	5021	321	745			1179	1067
江苏	34796	1941	995	151	40		509	246	31821	563	2143	13	1028	15169	2279
浙江	34119	1372	577	179	38		509	69	32145	479	4443	11	1081	11590	2229
安徽	26435	1241	770	125	28		298	20	24558	380	1478	1	1380	15549	820
福建	27788	677	376	82	11	1	199	8	26596	228	435		882	17596	1181
江西	37029	807	506	110	11		176	4	35398	179	406	6	1590	28088	384
山东	83616	2615	1507	320	37		679	72	79825	567	1854	49	1539	53663	1557
河南	70734	1974	1209	317	46		388	14	67561	468	1055	8	2041	56079	502
湖北	35515	1035	562	126	24	2	310	11	33919	353	795	24	1129	23242	842
湖南	57230	1616	875	187	38	1	506	9	54859	370	436	4	2169	39504	593
广东	53900	1631	911	170	14		501	35	51064	1136	1489	6	1180	25788	4618
广西	33679	678	385	102	21	5	159	6	31853	173	143		1261	19877	336
海南	5417	246	165	22	8		51		5057	49	143		285	2647	201
重庆	21057	846	453	128	59		196	10	20001	203	333	14	846	10580	456
四川	83756	2417	1507	247	35	35	582	11	80500	433	606	5	4416	55772	696
贵州	28511	1340	954	98	22	8	254	4	26806	264	546	41	1329	20265	238
云南	25587	1376	893	158	22	5	295	3	23638	197	401	10	1361	13450	385
西藏	6940	156	108		1	39	8		6635	9	5		678	5300	
陕西	35404	1208	756	168	16		262	6	33619	265	401	8	1532	23747	487
甘肃	26697	719	381	124	31	17	163	3	24761	209	467	2	1377	16461	67
青海	6513	220	124	14	7	37	37	1	6114	36	241		408	4510	92
宁夏	4397	219	143	29	2	2	43		4077	36	186		205	2173	51
新疆	18376	917	678	61	6	54	118		16851	187	722	1	926	10063	261

1-1-2 续表

	专业公共卫生机构									其他医疗卫生机构					
诊所（医务室、护理站）	小计	疾病预防控制中心	专科疾病防治院（所、站）	健康教育所（站）	妇幼保健院（所、站）	急救中心（站）	采供血机构	卫生监督所（中心）	计划生育技术服务机构	小计	疗养院	医学科研机构	医学在职培训机构	统计信息中心	其他
240993	**15958**	**3403**	**1128**	**170**	**3071**	**448**	**594**	**2869**	**4275**	**2877**	**136**	**175**	**320**	**95**	**2151**
104631	5032	1034	480	52	954	231	200	807	1274	1585	75	92	134	49	1235
60276	5010	1055	484	34	975	126	173	948	1215	710	25	38	123	16	508
76086	5916	1314	164	84	1142	91	221	1114	1786	582	36	45	63	30	408
3820	108	29	24		19	12	4	18	2	148		31	6	9	102
1494	95	23	14	1	19	7	6	17	8	78	2	9	13	1	53
18156	662	187	11	2	187	12	18	178	67	79	1	2		2	74
9075	445	134	7	12	131	10	22	128	1	63	5	6	3	1	48
6981	466	119	43	25	114	10	18	117	20	66	3	4	3	2	54
11065	456	103	64		97	7	17	13	155	143	9	2	3	1	128
9304	377	67	54	3	70	9	20	42	112	107	6	3	4	2	92
5477	704	162	88	1	141	15	28	140	129	49	2	5	8	4	30
1709	106	19	15	1	19	11	8	17	16	96	4	9	9	4	70
10626	685	118	42	6	115	53	30	105	216	349	12	9	25	14	289
12312	403	100	15	1	92	57	25	100	13	199	12	5	35	6	141
4950	544	119	42	4	121	15	23	112	108	92	3	10	19	4	56
6274	421	96	25		91	11	9	87	102	94	7	8	16	1	62
4745	742	136	112	6	112	14	19	111	232	82	4	5	3		70
20596	973	199	127	3	161	18	25	105	335	203	13	5	18	3	164
7408	1013	180	22	5	163	43	23	178	399	186	2	6	69	1	108
7534	491	112	75	1	101	17	22	106	57	70	1	1	16	3	49
11783	694	145	84	2	136	3	16	131	177	61	2	2	1	1	55
16847	1018	134	130	30	130	40	54	161	339	187	14	12	9	8	144
10063	1109	118	31	1	105	4	32	115	703	39	5	12		4	18
1732	105	26	13	8	24	3	4	6	21	9	1				8
7569	150	41	14	4	41		11	39		60	4		4	3	49
18572	716	208	25	13	201	23	41	201	4	123	1	7	8	14	93
4123	327	100	6		99	8	30	80	4	38	2	2	6		28
7834	526	153	27	8	147	32	17	140	2	47	6	10	7	2	22
643	147	82			57		7	1		2	1		1		
7179	494	120	5	7	116	5	11	116	114	83	4	7	32	2	38
6178	1124	103	9	15	99	3	17	94	784	93	6	2	2	2	81
827	176	56	1	4	50		9	54	2	3	1	1			1
1426	90	25		7	21	3	6	24	4	11				1	10
4691	591	189	3		92	3	22	133	149	17	3				14

1-1-3　2019年各类医疗卫生机构数

机构分类	合计	按城乡分		按登记		
		城市	农村	公立	国有	集体
总　计	**1007579**	**212045**	**795534**	**536737**	**128033**	**408704**
一、医院	34354	18179	16175	11930	11216	714
综合医院	19963	9369	10594	7391	6933	458
中医医院	4221	2135	2086	2311	2218	93
中西医结合医院	699	415	284	152	142	10
民族医院	312	58	254	244	242	2
专科医院	8531	5742	2789	1775	1639	136
口腔医院	885	666	219	162	139	23
眼科医院	945	612	333	55	46	9
耳鼻喉科医院	103	74	29	9	8	1
肿瘤医院	150	122	28	74	74	
心血管病医院	94	67	27	19	18	1
胸科医院	20	17	3	12	12	
血液病医院	15	9	6	1	1	
妇产（科）医院	809	592	217	53	49	4
儿童医院	141	107	34	61	56	5
精神病医院	1545	696	849	704	656	48
传染病医院	171	150	21	167	167	
皮肤病医院	193	166	27	37	35	2
结核病医院	28	22	6	27	27	
麻风病医院	26	15	11	26	26	
职业病医院	21	19	2	18	18	
骨科医院	663	352	311	41	32	9
康复医院	706	470	236	161	139	22
整形外科医院	48	45	3	3	3	
美容医院	450	429	21			
其他专科医院	1518	1112	406	145	133	12
护理院	628	460	168	57	42	15
二、基层医疗卫生机构	954390	186198	768192	507140	99481	407659
社区卫生服务中心（站）	35013	26073	8940	25188	15068	10120
社区卫生服务中心	9561	7258	2303	8695	6695	2000
社区卫生服务站	25452	18815	6637	16493	8373	8120
卫生院	36624	146	36478	36424	27774	8650
街道卫生院	512	146	366	501	243	258
乡镇卫生院	36112		36112	35923	27531	8392
中心卫生院	10519		10519	10505	9071	1434
乡卫生院	25593		25593	25418	18460	6958
村卫生室	616094		616094	419726	42196	377530
门诊部	25666	21085	4581	2284	1432	852
综合门诊部	7955	6054	1901	1671	1038	633
中医门诊部	2772	2420	352	113	58	55
中西医结合门诊部	468	366	102	27	9	18
民族医门诊部	27	13	14	3	1	2
专科门诊部	14444	12232	2212	470	326	144
诊所、卫生所、医务室、护理站	240993	138894	102099	23518	13011	10507
诊所	206981	119360	87621	4270	1061	3209
卫生所、医务室	33620	19208	14412	19220	11933	7287
护理站	392	326	66	28	17	11

注：①城市包括直辖市区、地级市辖区；农村包括县和县级市、农村乡镇卫生院和村卫生室；②社会办包括企业、事业单位、社会团体和其他社会组织办的卫生机构。

1-1-3 续表1

注册类型分			按主办单位分			
非公立	联营	私营	政府办	卫生健康部门	社会办	个人办
470842	**16639**	**390644**	**151107**	**145516**	**469892**	**386580**
22424	154	16476	9701	8617	7731	16922
12572	99	9440	5504	4678	4797	9662
1910	5	1487	2242	2222	402	1577
547	3	399	139	138	120	440
68		56	236	236	19	57
6756	46	4722	1555	1323	2153	4823
723	1	516	140	139	233	512
890	10	538	49	46	334	562
94	1	73	9	8	22	72
76	1	40	69	68	41	40
75		56	16	16	21	57
8		4	12	12	3	5
14		7	1	1	6	8
756	2	511	50	48	228	531
80		49	56	56	34	51
841	6	666	649	521	226	670
4		2	165	164	4	2
156		114	33	32	39	121
1		1	26	25	1	1
			23	21	3	
3			16	14	5	
622	6	469	32	30	136	495
545	7	345	100	41	268	338
45		27	2	2	20	26
450	1	283			176	274
1373	11	1021	107	79	353	1058
571	1	372	25	20	240	363
447250	16482	373599	124753	121303	460467	369170
9825	77	8011	17374	16223	8655	8984
866	10	517	6656	6420	2348	557
8959	67	7494	10718	9803	6307	8427
200	6	153	36125	35883	320	179
11	1	9	470	465	31	11
189	5	144	35655	35418	289	168
14		11	10456	10393	51	12
175	5	133	25199	25025	238	156
196368	16028	150691	69091	69091	412428	134575
23382	35	17890	200	20	7126	18340
6284	24	4888	156	18	2764	5035
2659		2013	4		690	2078
441	1	372	2		65	401
24		23			3	24
13974	10	10594	38	2	3604	10802
217475	336	196854	1963	86	31938	207092
202711	232	186149	181	38	11234	195566
14400	104	10471	1775	42	20528	11317
364		234	7	6	176	209

1-1-3 续表2

机构分类	合计	按城乡分		按登记		
		城市	农村	公立	国有	集体
三、专业公共卫生机构	15958	5909	10049	15654	15373	281
疾病预防控制中心	3403	1350	2053	3397	3376	21
省属	31	31		31	31	
地级市（地区）属	410	369	41	410	409	1
县级市（区）属	1232	857	375	1232	1228	4
县属	1523	3	1520	1523	1518	5
其他	207	90	117	201	190	11
专科疾病防治院（所、站）	1128	442	686	1068	1019	49
专科疾病防治院	194	112	82	177	170	7
传染病防治院	9	5	4	9	8	1
结核病防治院	17	11	6	17	17	
职业病防治院	43	38	5	39	38	1
其他	125	58	67	112	107	5
专科疾病防治所（站、中心）	934	330	604	891	849	42
口腔病防治所（站、中心）	87	53	34	72	43	29
精神病防治所（站、中心）	38	13	25	30	25	5
皮肤病与性病防治所（中心）	209	54	155	206	202	4
结核病防治所（站、中心）	297	105	192	297	296	1
职业病防治所（站、中心）	33	27	6	24	24	
地方病防治所（站、中心）	23	6	17	23	23	
血吸虫病防治所（站、中心）	155	33	122	155	153	2
药物戒毒所（中心）	12	9	3	11	10	1
其他	80	30	50	73	73	
健康教育所（站、中心）	170	109	61	167	165	2
妇幼保健院（所、站）	3071	1168	1903	3057	3034	23
省属	26	26		26	26	
地级市（地区）属	386	356	30	386	386	
县级市（区）属	1098	730	368	1098	1082	16
县属	1461	4	1457	1461	1455	6
其他	100	52	48	86	85	1
妇幼保健院	2120	737	1383	2108	2095	13
妇幼保健所	482	267	215	481	478	3
妇幼保健站	460	161	299	459	452	7
生殖保健中心	9	3	6	9	9	
急救中心（站）	448	280	168	422	410	12
采供血机构	594	360	234	495	488	7
卫生监督所（中心）	2869	1114	1755	2852	2840	12
省属	27	27		27	27	
地级市（地区）属	375	324	51	375	374	1
县级市（区）属	1026	706	320	1026	1024	2
县属	1434	56	1378	1417	1408	9
其他	7	1	6	7	7	
计划生育技术服务机构	4275	1086	3189	4196	4041	155
四、其他医疗卫生机构	2877	1759	1118	2013	1963	50
疗养院	136	98	38	116	109	7
卫生监督检验（监测）机构	12	6	6	9	9	
医学科学研究机构	175	159	16	174	172	2
医学在职培训机构	320	95	225	320	316	4
临床检验中心（所、站）	509	473	36	29	25	4
统计信息中心	95	83	12	93	93	
其他	1630	845	785	1272	1239	33

1-1-3 续表3

注册类型分			按主办单位分			
非公立	联营	私营	政府办	卫生健康部门	社会办	个人办
304	3	81	14896	14048	980	82
6			3307	3210	95	1
			31	31		
			410	410		
			1232	1232		
			1523	1523		
6			111	14	95	1
60		35	1010	994	76	42
17		9	161	156	21	12
			9	9		
			17	17		
4			26	24	17	
13		9	109	106	4	12
43		26	849	838	55	30
15		11	64	64	10	13
8		5	27	24	4	7
3		1	200	200	7	2
			287	287	10	
9		5	13	13	15	5
			23	23		
			155	154		
1			10	3	2	
7		4	70	70	7	3
3		1	151	147	18	1
14	1	5	3008	2976	57	6
			26	26		
			386	386		
			1098	1098		
			1461	1461		
14	1	5	37	5	57	6
12	1	5	2082	2061	32	6
1			469	467	13	
1			449	442	11	
			8	6	1	
26		17	367	358	62	19
99	2	23	477	469	104	13
17			2869	2864		
			27	27		
			375	375		
			1026	1026		
17			1434	1434		
			7	2		
79			3707	3030	568	
864		488	1757	1548	714	406
20		8	69	37	60	7
3		2	6	5	3	3
1			152	146	23	
			309	307	11	
480		272	13	11	273	223
2			84	83	11	
358		206	1124	959	333	173

1-2-1 医院数（按登记注册类型/主办单位/管理类别/等级/机构类别分）

医院分类	2010	2015	2016	2017	2018	2019
总　计	**20918**	**27587**	**29140**	**31056**	**33009**	**34354**
按登记注册类型分						
公立医院	13850	13069	12708	12297	12032	11930
民营医院	7068	14518	16432	18759	20977	22424
按主办单位分						
政府办	9629	9651	9605	9595	9649	9701
社会办	5892	6570	6808	7103	7386	7731
个人办	5397	11366	12727	14358	15974	16922
按管理类别分						
非营利性	15822	18518	19065	19752	20451	20603
营利性	5096	9069	10075	11304	12558	13751
按医院等级分						
其中：三级医院	1284	2123	2232	2340	2548	2749
二级医院	6472	7494	7944	8422	9017	9687
一级医院	5271	8759	9282	10050	10831	11264
按机构类别分						
综合医院	13681	17430	18020	18921	19693	19963
中医医院	2778	3267	3462	3695	3977	4221
中西医结合医院	256	446	510	587	650	699
民族医院	198	253	266	284	312	312
专科医院	3956	6023	6642	7220	7900	8531
护理院	49	168	240	349	477	628

1-2-2　2019年各地区公立医院数

地区	医院合计	按医院级别分				按机构类别分						公立医院中：政府办医院
		三级医院	二级医院	一级医院	未定级	综合医院	中医医院	中西医结合医院	民族医院	专科医院	护理院	
总　计	**11930**	**2404**	**5912**	**2338**	**1276**	**7391**	**2311**	**152**	**244**	**1775**	**57**	**9700**
东　部	4520	1097	1933	986	504	2752	788	79	3	853	45	3572
中　部	3588	602	1930	745	311	2263	786	32	5	497	5	2851
西　部	3822	705	2049	607	461	2376	737	41	236	425	7	3277
北　京	217	85	65	65	2	120	34	16	1	44	2	145
天　津	141	43	48	50		79	20	1		41		97
河　北	699	65	390	192	52	465	147	8		78	1	552
山　西	470	56	268	72	74	285	116	3		66		341
内蒙古	339	78	195	45	21	181	41	1	73	42	1	290
辽　宁	443	128	182	102	31	266	67	6	1	103		361
吉　林	268	47	164	30	27	153	60	4	2	49		219
黑龙江	584	90	280	162	52	416	90	4	1	72	1	431
上　海	168	47	103	9	9	85	15	9		51	8	153
江　苏	458	157	149	99	53	238	73	10		123	14	365
浙　江	447	130	179	14	124	249	89	12		94	3	401
安　徽	359	67	196	71	25	221	80	3		54	1	300
福　建	274	67	145	59	3	152	66	4	1	51		241
江　西	338	71	177	41	49	204	88	6		40		276
山　东	802	165	320	212	105	515	130	5		140	12	566
河　南	691	84	367	231	9	453	147	5		86		559
湖　北	393	102	204	58	29	243	84	5	2	57	2	319
湖　南	485	85	274	80	46	288	121	2		73	1	406
广　东	735	192	318	133	92	475	131	6		118	5	635
广　西	337	74	204	32	27	184	86	12	5	49	1	318
海　南	136	18	34	51	33	108	16	2		10		56
重　庆	229	39	111	50	29	139	42	5		42	1	174
四　川	699	200	337	20	142	401	156	7	34	101		617
贵　州	283	51	163	49	20	176	63	5	1	38		239
云　南	421	64	239	49	69	268	109	1	3	39	1	368
西　藏	117	13	36	53	15	83			33	1		116
陕　西	450	61	274	82	33	300	106	4		40		304
甘　肃	295	39	177	16	63	173	78	5	11	25	3	248
青　海	111	20	74		17	63	13		28	7		107
宁　夏	66	15	46	4	1	41	18		1	6		59
新　疆	475	51	193	207	24	367	25	1	47	35		437

1-2-3 2019年各地区民营医院数

地区	医院	按医院级别分				按机构类别分					
		三级医院	二级医院	一级医院	未定级	综合医院	中医医院	中西医结合医院	民族医院	专科医院	护理院
总　计	**22424**	**345**	**3775**	**8926**	**9378**	**12572**	**1910**	**547**	**68**	**6756**	**571**
东　部	8925	152	1434	3721	3618	4668	816	181	2	2799	459
中　部	6431	106	1136	2493	2696	3501	580	171	6	2104	69
西　部	7068	87	1205	2712	3064	4403	514	195	60	1853	43
北　京	447	20	98	296	33	120	128	26	1	167	5
天　津	300		27	144	129	205	35	2		57	1
河　北	1421	10	193	902	316	991	102	33		294	1
山　西	935	5	110	232	588	380	102	32		416	5
内蒙古	455	10	118	237	90	216	81	13	21	119	5
辽　宁	921	23	141	363	394	474	126	10	1	298	12
吉　林	529	4	107	117	301	269	54	6	1	191	8
黑龙江	560	14	86	155	305	339	79	7	4	129	2
上　海	206			1	205	84	6	1		71	44
江　苏	1483	19	283	618	563	757	78	30		386	232
浙　江	925	3	42	37	843	328	90	26		415	66
安　徽	882	15	220	414	233	549	45	25		244	19
福　建	403	17	82	229	75	224	16	7		148	8
江　西	469	14	61	154	240	302	22	5		136	4
山　东	1813	29	353	791	640	992	190	32		539	60
河　南	1283	11	179	792	301	756	170	41		302	14
湖　北	642	34	139	211	258	319	42	19		253	9
湖　南	1131	9	234	418	470	587	66	36	1	433	8
广　东	896	25	198	311	362	436	39	8		383	30
广　西	341	5	88	180	68	201	16	9		110	5
海　南	110	6	17	29	58	57	6	6		41	
重　庆	617	15	124	275	203	314	86	54		154	9
四　川	1718	17	300	420	981	1106	91	28	1	481	11
贵　州	1057	11	169	623	254	778	35	17	7	216	4
云　南	955	15	166	295	479	625	49	21	2	256	2
西　藏	39			8	31	25		1	6	7	
陕　西	758	10	105	245	398	456	62	12		222	6
甘　肃	424	2	39	59	324	208	46	26	6	138	
青　海	109		22	12	75	61	1	7	9	30	1
宁　夏	153		35	80	38	102	11	2	1	37	
新　疆	442	2	39	278	123	311	36	5	7	83	

1-3-1　2019年医院等级情况

医院分类	医院	综合医院	中医医院	中西医结合医院	民族医院	专科医院
总　计	**34354**	**19963**	**4221**	**699**	**312**	**8531**
三级	2749	1502	476	74	31	666
甲等	1516	815	352	58	17	274
乙等	440	302	77	5	12	44
丙等	26	20				6
未定等	767	365	47	11	2	342
二级	9687	4785	1906	148	152	2677
甲等	4321	2530	1366	53	91	280
乙等	1407	915	217	22	39	213
丙等	73	37	9	3	1	23
未定等	3886	1303	314	70	21	2161
一级	11264	8210	986	249	54	1680
甲等	1945	1672	62	21	9	178
乙等	514	400	25	12	5	69
丙等	230	125	62	8	4	28
未定等	8575	6013	837	208	36	1405
未定级	10654	5466	853	228	75	3508

1-3-2 2019年各地区医院等级情况

地区	合计	三级	甲等	乙等	丙等	二级	甲等	乙等	丙等	一级	甲等	乙等	丙等	未定级
总　计	**34354**	**2749**	**1516**	**440**	**26**	**9687**	**4321**	**1407**	**73**	**11264**	**1945**	**514**	**230**	**10654**
东　部	13445	1249	656	204	19	3367	1404	385	48	4707	791	192	155	4122
中　部	10019	708	436	58	6	3066	1353	521	23	3238	674	185	46	3007
西　部	10890	792	424	178	1	3254	1564	501	2	3319	480	137	29	3525
北　京	664	105	58	1	17	163	37	3	36	361	34		128	35
天　津	441	43	31	3		75	27	13	8	194	32	6	1	129
河　北	2120	75	48	1		583	311	47	3	1094	138	24	6	368
山　西	1405	61	43	8		378	222	73	1	304	128	42	4	662
内蒙古	794	88	39	17	1	313	103	78	1	282	28	7		111
辽　宁	1364	151	65	19	2	323	144	46		465	74	21	5	425
吉　林	797	51	30	9	5	271	110	79	10	147	24	10	4	328
黑龙江	1144	104	73	11	1	366	147	134	3	317	127	22	6	357
上　海	374	47	32	5		103	63	23	1	10	5			214
江　苏	1941	176	74	57		432	114	42		717	220	112	11	616
浙　江	1372	133	65	67		221	119	90		51	8	3	2	967
安　徽	1241	82	50	5		416	144	45	1	485	60	37	1	258
福　建	677	84	38	10		227	88	53		288	16	3		78
江　西	807	85	53	8		238	168	26		195	30	14	6	289
山　东	2615	194	112	39		673	237	50		1003	168	19		745
河　南	1974	95	62			546	225	60	4	1023	195	36	9	310
湖　北	1035	136	73	16		343	152	62	2	269	52	14	7	287
湖　南	1616	94	52	1		508	185	42	2	498	58	10	9	516
广　东	1631	217	120	2		516	236	15		444	76	4	1	454
广　西	678	79	50	4		292	145	13		212	21	1	3	95
海　南	246	24	13			51	28	3		80	20		1	91
重　庆	846	54	31			235	71	23		325	21	3		232
四　川	2417	217	88	92		637	271	173		440	138	52	1	1123
贵　州	1340	62	31	8		332	137	16		672	21	28	3	274
云　南	1376	79	50	7		405	212	34		344	11	16	12	548
西　藏	156	13	9	4		36	14	21		61	31	2	4	46
陕　西	1208	71	46	8		379	211	58		327	41	9		431
甘　肃	719	41	19	20		216	153	40		75	8	4	1	387
青　海	220	20	10	10		96	70	17		12	2	3	1	92
宁　夏	219	15	6	7		81	36	5		84	2		1	39
新　疆	917	53	45	1		232	141	23	1	485	156	12	3	147

1-4-1 2019年按床位数分组的医院数

医院分类	合计	0～49张	50～99张	100～199张	200～299张	300～399张	400～499张	500～799张	800张及以上
医院	**34354**	**12360**	**8373**	**5099**	**2223**	**1354**	**1001**	**1937**	**2007**
按登记注册类型分									
公立医院	11930	2241	1334	1764	1279	957	797	1684	1874
民营医院	22424	10119	7039	3335	944	397	204	253	133
按类别分									
综合医院	19963	7268	4833	2770	1124	705	510	1208	1545
中医医院	4221	1236	772	659	439	298	261	370	186
中西医结合医院	699	227	206	116	42	22	37	24	25
民族医院	312	104	76	68	29	14	4	13	4
专科医院	8531	3455	2207	1352	506	287	171	310	243
口腔医院	885	823	47	11	1	2			1
眼科医院	945	415	434	73	15	6	1	1	
耳鼻喉科医院	103	25	57	18	1			1	1
肿瘤医院	150	16	16	28	19	7	10	14	40
心血管病医院	94	17	30	19	5	8	1	9	5
胸科医院	20		3	4	2	2		4	5
血液病医院	15	4	5	1	3			2	
妇产（科）医院	809	264	411	94	17	7	3	7	6
儿童医院	141	53	25	19	6	1	2	13	22
精神病医院	1545	95	290	332	258	157	103	182	128
传染病医院	171	17	19	27	25	18	20	34	11
皮肤病医院	193	117	57	17	2				
结核病医院	28	3	1	2	4	3	4	7	4
麻风病医院	26	16	6	2	2				
职业病医院	21	7	3	4	1	2	1	3	
骨科医院	663	211	173	204	47	16	4	4	4
康复医院	706	165	158	263	53	36	11	16	4
整形外科医院	48	33	8	5		1		1	
美容医院	450	436	12	1		1			
其他专科医院	1518	738	452	228	45	20	11	12	12
护理院	628	70	279	134	83	28	18	12	4

1-4-2 2019年各地区按床位数分组的医院数

地区	合计	0～49张	50～99张	100～199张	200～299张	300～399张	400～499张	500～799张	800张及以上
总 计	**34354**	**12360**	**8373**	**5099**	**2223**	**1354**	**1001**	**1937**	**2007**
东 部	13445	5313	2888	1871	845	512	382	793	841
中 部	10019	3374	2487	1603	670	389	273	559	664
西 部	10890	3673	2998	1625	708	453	346	585	502
北 京	664	340	107	80	22	20	20	31	44
天 津	441	257	79	41	8	11	6	20	19
河 北	2120	1046	425	217	109	65	69	125	64
山 西	1405	644	339	213	68	40	32	35	34
内蒙古	794	340	138	140	60	30	21	35	30
辽 宁	1364	529	295	218	76	44	38	84	80
吉 林	797	276	158	179	65	29	18	37	35
黑龙江	1144	408	248	226	83	46	26	57	50
上 海	374	89	49	51	44	33	18	45	45
江 苏	1941	652	498	323	124	69	51	98	126
浙 江	1372	458	267	236	116	78	49	72	96
安 徽	1241	436	270	219	80	45	26	73	92
福 建	677	202	145	110	61	35	26	62	36
江 西	807	202	204	135	60	39	48	73	46
山 东	2615	1224	559	313	115	67	46	126	165
河 南	1974	665	533	231	121	84	46	113	181
湖 北	1035	291	264	144	80	42	32	72	110
湖 南	1616	452	471	256	113	64	45	99	116
广 东	1631	414	399	249	161	80	56	116	156
广 西	678	145	150	117	65	47	43	53	58
海 南	246	102	65	33	9	10	3	14	10
重 庆	846	169	336	133	60	25	26	49	48
四 川	2417	658	772	406	154	104	75	128	120
贵 州	1340	519	407	148	64	51	40	67	44
云 南	1376	453	378	234	83	68	37	60	63
西 藏	156	72	53	16	6	5	1	3	
陕 西	1208	410	325	184	89	38	37	70	55
甘 肃	719	248	180	95	49	32	31	52	32
青 海	220	75	59	45	12	9	4	7	9
宁 夏	219	83	60	27	17	10	7	9	6
新 疆	917	501	140	80	49	34	24	52	37

1-5 基层医疗卫生机构数（按登记注册类型/主办单位/管理类别/机构类别分）

机构分类	2010	2015	2016	2017	2018	2019
总　计	**901709**	**920770**	**926518**	**933024**	**943639**	**954390**
按登记注册类型分						
公立	460927	495986	502619	505247	506003	507140
非公立	440782	424784	423899	427777	437636	447250
按主办单位分						
政府办	111290	117503	117421	120444	121918	124753
社会办	470858	472631	471008	465831	460221	460467
个人办	319561	330636	338089	346749	361500	369170
按管理类别分						
非营利性	675760	691375	691119	686104	680521	675634
营利性	225949	229395	235399	246920	263118	278756
按机构类别分						
社区卫生服务中心（站）	32739	34321	34327	34652	34997	35013
社区卫生服务中心	6903	8806	8918	9147	9352	9561
社区卫生服务站	25836	25515	25409	25505	25645	25452
卫生院	38765	37341	37241	37094	36987	36624
街道卫生院	929	524	446	543	526	512
乡镇卫生院	37836	36817	36795	36551	36461	36112
村卫生室	648424	640536	638763	632057	622001	616094
门诊部	8291	13282	14779	17649	21635	25666
诊所（医务室）	173434	195290	201408	211572	228019	240993

1-6-1　2019年各地区按床位数分组的社区卫生服务中心（站）数

地区	社区卫生服务中心							社区卫生服务站			
	总计	无床	1～9张	10～29张	30～49张	50～99张	100张及以上	总计	无床	1～9张	10张及以上
总　计	**9561**	**4152**	**537**	**1976**	**1282**	**1269**	**345**	**25452**	**23583**	**1402**	**467**
东　部	4548	2334	186	738	542	547	201	15369	14609	547	213
中　部	2667	893	172	672	410	433	87	5169	4643	411	115
西　部	2346	925	179	566	330	289	57	4914	4331	444	139
北　京	340	177	44	64	23	23	9	1612	1612		
天　津	124	62	1	19	15	26	1	500	500		
河　北	343	86	25	135	52	40	5	1082	738	228	116
山　西	230	105	16	60	25	22	2	755	654	84	17
内蒙古	334	151	32	79	35	36	1	863	863		
辽　宁	398	222	10	75	46	32	13	923	868	34	21
吉　林	228	110	14	61	18	23	2	72	54	14	4
黑龙江	459	218	56	89	54	41	1	172	120	20	32
上　海	321	120	1	19	44	89	48	745	745		
江　苏	563	140	9	108	142	109	55	2143	2113	30	
浙　江	479	221	47	91	60	52	8	4443	4437	6	
安　徽	380	124	26	115	56	48	11	1478	1478		
福　建	228	104	11	63	23	21	6	435	435		
江　西	179	59	19	57	27	14	3	406	298	96	12
山　东	567	240	23	96	81	84	43	1854	1555	228	71
河　南	468	153	18	113	87	84	13	1055	990	52	13
湖　北	353	75	5	59	67	115	32	795	698	80	17
湖　南	370	49	18	118	76	86	23	436	351	65	20
广　东	1136	940	14	57	51	61	13	1489	1486	2	1
广　西	173	99	7	26	26	12	3	143	138	4	1
海　南	49	22	1	11	5	10		143	120	19	4
重　庆	203	42	3	39	35	62	22	333	323	9	1
四　川	433	142	27	107	74	70	13	606	544	40	22
贵　州	264	74	32	87	38	31	2	546	532	10	4
云　南	197	78	20	33	32	27	7	401	344	37	20
西　藏	9		3	6				5		3	2
陕　西	265	129	21	61	34	20		401	398		3
甘　肃	209	76	27	59	31	16		467	332	88	47
青　海	36	12	4	13	2	4	1	241	99	124	18
宁　夏	36	21	1	12	2			186	154	29	3
新　疆	187	101	2	44	21	11	8	722	604	100	18

1-6-2　2019年各地区按床位数分组乡镇卫生院数

类别 地区	合计	无床	1～9张	10～29张	30～49张	50～99张	100张 及以上
乡镇卫生院	**36112**	**1343**	**4742**	**13035**	**6405**	**7976**	**2611**
中心卫生院	10519	199	553	2470	2070	3510	1717
乡卫生院	25593	1144	4189	10565	4335	4466	894
各地区乡镇卫生院							
东　部	9153	649	523	2912	1898	2359	812
中　部	11349	244	768	3931	2216	3155	1035
西　部	15610	450	3451	6192	2291	2462	764
北　京							
天　津	138	22	7	59	21	27	2
河　北	1998	24	47	895	527	444	61
山　西	1313	43	159	735	219	143	14
内蒙古	1271	35	436	588	130	73	9
辽　宁	1022	18	32	580	222	139	31
吉　林	761	19	111	463	75	80	13
黑龙江	966	27	117	527	175	107	13
上　海							
江　苏	1028	48	1	102	216	432	229
浙　江	1081	392	236	222	95	93	43
安　徽	1380	39	103	399	314	337	188
福　建	882	22	66	430	181	127	56
江　西	1590	18	123	685	305	398	61
山　东	1539	46	5	195	352	697	244
河　南	2041	16	13	333	501	921	257
湖　北	1129	17	14	111	217	514	256
湖　南	2169	65	128	678	410	655	233
广　东	1180	57	58	298	245	380	142
广　西	1261	18	31	355	262	434	161
海　南	285	20	71	131	39	20	4
重　庆	846	21	29	279	174	246	97
四　川	4416	50	1260	1591	575	699	241
贵　州	1329	32	156	578	282	221	60
云　南	1361	19	51	604	282	312	93
西　藏	678	74	520	80	3	1	
陕　西	1532	87	272	731	221	191	30
甘　肃	1377	32	321	755	150	96	23
青　海	408	8	233	136	20	11	
宁　夏	205	27	34	103	30	10	1
新　疆	926	47	108	392	162	168	49

1-6-3 村卫生室数

年份 地区	村卫生室（个）						行政村数（个）	设卫生室的村数占行政村数（%）
	合计	村办	乡卫生院设点	联合办	私人办	其他		
1990	803956	266137	29963	87149	381844	38863	743278	86.2
1995	804352	297462	36388	90681	354981	22876	740150	88.9
2000	709458	300864	47101	89828	255179	16486	734715	89.8
2005	583209	313633	32396	38561	180403	18216	629079	85.8
2010	648424	365153	49678	32650	177080	23863	594658	92.3
2015	640536	353196	60231	29208	153353	44548	580575	93.3
2016	638763	351016	60419	29336	152164	45828	559166	92.9
2017	632057	349025	63598	28687	147046	43701	554202	92.8
2018	622001	342062	65495	28353	141623	44468	542238	94.0
2019	616094	339525	69091	27626	134575	45277	533194	94.8
东　部	209944	107566	28150	8323	49893	16012	210173	86.8
中　部	210631	125001	13916	11885	43621	16208	167371	100.0
西　部	195519	106958	27025	7418	41061	13057	155650	99.9
北　京	2449	2220	5	3	205	16	3891	62.9
天　津	2374	873	688	99	148	566	3543	67.0
河　北	59526	28911	3009	1056	22682	3868	48719	100.0
山　西	28106	19231	1165	702	3219	3789	25387	100.0
内蒙古	13321	5186	2413	414	4175	1133	11058	100.0
辽　宁	17963	8091	391	141	8742	598	11585	100.0
吉　林	9615	3744	1725	1112	2517	517	9325	100.0
黑龙江	10448	7180	1552	138	1099	479	8967	100.0
上　海	1179	451	451	40		237	1570	75.1
江　苏	15169	7662	4295	1930	22	1260	14203	100.0
浙　江	11590	7065	1558	143	1917	907	20402	56.8
安　徽	15549	7087	3135	1839	894	2594	14529	100.0
福　建	17596	10663	1073	225	3880	1755	14355	100.0
江　西	28088	13162	334	1480	11898	1214	17005	100.0
山　东	53663	26374	14422	4556	5024	3287	69546	77.2
河　南	56079	33314	866	2842	15686	3371	45627	100.0
湖　北	23242	14815	3484	2850	1264	829	22665	100.0
湖　南	39504	26468	1655	922	7044	3415	23866	100.0
广　东	25788	14453	2016	102	5866	3351	19801	100.0
广　西	19877	13588	880	175	4555	679	14221	100.0
海　南	2647	803	242	28	1407	167	2558	100.0
重　庆	10580	7201	895	253	1054	1177	8015	100.0
四　川	55772	27926	3610	2535	18288	3413	43509	100.0
贵　州	20265	9567	2941	521	5610	1626	13231	100.0
云　南	13450	10101	1526	569	294	960	11869	100.0
西　藏	5300	1991	2282	159		868	5286	100.0
陕　西	23747	20437	679	331	2300		16996	100.0
甘　肃	16461	6344	4722	689	3094	1612	16011	100.0
青　海	4510	1778	700	621	908	503	4144	100.0
宁　夏	2173	825	514	186	346	302	2259	96.2
新　疆	10063	2014	5863	965	437	784	9051	100.0

注：行政村数即村民委员会数。

1-7　专业公共卫生机构数（按登记注册类型/主办单位/机构类别分）

机构分类	2010	2015	2016	2017	2018	2019
总　计	**11835**	**31927**	**24866**	**19896**	**18033**	**15958**
按登记注册类型分						
公立	11764	31582	24568	19633	17806	15654
非公立	71	345	298	263	227	304
按主办单位分						
政府办	11421	29019	22859	18362	16754	14896
社会办	396	2880	1969	1490	1230	980
个人办	18	28	38	44	49	82
按机构类别分						
疾病预防控制中心	3513	3478	3481	3456	3443	3403
专科疾病防治院（所／站）	1274	1234	1213	1200	1161	1128
健康教育所（站）	139	166	163	165	177	170
妇幼保健院（所／站）	3025	3078	3063	3077	3080	3071
急救中心（站）	245	345	355	361	384	448
采供血机构	530	548	552	557	563	594
卫生监督所（中心）	2992	2986	2986	2992	2949	2869
计划生育技术服务机构	117	20092	13053	8088	6276	4275

注：2013 年起增加原计生部门主管的计划生育技术服务机构。2015 年起，由于乡镇撤并、计生与妇保机构合并等原因计划生育技术服务机构数减少较多。

二、卫生人员

简要说明

一、本章主要介绍全国及31个省、自治区、直辖市卫生人员数，主要包括各类卫生人员，按性别、年龄、学历、职称、科室分专业卫生人员数，执业（助理）医师执业类别及执业范围等。

二、本章数据来源于卫生资源统计年报和教育部《教育事业发展情况统计简报》。

三、统计口径调整

（一）卫生人员总数

1. 村卫生室人员数（包括乡村医生、卫生员、执业医师和执业助理医师、注册护士）计入卫生人员总数。

2. 2002年起，按照行业管理原则，卫生人员数不再包括国境卫生检疫所、高中等医学院校、药品检验所（室）人员数。

3. 2007年起，卫生人员数增加返聘本单位半年以上人员数。

4. 2010年起，卫生人员总数包括获得“卫生监督员”证书的公务员数。

5. 2013年起卫生人员数包括卫生计生部门主管的计划生育技术服务机构人员数，2013年以前卫生人员数不包括原人口计生部门主管的计划生育技术服务机构人员数。

（二）卫生技术人员

1. 2007年起，卫生技术人员不再包括药剂员和检验员等技能人员；2007年以前药师（士）包括药剂员，检验师（士）包括检验员。

2. 执业（助理）医师：2002年起，按取得医师执业证书的人数统计（不含未取得执业医师证书的见习医师）；2002年以前按实际在岗的医生统计。执业（助理）医师数包括村卫生室执业（助理）医师数。

2002年以前执业（助理）医师系医生数（包括主任医师、副主任医师、主治医师、住院医师和医士），执业医师系医师数（包括主任医师、副主任医师、主治医师、住院医师）。

3. 注册护士：2002年起按注册数统计，2002年以前按实际在岗的护士数统计。

（三）工勤技能人员

2007年以前工勤技能人员系工勤人员数，不包括药剂员和检验员等技能人员。

四、本章涉及卫生机构的口径变动和指标解释与“卫生机构”章一致。

五、分科执业（助理）医师的科室分类主要依据《医疗机构诊疗科目》。中医医院和专科医院人员的科室归类原则如下：中医医院全部计入中医科，中西医结合医院全部计入中西医结合科，民族医院全部计入民族医学科，妇幼保健院分别计入妇产科、儿科，儿童医院计入儿科，传染病院、麻风病院全部计入传染科，疗养院、康复医院全部计入康复医学科，肿瘤医院全部计入肿瘤科，其他专科医院计入相关科室。

主要指标解释

卫生人员　指在医院、基层医疗卫生机构、专业公共卫生机构及其他医疗卫生机构工作的职工，包括卫生技术人员、乡村医生和卫生员、其他技术人员、管理人员和工勤人员。一律按支付年底工资的在岗职工统计，包括各类聘任人员（含合同工）及返聘本单位半年以上人员，不包括临时工、离退休人员、退职人员、离开本单位仍保留劳动关系人员、本单位返聘和临聘不足半年人员。

卫生技术人员　包括执业医师、执业助理医师、注册护士、药师（士）、检验技师（士）、影像技师（士）、卫生监督员和见习医（药、护、技）师（士）等卫生专业人员。不包括从事管理工作的卫生技术人员（如院长、副院长、党委书记等）。

执业医师　指《医师执业证》“级别”为“执业医师”且实际从事医疗、预防保健工作的人员，不包括实际从事管理工作的执业医师。执业医师类别分为临床、中医、口腔和公共卫生四类。

执业助理医师　指《医师执业证》“级别”为“执业助理医师”且实际从事医疗、预防保健工作的人员，不包括实际从事管理工作的执业助理医师。执业助理医师类别分为临床、中医、口腔和公共卫生四类。

见习医师　指毕业于高等院校医学专业、尚未取得医师执业证书的医师。

注册护士　指具有注册护士证书且实际从事护理工作的人员，不包括从事管理工作的护士。

药剂师（士）　包括主任药师、副主任药师、主管药师、药师、药士，不包括药剂员。

技师（士）　指检验技师（士）和影像技师（士）。包括主任技师、副主任技师、主管技师、技师、技士。

检验师（士）　包括主任检验技师、副主任检验技师、主管检验技师、检验技师、检验技士，不包括检验员。

其他卫生技术人员　包括见习医（药、护、技）师（士）等卫生专业人员，不包括药剂员、检验员、护理员等。

其他技术人员　指从事医疗器械修配、卫生宣传、科研、教学等技术工作的非卫生专业人员。

管理人员　指担负领导职责或管理任务的工作人员。包括从事医疗保健、疾病控制、卫生监督、医学科研与教学等业务管理工作的人员；主要从事党政、人事、财务、信息、安全保卫等行政管理工作的人员。

工勤技能人员　指承担技能操作和维护、后勤保障服务等职责的工作人员。工勤技能人员分为技术工和普通工。技术工包括护理员（工）、药剂员（工）、检验员、收费员、挂号员等，但不包括实验员、技术员、研究实习员（计入其他技术人员），也不包括经济员、会计员和统计员等（计入管理人员）。

卫生监督员　指医疗卫生机构中获得“卫生监督员”证书且实际从事卫生监督工作的人员，不包括从事管理工作的卫生监督员。

每千人口卫生技术人员　即卫生技术人员数/人口数×1000。人口数系国家统计局常住人口。

每千人口执业（助理）医师　即执业（助理）医师数/人口数×1000。人口数系国家统计局常住人口。

每万人口全科医生数　即全科医生数/人口数×10000。人口数系国家统计局常住人口。

乡村医生　指在村卫生室工作并且取得“乡村医生”证书的人员。

中专学历（水平）　指获得中专文凭或获得当地卫生健康（卫生计生）行政部门认可的中专水平证书的乡村医生。

卫生员　指在村卫生室工作但未取得“乡村医生”证书的人员。

2-1-1 卫生人员数

年份	卫生人员	卫生技术人员	执业（助理）医师		注册护士	药师（士）	检验师（士）	乡村医生和卫生员	其他技术人员	管理人员	工勤技能人员
				执业医师							
1950	611240	555040	380800	327400	37800	8080				21877	34323
1955	1052787	874063	500398	402409	107344	60974	15394			86465	92259
1960	1769205	1504894	596109	427498	170143	119293				132034	132277
1965	1872300	1531600	762804	510091	234546	117314			10996	168845	160899
1970	6571795	1453247	702304	446251	295147	…		4779280	10813	156862	171593
1975	7435212	2057068	877716	521617	379545	219904	77506	4841695	14122	251420	270907
1980	7355483	2798241	1153234	709473	465798	308438	114290	3820776	27834	310805	397827
1985	5606105	3410910	1413281	724238	636974	365145	145217	1293094	46052	358812	497237
1990	6137711	3897921	1763086	1302997	974541	405978	170371	1231510	85504	396694	526082
1991	6278458	3984974	1779545	1310933	1011943	409325	176832	1253324	91265	408819	540076
1992	6409307	4073986	1808194	1327875	1039674	413598	180754	1269061	99177	417670	549413
1993	6540522	4117067	1831665	1372471	1056096	413025	183657	1325106	113138	432903	552311
1994	6630710	4199217	1882180	1425375	1093544	417166	186415	1323701	116921	438084	552787
1995	6704395	4256923	1917772	1454926	1125661	418520	189488	1331017	120782	450013	545660
1996	6735097	4311845	1941235	1475232	1162609	424952	192873	1316095	125480	444571	537106
1997	6833962	4397805	1984867	1505342	1198228	428295	198016	1317786	133369	448047	536955
1998	6863315	4423721	1999521	1513975	1218836	423644	200846	1327633	145060	435507	531394
1999	6894985	4458669	2044672	1561584	1244844	418574	201272	1324937	150041	434997	526341
2000	6910383	4490803	2075843	1603266	1266838	414408	200900	1319357	157533	426789	515901
2001	6874527	4507700	2099658	1637337	1286938	404087	203378	1290595	157961	412757	505514
2002	6528674	4269779	1843995	1463573	1246545	357659	209144	1290595	179962	332628	455710
2003	6216971	4380878	1942364	1534046	1265959	357378	209616	867778	199331	318692	450292
2004	6332739	4485983	1999457	1582442	1308433	355451	211553	883075	209422	315595	438664
2005	6447246	4564050	2042135	1622684	1349589	349533	211495	916532	225697	312826	428141
2006	6681184	4728350	2099064	1678031	1426339	353565	218771	957459	235466	323705	436204
2007	6964389	4913186	2122925	1715460	1558822	325212	206487	931761	243460	356569	519413
2008	7251803	5174478	2201904	1791881	1678091	330525	212618	938313	255149	356854	527009
2009	7781448	5535124	2329206	1905436	1854818	341910	220695	1050991	275006	362665	557662
2010	8207502	5876158	2413259	1972840	2048071	353916	230572	1091863	290161	370548	578772
2011	8616040	6202858	2466094	2020154	2244020	363993	238874	1126443	305981	374885	605873
2012	9115705	6675549	2616064	2138836	2496599	377398	249255	1094419	319117	372997	653623
2013	9790483	7210578	2794754	2285794	2783121	395578	266607	1081063	359819	420971	718052
2014	10234213	7589790	2892518	2374917	3004144	409595	279277	1058182	379740	451250	755251
2015	10693881	8007537	3039135	2508408	3241469	423294	293680	1031525	399712	472620	782487
2016	11172945	8454403	3191005	2651398	3507166	439246	293680	1000324	426171	483198	808849
2017	11748972	8988230	3390034	2828999	3804021	452968	325909	968611	451480	509093	831558
2018	12300325	9529179	3607156	3010376	4098630	467685	342914	907098	476569	529045	858434
2019	12928335	10154010	3866916	3210515	4445047	483420	362518	842302	503947	543750	884326

注：①卫生人员和卫生技术人员包括获得“卫生监督员”证书的公务员1万人；②2013年以后卫生人员数包括卫生计生部门主管的计划生育技术服务机构人员数，2013年以前不包括原人口计生部门主管的计划生育技术服务机构人员数；③执业（助理）医师数包括村卫生室执业（助理）医师数；④1985年以前乡村医生和卫生员系赤脚医生数。

2-1-2　2019年各类医疗卫生机构人员数

机构分类	合计	卫生技术				
		小计	执业（助理）医师	执业医师	注册护士
总　计	12928335	10154010	3866916	3210515	4445047
一、医院	7782171	6487497	2174264	2028296	3237987
综合医院	5403262	4563649	1526797	1431333	2308777
中医医院	1069481	907640	323268	300602	409416
中西医结合医院	138965	116568	42620	39519	55428
民族医院	42243	34775	13556	11873	12586
专科医院	1089329	841083	262373	240123	437666
口腔医院	71980	56850	25407	22609	25464
眼科医院	82320	53921	16845	15173	27143
耳鼻喉科医院	10601	8510	2939	2656	4105
肿瘤医院	98401	81806	25341	24789	42594
心血管病医院	26833	22338	6748	6421	12233
胸科医院	11401	9726	2886	2844	5523
血液病医院	3446	2630	623	593	1451
妇产（科）医院	110966	83049	26828	24974	44332
儿童医院	73533	62519	20042	19715	31490
精神病医院	210806	162127	40850	36680	95791
传染病医院	61936	50924	15830	15490	26107
皮肤病医院	11688	8833	2795	2525	4247
结核病医院	10429	8604	2484	2427	4653
麻风病医院	576	391	166	124	123
职业病医院	4833	3659	1280	1224	1760
骨科医院	65456	52852	16995	14083	26163
康复医院	67772	52501	14661	12657	23403
整形外科医院	5934	3595	1357	1262	1893
美容医院	36456	19482	7088	6292	10438
其他专科医院	123962	96766	31208	27585	48753
护理院	38891	23782	5650	4846	14114
二、基层医疗卫生机构	4160571	2920999	1436619	957251	960374
社区卫生服务中心（站）	610345	524709	220271	180373	202408
社区卫生服务中心	487621	415110	170205	139086	155771
社区卫生服务站	122724	109599	50066	41287	46637
卫生院	1460035	1244922	508271	300598	395674
街道卫生院	14992	12698	5359	3507	4290
乡镇卫生院	1445043	1232224	502912	297091	391384
中心卫生院	629071	541138	217315	136417	179197
乡卫生院	815972	691086	285597	160674	212187
村卫生室	1083735	241433	213592	55740	27841
门诊部	352034	289811	140142	120681	118545
综合门诊部	144708	121689	57122	51749	47624
中医门诊部	38341	29600	17538	16079	6537
中西医结合门诊部	6340	5508	2708	2411	2040
民族医门诊部	187	147	84	75	42
专科门诊部	162458	132867	62690	50367	62302
诊所、卫生所、医务室、护理站	654422	620124	354343	299859	215906
诊所	559629	534721	308261	262226	186384
卫生所、医务室	88710	83784	45965	37537	28255
护理站	6083	1619	117	96	1267

注：①卫生人员数合计包括获得“卫生监督员”证书的公务员1万人、乡村医生和卫生员842302人；②本表村卫生室人员数不包括乡镇卫生院在村卫生室工作的人员数（这部分人员计入乡镇卫生院中）。

2-1-2 续表1

人员					其他技术人员	管理人员	工勤技能人员
药师（士）	技师（士）	检验师（士）	其他	见习医师			
483420	535917	362518	822710	192884	503947	543750	884326
307570	344461	220794	423215	130494	320600	373120	600954
198680	243825	156224	285570	92590	205195	242698	391720
62885	47708	30105	64363	21793	44704	42802	74335
6542	5980	3827	5998	1487	5592	7305	9500
2858	1732	1052	4043	893	2854	1878	2736
35662	44558	29186	60824	13377	59516	76033	112697
874	1385	527	3720	932	3482	5141	6507
2301	2289	1635	5343	1195	7008	9405	11986
370	444	254	652	117	547	750	794
3329	5229	2516	5313	953	5359	5202	6034
788	1074	670	1495	322	1203	1644	1648
403	590	380	324	80	729	470	476
121	290	271	145	40	237	383	196
3349	5447	4017	3093	707	5146	7807	14964
2900	3793	2786	4294	872	3256	3810	3948
7209	6361	4448	11916	3515	11158	12813	24708
2797	3795	2871	2395	518	3257	3650	4105
767	564	504	460	81	508	950	1397
412	623	441	432	144	492	584	749
33	33	31	36	6	31	68	86
171	272	207	176	20	408	344	422
2243	3186	1593	4265	1447	2429	4150	6025
2205	2335	1408	9897	800	3902	4856	6513
119	127	92	99	29	484	557	1298
653	644	499	659	134	4305	4178	8491
4618	6077	4036	6110	1465	5575	9271	12350
943	658	400	2417	354	2739	2404	9966
152020	113154	73529	258832	49567	111334	98157	187779
38240	24918	17841	38872	7830	25756	23918	35962
32702	23003	16335	33429	7140	22075	18509	31927
5538	1915	1506	5443	690	3681	5409	4035
79439	73345	45988	188193	36564	67996	43570	103547
813	727	477	1509	242	724	562	1008
78626	72618	45511	186684	36322	67272	43008	102539
34436	33540	20664	76650	16896	26831	17037	44065
44190	39078	24847	110034	19426	40441	25971	58474
11021	12247	7985	7856	1582	10314	20595	31314
5369	8511	5396	3063	374	3713	6995	12311
3374	816	649	1335	279	1469	2843	4429
350	302	191	108	12	181	319	332
8	2	2	11		6	22	12
1920	2616	1747	3339	917	4945	10416	14230
23320	2644	1715	23911	3591	7268	10074	16956
21156	1867	1140	17053	3076	5281	8304	11323
2156	777	575	6631	513	1544	1402	1980
8			227	2	443	368	3653

2-1-2 续表2

机构分类	合计	卫生技术			
		小计	执业（助理）医师	执业医师	注册护士
三、专业公共卫生机构	896554	699957	242188	212815	235220
疾病预防控制中心	187564	139839	69947	60498	15250
省属	10912	7772	4251	4203	173
地级市（地区）属	42835	32309	17513	16519	2085
县级市（区）属	59407	44202	22456	19437	5435
县属	67417	50384	23436	18332	6877
其他	6993	5172	2291	2007	680
专科疾病防治院（所、站）	48938	37756	15061	12713	13097
专科疾病防治院	19762	15252	5451	4850	6287
传染病防治院	1178	966	266	254	500
结核病防治院	2380	1785	502	463	836
职业病防治院	7028	5320	2032	1946	2040
其他	9176	7181	2651	2187	2911
专科疾病防治所（站、中心）	29176	22504	9610	7863	6810
口腔病防治所（站、中心）	2380	1979	1066	939	598
精神病防治所（站、中心）	2197	1746	505	374	922
皮肤病与性病防治所（中心）	6514	4964	1973	1678	1540
结核病防治所（站、中心）	7701	5764	2357	1948	1541
职业病防治所（站、中心）	1561	1246	579	546	303
地方病防治所（站、中心）	628	457	256	230	43
血吸虫病防治所（站、中心）	5126	4044	1850	1369	1193
药物戒毒所（中心）	280	132	59	49	38
其他	2789	2172	965	730	632
健康教育所（站、中心）	2146	940	394	359	156
妇幼保健院（所、站）	486856	405060	142879	128114	184710
省属	25222	21482	7326	7312	10808
地级市（地区）属	146517	123012	41268	40078	60183
县级市（区）属	152405	126193	45520	40880	56055
县属	154976	128077	46559	37872	54634
其他	7736	6296	2206	1972	3030
妇幼保健院	449558	375674	128432	115737	176155
妇幼保健所	21192	16798	8549	7577	4696
妇幼保健站	15771	12310	5767	4698	3778
生殖保健中心	335	278	131	102	81
急救中心（站）	19440	10518	4648	4234	4261
采供血机构	38030	27738	3805	3339	14505
卫生监督所（中心）	78829	64556			
省属	2287	1869			
地级市（地区）属	14863	12202			
县级市（区）属	24372	19273			
县属	27208	21117			
其他	99	95			
计划生育技术服务机构	34751	13550	5454	3558	3241
四、其他医疗卫生机构	89039	45557	13845	12153	11466
疗养院	11160	7079	2579	2328	3028
卫生监督检验（监测）机构	289	250	29	25	3
医学科学研究机构	10030	5030	1685	1648	306
医学在职培训机构	9395	4371	1413	1117	1089
临床检验中心（所、站）	26190	11662	1752	1651	861
统计信息中心	1483	106	38	38	8
其他	30492	17059	6349	5346	6171

2-1-2　续表3

人员					其他技术人员	管理人员	工勤技能人员
药师（士）	技师（士）	检验师（士）	其他	见习医师			
22601	69018	59760	130930	12417	55633	60101	80863
2732	27934	26155	23976	2351	15607	13599	18519
56	2136	2115	1156	72	1664	663	813
426	8505	8205	3780	654	3920	3317	3289
924	8090	7554	7297	722	4476	4562	6167
1248	8410	7546	10413	836	4779	4475	7779
78	793	735	1330	67	768	582	471
2608	3498	2763	3492	610	3379	3193	4610
975	1367	1112	1172	344	1465	1280	1765
62	89	78	49	35	55	89	68
130	193	157	124	63	135	218	242
266	547	445	435	112	738	502	468
517	538	432	564	134	537	471	987
1633	2131	1651	2320	266	1914	1913	2845
31	31	6	253	23	140	123	138
74	52	34	193	19	206	100	145
630	446	415	375	69	412	389	749
410	803	561	653	55	594	643	700
41	187	142	136	7	106	92	117
23	59	57	76	27	39	53	79
220	359	291	422	25	297	266	519
12	13	8	10	2	1	115	32
192	181	137	202	39	119	132	366
37	35	28	318	15	554	473	179
16287	29706	23265	31478	8454	23290	21819	36687
676	1554	1318	1118	226	839	1122	1779
4892	8591	7171	8078	2415	7465	6649	9391
5203	9298	7249	10117	2766	7521	6752	11939
5272	9848	7202	11764	2990	7052	6833	13014
244	415	325	401	57	413	463	564
15173	26895	21033	29019	8107	20767	19140	33977
654	1794	1458	1105	207	1498	1475	1421
446	993	756	1326	137	1006	1193	1262
14	24	18	28	3	19	11	27
140	103	81	1366	710	1672	1544	5706
267	6782	6739	2379	94	3352	2264	4676
			64556		2258	6865	5150
			1869		37	270	111
			12202		407	1464	790
			19273		916	2511	1672
			21117		898	2616	2577
			95			4	
530	960	729	3365	183	5521	10344	5336
1229	9284	8435	9733	406	16380	12372	14730
353	505	344	614	127	1041	1140	1900
1	195	195	22		25	9	5
187	320	276	2532	36	3217	1236	547
274	168	113	1427	66	2819	1128	1077
18	6571	6469	2460	47	4095	3074	7359
9	1	1	50	3	838	459	80
387	1524	1037	2628	127	4345	5326	3762

2-1-3　2019年卫生人员数（按城乡/登记注册类型/主办单位分）

分类	合计	卫生技术人员							乡村医生和卫生员	其他技术人员	管理人员	工勤技能人员
		小计	执业（助理）医师	执业医师	注册护士	药师（士）	技师（士）	其他				
总　计	12928335	10154010	3866916	3210515	4445047	483420	535917	822710	842302	503947	543750	884326
按城乡分												
城市	6665163	5538282	2045670	1905480	2603260	257706	288207	343439		285922	344256	496703
农村	6253172	4605728	1821246	1305035	1841787	225714	247710	469271	842302	218025	199494	387623
按登记注册类型分												
公立	9754345	7736659	2848077	2383344	3394121	383659	433848	676954	601642	406052	377198	632794
国有	8461231	7068121	2481199	2189471	3206696	348527	407596	624103	66725	378048	357630	590707
集体	1293114	668538	366878	193873	187425	35132	26252	52851	534917	28004	19568	42087
非公立	3163990	2407351	1018839	827171	1050926	99761	102069	135756	240660	97895	166552	251532
其中：												
联营	49245	21605	11529	6087	7624	633	755	1064	24098	657	1273	1612
私营	2161489	1669408	741676	593141	706255	68903	63686	88888	178668	61591	102362	149460
按主办单位分												
政府办	8520317	7090253	2507964	2177145	3169283	359353	409761	643892	104161	386388	344357	595158
其中：												
卫生健康部门	8290726	6908989	2441807	2118820	3087304	349788	399898	630192	104161	374717	327651	575208
社会办	2211490	1334603	593864	419208	548667	53280	61491	77301	590935	54050	93916	137986
个人办	2186528	1719154	765088	614162	727097	70787	64665	91517	147206	63509	105477	151182

注：①卫生人员和卫生技术人员中包括公务员中卫生监督员10000名；②城市包括直辖市区和地级市辖区，农村包括县及县级市；③社会办包括企业、事业单位、社会团体和其他社会组织办的卫生机构。

2-1-4　2018年卫生人员性别、年龄、学历、职称构成（%）

分类	卫生技术人员							其他技术人员	管理人员
	合计	执业（助理）医师	执业医师	注册护士	药师（士）	技师（士）	其他		
总　计	**100.0**	**100.0**	**100.0**	**100.0**	**100.0**	**100.0**	**100.0**	**100.0**	**100.0**
按性别分									
男	28.2	53.8	54.2	2.3	33.3	40.4	42.1	39.0	46.1
女	71.8	46.2	45.8	97.7	66.8	59.6	58.0	61.1	53.9
按年龄分									
25 岁以下	5.7	0.2	0.0	9.7	2.4	4.4	8.7	3.4	1.4
25 ～ 34 岁	38.8	20.2	19.0	50.6	34.1	39.3	49.9	35.9	24.3
35 ～ 44 岁	26.5	33.9	33.3	22.1	26.4	26.8	21.4	29.1	27.1
45 ～ 54 岁	18.0	25.9	25.9	12.7	22.8	18.2	13.0	22.3	29.6
55 ～ 59 岁	5.3	7.8	8.3	3.4	8.3	6.3	3.7	6.0	11.3
60 岁及以上	5.7	12.1	13.5	1.5	6.0	5.0	3.4	3.4	6.2
按工作年限分									
5 年以下	18.3	10.1	9.4	21.3	12.2	17.7	33.0	16.5	11.3
5 ～ 9 年	25.1	17.6	17.2	31.2	22.1	24.2	26.3	24.3	17.1
10 ～ 19 年	23.5	25.3	25.2	23.9	21.9	22.3	18.2	23.4	20.0
20 ～ 29 年	18.6	25.5	25.2	14.3	22.8	19.6	13.0	20.1	25.0
30 年及以上	14.5	21.5	23.1	9.3	21.1	16.3	9.6	15.7	26.6
按学历分									
研究生	5.6	13.1	15.1	0.2	3.4	3.4	5.7	4.1	5.0
大学本科	30.6	42.3	47.4	20.8	29.7	33.2	32.0	31.6	37.3
大专	39.3	28.4	24.7	48.9	35.3	41.7	36.0	36.5	36.6
中专	23.1	14.8	11.5	29.6	26.4	20.0	23.2	19.6	13.5
高中及以下	1.5	1.4	1.2	0.6	5.2	1.7	3.1	8.2	7.5
按专业技术资格分									
正高	1.9	4.9	5.7	0.2	0.8	1.0	0.4	0.4	2.0
副高	6.1	13.2	15.3	2.4	3.8	5.1	1.3	2.8	6.5
中级	19.5	29.0	33.4	15.9	19.9	20.4	5.4	12.9	14.6
师级 / 助理	29.9	38.5	38.1	25.1	35.4	30.7	20.4	20.8	13.7
士级	31.6	8.2	1.7	47.5	30.6	31.4	40.8	34.4	13.3
不详	11.0	6.3	5.9	8.8	9.5	11.5	31.8	28.8	49.9
按聘任技术职务分									
正高	1.8	4.7	5.5	0.2	0.8	0.9	0.4	0.6	3.7
副高	6.2	13.4	15.5	2.4	3.7	5.1	1.4	2.8	10.4
中级	20.1	30.3	34.8	15.9	20.5	21.1	6.3	13.5	25.0
师级 / 助理	31.2	41.0	39.2	26.1	35.9	31.2	19.8	23.8	25.4
士级	30.9	7.8	2.2	47.5	31.0	31.3	35.6	31.9	20.9
待聘	9.8	2.9	2.7	8.0	8.1	10.4	36.6	27.5	14.7

注：本表不包括村卫生室数字。

2-1-5　2019年卫生人员性别、年龄、学历、职称构成（%）

分类	卫生技术人员							其他技术人员	管理人员
	合计	执业（助理）医师	执业医师	注册护士	药师（士）	技师（士）	其他		
总　计	**100.0**	**100.0**	**100.0**	**100.0**	**100.0**	**100.0**	**100.0**	**100.0**	**100.0**
按性别分									
男	27.8	52.9	53.3	2.6	32.6	39.6	39.8	38.9	45.3
女	72.2	47.1	46.7	97.4	67.4	60.4	60.2	61.1	54.7
按年龄分									
25 岁以下	5.9	0.2	0.0	10.0	2.5	4.9	12.4	3.4	1.6
25 ～ 34 岁	39.5	25.4	23.6	51.6	34.1	40.8	40.7	36.0	25.4
35 ～ 44 岁	26.1	32.0	31.8	22.0	26.8	25.9	21.4	29.1	27.1
45 ～ 54 岁	17.6	23.8	23.9	12.1	22.7	17.7	16.3	22.3	28.7
55 ～ 59 岁	5.3	7.6	8.3	3.0	8.2	6.1	5.0	5.9	11.1
60 岁及以上	5.6	10.9	12.4	1.5	5.8	4.7	4.2	3.3	6.0
按工作年限分									
5 年以下	19.3	13.7	12.6	22.6	12.9	19.3	31.0	17.2	12.5
5 ～ 9 年	24.4	18.9	18.3	29.8	21.4	24.0	21.7	23.5	17.1
10 ～ 19 年	24.5	24.7	24.9	25.7	23.3	22.8	19.2	24.5	21.1
20 ～ 29 年	17.4	22.6	22.5	12.9	21.7	18.2	15.2	18.8	22.7
30 年及以上	14.4	20.1	21.8	9.0	20.8	15.8	12.9	15.9	26.5
按学历分									
研究生	5.9	13.6	16.1	0.2	3.9	3.6	3.8	4.5	5.5
大学本科	32.6	43.8	50.1	23.6	32.4	35.9	27.2	33.5	39.1
大专	39.4	27.9	22.7	49.4	34.8	41.3	39.0	36.1	35.5
中专	21.0	13.6	10.2	26.3	24.6	17.9	26.1	18.5	12.9
高中及以下	1.2	1.1	1.0	0.5	4.3	1.4	3.9	7.3	7.0
按专业技术资格分									
正高	2.0	4.6	5.5	0.3	0.9	1.1	0.5	0.4	2.0
副高	6.4	12.4	14.7	2.6	4.1	5.3	1.7	2.8	6.4
中级	19.6	26.6	31.2	15.9	20.5	20.0	7.1	13.5	14.1
师级 / 助理	30.8	37.9	38.4	26.1	35.7	31.3	19.9	21.8	13.6
士级	31.9	11.1	3.6	47.6	30.4	32.5	43.0	36.0	13.7
不详	9.3	7.3	6.7	7.6	8.5	9.8	27.9	25.5	50.2
按聘任技术职务分									
正高	1.9	4.5	5.3	0.2	0.8	1.0	0.5	0.5	3.6
副高	6.4	12.5	14.8	2.5	4.0	5.2	1.8	2.8	10.3
中级	20.1	27.7	32.5	15.7	21.1	20.7	8.0	13.8	24.2
师级 / 助理	31.7	39.4	38.7	27.0	36.0	31.4	20.0	24.3	24.5
士级	30.9	10.0	3.7	47.2	30.5	31.9	37.5	32.5	21.3
待聘	9.0	6.0	5.1	7.5	7.6	9.8	32.2	26.2	16.0

注：本表不包括村卫生室数字。

2-1-6 各地区卫生人员数

地区	合计	卫生技术人员							乡村医生和卫生员	其他技术人员	管理人员	工勤技能人员
		小计	执业（助理）医师	执业医师	注册护士	药师（士）	技师（士）	其他				
2018	12300325	9529179	3607156	3010376	4098630	467685	505870	849838	907098	476569	529045	858434
2019	12928335	10154010	3866916	3210515	4445047	483420	535917	822710	842302	503947	543750	884326
东　部	5572120	4444050	1769413	1498981	1918910	225108	222196	308423	261770	239159	226582	400559
中　部	3728846	2885436	1108666	898355	1283374	129382	157254	206760	304756	142944	159026	236684
西　部	3617369	2814524	988837	813179	1242763	128930	156467	297527	275776	121844	158142	247083
北　京	343167	271162	105866	99240	114891	15099	14163	21143	2776	17539	21776	29914
天　津	139232	109848	46420	43430	41410	6424	5990	9604	4107	6621	10063	8593
河　北	647179	490062	228583	173531	185025	19224	23755	33475	65749	30559	22974	37835
山　西	341650	257857	105741	89259	108993	10887	13423	18813	33967	13276	15221	21329
内蒙古	249270	196402	78094	66189	80434	11116	9990	16768	16397	11203	11889	13379
辽　宁	396701	309176	123873	111710	139098	13860	16450	15895	19756	17870	19860	30039
吉　林	246368	188511	79027	68154	79315	8094	9355	12720	13617	10803	15339	18098
黑龙江	305615	237665	93517	79491	97640	11294	12677	22537	18072	10809	17457	21612
上　海	248653	204484	74743	71247	92875	10379	11919	14568	599	11664	13731	18175
江　苏	786334	633319	254659	211174	279836	31483	31120	36221	24803	34696	32556	60960
浙　江	628000	520189	205515	179950	219790	30286	26048	38550	6937	26716	22587	51571
安　徽	454604	361227	138406	113502	163390	15700	20522	23209	35006	18050	16610	23711
福　建	334346	263220	99458	85083	116214	15475	14104	17969	21202	13374	11101	25449
江　西	348273	267830	96445	80423	120413	15265	17577	18130	37284	10304	11131	21724
山　东	1000633	782294	315311	259781	341379	36284	37914	51406	90798	46706	32519	48316
河　南	887780	653890	251393	191795	278891	28312	38827	56467	96002	36863	36048	64977
湖　北	526298	416204	153642	128460	194217	18618	21250	28477	34434	22854	22460	30346
湖　南	618258	502252	190495	147271	240515	21212	23623	26407	36374	19985	24760	34887
广　东	961948	792594	291057	243564	356330	43374	37175	64658	21810	30381	34987	82176
广　西	440387	341421	115091	93954	152390	19136	18913	35891	31295	15025	16394	36252
海　南	85927	67702	23928	20271	32062	3220	3558	4934	3233	3033	4428	7531
重　庆	287998	224646	83293	67366	103147	9777	11345	17084	16012	9303	14516	23521
四　川	793401	602411	221689	184960	270545	27463	31778	50936	60546	23559	36655	70230
贵　州	347145	267604	89798	71572	121386	10070	15987	30363	32027	12294	17605	17615
云　南	429274	339709	114031	93724	158461	12563	17446	37208	37483	16958	11086	24038
西　藏	38840	20943	9317	7134	5986	987	1076	3577	12412	2081	1336	2068
陕　西	435556	353840	108685	89326	150423	16311	22951	55470	27226	3800	26615	24075
甘　肃	228512	178843	62807	50220	79468	7495	10044	19029	18197	10098	9000	12374
青　海	61994	47359	17402	14692	18910	2464	3022	5561	6860	2824	1749	3202
宁　夏	68618	55412	20755	18052	24307	3275	2933	4142	3132	2921	2856	4297
新　疆	236374	185934	67875	55990	77306	8273	10982	21498	14189	11778	8441	16032

2-1-7　2019年各地区卫生人员数（城市）

地　区	合计	卫生技术人员							其他技术人员	管理人员	工勤技能人员
		小计	执业（助理）医师	执业医师	注册护士	药师（士）	技师（士）	其他			
总　计	**6665163**	**5538282**	**2045670**	**1905480**	**2603260**	**257706**	**288207**	**343439**	**285922**	**344256**	**496703**
东　部	3420358	2835919	1080424	1006897	1292497	141435	144442	177121	156398	165132	262909
中　部	1623676	1358699	492296	459761	663640	56552	71688	74523	70209	88540	106228
西　部	1621129	1343664	472950	438822	647123	59719	72077	91795	59315	90584	127566
北　京	339629	270400	105178	99004	114817	15099	14163	21143	17539	21776	29914
天　津	128581	103996	43032	41182	40235	6082	5703	8944	6427	9820	8338
河　北	264004	221127	91344	83180	98993	8565	10975	11250	14599	11810	16468
山　西	173463	145270	54911	51334	68759	5875	7632	8093	7113	9674	11406
内蒙古	119979	100248	37340	35039	46131	5466	5055	6256	5843	7185	6703
辽　宁	266893	221751	86094	82185	104967	9701	11873	9116	12031	13479	19632
吉　林	119347	97251	39889	37023	43905	3932	5060	4465	5388	7785	8923
黑龙江	169659	139511	52189	48862	65117	5954	6922	9329	6642	10719	12787
上　海	247412	203842	74120	71160	92856	10379	11919	14568	11664	13731	18175
江　苏	434748	356767	132905	125341	168512	17457	18451	19442	21013	21829	35139
浙　江	347340	285358	109201	101870	126337	15846	15057	18917	16462	14716	30804
安　徽	214324	181821	64617	60381	90398	7357	9918	9531	10340	10533	11630
福　建	170306	141080	53492	49844	65369	7535	7377	7307	7722	7443	14061
江　西	137744	116976	39663	37357	58083	5763	7072	6395	5177	6458	9133
山　东	478236	408618	158860	145598	191706	18421	19261	20370	24809	19292	25517
河　南	333402	279453	99459	91979	136688	11282	14734	17290	15310	16659	21980
湖　北	251679	209423	74147	70161	105169	8823	10727	10557	12231	13326	16699
湖　南	224058	188994	67421	62664	95521	7566	9623	8863	8008	13386	13670
广　东	697854	585566	213139	195301	270062	30672	27723	43970	22579	28588	61121
广　西	202524	169312	58501	55137	81837	8740	8920	11314	6875	9730	16607
海　南	45355	37414	13059	12232	18643	1678	1940	2094	1553	2648	3740
重　庆	200438	164158	58196	51848	80488	7196	8444	9834	6747	11297	18236
四　川	372960	301018	107988	101268	147137	12821	15696	17376	13103	21355	37484
贵　州	114226	95642	33743	31608	47346	3498	5217	5838	4404	7388	6792
云　南	134243	115034	40572	37740	56821	4542	5746	7353	6444	5072	7693
西　藏	14453	10778	4784	4125	3882	470	659	983	1387	892	1396
陕　西	223382	188288	61176	56009	89025	7816	11335	18936	2036	17181	15877
甘　肃	100766	85276	28327	26098	42266	3584	4969	6130	5143	4428	5919
青　海	29094	24468	8373	7923	11614	1283	1540	1658	1668	1026	1932
宁　夏	44051	36722	13495	12444	16994	2014	1923	2296	2181	2180	2968
新　疆	65013	52720	20455	19583	23582	2289	2573	3821	3484	2850	5959

注：城市包括直辖市区和地级市辖区。

2-1-8 2019年各地区卫生人员数（农村）

地 区	合计	卫生技术人员							乡村医生和卫生员	其他技术人员	管理人员	工勤技能人员
		小计	执业（助理）医师	执业医师	注册护士	药师（士）	技师（士）	其他				
总 计	**6253172**	**4605728**	**1821246**	**1305035**	**1841787**	**225714**	**247710**	**469271**	**842302**	**218025**	**199494**	**387623**
东 部	2151762	1608131	688989	492084	626413	83673	77754	131302	261770	82761	61450	137650
中 部	2105170	1526737	616370	438594	619734	72830	85566	132237	304756	72735	70486	130456
西 部	1996240	1470860	515887	374357	595640	69211	84390	205732	275776	62529	67558	119517
北 京	3538	762	688	236	74				2776			
天 津	10651	5852	3388	2248	1175	342	287	660	4107	194	243	255
河 北	383175	268935	137239	90351	86032	10659	12780	22225	65749	15960	11164	21367
山 西	168187	112587	50830	37925	40234	5012	5791	10720	33967	6163	5547	9923
内蒙古	129291	96154	40754	31150	34303	5650	4935	10512	16397	5360	4704	6676
辽 宁	129808	87425	37779	29525	34131	4159	4577	6779	19756	5839	6381	10407
吉 林	127021	91260	39138	31131	35410	4162	4295	8255	13617	5415	7554	9175
黑龙江	135956	98154	41328	30629	32523	5340	5755	13208	18072	4167	6738	8825
上 海	1241	642	623	87	19				599			
江 苏	351586	276552	121754	85833	111324	14026	12669	16779	24803	13683	10727	25821
浙 江	280660	234831	96314	78080	93453	14440	10991	19633	6937	10254	7871	20767
安 徽	240280	179406	73789	53121	72992	8343	10604	13678	35006	7710	6077	12081
福 建	164040	122140	45966	35239	50845	7940	6727	10662	21202	5652	3658	11388
江 西	210529	150854	56782	43066	62330	9502	10505	11735	37284	5127	4673	12591
山 东	522397	373676	156451	114183	149673	17863	18653	31036	90798	21897	13227	22799
河 南	554378	374437	151934	99816	142203	17030	24093	39177	96002	21553	19389	42997
湖 北	274619	206781	79495	58299	89048	9795	10523	17920	34434	10623	9134	13647
湖 南	394200	313258	123074	84607	144994	13646	14000	17544	36374	11977	11374	21217
广 东	264094	207028	77918	48263	86268	12702	9452	20688	21810	7802	6399	21055
广 西	237863	172109	56590	38817	70553	10396	9993	24577	31295	8150	6664	19645
海 南	40572	30288	10869	8039	13419	1542	1618	2840	3233	1480	1780	3791
重 庆	87560	60488	25097	15518	22659	2581	2901	7250	16012	2556	3219	5285
四 川	420441	301393	113701	83692	123408	14642	16082	33560	60546	10456	15300	32746
贵 州	232919	171962	56055	39964	74040	6572	10770	24525	32027	7890	10217	10823
云 南	295031	224675	73459	55984	101640	8021	11700	29855	37483	10514	6014	16345
西 藏	24387	10165	4533	3009	2104	517	417	2594	12412	694	444	672
陕 西	212174	165552	47509	33317	61398	8495	11616	36534	27226	1764	9434	8198
甘 肃	127746	93567	34480	24122	37202	3911	5075	12899	18197	4955	4572	6455
青 海	32900	22891	9029	6769	7296	1181	1482	3903	6860	1156	723	1270
宁 夏	24567	18690	7260	5608	7313	1261	1010	1846	3132	740	676	1329
新 疆	171361	133214	47420	36407	53724	5984	8409	17677	14189	8294	5591	10073

2-2-1 每千人口卫生技术人员数

年份	卫生技术人员			执业（助理）医师			其中：执业医师	注册护士		
	合计	城市	农村	合计	城市	农村		合计	城市	农村
1949	0.93	1.87	0.73	0.67	0.70	0.66	0.58	0.06	0.25	0.02
1955	1.42	3.49	1.01	0.81	1.24	0.74	0.70	0.14	0.64	0.04
1960	2.37	5.67	1.85	1.04	1.97	0.90	0.79	0.23	1.04	0.07
1965	2.11	5.37	1.46	1.05	2.22	0.82	0.70	0.32	1.45	0.10
1970	1.76	4.88	1.22	0.85	1.97	0.66	0.43	0.29	1.10	0.14
1975	2.24	6.92	1.41	0.95	2.66	0.65	0.57	0.41	1.74	0.18
1980	2.85	8.03	1.81	1.17	3.22	0.76	0.72	0.47	1.83	0.20
1985	3.28	7.92	2.09	1.36	3.35	0.85	0.70	0.61	1.85	0.30
1990	3.45	6.59	2.15	1.56	2.95	0.98	1.15	0.86	1.91	0.43
1995	3.59	5.36	2.32	1.62	2.39	1.07	1.23	0.95	1.59	0.49
1998	3.64	5.30	2.35	1.65	2.34	1.11	1.25	1.00	1.64	0.51
1999	3.64	5.24	2.38	1.67	2.33	1.14	1.27	1.02	1.64	0.52
2000	3.63	5.17	2.41	1.68	2.31	1.17	1.30	1.02	1.64	0.54
2001	3.62	5.15	2.38	1.69	2.32	1.17	1.32	1.03	1.65	0.54
2002	3.41	…	…	1.47	…	…	1.17	1.00	…	…
2003	3.48	4.88	2.26	1.54	2.13	1.04	1.22	1.00	1.59	0.50
2004	3.53	4.99	2.24	1.57	2.18	1.04	1.25	1.03	1.63	0.50
2005	3.50	5.82	2.69	1.56	2.46	1.26	1.24	1.03	2.10	0.65
2006	3.60	6.09	2.70	1.60	2.56	1.26	1.28	1.09	2.22	0.66
2007	3.72	6.44	2.69	1.61	2.61	1.23	1.30	1.18	2.42	0.70
2008	3.90	6.68	2.80	1.66	2.68	1.26	1.35	1.27	2.54	0.76
2009	4.15	7.15	2.94	1.75	2.83	1.31	1.43	1.39	2.82	0.81
2010	4.39	7.62	3.04	1.80	2.97	1.32	1.47	1.53	3.09	0.89
2011	4.58	7.90	3.19	1.82	3.00	1.33	1.49	1.66	3.29	0.98
2012	4.94	8.54	3.41	1.94	3.19	1.40	1.58	1.85	3.65	1.09
2013	5.27	9.18	3.64	2.04	3.39	1.48	1.67	2.04	4.00	1.22
2014	5.56	9.70	3.77	2.12	3.54	1.51	1.74	2.20	4.30	1.31
2015	5.84	10.21	3.90	2.22	3.72	1.55	1.84	2.37	4.58	1.39
2016	6.12	10.42	4.08	2.31	3.79	1.61	1.92	2.54	4.75	1.50
2017	6.47	10.87	4.28	2.44	3.97	1.68	2.04	2.74	5.01	1.62
2018	6.83	10.91	4.63	2.59	4.01	1.82	2.16	2.94	5.08	1.80
2019	7.26	11.10	4.96	2.77	4.10	1.96	2.30	3.18	5.22	1.99

注：① 2002 年以前，执业（助理）医师数系医生，执业医师数系医师，注册护士数系护师（士）；②城市包括直辖市区和地级市辖区，农村包括县及县级市；③合计项分母系常住人口数，分城乡项分母系推算户籍人口数。下表同。

2-2-2 2019年各地区每千人口卫生技术人员数

地区	卫生技术人员			执业（助理）医师			其中：执业医师			注册护士		
	合计	城市	农村	合计	城市	农村	合计	城市	农村	合计	城市	农村
总 计	**7.3**	**11.1**	**5.0**	**2.8**	**4.1**	**2.0**	**2.3**	**3.8**	**1.4**	**3.2**	**5.2**	**2.0**
东 部	7.6	11.5	5.4	3.0	4.4	2.3	2.6	4.1	1.7	3.3	5.3	2.1
中 部	6.6	11.0	4.4	2.5	4.0	1.8	2.1	3.7	1.3	2.9	5.4	1.8
西 部	7.4	10.4	5.2	2.6	3.7	1.8	2.1	3.4	1.3	3.3	5.0	2.1
北 京	12.6	18.5		4.9	7.2		4.6	6.8		5.3	7.8	
天 津	7.0	9.5		3.0	3.9		2.8	3.8		2.7	3.7	
河 北	6.5	8.4	5.0	3.0	3.5	2.6	2.3	3.2	1.7	2.4	3.8	1.6
山 西	6.9	14.4	4.5	2.8	5.5	2.0	2.4	5.1	1.5	2.9	6.8	1.6
内蒙古	7.7	14.4	5.6	3.1	5.4	2.4	2.6	5.0	1.8	3.2	6.6	2.0
辽 宁	7.1	11.1	4.0	2.8	4.3	1.7	2.6	4.1	1.4	3.2	5.2	1.6
吉 林	7.0	11.4	5.3	2.9	4.7	2.3	2.5	4.4	1.8	2.9	5.2	2.1
黑龙江	6.3	10.8	4.5	2.5	4.0	1.9	2.1	3.8	1.4	2.6	5.0	1.5
上 海	8.4	14.5		3.1	5.3		2.9	5.1		3.8	6.6	
江 苏	7.8	10.3	6.2	3.2	3.9	2.7	2.6	3.6	1.9	3.5	4.9	2.5
浙 江	8.9	13.2	7.9	3.5	5.0	3.2	3.1	4.7	2.6	3.8	5.8	3.1
安 徽	5.7	8.3	3.6	2.2	2.9	1.5	1.8	2.7	1.1	2.6	4.1	1.5
福 建	6.6	10.8	4.6	2.5	4.1	1.7	2.1	3.8	1.3	2.9	5.0	1.9
江 西	5.7	8.9	4.0	2.1	3.0	1.5	1.7	2.8	1.1	2.6	4.4	1.6
山 东	7.8	11.1	5.6	3.1	4.3	2.4	2.6	4.0	1.7	3.4	5.2	2.3
河 南	6.8	12.7	4.0	2.6	4.5	1.6	2.0	4.2	1.1	2.9	6.2	1.5
湖 北	7.0	10.2	5.0	2.6	3.6	1.9	2.2	3.4	1.4	3.3	5.1	2.1
湖 南	7.3	13.0	5.3	2.8	4.6	2.1	2.1	4.3	1.4	3.5	6.6	2.4
广 东	6.9	11.3	4.4	2.5	4.1	1.6	2.1	3.8	1.0	3.1	5.2	1.8
广 西	6.9	9.4	4.3	2.3	3.2	1.4	1.9	3.0	1.0	3.1	4.5	1.8
海 南	7.2	14.6	4.5	2.5	5.1	1.6	2.1	4.8	1.2	3.4	7.3	2.0
重 庆	7.2	9.3	3.6	2.7	3.3	1.5	2.2	2.9	0.9	3.3	4.6	1.4
四 川	7.2	9.5	5.0	2.6	3.4	1.9	2.2	3.2	1.4	3.2	4.7	2.1
贵 州	7.4	9.4	4.6	2.5	3.3	1.5	2.0	3.1	1.1	3.4	4.6	2.0
云 南	7.0	13.8	5.6	2.3	4.9	1.8	1.9	4.5	1.4	3.3	6.8	2.5
西 藏	6.0	5.8	4.5	2.7	2.6	2.0	2.0	2.2	1.3	1.7	2.1	0.9
陕 西	9.1	11.0	6.9	2.8	3.6	2.0	2.3	3.3	1.4	3.9	5.2	2.6
甘 肃	6.8	10.2	4.8	2.4	3.4	1.8	1.9	3.1	1.2	3.0	5.0	1.9
青 海	7.8	13.3	5.4	2.9	4.5	2.1	2.4	4.3	1.6	3.1	6.3	1.7
宁 夏	8.0	11.1	5.2	3.0	4.1	2.0	2.6	3.8	1.6	3.5	5.2	2.0
新 疆	7.4	13.8	6.8	2.7	5.3	2.4	2.2	5.1	1.9	3.1	6.2	2.8

2-3-1 2018年执业（助理）医师性别、年龄、学历及职称构成（%）

分类	执业（助理）医师					其中：执业医师				
	合计	临床	中医	口腔	公共卫生	合计	临床	中医	口腔	公共卫生
总　计	**100.0**	**100.0**	**100.0**	**100.0**	**100.0**	**100.0**	**100.0**	**100.0**	**100.0**	**100.0**
按性别分										
男	53.8	52.8	61.1	49.9	52.0	54.2	53.3	61.0	50.2	51.7
女	46.2	47.2	38.9	50.1	48.0	45.8	46.7	39.0	49.8	48.3
按年龄分										
25 岁以下	0.2	0.1	0.1	0.6	0.1	0.0	0.0	0.0	0.1	0.0
25 ～ 34 岁	20.2	19.0	22.2	30.8	16.3	19.0	18.1	20.5	25.7	17.8
35 ～ 44 岁	33.9	35.1	29.5	34.3	27.5	33.3	34.3	29.2	35.5	25.8
45 ～ 54 岁	25.9	26.9	22.0	19.5	33.4	25.9	26.7	22.1	21.5	32.4
55 ～ 59 岁	7.8	7.6	8.2	5.9	13.2	8.3	8.2	8.6	6.8	14.0
60 岁及以上	12.1	11.4	18.0	8.9	9.6	13.5	12.7	19.6	10.5	10.1
按工作年限分										
5 年以下	10.1	9.3	12.2	15.7	6.0	9.4	8.7	11.3	12.9	6.2
5 ～ 9 年	17.6	17.1	19.4	21.5	13.0	17.2	16.8	18.8	19.8	14.0
10 ～ 19 年	25.3	25.8	23.8	27.9	18.1	25.2	25.7	23.4	28.4	17.8
20 ～ 29 年	25.5	27.0	19.7	19.4	30.8	25.2	26.4	19.8	21.2	29.2
30 年及以上	21.5	20.9	25.0	15.5	32.0	23.1	22.4	26.7	17.7	32.8
按学历分										
研究生	13.1	13.4	14.1	9.7	7.4	15.1	15.4	16.0	12.2	9.1
大学本科	42.3	44.5	36.6	31.9	37.2	47.4	49.6	40.6	37.9	43.7
大专	28.4	27.2	29.7	40.0	29.1	24.7	23.6	26.9	34.4	26.9
中专	14.8	14.0	16.1	16.9	22.7	11.5	10.8	13.2	14.4	18.0
高中及以下	1.4	0.9	3.6	1.5	3.6	1.2	0.7	3.3	1.2	2.3
按专业技术资格分										
正高	4.9	5.3	4.5	2.1	3.0	5.7	6.1	5.1	2.6	3.8
副高	13.2	14.3	11.2	6.3	10.3	15.3	16.5	12.8	7.9	12.9
中级	29.0	29.9	26.5	22.0	32.9	33.4	34.2	30.1	27.3	40.0
师级 / 助理	38.5	36.9	42.9	49.0	37.6	38.1	36.1	43.5	50.9	36.8
士级	8.2	7.9	7.7	11.1	10.8	1.7	1.7	1.7	2.4	1.6
不详	6.3	5.8	7.2	9.5	5.3	5.9	5.5	6.8	8.8	4.9
按聘任技术职务分										
正高	4.7	5.2	4.3	2.0	2.8	5.5	6.0	4.9	2.6	3.5
副高	13.4	14.4	11.5	6.6	10.2	15.5	16.7	13.2	8.3	12.7
中级	30.3	31.1	28.0	24.1	34.8	34.8	35.5	31.8	29.9	42.2
师级 / 助理	41.0	39.1	45.6	52.7	40.0	39.2	37.2	45.0	52.0	37.9
士级	7.8	7.5	7.4	10.1	10.4	2.2	2.1	2.3	3.4	2.0
待聘	2.9	2.7	3.2	4.3	1.9	2.7	2.5	2.9	3.9	1.8

2-3-2　2019年执业（助理）医师性别、年龄、学历及职称构成（%）

分类	执业（助理）医师					其中：执业医师				
	合计	临床	中医	口腔	公共卫生	合计	临床	中医	口腔	公共卫生
总　计	**100.0**	**100.0**	**100.0**	**100.0**	**100.0**	**100.0**	**100.0**	**100.0**	**100.0**	**100.0**
按性别分										
男	52.9	52.3	59.9	48.7	51.0	53.3	52.8	59.9	49.1	50.6
女	47.1	47.7	40.1	51.3	49.0	46.7	47.2	40.2	50.9	49.4
按年龄分										
25 岁以下	0.2	0.2	0.2	0.9	0.1	0.0	0.0	0.0	0.1	0.1
25 ～ 34 岁	25.4	20.8	23.9	32.9	18.0	23.6	19.7	22.2	27.7	19.8
35 ～ 44 岁	32.0	33.8	29.4	33.4	26.7	31.8	33.5	29.2	35.0	25.3
45 ～ 54 岁	23.8	26.3	21.2	18.3	32.3	23.9	26.0	21.2	20.3	30.7
55 ～ 59 岁	7.6	8.0	8.2	5.9	13.8	8.3	8.6	8.7	6.8	14.6
60 岁及以上	10.9	10.9	17.1	8.6	9.2	12.4	12.2	18.7	10.2	9.7
按工作年限分										
5 年以下	13.7	10.7	14.3	18.7	7.5	12.6	9.9	13.0	14.9	7.7
5 ～ 9 年	18.9	17.5	18.9	21.3	13.6	18.3	17.2	18.4	20.0	14.6
10 ～ 19 年	24.7	25.6	24.3	27.4	18.7	24.9	25.8	24.3	28.4	18.8
20 ～ 29 年	22.6	25.3	18.3	17.8	28.2	22.5	24.9	18.5	19.7	26.5
30 年及以上	20.1	20.9	24.1	14.8	32.0	21.8	22.3	25.8	17.1	32.4
按学历分										
研究生	13.6	14.3	14.6	9.5	8.3	16.1	16.5	16.7	12.1	10.2
大学本科	43.8	45.4	37.7	32.3	40.0	50.1	50.5	41.8	38.6	46.8
大专	27.9	26.5	29.3	41.2	27.9	22.7	22.5	25.9	34.9	25.2
中专	13.6	13.1	15.5	15.8	20.9	10.2	9.9	12.8	13.6	15.9
高中及以下	1.1	0.7	3.0	1.2	3.0	1.0	0.6	2.9	1.0	1.9
按专业技术资格分										
正高	4.6	5.4	4.4	2.0	3.2	5.5	6.3	5.0	2.5	4.0
副高	12.4	14.4	11.0	6.0	11.2	14.7	16.6	12.7	7.6	13.8
中级	26.6	29.4	25.9	21.3	32.2	31.2	33.6	29.5	26.7	38.8
师级 / 助理	37.9	36.9	43.6	49.8	37.4	38.4	36.3	44.4	52.1	36.7
士级	11.1	8.5	8.4	11.8	11.0	3.6	2.1	2.1	2.7	2.1
不详	7.3	5.5	6.6	9.1	5.1	6.7	5.1	6.2	8.5	4.7
按聘任技术职务分										
正高	4.5	5.3	4.2	1.9	3.0	5.3	6.1	4.8	2.4	3.7
副高	12.5	14.5	11.3	6.3	10.9	14.8	16.7	13.0	8.0	13.5
中级	27.7	30.4	27.3	23.3	33.9	32.5	34.7	31.1	29.1	40.8
师级 / 助理	39.4	38.6	45.6	53.2	39.1	38.7	37.1	45.2	52.7	37.2
士级	10.0	8.0	7.8	10.6	10.4	3.7	2.5	2.6	3.5	2.4
待聘	6.0	3.3	3.7	4.8	2.8	5.1	3.0	3.4	4.3	2.4

2-3-3　各类别执业（助理）医师数

	合计		执业医师		执业助理医师	
	2018	2019	2018	2019	2018	2019
人数（万人）	**360.7**	**386.7**	**301.0**	**321.1**	**59.7**	**65.6**
临床类别	270.0	288.2	225.5	238.7	44.5	49.5
中医类别	57.5	62.5	49.0	53.4	8.6	9.1
口腔类别	21.7	24.5	17.3	19.5	4.4	5.0
公共卫生类别	11.4	11.5	9.2	9.4	2.2	2.1
构成（%）	**100.0**	**100.0**	**100.0**	**100.0**	**100.0**	**100.0**
临床类别	74.9	74.5	74.9	74.3	74.6	75.5
中医类别	16.0	16.2	16.3	16.6	14.4	13.9
口腔类别	6.0	6.3	5.8	6.1	7.4	7.6
公共卫生类别	3.2	3.0	3.1	2.9	3.6	3.2

2-3-4　全科医生数

	合计			注册为全科医学专业的人数			取得全科医生培训合格证的人数		
	2017	2018	2019	2017	2018	2019	2017	2018	2019
总　计	**252717**	**308740**	**365082**	**96235**	**156800**	**210622**	**156482**	**151940**	**154460**
其中：医院	49400	51071	60499	11223	20966	26931	38177	30105	33568
社区卫生服务中心（站）	83933	95603	103841	41327	56506	68001	42606	39097	35840
乡镇卫生院	110900	134538	161658	41181	64117	90244	69719	70421	71414

注：全科医生数指注册为全科医学专业和取得全科医生培训合格证的执业（助理）医师数之和，不含乡村全科执业助理医师数。2019年乡村全科执业助理医师数为4.7万人。

2-3-5 2019年各地区分类别执业（助理）医师和全科医生数

地区	执业（助理）医师数					全科医生数			每万人口全科医生数
	合计	临床	中医	口腔	公共卫生	合计	注册为全科医学专业的人数	取得全科医生培训合格证书的人数	
总 计	**3866916**	**2882086**	**624783**	**244919**	**115128**	**365082**	**210622**	**154460**	**2.61**
东 部	1769413	1306511	272838	134721	55343	192116	123658	68458	3.28
中 部	1108666	858360	162879	57030	30397	94847	49127	45720	2.17
西 部	988837	717215	189066	53168	29388	78119	37837	40282	2.05
北 京	105866	69918	21077	11627	3244	9267	5861	3406	4.30
天 津	46420	31810	9660	3585	1365	4568	2783	1785	2.92
河 北	228583	174648	36525	13859	3551	18407	11384	7023	2.42
山 西	105741	77754	17730	7344	2913	6516	2716	3800	1.75
内蒙古	78094	53347	16564	5077	3106	5801	2684	3117	2.28
辽 宁	123873	93291	17001	9997	3584	10847	6349	4498	2.49
吉 林	79027	57004	12379	7285	2359	7536	5058	2478	2.80
黑龙江	93517	71097	12686	7375	2359	6593	3022	3571	1.76
上 海	74743	55269	9645	6197	3632	9924	8533	1391	4.09
江 苏	254659	197054	32304	15503	9798	47601	34908	12693	5.90
浙 江	205515	149717	32340	17820	5638	27406	14657	12749	4.68
安 徽	138406	110907	16961	6211	4327	15116	8006	7110	2.37
福 建	99458	70129	17633	8417	3279	9157	4399	4758	2.30
江 西	96445	75067	14487	3603	3288	6705	2838	3867	1.44
山 东	315311	236383	47264	22900	8764	21034	10530	10504	2.09
河 南	251393	194059	40917	10930	5487	22763	10916	11847	2.36
湖 北	153642	121919	19259	8165	4299	12857	6327	6530	2.17
湖 南	190495	150553	28460	6117	5365	16761	10244	6517	2.42
广 东	291057	209595	46665	23188	11609	31950	23187	8763	2.77
广 西	115091	85175	19250	6880	3786	10662	7249	3413	2.15
海 南	23928	18697	2724	1628	879	1955	1067	888	2.07
重 庆	83293	59088	18018	4399	1788	8117	4441	3676	2.60
四 川	221689	150202	56168	11049	4270	17838	6797	11041	2.13
贵 州	89798	69553	13980	3525	2740	6466	3668	2798	1.78
云 南	114031	87516	16344	5641	4530	8812	4423	4389	1.81
西 藏	9317	6058	2158	226	875	642	462	180	1.83
陕 西	108685	83372	15897	7128	2288	5300	2211	3089	1.37
甘 肃	62807	44132	14458	2634	1583	5994	2250	3744	2.26
青 海	17402	12717	3376	793	516	1514	744	770	2.49
宁 夏	20755	15030	2932	1875	918	1500	770	730	2.16
新 疆	67875	51025	9921	3941	2988	5473	2138	3335	2.17

2-3-6 分科执业（助理）医师构成（%）

分科	2018			2019		
	合计	执业医师	执业助理医师	合计	执业医师	执业助理医师
总　计	**100.0**	**100.0**	**100.0**	**100.0**	**100.0**	**100.0**
预防保健科	2.5	1.9	6.1	2.4	1.8	5.8
全科医疗科	4.8	4.1	9.2	4.8	4.0	9.2
内科	22.4	22.0	25.2	22.3	22.0	24.3
外科	12.2	12.9	7.8	12.0	12.7	8.1
儿科	4.0	4.3	2.2	4.1	4.4	2.4
妇产科	9.0	8.9	9.4	8.4	8.4	8.3
眼科	1.3	1.4	0.5	1.3	1.4	0.7
耳鼻咽喉科	1.3	1.4	0.7	1.3	1.4	0.7
口腔科	6.0	5.5	8.6	6.2	5.7	8.8
皮肤科	0.8	0.9	0.4	0.8	0.9	0.4
医疗美容科	0.3	0.3	0.1	0.3	0.4	0.2
精神科	1.0	1.1	0.8	1.2	1.2	1.1
传染科	0.6	0.7	0.1	0.5	0.6	0.2
结核病科	0.2	0.2	0.1	0.2	0.2	0.1
地方病科	0.0	0.0	0.0	0.0	0.0	0.0
肿瘤科	1.0	1.1	0.1	1.0	1.1	0.1
急诊医学科	1.9	2.1	0.8	2.0	2.1	1.0
康复医学科	1.0	1.0	1.0	1.2	1.1	1.5
运动医学科	0.0	0.0		0.0	0.0	0.0
职业病科	0.1	0.1	0.0	0.1	0.1	0.0
麻醉科	2.5	2.7	1.1	2.5	2.7	1.1
医学检验科	0.3	0.3	0.7	0.4	0.3	0.8
病理科	0.5	0.6	0.2	0.5	0.6	0.2
医学影像科	6.9	6.9	6.6	6.9	6.9	6.5
中医科	12.1	12.6	9.1	12.2	12.6	9.7
民族医学科	0.1	0.1	0.2	0.2	0.2	0.2
中西医结合科	1.0	0.9	1.6	1.1	1.0	1.6
其他	6.2	6.0	7.1	6.3	6.2	7.2

注：本表不包括村卫生室数字。

2-4-1 医院人员数

	合计	卫生技术人员							其他技术人员	管理人员	工勤技能人员
		小计	执业（助理）医师	执业医师	注册护士	药师（士）	技师（士）	其他			
2018	7375273	6129201	2053527	1911317	3020813	297638	326174	431049	300986	361216	583870
2019	7782171	6487497	2174264	2028296	3237987	307570	344461	423215	320600	373120	600954
按城乡分											
城市	4900143	4061140	1383849	1325329	2044712	188583	207832	236164	208821	257558	372624
农村	2882028	2426357	790415	702967	1193275	118987	136629	187051	111779	115562	228330
按登记注册类型分											
公立医院	6001557	5098390	1712873	1639764	2552706	244035	265843	322933	247265	246128	409774
民营医院	1780614	1389107	461391	388532	685281	63535	78618	100282	73335	126992	191180
按主办单位分											
政府办	5645715	4803127	1610650	1544946	2413103	228966	249250	301158	235977	222995	383616
社会办	1035230	820762	273817	246757	403347	38370	45178	60050	38138	72487	103843
个人办	1101226	863608	289797	236593	421537	40234	50033	62007	46485	77638	113495
按管理类别分											
非营利性	6745050	5699519	1915197	1807362	2845954	271986	300031	366351	274209	293076	478246
营利性	1037121	787978	259067	220934	392033	35584	44430	56864	46391	80044	122708
按医院等级分											
其中：三级医院	3646457	3097886	1044797	1030988	1596650	134746	149992	171701	151838	160479	236254
二级医院	2895928	2425917	791228	720121	1193831	121810	136600	182448	113353	123967	232691
一级医院	576421	462022	169470	135471	206326	26716	29410	30100	23658	39106	51635

2-4-2 各地区医院人员数

地区	合计	卫生技术人员							其他技术人员	管理人员	工勤技能人员
		小计	执业（助理）医师	执业医师	注册护士	药师（士）	技师（士）	其他			
2018	7375273	6129201	2053527	1911317	3020813	297638	326174	431049	300986	361216	583870
2019	7782171	6487497	2174264	2028296	3237987	307570	344461	423215	320600	373120	600954
东　部	3421356	2846164	994373	938060	1394348	140551	144008	172884	152098	154241	268853
中　部	2221018	1862699	623917	577776	947864	85426	101516	103976	90737	110923	156659
西　部	2139797	1778634	555974	512460	895775	81593	98937	146355	77765	107956	175442
北　京	236484	189241	68351	66374	88451	9586	9414	13439	10663	15207	21373
天　津	94576	77907	30009	29254	33370	4288	3918	6322	3771	6984	5914
河　北	383447	318800	124724	112476	146798	13328	17414	16536	20526	17489	26632
山　西	206904	172145	60640	57007	84350	7830	9746	9579	9196	10829	14734
内蒙古	152661	126353	43543	40620	61071	6625	6588	8526	7519	8866	9923
辽　宁	274269	224658	80551	77206	111548	10449	12187	9923	13076	13641	22894
吉　林	152472	122222	45197	42091	59784	5611	6590	5040	6863	10235	13152
黑龙江	203410	167053	59148	54878	78878	8140	8842	12045	7292	12592	16473
上　海	165366	140189	46253	45739	69660	6837	8102	9337	7656	9389	8132
江　苏	468534	389216	133372	126866	198679	18602	18680	19883	20863	20511	37944
浙　江	398208	328593	111580	106897	160174	17871	16770	22198	17793	15125	36697
安　徽	282194	240120	79004	74068	124915	10689	12636	12876	13081	11979	17014
福　建	193091	161218	52917	50159	82284	8507	8126	9384	8162	7450	16261
江　西	195373	167255	52872	49490	86228	9193	9877	9085	6498	7591	14029
山　东	575882	491251	175167	162364	244056	22703	24120	25205	29211	21920	33500
河　南	516606	432721	144633	130470	213154	19295	25969	29670	21718	23854	38313
湖　北	305746	255995	84115	79736	133912	11694	13056	13218	13575	15401	20775
湖　南	358313	305188	98308	90036	166643	12974	14800	12463	12514	18442	22169
广　东	579412	483048	157813	148107	237612	26281	23016	38326	18602	23414	54348
广　西	230108	190098	57947	55244	98413	9534	10348	13856	7281	10057	22672
海　南	52087	42043	13636	12618	21716	2099	2261	2331	1775	3111	5158
重　庆	174773	140963	44546	40629	73763	6176	7492	8986	5870	10629	17311
四　川	463045	374525	119979	112435	193426	17086	19723	24311	14819	25113	48588
贵　州	205320	173399	53137	48848	89261	6655	9485	14861	7557	11274	13090
云　南	252697	216635	65349	59794	111818	9504	10975	18989	10498	8235	17329
西　藏	17112	12670	5032	4068	4369	729	820	1720	1698	1070	1674
陕　西	272603	233424	64685	59614	114486	10252	14917	29084	2405	18635	18139
甘　肃	132678	112417	35335	31727	56809	4902	7049	8322	7015	4774	8472
青　海	38558	32785	10774	9624	15001	1783	2151	3076	2115	1195	2463
宁　夏	45085	37334	12531	11664	18416	2140	2009	2238	2251	2154	3346
新　疆	155157	128031	43116	38193	58942	6207	7380	12386	8737	5954	12435

2-4-3　2018年医院人员性别、年龄、学历及职称构成（%）

分类	卫生技术人员							其他技术人员	管理人员
	合计	执业（助理）医师	执业医师	注册护士	药师（士）	技师（士）	其他		
总　计	100.0	100.0	100.0	100.0	100.0	100.0	100.0	100.0	100.0
按性别分									
男	25.9	54.7	55.1	2.7	32.6	41.8	40.0	39.6	43.0
女	74.1	45.3	44.9	97.3	67.5	58.2	60.1	60.4	57.0
按年龄分									
25 岁以下	6.1	0.1	0.0	9.7	2.1	4.2	10.1	3.3	1.6
25 ～ 34 岁	43.4	23.7	22.7	53.1	36.0	40.8	61.6	38.5	26.9
35 ～ 44 岁	25.2	35.1	34.9	20.6	25.1	25.7	17.0	27.7	25.4
45 ～ 54 岁	16.1	24.1	24.5	12.1	22.9	17.5	7.1	21.3	28.1
55 ～ 59 岁	5.0	7.7	8.0	3.4	8.5	6.5	2.2	6.0	11.6
60 岁及以上	4.2	9.4	9.9	1.1	5.3	5.4	2.0	3.2	6.4
按工作年限分									
5 年以下	19.8	11.3	10.8	21.7	12.3	18.0	41.7	17.0	13.0
5 ～ 9 年	27.7	20.2	19.9	32.5	23.5	25.4	30.7	26.3	19.0
10 ～ 19 年	23.7	26.8	26.7	23.7	21.2	22.4	15.7	22.8	19.5
20 ～ 29 年	16.1	22.9	23.1	13.1	21.7	18.0	6.4	17.8	21.7
30 年及以上	12.7	18.8	19.5	9.1	21.2	16.3	5.5	16.0	26.8
按学历分									
研究生	7.7	20.3	21.6	0.2	5.0	3.9	9.4	5.1	6.5
大学本科	35.2	51.4	53.9	23.5	35.2	37.0	42.3	36.1	40.2
大专	38.1	20.5	17.8	50.4	34.3	40.3	32.8	36.3	34.2
中专	18.1	7.3	6.2	25.5	21.6	17.3	14.0	15.2	11.8
高中及以下	0.8	0.5	0.5	0.5	3.9	1.5	1.5	7.2	7.3
按专业技术资格分									
正高	2.5	7.1	7.6	0.3	1.2	1.1	0.5	0.5	2.6
副高	7.3	17.1	18.3	2.7	5.1	5.6	1.3	3.2	7.8
中级	20.4	31.1	33.1	16.3	23.2	21.5	5.2	14.5	16.6
师级 / 助理	29.3	34.9	34.2	25.7	36.3	32.2	24.6	22.9	14.5
士级	30.4	4.2	1.4	46.4	25.6	28.7	36.2	31.4	12.6
不详	10.2	5.7	5.5	8.6	8.7	10.9	32.3	27.5	46.0
按聘任技术职务分									
正高	2.4	7.0	7.5	0.2	1.1	1.0	0.5	0.8	4.5
副高	7.3	17.3	18.5	2.7	5.0	5.6	1.4	3.2	11.7
中级	20.7	32.0	34.0	16.2	23.6	22.1	5.8	14.7	26.1
师级 / 助理	30.0	36.7	35.4	26.5	36.6	32.2	21.9	25.8	24.8
士级	29.6	4.2	1.9	46.2	25.5	28.3	29.2	28.8	18.3
待聘	10.0	2.9	2.8	8.3	8.2	10.8	41.2	26.6	14.7

2-4-4 2019年医院人员性别、年龄、学历及职称构成（%）

分类	卫生技术人员							其他技术人员	管理人员
	合计	执业（助理）医师	执业医师	注册护士	药师（士）	技师（士）	其他		
总　计	**100.0**	**100.0**	**100.0**	**100.0**	**100.0**	**100.0**	**100.0**	**100.0**	**100.0**
按性别分									
男	25.7	53.7	54.0	3.0	32.0	41.2	35.7	39.9	42.7
女	74.3	46.3	46.0	97.0	68.0	58.8	64.4	60.1	57.3
按年龄分									
25岁以下	6.3	0.2	0.0	9.8	2.3	4.7	16.0	3.2	1.8
25～34岁	44.0	29.6	28.0	53.9	36.3	42.1	52.2	38.9	28.3
35～44岁	25.3	33.2	33.3	20.8	25.6	25.3	17.0	28.1	25.9
45～54岁	15.5	21.4	22.0	11.4	22.5	16.8	9.2	21.0	27.0
55～59岁	4.9	7.4	7.9	3.0	8.3	6.1	3.1	5.8	11.1
60岁及以上	4.0	8.2	8.8	1.1	5.1	5.0	2.6	3.0	6.0
按工作年限分									
5年以下	20.5	15.2	14.4	22.6	12.9	19.4	40.6	17.7	14.0
5～9年	26.9	21.7	21.1	31.1	23.1	25.1	26.3	25.6	19.4
10～19年	25.2	26.0	26.1	25.9	23.0	23.3	17.4	24.3	21.0
20～29年	14.9	19.8	20.3	11.7	20.2	16.6	7.8	16.6	19.7
30年及以上	12.5	17.2	18.2	8.7	20.8	15.6	7.9	15.8	25.9
按学历分									
研究生	8.1	20.8	22.7	0.3	5.8	4.2	6.4	6.0	7.2
大学本科	37.2	52.3	55.9	26.8	38.0	39.8	35.5	38.2	42.2
大专	38.0	20.1	15.8	50.3	33.4	39.6	39.4	35.5	33.1
中专	16.0	6.5	5.3	22.2	19.7	15.2	16.5	14.1	10.9
高中及以下	0.7	0.4	0.3	0.4	3.2	1.2	2.2	6.3	6.6
按专业技术资格分									
正高	2.6	6.7	7.3	0.3	1.3	1.3	0.6	0.5	2.5
副高	7.5	15.7	17.2	2.9	5.4	5.8	1.8	3.4	7.7
中级	20.6	28.4	30.8	16.4	23.7	21.1	7.4	15.1	16.0
师级／助理	30.2	34.7	34.7	27.1	36.5	33.0	23.5	24.0	14.2
士级	30.6	7.4	3.6	46.0	25.5	29.6	40.2	33.1	12.9
不详	8.5	7.1	6.5	7.4	7.7	9.2	26.5	24.0	46.7
按聘任技术职务分									
正高	2.5	6.5	7.1	0.3	1.2	1.1	0.6	0.6	4.4
副高	7.5	15.8	17.2	2.8	5.4	5.8	1.9	3.3	11.6
中级	20.7	29.2	31.6	16.1	24.1	21.6	7.8	15.0	25.2
师级／助理	30.7	35.5	34.9	27.7	36.6	32.5	21.6	26.2	24.2
士级	29.5	6.6	3.5	45.4	25.2	28.8	32.0	29.7	18.8
待聘	9.1	6.4	5.8	7.8	7.7	10.2	36.0	25.2	16.0

2-5-1 基层医疗卫生机构人员数

机构分类	合计	卫生技术人员							乡村医生和卫生员	其他技术人员	管理人员	工勤技能人员
		小计	执业（助理）医师	执业医师	注册护士	药师（士）	技师（士）	其他				
2018	3964744	2682983	1305108	882282	852377	146827	105590	273081	907098	104501	91314	178848
2019	4160571	2920999	1436619	957251	960374	152020	113154	258832	842302	111334	98157	187779
按城乡分												
城市	1207785	1060260	518231	446020	410804	56044	32049	43132		32936	45300	69289
农村	2952786	1860739	918388	511231	549570	95976	81105	215700	842302	78398	52857	118490
按登记注册类型分												
公立	2823847	1929015	885381	524252	603083	116095	97525	226931	601642	91866	63534	137790
非公立	1336724	991984	551238	432999	357291	35925	15629	31901	240660	19468	34623	49989
按主办单位分												
政府办	1971561	1593211	653448	418076	522680	107323	91737	218023	104161	87045	57704	129440
社会办	1121519	482518	310383	163856	135160	14275	10205	12495	590935	8917	14474	24675
个人办	1067491	845270	472788	375319	302534	30422	11212	28314	147206	15372	25979	33664
按管理类别分												
非营利性	3209113	2113433	992835	588635	663729	122706	101465	232698	779871	96440	70861	148508
营利性	951458	807566	443784	368616	296645	29314	11689	26134	62431	14894	27296	39271

2-5-2 各地区基层医疗卫生机构人员数

地区	合计	卫生技术人员							乡村医生和卫生员	其他技术人员	管理人员	工勤技能人员
		小计	执业（助理）医师	执业医师	注册护士	药师（士）	技师（士）	其他				
2018	3964744	2682983	1305108	882282	852377	146827	105590	273081	907098	104501	91314	178848
2019	4160571	2920999	1436619	957251	960374	152020	113154	258832	842302	111334	98157	187779
东 部	1754400	1303891	667816	464469	428033	74465	46282	87295	261770	51689	45142	91908
中 部	1210561	798033	407813	254543	258290	36896	32989	62045	304756	31809	25997	49966
西 部	1195610	819075	360990	238239	274051	40659	33883	109492	275776	27836	27018	45905
北 京	83585	66455	32430	27962	22638	5123	2714	3550	2776	3588	4632	6134
天 津	35173	26054	14001	11922	7023	1995	1268	1767	4107	1033	1977	2002
河 北	220670	139377	91778	51119	28844	5034	3440	10281	65749	5966	3025	6553
山 西	110463	67727	39125	27000	19904	2609	1727	4362	33967	2549	2234	3986
内蒙古	75793	53527	28078	19918	15068	4022	1600	4759	16397	2206	1549	2114
辽 宁	102150	70776	37047	28954	24378	3083	2331	3937	19756	2755	3439	5424
吉 林	75991	53808	28743	21641	16510	2145	1458	4952	13617	2352	2658	3556
黑龙江	80364	54363	28622	19758	14805	2699	1989	6248	18072	2065	2807	3057
上 海	66812	53631	24600	21819	20889	3379	2193	2570	599	2405	2849	7328
江 苏	273193	212582	108540	72570	72591	12053	8544	10854	24803	9092	8437	18279
浙 江	187687	159133	81977	61684	48848	11285	5624	11399	6937	5281	5382	10954
安 徽	147399	101778	52456	33293	33216	4502	5140	6464	35006	3015	2992	4608
福 建	117606	83685	39694	28704	28159	6232	3600	6000	21202	3569	2398	6752
江 西	117762	72541	34119	22431	23035	4861	4666	5860	37284	2069	1412	4456
山 东	349186	233338	119863	79107	75705	11545	8553	17672	90798	10030	5697	9323
河 南	293023	167778	89943	47632	46976	7242	8038	15579	96002	8545	5742	14956
湖 北	177603	125447	57941	38625	46682	5826	4895	10103	34434	6087	4657	6978
湖 南	207956	154591	76864	44163	57162	7012	5076	8477	36374	5127	3495	8369
广 东	291457	238701	109491	74656	90657	13820	7340	17393	21810	7000	6462	17484
广 西	158665	113417	45300	28146	38393	8028	4780	16916	31295	4454	1733	7766
海 南	26881	20159	8395	5972	8301	916	675	1872	3233	970	844	1675
重 庆	96848	71372	34830	23112	24661	3239	2464	6178	16012	2319	2589	4556
四 川	277746	187640	88997	61100	63022	9230	6880	19511	60546	5523	7841	16196
贵 州	117659	74404	29826	16866	25127	2878	4367	12206	32027	3813	4464	2951
云 南	141711	94694	38375	25011	37220	2372	3538	13189	37483	4289	1536	3709
西 藏	19838	6725	3372	2411	1408	216	115	1614	12412	284	162	255
陕 西	129700	94584	37562	24347	28043	5078	5489	18412	27226	651	4257	2982
甘 肃	73632	51409	22564	14315	17663	2209	1809	7164	18197	1333	926	1767
青 海	19659	11563	5531	4153	3225	604	422	1781	6860	429	327	480
宁 夏	18000	13585	6434	4737	4529	993	440	1189	3132	402	320	561
新 疆	66359	46155	20121	14123	15692	1790	1979	6573	14189	2133	1314	2568

2-6-1 各地区社区卫生服务中心（站）人员数

地区	合计	卫生技术人员							其他技术人员	管理人员	工勤技能人员
		小计	执业（助理）医师	执业医师	注册护士	药师（士）	技师（士）	其他			
2018	582852	499296	209392	170523	189207	36965	23673	40059	24680	23455	35421
2019	610345	524709	220271	180373	202408	38240	24918	38872	25756	23918	35962
东 部	343463	295846	129633	107378	105501	25207	13855	21650	14940	11657	21020
中 部	141191	120882	50295	40765	50835	6572	5814	7366	6008	6412	7889
西 部	125691	107981	40343	32230	46072	6461	5249	9856	4808	5849	7053
北 京	39202	32818	14338	12244	10333	3817	1668	2662	2001	1629	2754
天 津	9899	8285	3802	3474	2498	750	465	770	464	670	480
河 北	19480	16745	8250	6669	6233	862	735	665	842	896	997
山 西	13679	11896	5223	4463	5252	461	397	563	529	594	660
内蒙古	14177	12117	4953	4030	5055	788	424	897	765	598	697
辽 宁	19037	15847	6753	6063	6813	964	758	559	912	1095	1183
吉 林	9946	7900	3234	2630	3195	471	378	622	685	629	732
黑龙江	14904	12263	4805	3984	5002	799	674	983	741	950	950
上 海	36797	31397	13339	11937	11806	2728	1520	2004	1799	1352	2249
江 苏	55897	48141	21330	17581	16881	4060	2480	3390	2469	1582	3705
浙 江	43268	37990	17641	13857	11303	3625	1916	3505	1815	1020	2443
安 徽	21123	18853	8135	6511	7821	856	899	1142	749	798	723
福 建	14942	12994	5392	4465	4714	1226	665	997	682	379	887
江 西	8791	7736	2932	2534	3408	574	517	305	259	325	471
山 东	43078	37265	15625	12197	13998	2536	1601	3505	2406	1443	1964
河 南	26469	22226	9792	8049	9047	1020	1134	1233	1078	1335	1830
湖 北	24704	21205	8305	6875	9326	1210	968	1396	1154	1072	1273
湖 南	21575	18803	7869	5719	7784	1181	847	1122	813	709	1250
广 东	58154	51100	22022	17970	19298	4466	1928	3386	1456	1416	4182
广 西	9643	8466	3329	2745	3479	689	409	560	357	262	558
海 南	3709	3264	1141	921	1624	173	119	207	94	175	176
重 庆	14060	11842	4677	3440	4747	763	627	1028	522	650	1046
四 川	24471	20578	7796	6430	9038	1422	975	1347	750	1200	1943
贵 州	13618	11520	4007	2890	4873	476	639	1525	621	922	555
云 南	10157	9097	3378	2654	4107	309	385	918	436	275	349
西 藏	283	225	125	98	58	10	17	15	3	4	51
陕 西	13165	11189	3644	2929	4482	729	763	1571	132	1059	785
甘 肃	9637	8677	3074	2477	4237	372	347	647	335	314	311
青 海	2900	2531	951	789	1050	185	90	255	151	94	124
宁 夏	2955	2703	881	706	1223	230	95	274	118	52	82
新 疆	10625	9036	3528	3042	3723	488	478	819	618	419	552

2-6-2 2018年社区卫生服务中心人员性别、年龄、学历及职称构成（%）

分类	卫生技术人员							其他技术人员	管理人员
	合计	执业（助理）医师	执业医师	注册护士	药师（士）	技师（士）	其他		
总　计	**100.0**	**100.0**	**100.0**	**100.0**	**100.0**	**100.0**	**100.0**	**100.0**	**100.0**
按性别分									
男	24.8	43.1	43.0	0.7	26.2	31.6	35.8	28.5	39.8
女	75.2	56.9	57.0	99.3	73.8	68.4	64.2	71.5	60.2
按年龄分									
25 岁以下	4.1	0.2	0.0	6.5	2.7	4.4	10.8	3.5	1.4
25 ～ 34 岁	31.1	18.4	16.7	38.2	36.6	35.0	46.5	34.3	22.3
35 ～ 44 岁	32.2	36.8	36.7	30.9	30.4	31.3	22.0	32.5	30.4
45 ～ 54 岁	22.1	28.5	28.8	19.3	19.0	17.9	12.8	21.6	32.3
55 ～ 59 岁	5.3	6.8	7.3	3.9	6.7	5.5	3.2	4.9	9.4
60 岁及以上	5.2	9.3	10.5	1.1	4.7	5.9	4.7	3.2	4.4
按工作年限分									
5 年以下	13.7	7.7	6.6	15.1	10.4	15.0	32.0	16.5	9.8
5 ～ 9 年	20.3	16.0	15.2	23.0	21.1	21.0	25.9	23.2	15.4
10 ～ 19 年	26.5	26.1	26.3	28.0	30.0	26.1	20.1	26.8	22.9
20 ～ 29 年	24.3	30.4	30.7	22.1	21.3	22.2	13.5	20.7	28.4
30 年及以上	15.2	19.8	21.2	11.9	17.2	15.8	8.6	13.0	23.5
按学历分									
研究生	1.5	3.3	4.1	0.0	0.7	0.3	1.1	0.4	1.7
大学本科	32.3	45.1	52.3	21.0	31.4	30.2	26.0	29.7	38.2
大专	41.0	34.5	30.6	47.1	39.0	44.8	43.0	41.0	40.4
中专	23.1	15.2	11.7	30.9	23.7	22.2	25.2	20.6	13.9
高中及以下	2.2	1.9	1.4	0.9	5.2	2.5	4.7	8.3	5.8
按专业技术资格分									
正高	0.6	1.3	1.7	0.1	0.2	0.2	0.1	0.0	0.9
副高	4.5	8.8	11.0	2.1	1.7	2.4	0.5	0.7	5.4
中级	24.7	33.9	41.7	23.2	18.1	20.7	3.6	9.9	15.9
师级 / 助理	32.0	37.9	38.4	29.4	36.4	32.2	15.8	20.4	14.6
士级	27.2	11.7	1.5	37.1	32.5	32.5	42.8	37.6	15.4
不详	11.0	6.3	5.7	8.1	11.2	11.9	37.2	31.4	47.9
按聘任技术职务分									
正高	0.5	1.2	1.5	0.1	0.2	0.2	0.1	0.1	1.6
副高	4.5	8.9	11.0	2.0	1.7	2.4	0.5	0.7	9.1
中级	25.3	35.0	43.1	23.1	18.7	21.9	4.4	10.1	27.1
师级 / 助理	34.8	41.9	40.9	32.1	38.8	34.0	16.0	23.8	26.7
士级	26.9	11.2	2.1	38.4	33.4	33.0	36.7	34.7	24.1
待聘	8.0	1.9	1.4	4.4	7.3	8.7	42.3	30.7	11.4

2-6-3 2019年社区卫生服务中心人员性别、年龄、学历及职称构成（%）

分类	卫生技术人员							其他技术人员	管理人员
	合计	执业（助理）医师	执业医师	注册护士	药师（士）	技师（士）	其他		
总　计	**100.0**	**100.0**	**100.0**	**100.0**	**100.0**	**100.0**	**100.0**	**100.0**	**100.0**
按性别分									
男	24.1	42.2	42.1	0.8	25.1	30.8	34.3	27.9	38.8
女	75.9	57.8	58.0	99.2	74.9	69.2	65.7	72.1	61.2
按年龄分									
25岁以下	4.0	0.3	0.0	6.3	2.6	4.8	13.8	3.1	1.6
25～34岁	31.4	21.3	18.9	39.4	35.3	36.3	38.8	33.7	22.7
35～44岁	32.0	35.2	35.6	30.8	32.3	30.5	22.4	33.0	30.2
45～54岁	22.6	28.4	28.8	19.0	19.4	18.1	15.9	22.4	31.9
55～59岁	5.1	6.7	7.2	3.5	6.1	5.0	3.8	4.7	9.2
60岁及以上	4.8	8.2	9.4	1.1	4.3	5.3	5.4	3.0	4.4
按工作年限分									
5年以下	14.1	9.8	8.3	15.8	10.8	16.4	31.0	15.8	10.6
5～9年	19.6	16.6	15.5	22.3	19.6	20.9	21.3	22.6	14.5
10～19年	27.3	26.0	26.6	29.1	31.7	26.1	21.7	28.2	23.9
20～29年	23.4	28.2	28.6	20.6	21.3	21.4	15.4	20.6	26.6
30年及以上	15.6	19.4	21.0	12.2	16.5	15.2	10.7	12.9	24.3
按学历分									
研究生	1.5	3.4	4.3	0.1	0.7	0.3	0.4	0.5	1.8
大学本科	35.5	48.0	56.3	24.7	36.3	33.9	22.5	32.3	39.9
大专	40.6	33.4	28.3	47.7	38.4	44.7	43.6	40.9	39.9
中专	20.6	13.8	10.1	26.8	20.2	19.2	27.9	19.2	12.9
高中及以下	1.7	1.4	1.1	0.7	4.4	2.0	5.6	7.2	5.5
按专业技术资格分									
正高	0.6	1.3	1.7	0.1	0.2	0.2	0.1	0.1	0.9
副高	4.9	8.9	11.2	2.4	1.9	2.5	0.7	0.7	5.4
中级	25.3	32.4	40.4	23.9	19.2	20.8	4.6	10.1	15.0
师级／助理	31.8	36.4	37.3	28.9	36.7	31.8	16.3	20.7	14.4
士级	27.2	13.2	2.6	37.2	31.6	33.5	45.1	39.2	15.9
不详	10.1	7.8	6.8	7.5	10.5	11.2	33.3	29.3	48.4
按聘任技术职务分									
正高	0.6	1.2	1.5	0.1	0.2	0.1	0.1	0.1	1.5
副高	4.9	8.9	11.3	2.2	1.9	2.5	0.6	0.6	9.3
中级	25.8	33.4	41.6	23.5	19.8	21.7	5.5	10.0	25.7
师级／助理	34.6	39.8	39.5	31.7	39.0	33.7	16.7	24.1	26.4
士级	26.8	12.1	2.8	38.2	32.5	33.8	39.3	35.0	24.8
待聘	7.3	4.5	3.3	4.3	6.7	8.3	37.8	30.2	12.3

2-7-1 各地区乡镇卫生院人员数

地区	合计	卫生技术人员							其他技术人员	管理人员	工勤技能人员	每千农村人口乡镇卫生院人员数
		小计	执业（助理）医师	执业医师	注册护士	药剂人员	技师（士）	其他				
2018	1391324	1181125	479025	281396	359726	77422	68488	196464	64549	43109	102541	1.49
2019	1445043	1232224	502912	297091	391384	78626	72618	186684	67272	43008	102539	1.56
东　部	498471	424510	187665	116052	133468	30468	22957	49952	24747	12179	37035	1.68
中　部	463402	390127	169131	98972	125351	24898	24080	46667	22470	14821	35984	1.34
西　部	483170	417587	146116	82067	132565	23260	25581	90065	20055	16008	29520	1.71
北　京												
天　津	5642	4950	2512	2052	1149	342	287	660	194	243	255	
河　北	57367	47411	27482	15075	8664	2451	2201	6613	4005	1370	4581	1.07
山　西	26096	21099	10601	6700	5361	1262	959	2916	1520	1047	2430	1.04
内蒙古	22033	19005	9458	6058	4439	1195	956	2957	1222	669	1137	1.28
辽　宁	24523	18435	8892	5798	5493	1190	1085	1775	1466	1439	3183	1.14
吉　林	23797	18401	8717	5832	5203	1040	865	2576	1283	1723	2390	1.39
黑龙江	22902	18998	8560	5336	3816	1200	1000	4422	1059	1271	1574	1.05
上　海												
江　苏	99906	85772	39630	26516	29738	5703	4515	6186	4142	2304	7688	2.23
浙　江	56218	49638	22391	14935	13846	4634	2479	6288	2089	1182	3309	1.89
安　徽	55377	49071	22875	14432	14937	3118	3582	4559	1809	1465	3032	1.11
福　建	38992	32823	11828	8219	11484	3113	2156	4242	2124	690	3355	1.46
江　西	49417	43512	16042	11247	14638	3965	3975	4892	1595	658	3652	1.30
山　东	108656	94642	40478	26168	29545	6324	5787	12508	6333	2474	5207	1.64
河　南	108861	85504	37872	20170	22588	5562	6472	13010	7107	3850	12400	1.16
湖　北	78500	67382	27320	16124	25116	3733	3362	7851	4206	2525	4387	1.89
湖　南	98452	86160	37144	19131	33692	5018	3865	6441	3891	2282	6119	1.66
广　东	95243	81388	31212	15324	29957	6096	3992	10131	3620	2033	8202	2.01
广　西	78662	67116	19998	10336	22786	4913	4091	15328	3846	1017	6683	1.99
海　南	11924	9451	3240	1965	3592	615	455	1549	774	444	1255	1.78
重　庆	35496	29903	12200	7059	9857	1571	1583	4692	1541	1379	2673	2.14
四　川	115790	96543	36214	21237	32680	5623	5276	16750	4160	5473	9614	1.94
贵　州	50941	43604	15021	7211	13230	1962	3478	9913	2650	2912	1775	1.38
云　南	57160	50299	16601	8994	17703	1509	2876	11610	3503	674	2684	1.43
西　藏	5062	4588	1916	1184	853	181	84	1554	246	99	129	2.24
陕　西	50486	45839	11291	6746	12181	3138	4125	15104	485	2525	1637	2.12
甘　肃	31022	28330	10980	6492	9824	1535	1342	4649	859	524	1309	1.58
青　海	5703	5302	2152	1464	1263	229	263	1395	133	112	156	1.36
宁　夏	5555	5029	2317	1585	1233	448	266	765	210	94	222	1.55
新　疆	25260	22029	7968	3701	6516	956	1241	5348	1200	530	1501	1.30

2-7-2　2018年乡镇卫生院人员性别、年龄、学历及职称构成（%）

分类	卫生技术人员							其他技术人员	管理人员
	合计	执业（助理）医师	执业医师	注册护士	药师（士）	技师（士）	其他		
总　计	**100.0**	**100.0**	**100.0**	**100.0**	**100.0**	**100.0**	**100.0**	**100.0**	**100.0**
按性别分									
男	36.6	59.4	62.2	1.5	39.9	42.2	45.4	40.5	59.3
女	63.4	40.6	37.9	98.5	60.1	57.8	54.6	59.6	40.7
按年龄分									
25 岁以下	5.7	0.3	0.0	10.0	3.3	7.0	8.9	4.7	1.4
25 ～ 34 岁	32.8	16.5	11.9	44.5	31.3	42.6	41.1	35.1	20.9
35 ～ 44 岁	30.8	37.5	36.7	27.7	28.1	27.1	25.9	29.7	31.5
45 ～ 54 岁	22.4	32.5	34.2	15.1	23.5	17.0	17.0	22.4	32.9
55 ～ 59 岁	4.7	6.7	8.3	2.2	8.5	4.1	3.5	4.7	8.9
60 岁及以上	3.7	6.5	8.9	0.4	5.4	2.2	3.5	3.5	4.5
按工作年限分									
5 年以下	17.4	7.9	5.1	21.3	13.3	22.5	27.3	19.5	9.2
5 ～ 9 年	22.1	14.6	12.1	28.9	20.1	24.7	24.8	24.5	15.2
10 ～ 19 年	21.6	23.1	21.9	21.9	19.0	19.4	20.4	22.2	20.5
20 ～ 29 年	26.1	35.7	37.9	21.2	26.6	22.2	18.3	22.1	33.7
30 年及以上	12.8	18.8	23.0	6.8	21.0	11.2	9.3	11.7	21.4
按学历分									
研究生	0.1	0.2	0.3	0.0	0.1	0.0	0.1	0.1	0.2
大学本科	14.9	20.7	29.1	10.3	15.5	13.3	12.0	13.2	18.1
大专	43.0	43.8	42.4	43.4	36.0	49.5	41.9	36.4	43.3
中专	38.7	32.5	25.4	45.2	39.1	34.1	41.0	37.3	27.8
高中及以下	3.3	2.8	2.8	1.2	9.3	3.1	5.1	13.0	10.7
按专业技术资格分									
正高	0.1	0.3	0.6	0.0	0.0	0.0	0.0	0.0	0.2
副高	2.1	4.5	7.6	1.2	1.0	0.8	0.2	0.3	2.1
中级	13.4	20.8	34.4	14.0	12.4	9.9	1.8	4.3	10.1
师级 / 助理	29.7	45.1	49.6	25.2	31.2	23.7	12.2	13.9	17.9
士级	42.8	24.0	4.0	50.9	45.7	52.1	58.6	51.8	26.4
不详	11.8	5.3	3.8	8.6	9.7	13.4	27.2	29.7	43.3
按聘任技术职务分									
正高	0.1	0.2	0.4	0.0	0.0	0.0	0.0	0.1	0.3
副高	2.0	4.3	7.3	1.1	0.9	0.8	0.2	0.3	3.2
中级	13.9	21.7	35.8	13.9	13.0	10.3	2.2	5.1	17.2
师级 / 助理	31.8	49.1	50.9	26.4	31.7	24.7	12.9	15.1	29.3
士级	40.4	22.1	4.2	50.3	45.7	51.4	51.7	47.8	38.6
待聘	11.9	2.6	1.4	8.3	8.7	12.8	33.0	31.7	11.4

2-7-3 2019年乡镇卫生院人员性别、年龄、学历及职称构成（%）

分类	卫生技术人员							其他技术人员	管理人员
	合计	执业（助理）医师	执业医师	注册护士	药师（士）	技师（士）	其他		
总　计	**100.0**	**100.0**	**100.0**	**100.0**	**100.0**	**100.0**	**100.0**	**100.0**	**100.0**
按性别分									
男	35.7	57.8	60.3	1.4	38.5	41.0	43.9	40.2	58.8
女	64.3	42.2	39.7	98.6	61.5	59.0	56.2	59.9	41.2
按年龄分									
25 岁以下	6.0	0.5	0.0	10.2	3.5	7.8	12.1	4.8	1.6
25 ～ 34 岁	33.4	22.7	17.1	45.5	31.9	44.2	33.9	34.1	20.4
35 ～ 44 岁	29.1	33.9	33.8	26.3	27.4	24.9	24.8	29.3	30.1
45 ～ 54 岁	23.2	31.1	33.5	15.4	23.9	17.1	20.5	23.5	34.0
55 ～ 59 岁	4.9	6.6	8.3	2.1	8.5	4.0	4.7	5.0	9.5
60 岁及以上	3.4	5.2	7.4	0.5	4.9	2.1	4.1	3.4	4.4
按工作年限分									
5 年以下	18.8	12.2	8.8	22.8	14.2	24.5	27.6	20.2	10.6
5 ～ 9 年	21.1	16.6	13.5	27.4	19.4	24.2	20.0	22.5	13.2
10 ～ 19 年	21.6	22.3	21.6	22.3	19.5	18.9	20.0	22.7	20.7
20 ～ 29 年	25.3	31.5	34.4	20.1	26.2	21.0	20.4	21.9	32.4
30 年及以上	13.3	17.4	21.7	7.4	20.7	11.4	12.0	12.7	23.0
按学历分									
研究生	0.1	0.2	0.4	0.0	0.1	0.0	0.0	0.1	0.2
大学本科	17.3	23.9	35.8	12.2	17.7	15.9	10.3	14.7	19.6
大专	43.4	44.0	39.6	44.8	36.5	50.1	39.2	36.7	42.1
中专	36.6	29.8	22.2	42.0	38.0	31.5	44.4	36.7	27.9
高中及以下	2.7	2.0	2.1	1.0	7.7	2.5	6.1	11.8	10.3
按专业技术资格分									
正高	0.2	0.3	0.6	0.1	0.1	0.1	0.0	0.0	0.2
副高	2.5	4.5	8.1	1.5	1.2	0.9	0.2	0.3	2.3
中级	13.7	18.4	32.0	14.3	13.1	9.7	2.2	4.8	9.9
师级 / 助理	30.5	41.6	48.3	25.9	31.5	24.3	12.7	14.6	17.5
士级	43.1	28.7	6.7	51.0	45.8	53.5	60.0	53.8	27.7
不详	10.0	6.5	4.4	7.3	8.4	11.5	24.9	26.4	42.4
按聘任技术职务分									
正高	0.1	0.2	0.4	0.0	0.0	0.0	0.0	0.0	0.3
副高	2.3	4.3	7.8	1.4	1.1	0.9	0.2	0.3	3.5
中级	14.1	19.2	33.3	14.1	13.6	10.2	2.7	5.5	16.6
师级 / 助理	32.2	44.7	49.0	26.9	31.6	24.9	13.4	15.7	28.4
士级	40.3	25.7	6.4	49.9	45.4	52.0	52.8	48.3	39.8
待聘	10.9	5.9	3.2	7.7	8.3	12.1	30.9	30.1	11.5

2-8-1　乡村医生和卫生员数

年份	乡村医生和卫生员			平均每村乡村医生和卫生员	每千农村人口乡村医生和卫生员
	合计	乡村医生	卫生员		
1980	1463406	607879	2357370	2.10	1.79
1985	1293094	643022	650072	1.80	1.55
1990	1231510	776859	454651	1.64	1.38
1992	1269061	816557	452504	1.73	1.41
1993	1325106	910664	414442	1.81	1.47
1994	1323701	933386	390351	1.81	1.47
1995	1331017	955933	375084	1.81	1.48
1996	1316095	954630	361465	1.79	1.46
1997	1317786	972288	345498	1.80	1.45
1998	1327633	990217	337416	1.81	1.46
1999	1324937	1009665	315272	1.82	1.45
2000	1319357	1019845	299512	1.81	1.44
2001	1290595	1021542	269053	1.82	1.41
2003	867778	791956	75822	1.31	0.98
2004	883075	825672	57403	1.37	1.00
2005	916532	864168	52364	1.46	1.05
2006	957459	906320	51139	1.53	1.10
2007	931761	882218	49543	1.52	1.06
2008	938313	893535	44778	1.55	1.06
2009	1050991	995449	55542	1.75	1.19
2010	1091863	1031828	60035	1.68	1.14
2011	1126443	1060548	65895	1.91	1.20
2012	1094419	1022869	71550	1.86	1.14
2013	1081063	1004502	76561	1.83	1.12
2014	1058182	985692	72490	1.64	1.09
2015	1031525	962514	69011	1.78	1.07
2016	1000324	932936	67388	1.79	1.04
2017	968611	900995	67616	1.75	1.01
2018	907098	845436	61662	1.67	0.97
2019	842302	792074	50228	1.58	0.91

注：① 1985 年以前的乡村医生系赤脚医生；② 2010 年前系每千农业人口乡村医生和卫生员。

2-8-2　村卫生室人员数

按主办单位分	人员总数	执业（助理）医师	注册护士	乡村医生	卫生员
2010	1292410	173275	27272	1031828	60035
2011	1350222	193277	30502	1060548	65895
2012	1371592	232826	44347	1022869	71550
2013	1457276	291291	84922	1004502	76561
2014	1460389	304343	97864	985692	72490
2015	1447712	309923	106264	962514	69011
2016	1435766	319797	115645	932936	67388
2017	1454890	351723	134556	900995	67616
2018	1441005	381353	152554	845436	61662
2019	1445525	435471	167752	792074	50228
村办	638194	137393	17710	456048	27043
乡卫生院设点	465951	221879	139911	96363	7798
联合办	63845	15046	1812	44299	2688
私人办	195746	42736	5804	139169	8037
其他	81789	18417	2515	56195	4662

注：本表包括卫生院在村卫生室工作的执业（助理）医师和注册护士。

2-8-3 各地区村卫生室人员数

地区	人员总数	执业（助理）医师	注册护士	乡村医生和卫生员			平均每村卫生室人员	每千农村人口村卫生室人员数
				合计	乡村医生	卫生员		
2018	1441005	381353	152554	907098	845436	61662	2.32	1.54
2019	1445525	435471	167752	842302	792074	50228	2.35	1.56
东部	504076	179491	62815	261770	252951	8819	2.40	1.69
中部	536336	164977	66603	304756	284768	19988	2.55	1.55
西部	405113	91003	38334	275776	254355	21421	2.07	1.43
北京	4609	1391	442	2776	2760	16	1.88	
天津	7159	2296	756	4107	3999	108	3.02	
河北	119475	46124	7602	65749	64833	916	2.01	2.23
山西	53162	14731	4464	33967	31567	2400	1.89	2.11
内蒙古	29750	9719	3634	16397	15157	1240	2.23	1.72
辽宁	33246	9072	4418	19756	19295	461	1.85	1.54
吉林	21969	6133	2219	13617	12966	651	2.28	1.28
黑龙江	31181	10406	2703	18072	17221	851	2.98	1.43
上海	3491	2027	865	599	496	103	2.96	
江苏	74545	35492	14250	24803	23265	1538	4.91	1.66
浙江	27956	14678	6341	6937	6619	318	2.41	0.94
安徽	66335	22948	8381	35006	32601	2405	4.27	1.33
福建	35203	10104	3897	21202	20628	574	2.00	1.32
江西	59616	15314	7018	37284	36113	1171	2.12	1.57
山东	146555	40313	15444	90798	87348	3450	2.73	2.21
河南	157090	45077	16011	96002	87647	8355	2.80	1.68
湖北	65678	19497	11747	34434	32763	1671	2.83	1.58
湖南	81305	30871	14060	36374	33890	2484	2.06	1.37
广东	44354	15900	6644	21810	21161	649	1.72	0.93
广西	38108	6177	636	31295	29003	2292	1.92	0.96
海南	7483	2094	2156	3233	2547	686	2.83	1.12
重庆	26579	8031	2536	16012	15540	472	2.51	1.60
四川	94120	25414	8160	60546	59464	1082	1.69	1.58
贵州	37877	4388	1462	32027	26397	5630	1.87	1.02
云南	49258	7077	4698	37483	35308	2175	3.66	1.23
西藏	14043	1198	433	12412	9793	2619	2.65	6.20
陕西	38699	9151	2322	27226	26381	845	1.63	1.62
甘肃	34773	9792	6784	18197	15865	2332	2.11	1.77
青海	10263	2365	1038	6860	5959	901	2.28	2.44
宁夏	6078	1847	1099	3132	2849	283	2.80	1.70
新疆	25565	5844	5532	14189	12639	1550	2.54	1.31

注：本表包括乡镇卫生院在村卫生室工作的执业（助理）医师和注册护士。

2-8-4 2018年村卫生室人员性别、年龄、学历及职称构成（%）

	合计	执业（助理）医师	注册护士	乡村医生
总　计	**100.0**	**100.0**	**100.0**	**100.0**
按性别分				
男	67.5	67.7	61.3	68.9
女	32.5	32.3	38.7	31.1
按年龄分				
25 岁以下	0.8	0.1	2.1	0.5
25 ～ 34 岁	6.1	5.4	12.2	4.5
35 ～ 44 岁	30.2	46.3	30.0	28.1
45 ～ 54 岁	30.8	35.8	30.3	30.9
55 ～ 59 岁	8.3	4.5	7.3	9.2
60 岁及以上	23.7	7.9	18.2	26.8
按工作年限分				
5 年以下	8.8	10.1	15.4	6.1
5 ～ 9 年	10.1	13.4	14.1	9.0
10 ～ 19 年	33.0	44.3	33.2	32.2
20 ～ 29 年	23.3	23.4	19.6	24.4
30 年及以上	24.8	8.8	17.8	28.3
按学历分				
大学本科及以上	0.7	3.1	0.7	0.2
大专	8.8	23.9	9.1	6.3
中专	55.1	54.6	42.8	57.2
中专水平	23.5	15.7	40.0	23.4
高中及以下	12.0	2.8	7.5	12.8
按专业技术资格分				
副高及以上	0.0	0.2	0.0	
中级	0.6	2.3	0.5	
师级 / 助理	11.4	48.4	6.2	
士级	29.4	48.6	39.6	
不详	58.5	0.5	53.8	
按聘任技术职务分				
高级	0.1	0.2	0.0	
中级	1.9	3.0	1.7	
师级 / 助理	25.8	51.5	11.2	
士级	57.2	34.6	70.5	
待聘	15.1	10.7	16.5	

2-8-5 2019年村卫生室人员性别、年龄、学历及职称构成（%）

	合计	执业（助理）医师	注册护士	乡村医生
总　计	**100.0**	**100.0**	**100.0**	**100.0**
按性别分				
男	67.3	67.5	41.2	69.5
女	32.8	32.5	58.8	30.5
按年龄分				
25岁以下	0.9	0.1	4.4	0.6
25～34岁	6.0	4.5	22.1	4.3
35～44岁	27.7	41.6	31.0	24.7
45～54岁	33.0	40.2	24.6	32.7
55～59岁	9.4	5.5	5.4	10.5
60岁及以上	23.0	8.1	12.5	27.2
按工作年限分				
5年以下	10.1	10.4	25.9	7.3
5～9年	9.9	11.9	15.9	8.7
10～19年	32.0	42.5	31.4	30.6
20～29年	23.9	25.6	14.9	24.9
30年及以上	24.0	9.7	11.9	28.5
按学历分				
大学本科及以上	0.8	2.9	1.4	0.3
大专	9.7	22.5	17.0	6.7
中专	54.2	54.5	53.8	54.9
中专水平	22.7	16.2	23.3	24.3
高中及以下	12.7	3.8	4.5	13.8
按专业技术资格分				
副高及以上	0.0	0.2	0.0	
中级	0.7	2.0	0.8	
师级／助理	12.5	47.4	8.2	
士级	32.7	48.5	46.2	
不详	54.1	1.8	44.8	
按聘任技术职务分				
高级	0.1	0.2	0.0	
中级	1.7	2.6	1.6	
师级／助理	26.2	51.0	13.1	
士级	59.5	37.1	72.5	
待聘	12.6	9.2	12.8	

2-9-1 专业公共卫生机构人员数

机构分类	合计	卫生技术人员							其他技术人员	管理人员	工勤技能人员
		小计	执业（助理）医师	执业医师	注册护士	药师（士）	技师（士）	其他			
2018	882671	678258	236586	206328	216635	21918	66959	136160	56505	64978	82930
2019	896554	699957	242188	212815	235220	22601	69018	130930	55633	60101	80863
按城乡分											
城市	460948	360907	125801	118070	129594	11296	38874	55342	29901	30410	39730
农村	425606	329050	116387	94745	105626	11305	30144	65588	25732	29691	41133
按登记注册类型分											
公立	877765	683526	240572	211425	231781	22436	68315	120422	55159	59349	79731
非公立	8789	6431	1616	1390	3439	165	703	508	474	752	1132
按主办单位分											
政府办	860321	672520	236117	207556	228074	22135	67125	119069	53264	57082	77455
社会办	23599	15478	5440	4740	6141	389	1750	1758	2273	2833	3015
个人办	2634	1959	631	519	1005	77	143	103	96	186	393

注：①人员总计中包括公务员中卫生监督员 10000 名；② 2019 年每万人口专业公共卫生机构人员为 6.41 人。

2-9-2 各地区专业公共卫生机构人员数

地区	合计	卫生技术人员							其他技术人员	管理人员	工勤技能人员
		小计	执业（助理）医师	执业医师	注册护士	药师（士）	技师（士）	其他			
2018	882671	678258	236586	206328	216635	21918	66959	136160	56505	64978	82930
2019	896554	699957	242188	212815	235220	22601	69018	130930	55633	60101	80863
东　部	342971	267872	99121	89243	90431	9495	25917	42908	23940	20073	31086
中　部	278043	214024	73586	63207	74263	6666	20981	38528	17627	19583	26809
西　部	265540	208061	69481	60365	70526	6440	22120	39494	14066	20445	22968
北　京	15676	12346	4439	4259	3589	359	1280	2679	915	849	1566
天　津	6328	4785	2060	1914	889	111	560	1165	648	565	330
河　北	41515	31295	11856	9739	9242	854	2733	6610	3686	2205	4329
山　西	21913	16607	5442	4758	4360	435	1611	4759	1415	1843	2048
内蒙古	19769	15930	6242	5457	4143	448	1712	3385	1324	1317	1198
辽　宁	14702	10327	4802	4231	2423	266	1478	1358	1387	1843	1145
吉　林	16103	11553	4712	4108	2746	318	1205	2572	1195	2084	1271
黑龙江	20842	15678	5592	4729	3816	431	1791	4048	1249	1942	1973
上　海	12876	8906	3463	3266	2055	131	1018	2239	803	875	2292
江　苏	35836	26835	11092	10497	7591	744	2650	4758	3032	2631	3338
浙　江	35720	29810	11263	10734	10237	1054	2957	4299	2021	1219	2670
安　徽	21887	17683	6591	5825	4915	462	2231	3484	1382	1256	1566
福　建	21165	16982	6456	5866	5296	688	2048	2494	1258	924	2001
江　西	32372	26292	8894	8001	10528	1159	2748	2963	1457	1804	2819
山　东	67845	53560	19058	17210	20021	1919	4592	7970	5929	4201	4155
河　南	72955	50791	16013	13096	18180	1593	4537	10468	5915	5786	10463
湖　北	41370	33916	11305	9870	13459	1056	3246	4850	2777	2245	2432
湖　南	50601	41504	15037	12820	16259	1212	3612	5384	2237	2623	4237
广　东	84470	67617	22769	19873	27074	3167	5999	8608	3973	4304	8576
广　西	50233	37154	11591	10334	15263	1541	3729	5030	3104	4445	5530
海　南	6838	5409	1863	1654	2014	202	602	728	288	457	684
重　庆	14457	11341	3618	3345	4264	327	1286	1846	733	1006	1377
四　川	48576	38475	12476	11209	13859	1132	4617	6391	2550	2934	4617
贵　州	22574	18738	6523	5568	6512	526	1960	3217	889	1666	1281
云　南	32426	26907	9861	8507	9164	648	2666	4568	1794	1103	2622
西　藏	1842	1538	908	651	206	42	141	241	73	97	134
陕　西	30992	24462	6113	5107	7565	924	2359	7501	606	3257	2667
甘　肃	21334	14732	4828	4111	4947	368	1171	3418	1617	2946	2039
青　海	3735	2983	1092	911	672	74	447	698	278	223	251
宁　夏	5232	4302	1696	1564	1297	139	473	697	225	349	356
新　疆	14370	11499	4533	3601	2634	271	1559	2502	873	1102	896

2-10-1 各地区妇幼保健院（所、站）人员数

地区	合计	卫生技术人员							其他技术人员	管理人员	工勤技能人员
		小计	执业（助理）医师	执业医师	注册护士	药师（士）	技师（士）	其他			
2018	454985	376982	135330	120826	167702	15413	27728	30809	22344	20747	34912
2019	486856	405060	142879	128114	184710	16287	29706	31478	23290	21819	36687
东　部	191462	159834	58986	53806	70825	6826	11060	12137	10105	7408	14115
中　部	147479	122293	44009	38923	57153	4586	9130	7415	7170	6990	11026
西　部	147915	122933	39884	35385	56732	4875	9516	11926	6015	7421	11546
北　京	6992	5845	2370	2315	2444	283	433	315	262	297	588
天　津	1407	1058	588	520	228	42	101	99	102	162	85
河　北	25113	20351	8745	7277	7820	744	1468	1574	1873	858	2031
山　西	10499	8015	3249	2869	3253	326	577	610	713	770	1001
内蒙古	9494	7840	3265	2919	3221	324	569	461	568	528	558
辽　宁	4322	3303	1705	1559	988	100	311	199	251	490	278
吉　林	6280	4703	2219	1967	1643	166	346	329	466	682	429
黑龙江	7921	6180	2608	2267	2345	242	521	464	356	652	733
上　海	2978	2528	959	949	1174	87	190	118	133	144	173
江　苏	15952	13023	5444	5170	5479	505	930	665	1053	710	1166
浙　江	23950	20665	7737	7419	9252	927	1319	1430	1063	562	1660
安　徽	10693	8938	3557	3253	3618	344	821	598	580	519	656
福　建	11945	9930	3767	3404	4200	509	951	503	656	360	999
江　西	18878	16214	5400	5005	7877	787	1410	740	610	657	1397
山　东	41307	34719	12292	11192	16084	1313	2262	2768	2823	1628	2137
河　南	38204	30775	10236	8645	14818	1149	2280	2292	2158	1677	3594
湖　北	24441	21075	7033	6231	10529	703	1477	1333	1345	924	1097
湖　南	30563	26393	9707	8686	13070	869	1698	1049	942	1109	2119
广　东	53758	45253	14406	13068	21730	2176	2904	4037	1740	2025	4740
广　西	31098	25858	7734	7075	12831	1192	2068	2033	1242	1012	2986
海　南	3738	3159	973	933	1426	140	191	429	149	172	258
重　庆	9441	7520	2322	2163	3782	286	553	577	372	567	982
四　川	28309	23333	7462	6824	11291	946	1848	1786	1109	1413	2454
贵　州	13980	11804	3890	3361	5434	409	937	1134	569	880	727
云　南	18773	15977	5231	4515	7403	518	1145	1680	981	532	1283
西　藏	433	365	129	82	125	25	31	55	10	22	36
陕　西	17155	14257	3839	3277	5910	625	1150	2733	219	1464	1215
甘　肃	9212	7606	2626	2304	3609	213	481	677	476	382	748
青　海	1500	1238	506	424	407	46	110	169	93	81	88
宁　夏	3204	2676	1075	975	1091	120	210	180	119	206	203
新　疆	5316	4459	1805	1466	1628	171	414	441	257	334	266

2-10-2　2018年妇幼保健院（所、站）人员性别、年龄、学历及职称构成（%）

分类	卫生技术人员							其他技术人员	管理人员
	合计	执业（助理）医师	执业医师	注册护士	药师（士）	技师（士）	其他		
总　计	**100.0**	**100.0**	**100.0**	**100.0**	**100.0**	**100.0**	**100.0**	**100.0**	**100.0**
按性别分									
男	14.9	25.9	26.3	0.8	25.3	30.7	23.7	31.5	39.7
女	85.2	74.1	73.7	99.2	74.7	69.3	76.3	68.5	60.3
按年龄分									
25 岁以下	5.3	0.1	0.0	8.5	2.2	3.9	10.1	3.1	1.4
25 ～ 34 岁	38.4	18.2	17.5	49.1	35.5	42.2	54.2	37.5	21.8
35 ～ 44 岁	29.3	36.7	35.8	25.4	30.6	29.9	22.1	30.9	28.4
45 ～ 54 岁	19.7	31.6	31.9	13.3	22.9	17.6	10.4	22.0	33.1
55 ～ 59 岁	5.2	8.9	9.7	3.1	6.6	4.8	2.2	4.8	11.5
60 岁及以上	2.1	4.6	5.0	0.5	2.3	1.7	1.1	1.8	3.8
按工作年限分									
5 年以下	16.3	6.5	6.2	18.7	11.2	16.1	37.4	16.2	8.7
5 ～ 9 年	23.4	14.3	14.1	29.4	21.1	26.3	25.1	23.5	13.1
10 ～ 19 年	25.0	25.1	24.7	26.6	25.5	24.3	18.5	24.6	19.6
20 ～ 29 年	22.0	32.5	32.0	16.5	24.7	20.8	12.8	21.8	29.8
30 年及以上	13.4	21.7	23.0	8.8	17.5	12.5	6.2	13.9	28.8
按学历分									
研究生	3.2	7.1	7.9	0.1	3.0	3.2	3.7	2.0	3.4
大学本科	33.9	49.8	53.6	20.2	34.4	37.3	38.5	35.2	40.2
大专	42.8	31.6	28.5	52.6	37.6	42.8	39.3	41.3	39.5
中专	19.6	11.1	9.7	26.8	22.5	15.8	17.3	15.3	11.4
高中及以下	0.6	0.4	0.3	0.3	2.7	1.0	1.3	6.3	5.6
按专业技术资格分									
正高	1.4	3.7	4.2	0.2	0.5	0.5	0.3	0.1	2.1
副高	7.0	15.4	17.3	2.8	3.9	4.8	1.2	2.3	7.6
中级	22.5	35.6	39.4	17.7	21.5	20.2	5.3	13.8	14.9
师级 / 助理	29.5	35.0	33.6	26.5	36.0	33.0	20.5	22.1	13.1
士级	30.1	5.9	1.5	45.2	29.5	30.6	41.2	33.6	12.7
不详	9.5	4.4	4.1	7.5	8.6	11.0	31.7	28.2	49.6
按聘任技术职务分									
正高	1.3	3.6	4.0	0.2	0.4	0.4	0.2	0.2	3.5
副高	6.8	15.2	17.0	2.7	3.7	4.7	1.2	2.3	12.5
中级	22.8	36.4	40.3	17.5	22.0	20.8	5.8	14.1	26.2
师级 / 助理	30.7	37.4	35.3	27.5	36.9	34.0	19.0	26.5	24.3
士级	29.4	5.7	1.9	45.3	29.6	30.5	34.5	31.2	20.3
待聘	9.0	1.7	1.6	6.9	7.5	9.6	39.2	25.8	13.3

2-10-3 2019年妇幼保健院（所、站）人员性别、年龄、学历及职称构成（%）

分类	卫生技术人员							其他技术人员	管理人员
	合计	执业（助理）医师	执业医师	注册护士	药师（士）	技师（士）	其他		
总　计	**100.0**	**100.0**	**100.0**	**100.0**	**100.0**	**100.0**	**100.0**	**100.0**	**100.0**
按性别分									
男	14.8	26.3	26.6	1.0	25.3	30.1	22.8	31.8	39.9
女	85.2	73.7	73.4	99.0	74.7	69.9	77.2	68.3	60.1
按年龄分									
25 岁以下	5.3	0.1	0.0	8.4	2.5	4.2	13.3	2.9	1.4
25 ～ 34 岁	39.7	24.5	23.3	50.6	36.0	43.9	45.2	37.8	22.6
35 ～ 44 岁	28.6	34.3	33.8	25.0	30.9	28.7	22.4	30.6	28.6
45 ～ 54 岁	19.3	28.6	29.2	12.8	22.5	17.3	14.6	22.3	32.4
55 ～ 59 岁	5.1	8.4	9.3	2.7	6.2	4.4	3.0	4.6	11.2
60 岁及以上	2.0	4.0	4.4	0.5	2.0	1.6	1.5	1.8	3.7
按工作年限分									
5 年以下	17.6	11.2	10.6	20.3	13.2	18.2	33.9	17.3	10.2
5 ～ 9 年	22.9	16.1	15.6	28.4	19.9	25.2	21.7	22.8	12.8
10 ～ 19 年	25.6	24.6	24.4	27.4	26.4	24.9	19.4	25.3	20.3
20 ～ 29 年	20.7	28.4	28.2	15.3	23.8	19.3	16.1	20.4	27.7
30 年及以上	13.3	19.9	21.2	8.6	16.8	12.4	9.0	14.3	29.0
按学历分									
研究生	3.5	8.0	9.1	0.1	3.5	3.4	2.4	2.4	3.6
大学本科	36.4	52.5	57.9	23.7	37.5	40.1	32.2	37.5	41.5
大专	42.3	29.5	24.7	52.7	36.5	41.6	44.4	40.7	38.0
中专	17.3	9.8	8.1	23.3	20.4	14.1	19.1	13.9	11.5
高中及以下	0.5	0.3	0.2	0.3	2.1	0.9	1.9	5.5	5.4
按专业技术资格分									
正高	1.6	3.7	4.3	0.3	0.6	0.7	0.3	0.1	2.1
副高	7.4	14.6	16.7	3.1	4.6	5.1	1.8	2.5	7.4
中级	22.4	31.9	36.0	17.8	22.0	20.2	7.8	14.4	14.1
师级 / 助理	30.3	34.7	34.1	27.4	36.5	33.6	20.9	22.8	12.8
士级	30.5	9.3	3.7	45.1	29.2	31.6	43.5	35.7	13.6
不详	7.8	5.8	5.2	6.3	7.2	8.9	25.7	24.5	50.0
按聘任技术职务分									
正高	1.5	3.6	4.1	0.2	0.5	0.6	0.3	0.2	3.5
副高	7.2	14.3	16.4	3.0	4.3	5.0	1.9	2.4	12.2
中级	22.5	32.4	36.6	17.3	22.3	20.5	8.1	14.5	25.0
师级 / 助理	31.1	35.8	34.6	28.2	36.9	33.7	20.5	26.3	23.6
士级	29.4	8.5	3.5	44.8	29.1	31.1	35.7	31.9	21.4
待聘	8.4	5.4	4.7	6.5	6.9	9.2	33.5	24.7	14.4

2-11-1 各地区疾病预防控制中心人员数

地区	合计	卫生技术人员							其他技术人员	管理人员	工勤技能人员
		小计	执业（助理）医师	执业医师	注册护士	药师（士）	技师（士）	其他			
2018	187826	140491	70120	60340	14883	2691	27788	25009	14906	13469	18960
2019	187564	139839	69947	60498	15250	2732	27934	23976	15607	13599	18519
东　部	64324	48384	25926	23443	3716	722	10114	7906	6233	4314	5393
中　部	59224	41641	19692	16379	5557	1044	8097	7251	5291	4749	7543
西　部	64016	49814	24329	20676	5977	966	9723	8819	4083	4536	5583
北　京	3689	3093	1371	1345	144	10	706	862	249	224	123
天　津	1873	1434	825	780	73	12	303	221	207	151	81
河　北	8181	5598	2479	1976	486	69	938	1626	913	545	1125
山　西	4787	3352	1651	1389	356	81	736	528	358	538	539
内蒙古	5511	4365	2350	1996	415	55	814	731	431	346	369
辽　宁	5593	3777	1876	1628	314	61	867	659	643	805	368
吉　林	4530	3383	1671	1414	354	56	581	721	325	535	287
黑龙江	5633	4136	1790	1452	325	79	860	1082	544	525	428
上　海	3008	2275	1311	1247	41	3	621	299	336	224	173
江　苏	8579	6548	4294	4153	417	105	1158	574	1000	405	626
浙　江	5559	4433	2617	2509	171	49	1186	410	530	273	323
安　徽	4715	3757	2008	1746	262	60	923	504	332	264	362
福　建	4461	3589	2032	1905	228	45	844	440	299	182	391
江　西	5352	4229	1998	1733	839	122	840	430	343	300	480
山　东	10898	8348	4254	3824	719	141	1457	1777	1066	753	731
河　南	16454	9336	4137	3188	1343	260	1483	2113	1882	1526	3710
湖　北	8229	6441	2921	2506	1119	178	1248	975	803	427	558
湖　南	9524	7007	3516	2951	959	208	1426	898	704	634	1179
广　东	10990	8178	4326	3627	974	208	1773	897	912	628	1272
广　西	7510	5886	2913	2541	877	187	1207	702	516	357	751
海　南	1493	1111	541	449	149	19	261	141	78	124	180
重　庆	2953	2176	1094	998	153	20	566	343	245	277	255
四　川	13127	9693	4325	3780	1069	124	2301	1874	1121	944	1369
贵　州	5335	4338	2291	1894	450	98	807	692	184	528	285
云　南	8915	7283	3926	3395	883	84	1203	1187	608	286	738
西　藏	1310	1094	765	558	58	16	87	168	59	63	94
陕　西	6621	5102	1716	1374	748	175	849	1614	194	742	583
甘　肃	4559	3295	1573	1340	529	100	539	554	241	480	543
青　海	1455	1162	549	458	189	24	255	145	124	59	110
宁　夏	1080	896	536	511	74	13	209	64	57	54	73
新　疆	5640	4524	2291	1831	532	70	886	745	303	400	413

2-11-2 2018年疾病预防控制中心人员性别、年龄、学历及职称构成（%）

分类	卫生技术人员						其他技术人员	管理人员
	小计	执业（助理）医师	执业医师	药师（士）	技师（士）	其他		
总　计	**100.0**	**100.0**	**100.0**	**100.0**	**100.0**	**100.0**	**100.0**	**100.0**
按性别分								
男	42.9	53.0	53.6	35.2	41.1	44.7	40.9	54.1
女	57.1	47.0	46.4	64.8	58.9	55.3	59.1	45.9
按年龄分								
25岁以下	0.7	0.0	0.0	0.3	1.1	1.5	0.9	0.3
25～34岁	20.3	13.2	13.6	14.0	24.1	30.3	23.9	15.1
35～44岁	30.0	27.6	26.3	37.9	30.3	30.2	32.3	27.2
45～54岁	32.0	36.8	36.1	32.3	29.7	25.6	29.8	35.8
55～59岁	12.3	15.5	16.6	11.6	11.8	8.8	9.7	15.5
60岁及以上	4.6	6.8	7.3	3.9	3.1	3.7	3.4	6.1
按工作年限分								
5年以下	7.4	3.8	3.8	2.5	8.2	14.5	7.3	3.7
5～9年	12.5	10.1	10.6	8.5	15.0	15.4	14.2	8.8
10～19年	20.8	18.5	18.4	23.6	21.9	21.7	24.8	19.4
20～29年	30.7	32.8	30.8	36.5	28.3	26.0	28.8	30.8
30年及以上	28.7	34.9	36.4	29.0	26.6	22.5	24.9	37.3
按学历分								
研究生	6.8	8.0	9.1	1.3	8.4	6.6	5.6	3.8
大学本科	37.4	41.3	45.1	23.6	40.6	36.9	36.6	40.0
大专	35.1	31.9	29.3	43.4	34.9	33.9	38.0	39.7
中专	18.7	17.1	15.2	26.7	14.8	19.3	13.4	11.2
高中及以下	2.1	1.8	1.3	5.0	1.4	3.3	6.5	5.3
按专业技术资格分								
正高	2.9	4.3	5.0	0.5	3.2	1.3	0.7	2.3
副高	9.6	13.6	15.7	3.2	11.3	4.0	5.0	6.7
中级	30.0	36.9	41.8	23.9	33.0	15.4	21.1	15.6
师级／助理	31.3	33.8	31.5	36.4	29.5	27.8	26.0	13.8
士级	15.7	6.6	1.4	27.7	14.2	28.1	24.8	10.6
不详	10.6	4.8	4.6	8.3	8.9	23.3	22.5	50.9
按聘任技术职务分								
正高	2.7	4.0	4.7	0.4	2.9	1.3	0.7	4.0
副高	9.5	13.4	15.5	3.1	11.2	4.2	4.9	11.6
中级	31.7	38.8	44.0	25.4	34.3	17.2	22.6	28.3
师级／助理	33.1	35.6	32.6	38.2	31.1	29.5	30.6	26.2
士级	15.9	6.4	1.5	29.4	14.4	28.4	24.7	17.9
待聘	7.2	1.8	1.8	3.3	6.1	19.4	16.6	11.9

2-11-3 2019年疾病预防控制中心人员性别、年龄、学历及职称构成（%）

分类	卫生技术人员						其他技术人员	管理人员
	小计	执业（助理）医师	执业医师	药师（士）	技师（士）	其他		
总　计	**100.0**	**100.0**	**100.0**	**100.0**	**100.0**	**100.0**	**100.0**	**100.0**
按性别分								
男	42.3	51.9	52.3	35.5	40.4	44.3	40.6	54.1
女	57.7	48.2	47.7	64.5	59.6	55.8	59.4	45.9
按年龄分								
25岁以下	0.8	0.1	0.1	0.4	1.1	1.9	0.8	0.3
25～34岁	20.3	16.7	17.4	12.5	24.4	24.9	22.8	14.5
35～44岁	29.4	26.6	25.7	37.8	29.9	30.4	32.4	27.3
45～54岁	32.0	34.7	33.4	34.0	29.6	28.0	30.4	35.3
55～59岁	13.0	15.9	17.1	11.4	12.1	10.7	10.0	16.2
60岁及以上	4.4	5.9	6.4	3.9	3.0	4.2	3.6	6.5
按工作年限分								
5年以下	7.7	6.1	6.4	3.0	8.5	11.7	7.2	4.1
5～9年	12.2	11.1	11.7	7.1	15.0	13.0	13.3	7.9
10～19年	21.2	19.3	19.3	22.7	22.4	21.9	24.9	19.8
20～29年	29.4	29.6	27.6	37.3	27.2	27.3	28.0	29.4
30年及以上	29.6	33.9	35.1	29.9	26.9	26.1	26.6	38.8
按学历分								
研究生	6.7	8.4	9.7	1.3	8.6	5.1	5.3	3.8
大学本科	39.4	44.9	49.6	26.4	43.0	34.7	37.9	41.0
大专	34.5	30.3	26.8	42.4	33.7	35.6	38.0	38.5
中专	17.6	15.1	12.8	25.8	13.6	20.9	13.2	11.5
高中及以下	1.8	1.5	1.0	4.1	1.1	3.7	5.7	5.2
按专业技术资格分								
正高	3.0	4.3	5.1	0.6	3.4	1.5	0.7	2.3
副高	10.6	14.2	16.6	3.9	11.9	4.8	5.4	6.2
中级	29.9	34.5	39.1	24.7	32.6	17.2	22.5	14.7
师级／助理	31.2	32.9	30.9	36.4	30.4	28.0	26.3	13.4
士级	16.2	8.3	2.7	27.0	14.7	29.0	25.1	10.9
不详	9.1	5.8	5.6	7.5	7.0	19.6	19.9	52.5
按聘任技术职务分								
正高	2.8	4.1	4.8	0.5	3.1	1.4	0.7	4.2
副高	10.4	13.9	16.2	4.0	11.7	5.0	5.4	10.9
中级	31.7	36.4	41.3	26.6	33.8	19.1	23.7	27.6
师级／助理	32.5	33.9	31.3	37.3	31.2	30.0	30.5	25.7
士级	15.9	7.6	2.4	28.5	14.4	28.9	23.9	19.0
待聘	6.8	4.1	4.1	3.1	5.8	15.6	15.8	12.7

2-12-1 各地区卫生监督所（中心）人员数

地区	合计	卫生技术人员			其他技术人员	管理人员	工勤技能人员
		小计	卫生监督员	其他			
2018	82103	67588	64136	3452	2160	7174	5181
2019	78829	64556	61412	3144	2258	6865	5150
东　部	22362	18101	16751	1350	948	1961	1352
中　部	27076	20605	19307	1298	983	3188	2300
西　部	19391	15850	15354	496	327	1716	1498
北　京	1238	1165	1121	44	22	19	32
天　津	853	718	687	31	74	43	18
河　北	4356	3089	2611	478	286	457	524
山　西	4178	3456	3306	150	85	365	272
内蒙古	2399	1991	1878	113	84	254	70
辽　宁	272	230	218	12	1	28	13
吉　林	1619	1262	1126	136	63	216	78
黑龙江	2421	1999	1901	98	53	293	76
上　海	1236	1095	1086	9	8	114	19
江　苏	3496	3110	2913	197	74	180	132
浙　江	2656	2338	2303	35	90	147	81
安　徽	2429	2064	1959	105	50	173	142
福　建	1698	1335	1171	164	64	184	115
江　西	2072	1539	1417	122	49	297	187
山　东	3125	2449	2173	276	134	365	177
河　南	7746	5102	4677	425	493	1069	1082
湖　北	3042	2228	2072	156	112	456	246
湖　南	3569	2955	2849	106	78	319	217
广　东	3308	2462	2366	96	195	414	237
广　西	2315	1862	1772	90	127	190	136
海　南	124	110	102	8	0	10	4
重　庆	969	892	884	8	5	53	19
四　川	3002	2526	2467	59	27	183	266
贵　州	1605	1334	1293	41	13	128	130
云　南	1850	1507	1500	7	5	167	171
西　藏	27	18	18	0	4	3	2
陕　西	3142	2345	2238	107	41	372	384
甘　肃	1776	1459	1425	34	7	140	170
青　海	451	369	358	11	1	57	24
宁　夏	484	425	410	15	4	25	30
新　疆	1371	1122	1111	11	9	144	96

注：本表人员总计中包括10000名公务员中取得卫生监督员证书的人员。

2-12-2　卫生监督所（中心）人员性别、年龄、学历及职称构成（%）

分类	2018			2019		
	卫生技术人员	其他技术人员	管理人员	卫生技术人员	其他技术人员	管理人员
总　计	**100.0**	**100.0**	**100.0**	**100.0**	**100.0**	**100.0**
按性别分						
男	57.6	49.9	62.2	57.7	50.6	62.6
女	42.4	50.1	37.8	42.3	49.4	37.4
按年龄分						
25 岁以下	0.4	0.9	0.5	0.3	0.8	0.2
25 ～ 34 岁	16.6	26.9	16.8	16.0	24.9	15.3
35 ～ 44 岁	29.5	34.8	27.8	29.2	33.7	27.4
45 ～ 54 岁	35.7	27.2	35.8	35.3	29.6	36.2
55 ～ 59 岁	13.1	7.3	14.2	14.2	8.0	15.6
60 岁及以上	4.7	2.9	4.9	4.9	3.0	5.3
按工作年限分						
5 年以下	4.6	5.1	4.7	4.7	5.6	4.3
5 ～ 9 年	9.3	16.0	9.7	8.7	14.0	8.9
10 ～ 19 年	19.9	27.5	18.5	20.1	27.9	18.3
20 ～ 29 年	33.7	30.4	32.7	31.6	29.7	31.0
30 年及以上	32.5	21.0	34.5	34.9	22.8	37.6
按学历分						
研究生	2.7	1.8	3.8	2.7	1.1	3.6
大学本科	42.1	35.8	48.1	42.6	35.7	48.4
大专	37.8	37.3	36.4	37.9	39.8	36.8
中专	13.5	14.6	8.6	13.2	13.9	8.1
高中及以下	3.8	10.5	3.1	3.6	9.5	3.2

2-13-1 医学专业招生及在校学生数

年份	普通高等学校				中等职业学校			
	招生总数（人）	医学专业	在校生总数（人）	医学专业	招生总数（人）	医学专业	在校生总数（人）	医学专业
1955	98000	9927	288000	36472	190000	22647	537000	57284
1965	164000	20044	674000	82861	208000	36604	547000	88972
1970	42000	8620	48000	13235	54000	8092	64000	10688
1975	191000	33785	501000	86336	344000	66890	707000	139113
1980	281000	31277	1144000	139569	468000	65719	1243000	244695
1985	619000	42919	1703000	157388	668000	87925	1571000	221441
1986	572000	40647	1880000	170317	677000	88259	1757000	250679
1987	617000	43699	1959000	182154	715000	96818	1874000	274575
1988	670000	48135	2066000	191527	776000	109504	2052000	300061
1989	597000	46245	2082000	199305	735000	93142	2177000	306506
1990	608850	46772	2062695	201789	730000	93261	2244000	308394
1991	619874	48943	2043662	202344	780000	95700	2277000	298540
1992	754192	58915	2184376	214285	879000	106215	2408000	311040
1993	923952	66877	2535517	231375	1149000	138168	2820000	355410
1994	899846	66105	2798639	247485	1225000	127874	3198000	364700
1995	925940	65695	2906429	256003	1381000	133357	3722000	402319
1996	965812	68576	3021079	262665	1523000	141868	4228000	432216
1997	1000393	70425	3174362	271137	1621000	152717	4654000	462396
1998	1083627	75188	3408764	283320	1668000	168744	4981000	499117
1999	1548554	108384	4085874	329200	1634000	175854	5155000	534161
2000	2206072	149928	5560900	422869	1325870	179210	4895000	567599
2001	2847987	190956	7190658	529410	1276754	197565	4580000	647800
2002	3407587	227724	9033631	656560	1553062	252455	4563511	678833
2003	4090626	284182	11085642	814741	4241166	359361	10635841	1081853
2004	4799708	332326	13334969	976261	4565045	388142	11747467	1108831
2005	5409412	386905	15617767	1132165	5372922	468960	13247421	1226777
2006	5858455	422283	18493094	1384488	6130607	491784	14890719	1328663
2007	6077806	410229	20044001	1514760	6514754	477527	16198590	1371676
2008	6656404	449365	21867111	1673448	6502739	538974	16882421	1442658
2009	7021870	499582	23245843	1788175	7117770	628765	17798473	1597102
2010	7280599	533618	24276639	1864655	7113957	582799	18164447	1683865
2011	7509238	593030	25192616	2001756	6499626	530467	17749068	1650724
2012	7618638	591683	26122830	2120880	5970785	513420	16898820	1539531
2013	7777287	630203	27033409	2256404	5412624	519612	15363842	1470917
2014	7992684	680128	27920774	2419365	4953553	488066	14163127	1465838
2015	8111373	708858	28630905	2554393	4798174	468240	13352414	1401127
2016	8250646	777207	29421646	2756139	4198668	450903	12758604	1340680
2017	8389517	808558	30075350	2891864	4515235	421440	12542893	1285590
2018	8767897	855229	31041605	3050131	4285024	389999	12136280	1209161
2019	10065529	1005775	33178974	3314539	4574121	394314	12161663	1155266

注：①普通高等学校招生和在校生数包括博士和硕士研究生、本科生及大专生，含研究机构研究生和在职研究生，不含成人本专科生；2003 年起中等职业学校包括调整后中职学生、普通中专学生、成人中专学生，职业高中学生，下表同；② 2019 年医学专业成人本专科招生 545277 人。

2-13-2　医学专业毕业人数

年份	普通高等学校毕业人数	医学专业	中等职业学校毕业人数	医学专业
1950 ～ 1952	69000	6393	200000	31263
1953 ～ 1957	269000	25918	842000	96042
1958 ～ 1962	606000	60135	1393000	169545
1963 ～ 1965	589000	72882	452000	69513
1966 ～ 1970	669000	78246	617000	100956
1971 ～ 1975	215000	44167	720000	126437
1976 ～ 1980	740000	116612	1502000	256473
1981 ～ 1985	1535000	152054	2231000	329218
1986 ～ 1990	2668000	179431	2922000	392637
1986	393000	27907	496000	61952
1987	532000	32124	578000	70362
1988	553000	38153	596000	83365
1989	576000	38366	591000	82783
1990	614000	42881	661000	94175
1991 ～ 1995	3230715	243052	3787000	464913
1991	614000	46028	740000	103515
1992	604000	45664	743000	93883
1993	570715	48559	736000	93813
1994	637000	47090	729000	81718
1995	805000	55711	839000	92369
1996 ～ 2000	4295217	305437	6378000	625354
1996	839000	61417	1019000	112608
1997	829000	61239	1157000	121885
1998	829833	61379	1293000	127608
1999	847617	61545	1402000	137255
2000	949767	59857	1507000	129893
2001 ～ 2005	10310478	673667	8591583	1277051
2001	1104132	69630	1502867	141989
2002	1418150	88177	1441539	161151
2003	1988583	123563	1884786	302174
2004	2541929	170315	1801330	340554
2005	3257684	221982	1961061	331183
2006 ～ 2010	26105920	1933525	23482806	1977097
2006	4030610	279667	3926271	350700
2007	4789746	332842	4312433	360584
2008	5464323	408983	4710924	409167
2009	5683396	428422	5096654	420776
2010	6137845	483611	5436524	435870
2011 ～ 2015	34597530	2786145	26424852	2451740
2011	6511559	498184	5411252	504644
2012	6733793	513376	5543840	534092
2013	6900836	559000	5575587	500063
2014	7129534	588724	5161519	452132
2015	7321808	626861	4732654	460809
2016	7569429	674263	4405572	443900
2017	7905343	745914	4063981	421861
2018	8137455	790668	3969770	408589
2019	8224964	828398	3950427	401072

补充资料：① 2019 年医学专业成人本专科毕业 454685 人；2003 年起中等职业学校包括调整后中职学生、普通中专学生、成人中专学生、职业高中学生；② 1928 ～ 1947 年高校医药专业毕业生 9499 人，中华人民共和国成立以前中等医药学校毕业生 41437 人。

2-13-3 医学专业研究生数

年份	研究生总数（人）			其中：医学专业		
	招生数	在校生数	毕业生数	招生数	在校生数	毕业生数
1978	10708	10934	9	1417	1474	
1979	8110	18830	140	1462	3113	57
1980	3616	21604	476	640	3651	32
1981	9363	18848	11669	591	2442	1512
1982	11080	25847	4058	610	2558	558
1983	15642	37166	4497	1869	3781	966
1984	23181	57566	2756	2243	5608	424
1985	46871	87331	17004	4373	9196	777
1986	41310	110371	16950			
1987	39017	120191	27603	4583	13331	2359
1988	35645	112776	40838			
1989	28569	101339	37232			
1990	29649	93018	35440			
1991	29679	88128	23537			
1992	33439	94164	25692			
1993	42145	106771	28214			
1994	50864	127935	28047			
1995	51053	145443	31877			
1996	59398	163322	39652			
1997	63749	176353	46539	6452	17652	4886
1998	72508	198885	47077	7280	19375	4681
1999	92225	233513	54670	9056	22706	5370
2000	128484	301239	58767	12832	30070	6166
2001	165197	393256	67809	16274	37571	6722
2002	203000	501000	81000	16800	38837	6992
2003	268925	651260	111091	26501	63939	12207
2004	326286	819896	150777	33012	81859	16128
2005	364831	978610	189728	31602	80107	21923
2006	397925	1104653	255902	42200	115901	26415
2007	418612	1195047	311839	44161	128471	32453
2008	446422	1283046	344825	47412	140030	37402
2009	510953	1404942	371273	44713	128205	34629
2010	538177	1538416	383600	40067	128916	35582
2011	560168	1645845	429994	60831	181129	49039
2012	589673	1719818	486455	64868	188666	56001
2013	611381	1793953	513626	66525	196621	58550
2014	621323	1847689	535863	70466	204148	61192
2015	645055	1911406	551522	75325	215232	62602
2016	667064	1981051	563938	79341	227162	65798
2017	806103	2639561	578045	86539	253719	66869
2018	857966	2731257	604368	95172	271406	70708
2019	916503	2863712	639666	101347	290132	74371

注：研究生包括博士和硕士研究生，2017 年以后含在职研究生。

三、卫生设施

简要说明

一、本章主要介绍全国及31个省、自治区、直辖市医疗卫生机构床位、医用设备和房屋面积情况。主要包括各级各类医疗卫生机构床位数，医院、社区卫生服务中心、乡镇卫生院主要医用设备台数，各类医疗卫生机构房屋建筑面积等。

二、本章数据来源于卫生资源与医疗服务统计年报。

三、分科床位数中所列科室主要依据医疗机构《诊疗科目》。中医医院和专科医院床位的科室归类原则如下：中医医院全部计入中医科，中西医结合医院全部计入中西医结合科，民族医院全部计入民族医学科，妇幼保健院分别计入妇产科、儿科，儿童医院全部计入儿科，传染病院、麻风病院全部计入传染科，疗养院、康复医院全部计入康复医学科，肿瘤医院全部计入肿瘤科，其他专科医院计入相关科室。

四、房屋面积统计口径和指标解释与《综合医院建设标准》《妇幼保健院建设标准》《乡镇卫生院建设标准》《防疫站建设标准》一致。

主要指标解释

床位数 指年底固定实有床位（非编制床位），包括正规床、简易床、监护床、正在消毒和修理床位、因扩建或大修而停用的床位，不包括产科新生儿床、接产室待产床、库存床、观察床、临时加床和病人家属陪侍床。

每千人口医疗卫生机构床位数 即医疗卫生机构床位数/人口数×1000。人口数系国家统计局常住人口。

设备台数 指实有设备数，即单位实际拥有、可供调配的设备，包括安装的和未安装的设备，不包括已经批准报废的设备和已订购尚未运抵单位的设备。

房屋建筑面积 指单位购建且有产权证的房屋建筑面积，不包括租房面积。

租房面积 医疗卫生机构使用的无产权证的房屋建筑面积，无论其是否缴纳租金均计入租房面积。

业务用房面积 医院包括门急诊、住院、医技科室、保障系统、行政管理和院内生活用房面积；社区卫生服务中心和卫生院包括医疗、预防保健、行政后勤保障用房面积；妇幼保健院（所、站）包括医疗保健、医技、行政后勤保障等用房面积；专科疾病防治院（所、站）包括医疗、医技、疾控、行政后勤保障等用房面积；疾病预防控制中心（防疫站）包括检验、疾病控制、行政后勤保障等用房面积。

每床占用业务用房面积 即业务用房面积/床位数。床位数系实有床位（非编制床位）数。

3-1-1 医疗卫生机构床位数（万张）

年份	合计	医院				基层医疗卫生机构			专业公共卫生机构			其他医疗卫生机构
			综合医院	中医医院	专科医院		社区卫生服务中心（站）	乡 镇卫生院		妇 幼保健院（所、站）	专科疾病防治院（所、站）	
1950	11.91	9.71	8.46	0.01	0.74					0.27		
1955	36.28	21.53	17.08	0.14	2.80					0.57		
1960	97.68	59.14	44.74	1.42	7.95			4.63		0.88	1.74	
1965	103.33	61.20	48.04	1.04	7.49			13.25		0.92		
1970	126.15	70.50	57.21	1.01	7.79			36.80		0.70		
1975	176.43	94.02	76.33	1.37	11.11			62.03		0.97	2.88	
1980	218.44	119.58	94.11	5.00	12.87			77.54		1.64	2.73	
1985	248.71	150.86	112.77	11.23	16.56			72.06		3.46	2.95	
1986	256.25	155.98	117.52	12.52	17.71			71.12		3.67	3.06	
1987	268.50	165.34	123.71	14.21	19.03			72.30		4.00	3.07	
1988	279.49	174.70	129.06	15.55	20.23			72.61		4.35	3.00	
1989	286.70	181.46	133.60	16.60	20.93			72.30		4.50	3.10	
1990	292.54	186.89	136.90	17.57	21.95			72.29		4.66	3.10	
1991	299.19	192.61	140.55	18.82	22.26			72.92		4.80	3.17	
1992	304.94	197.66	144.10	20.04	22.71			73.28		5.00	3.22	
1993	309.90	203.64	156.63	21.35	24.37			73.08		4.50	3.03	
1994	313.40	207.04	158.70	22.18	24.85			73.24		4.80	2.98	
1995	314.06	206.33	158.72	22.72	24.51			73.31		5.13	3.07	
1996	309.96	209.65	159.73	23.75	24.86			73.47		5.60	2.83	
1997	313.45	211.92	161.21	24.46	24.97			74.24		6.02	3.06	
1998	314.30	213.41	162.00	24.95	25.01			73.77		6.30	2.90	
1999	315.90	215.07	163.25	25.33	25.03			73.40		6.63	2.93	
2000	317.70	216.67	164.09	25.93	25.08	76.65		73.48	11.86	7.12	2.84	12.52
2001	320.12	215.56	150.50	24.60	25.65	77.14		74.00	12.02	7.40	2.70	15.40
2002	313.61	222.18	168.38	24.67	26.21	71.05	1.20	67.13	12.37	7.98	3.18	8.01
2003	316.40	226.95	171.34	26.02	26.72	71.05	1.21	67.27	12.61	8.09	3.38	5.79
2004	326.84	236.35	177.68	27.55	28.26	71.44	1.81	66.89	12.73	8.70	3.12	6.32
2005	336.75	244.50	183.47	28.77	29.21	72.58	2.50	67.82	13.58	9.41	3.34	6.09
2006	351.18	256.04	190.29	30.32	32.05	76.19	4.12	69.62	13.5	9.93	2.80	5.45
2007	370.11	267.51	197.16	32.16	34.37	85.03	7.66	74.72	13.29	10.62	2.59	4.28
2008	403.87	288.29	211.28	35.03	37.77	97.10	9.80	84.69	14.66	11.73	2.64	3.82
2009	441.66	312.08	227.11	38.56	41.67	109.98	13.13	93.34	15.40	12.61	2.71	4.21
2010	478.68	338.74	244.95	42.42	45.95	119.22	16.88	99.43	16.45	13.44	2.93	4.26
2011	515.99	370.51	267.07	47.71	49.65	123.37	18.71	102.63	17.81	14.59	3.14	4.29
2012	572.48	416.15	297.99	54.80	55.74	132.43	20.32	109.93	19.82	16.16	3.57	4.08
2013	618.19	457.86	325.52	60.88	62.11	134.99	19.42	113.65	21.49	17.55	3.85	3.85
2014	660.12	496.12	349.99	66.50	68.58	138.12	19.59	116.72	22.30	18.48	3.76	3.58
2015	701.52	533.06	372.10	71.54	76.25	141.38	20.10	119.61	23.63	19.54	4.03	3.45
2016	741.05	568.89	392.79	76.18	84.46	144.19	20.27	122.39	24.72	20.65	4.00	3.24
2017	794.03	612.05	417.24	81.82	94.56	152.85	21.84	129.21	26.26	22.11	4.08	2.87
2018	840.41	651.97	437.89	87.21	105.41	158.36	23.13	133.39	27.44	23.28	4.08	2.64
2019	880.70	686.65	453.27	93.26	115.81	163.11	23.74	136.99	28.50	24.32	4.11	2.43

3-1-2 2019年各类医疗卫生机构床位数

机构分类	合计	按城乡分		按登记注册		
		城市	农村	公立	国有	集体
总　计	8806956	4351540	4455416	6860763	6418845	441918
医院	6866546	4010641	2855905	4975633	4897210	78423
综合医院	4532676	2565301	1967375	3423661	3379594	44067
中医医院	932578	442316	490262	808825	795880	12945
中西医结合医院	117672	90266	27406	72241	70872	1369
民族医院	41380	12747	28633	37442	37342	100
专科医院	1158126	834177	323949	625302	607111	18191
护理院	84114	65834	18280	8162	6411	1751
基层医疗卫生机构	1631132	182913	1448219	1581726	1221514	360212
社区卫生服务中心（站）	237445	170507	66938	206706	146670	60036
社区卫生服务中心	214559	151378	63181	192752	136349	56403
社区卫生服务站	22886	19129	3757	13954	10321	3633
卫生院	1381996	4072	1377924	1372737	1073769	298968
街道卫生院	12082	4072	8010	11878	7470	4408
乡镇卫生院	1369914		1369914	1360859	1066299	294560
门诊部	11291	8173	3118	2281	1075	1206
护理站	400	161	239	2		2
专业公共卫生机构	285018	140414	144604	280786	278071	2715
专科疾病防治院（所、站）	41077	22092	18985	37928	35921	2007
专科疾病防治院	21538	14485	7053	19570	18670	900
专科疾病防治所（中心）	19539	7607	11932	18358	17251	1107
妇幼保健院（所、站）	243232	117936	125296	242165	241483	682
其中：妇幼保健院	232863	115899	116964	231806	231208	598
妇幼保健所（站）	10261	2009	8252	10251	10167	84
急救中心（站）	709	386	323	693	667	26
其他医疗卫生机构	24260	17572	6688	22618	22050	568
疗养院	24237	17549	6688	22618	22050	568

注：①城市包括直辖市区和地级市辖区，农村包括县和县级市；②社会办包括企业、事业单位、社会团体和其他社会组织办的医疗卫生机构。

3-1-2 续表

类型分			按主办单位分				按管理类别分	
非公立	联营	私营	政府办	卫生健康部门	社会办	个人办	非营利	营利
1946193	16287	1255172	6481316	6269832	1040393	1285247	7743310	1063646
1890913	15754	1216981	4654099	4464497	969716	1242731	5817149	1049397
1109015	10218	702691	3152334	3048436	664107	716235	3953304	579372
123753	220	82060	801592	796060	42928	88058	861589	70989
45431	223	31211	69694	69528	12528	35450	91779	25893
3938		3378	35431	35431	2639	3310	39345	2035
532824	4943	353647	591620	512651	209357	357149	821339	336787
75952	150	43994	3428	2391	38157	42529	49793	34321
49406	533	35273	1534779	1520482	57113	39240	1619526	11606
30739	293	20324	169887	165022	45711	21847	234917	2528
21807	264	13174	166541	162332	34075	13943	212880	1679
8932	29	7150	3346	2690	11636	7904	22037	849
9259	230	6551	1364741	1355460	8693	8562	1381634	362
204	30	154	11542	11422	341	199	11983	99
9055	200	6397	1353199	1344038	8352	8363	1369651	263
9010	10	8147	151		2597	8543	2861	8430
398		251			112	288	114	286
4232		2480	276382	273976	5952	2684	283289	1729
3149		1857	35096	33650	3716	2265	39766	1311
1968		1268	16926	16511	3089	1523	20367	1171
1181		589	18170	17139	627	742	19399	140
1067		619	240650	239722	2165	417	242818	414
1057		619	230369	229513	2077	417	232449	414
10			10173	10146	88		10261	
16		4	636	604	71	2	705	4
1642		438	16056	10877	7612	592	23346	914
1619		438	16056	10877	7612	569	23346	891

3-1-3 2019年各地区医疗卫生机构床位数

地区	合计	医院						
		小计	综合医院	中医医院	中西医结合医院	民族医院	专科医院	护理院
总　计	8806956	6866546	4532676	932578	117672	41380	1158126	84114
东　部	3379518	2740018	1761919	344870	57100	600	501737	73792
中　部	2815655	2135332	1447793	313017	26782	1005	340386	6349
西　部	2611783	1991196	1322964	274691	33790	39775	316003	3973
北　京	127777	120240	65677	15115	10184	220	28824	220
天　津	68262	60990	34330	8568	1215		16877	
河　北	430079	328553	235025	45697	8870		38586	375
山　西	218441	175047	116478	19627	3700		34732	510
内蒙古	161083	128769	77300	12711	1722	17139	19664	233
辽　宁	313847	267138	176633	30145	2466	320	56549	1025
吉　林	170332	145128	94344	18638	2075	244	29308	519
黑龙江	262575	219027	150522	29113	968	336	37849	239
上　海	146454	128499	68216	6413	4594		33133	16143
江　苏	516015	407248	235199	50949	8101		74725	38274
浙　江	350191	307128	182405	41677	8994		63941	10111
安　徽	347395	272106	186985	37661	3553		41450	2457
福　建	202211	156264	103333	19697	2939	60	29735	500
江　西	267135	189562	127018	31528	1761		28990	265
山　东	629722	481301	327888	68121	3975		76716	4601
河　南	640147	481174	340328	75536	5173		59317	820
湖　北	403300	288159	200657	41692	5956	385	38771	698
湖　南	506330	365129	231461	59222	3596	40	69969	841
广　东	545196	441895	303895	54074	5050		76333	2543
广　西	277357	188283	119785	29231	5392	1238	31915	722
海　南	49764	40762	29318	4414	712		6318	
重　庆	231806	171092	104638	28954	6537		30195	768
四　川	631763	469814	295856	66169	8667	1678	96220	1224
贵　州	264986	205789	139351	24425	3145	403	38303	162
云　南	311899	241339	169183	33914	1575	360	35909	398
西　藏	17063	12748	9720		50	2518	460	
陕　西	265814	215683	153774	32802	2397		26348	362
甘　肃	181172	142943	98088	27608	3189	1088	12960	10
青　海	41443	34573	23801	2687	271	3307	4413	94
宁　夏	40971	35427	26640	5307	140	241	3099	
新　疆	186426	144736	104828	10883	705	11803	16517	

3-1-3 续表

基层医疗卫生机构							专业公共卫生机构				其他医疗卫生机构
小计	社区卫生服务中心	社区卫生服务站	街道卫生院	乡镇卫生院	门诊部	护理站	小计	专科疾病防治院（所、站）	妇幼保健院（所、站）	急救中心（站）	
1631132	214559	22886	12082	1369914	11291	400	285018	41077	243232	709	24260
514462	98633	9765	3769	399235	2755	305	110316	18784	91076	456	14722
576951	66249	4383	5215	494293	6802	9	98077	17931	80085	61	5295
539719	49677	8738	3098	476386	1734	86	76625	4362	72071	192	4243
4879	4879						2658	609	2049		
6417	2435		110	3860	12		625	625			230
86422	7243	6309		71611	1259		14251	180	13989	82	853
38714	3652	727	2873	31223	233	6	4060	180	3870	10	620
27228	4863			22130	235		4754	391	4363		332
39284	6951	486	185	31565	97		3635	1800	1715	120	3790
20502	3138	312	30	16944	77	1	2934	982	1952		1768
36038	5909	862	116	23908	5243		6710	2370	4334	6	800
15827	15827						1248	34	1214		880
98511	22621	99	615	74600	423	153	7894	1381	6462	51	2362
29964	8403	23	174	21095	209	60	11463	357	11019	87	1636
68651	8188		1	60258	202	2	6208	1407	4801		430
35522	4001			31521			8867	2193	6628	46	1558
61313	3205	670	144	56975	319		15007	3818	11183	6	1253
119274	15904	2690	2181	97779	628	92	26550	5796	20690	64	2597
132281	12004	500	505	118966	306		26547	1568	24954	25	145
98108	15313	683	1404	80549	159		16953	2480	14469	4	80
121344	14840	629	142	105470	263		19658	5126	14522	10	199
71376	9315	25	504	61494	38		31209	5809	25398	2	716
72740	2641	31		69930	88	50	15609	521	15087	1	725
6986	1054	133		5710	89		1916		1912	4	100
55704	9867	61	1333	44207	236		4615	490	4125		395
148297	11192	941	135	135705	324		13652	739	12857	56	
50427	5222	134	951	44041	79		8617	138	8479		153
60273	4784	417	445	54351	276		9312	605	8587	120	975
3782	105	30		3647			495		495		38
40119	3592	100	214	36116	97		9214	968	8246		798
32216	3006	1280	20	27836	74		5395	455	4925	15	618
6378	683	853		4716	126		473		473		19
4090	274	153		3628		35	1454		1454		
38465	3448	4738		30079	199	1	3035	55	2980		190

3-1-4　每千人口医疗卫生机构床位数

年份 地区	医疗卫生机构床位数（张）			每千人口医疗卫生机构床位数（张）			每千农村人口乡镇卫生院床位数（张）
	合计	城市	农村	合计	城市	农村	
2010	4786831	2302297	2484534	3.58	5.94	2.60	1.04
2014	6601214	3169880	3431334	4.85	7.84	3.54	1.20
2015	7015214	3418194	3597020	5.11	8.27	3.71	1.24
2016	7410453	3654956	3755497	5.37	8.41	3.91	1.27
2017	7940252	3922024	4018228	5.72	8.75	4.19	1.35
2018	8404088	4141427	4262661	6.03	8.70	4.56	1.43
2019	8806956	4351540	4455416	6.30	8.78	4.81	1.48
东　部	3379518	2002275	1377243	5.78	8.14	4.63	1.34
中　部	2815655	1241434	1574221	6.44	10.04	4.54	1.43
西　部	2611783	1107831	1503952	6.84	8.58	5.31	1.68
北　京	127777	127777		5.93	8.72		
天　津	68262	64402	3860	4.37	5.90	7.28	
河　北	430079	176067	254012	5.66	6.73	4.74	1.34
山　西	218441	109035	109406	5.86	10.84	4.34	1.24
内蒙古	161083	79020	82063	6.34	11.39	4.76	1.28
辽　宁	313847	207427	106420	7.21	10.34	4.93	1.46
吉　林	170332	89466	80866	6.33	10.53	4.71	0.99
黑龙江	262575	165843	96732	7.00	12.78	4.42	1.09
上　海	146454	146454		6.03	10.42		
江　苏	516015	286635	229380	6.39	8.30	5.11	1.66
浙　江	350191	194626	155565	5.99	9.00	5.24	0.71
安　徽	347395	163631	183764	5.46	7.44	3.69	1.21
福　建	202211	94048	108163	5.09	7.22	4.06	1.18
江　西	267135	103032	164103	5.72	7.86	4.32	1.50
山　东	629722	302971	326751	6.25	8.24	4.92	1.47
河　南	640147	242173	397974	6.64	11.01	4.24	1.27
湖　北	403300	183782	219518	6.80	8.99	5.28	1.94
湖　南	506330	184472	321858	7.32	12.66	5.44	1.78
广　东	545196	375164	170032	4.73	7.26	3.58	1.30
广　西	277357	119615	157742	5.59	6.61	3.99	1.77
海　南	49764	26704	23060	5.27	10.44	3.45	0.85
重　庆	231806	154917	76889	7.42	8.78	4.64	2.67
四　川	631763	271956	359807	7.54	8.60	6.03	2.27
贵　州	264986	83257	181729	7.31	8.16	4.91	1.19
云　南	311899	86709	225190	6.42	10.41	5.62	1.36
西　藏	17063	8516	8547	4.87	4.57	3.78	1.61
陕　西	265814	137284	128530	6.86	8.05	5.39	1.51
甘　肃	181172	76149	105023	6.84	9.08	5.35	1.42
青　海	41443	19422	22021	6.82	10.55	5.24	1.12
宁　夏	40971	26135	14836	5.90	7.93	4.14	1.01
新　疆	186426	44851	141575	7.39	11.70	7.27	1.54

注：千人口床位数的合计项分母系常住人口数，分城乡分母系户籍人口数推算。

3-1-5　2019年医疗卫生机构分科床位数及构成

分科	医疗卫生机构		其中：医院	
	床位数（张）	构成（%）	床位数（张）	构成（%）
总计	**8806956**	**100.00**	**6866546**	**100.00**
预防保健科	16084	0.18	4956	0.07
全科医疗科	464569	5.28	88610	1.29
内科	2327136	26.42	1730257	25.20
外科	1494462	16.97	1276359	18.59
儿科	559696	6.36	359445	5.23
妇产科	729122	8.28	466936	6.80
眼科	140405	1.59	132476	1.93
耳鼻咽喉科	93191	1.06	88568	1.29
口腔科	39788	0.45	35478	0.52
皮肤科	31441	0.36	25244	0.37
医疗美容科	15145	0.17	14409	0.21
精神科	585289	6.65	569031	8.29
传染科	146235	1.66	136299	1.98
结核病科	31024	0.35	23378	0.34
肿瘤科	241543	2.74	241483	3.52
急诊医学科	58686	0.67	48230	0.70
康复医学科	271695	3.09	223505	3.25
职业病科	16146	0.18	9567	0.14
中医科	1133389	12.87	1035884	15.09
民族医学科	35135	0.40	35125	0.51
中西医结合科	141978	1.61	141854	2.07
重症医学科	57160	0.65	57152	0.83
其他	177637	2.01	122300	1.79

注：儿科包括小儿外科和儿童保健科，妇产科包括妇女保健科。下表同。

3-1-6 2019年各地区医院分科床位数

地区	总计	预防保健科	全科医疗科	内科	外科	儿科	妇产科	眼科	耳鼻咽喉科	口腔科	皮肤科
总　计	**6866546**	**4956**	**88610**	**1730257**	**1276359**	**359445**	**466936**	**132476**	**88568**	**35478**	**25244**
北　京	120240	33	606	27933	22540	4149	6408	2006	1363	836	589
天　津	60990	20	668	16213	10698	2761	3882	897	810	397	195
河　北	328553	255	3261	93755	64358	21568	25555	6687	2884	1487	754
山　西	175047	106	1974	51808	36467	8491	12316	3540	2066	1196	943
内蒙古	128769	224	1100	31375	21616	5517	8711	2685	1155	716	424
辽　宁	267138	26	1986	79458	50056	9743	15210	5581	2893	1315	1168
吉　林	145128	82	1699	42856	27880	5806	8536	2981	1548	668	358
黑龙江	219027	48	1531	73085	37825	9099	10555	3832	2446	1193	695
上　海	128499	63	2965	41868	20946	4238	6168	1402	1639	515	381
江　苏	407248	182	4510	117753	72134	19039	25119	7478	4560	2328	865
浙　江	307128	94	4677	77604	58842	10970	18064	4841	2907	2781	824
安　徽	272106	387	3134	61182	52584	13930	21058	6319	4173	1738	857
福　建	156264	27	1216	30442	29108	11684	15018	4251	2145	652	221
江　西	189562	103	2864	43044	36051	10216	11317	3297	2437	515	578
山　东	481301	1338	5102	123078	90365	27633	32304	11414	6588	3464	2216
河　南	481174	435	5171	127173	89786	29712	31427	9604	7108	2753	1290
湖　北	288159	58	3027	65351	56278	14722	19067	7087	5333	1607	2059
湖　南	365129	262	5853	87349	64793	19857	23036	6374	5089	1992	1023
广　东	441895	152	6807	91894	91860	25927	36881	7861	5772	2010	1657
广　西	188283	5	3231	36721	30043	11218	12688	4203	2797	639	718
海　南	40762	112	1376	9036	6895	1753	3141	776	477	294	174
重　庆	171092	58	1808	39156	28622	7415	9319	3039	2711	646	439
四　川	469814	261	4873	117460	81991	19045	25826	7916	6613	1438	2132
贵　州	205789	86	5771	40278	39523	12054	19147	2738	2838	938	911
云　南	241339	110	3527	58292	45808	14633	20835	4683	3093	858	1179
西　藏	12748	112	546	2464	2452	944	1975	111	95	43	2
陕　西	215683	29	1799	58643	41193	15886	15375	5143	2829	909	627
甘　肃	142943	129	1111	32491	27983	8530	10426	2075	1380	583	436
青　海	34573	14	640	7846	6496	2365	3542	644	409	244	374
宁　夏	35427	7	612	9570	6617	2157	2628	743	467	215	227
新　疆	144736	138	5165	35079	24549	8383	11402	2268	1943	508	928

3-1-6 续表

医疗美容科	精神科	传染科	结核病科	肿瘤科	急诊医学科	康复医学科	中医科	民族医学科	中西医结合科	其他
14409	**569031**	**136299**	**23378**	**241483**	**48230**	**223505**	**1035884**	**35125**	**141854**	**189019**
760	8794	1926	362	5835	183	4288	16104	104	10305	5116
196	5737	717	157	3566	86	709	9464		1504	2313
471	15338	5670	693	9909	3286	4994	48992	42	10429	8165
279	8310	2836	1046	6025	683	4617	22849	6	4342	5147
187	5885	3270		4738	1234	3388	14328	14479	2331	5406
449	24957	7300	2381	11888	593	8527	32794	40	3396	7377
378	10620	3674	1324	6836	555	3661	20160	224	2237	3045
251	15733	6825	1085	8545	1597	6202	31208	302	2013	4957
413	13787	1807	1225	5361	1138	6392	7948		4751	5492
1076	24270	10365	734	19123	2568	22795	53486	12	8881	9970
979	26329	5081	368	10234	2313	18716	43543	90	9824	8047
800	18691	6682	1459	11248	3603	9262	41097	1	4445	9456
334	17444	2578	764	5022	1364	4747	21830	60	3419	3938
215	18259	5170	1189	7444	2292	3998	33482	94	2098	4899
1171	33689	6882	2279	19251	4837	16140	75640	11	4889	13010
499	21436	9187	665	20741	4682	15832	81965		7441	14267
841	20814	4638	1206	11770	695	9862	46738	385	6956	9665
978	38850	5770	1384	11264	1396	13103	63219	52	4936	8549
1349	48861	7711	1108	16069	1638	16500	59864	74	6415	11485
152	25943	5038	307	6141	448	3941	32927	1613	5763	3747
99	5745	628	94	1783	511	916	5313		779	860
488	19919	2326	1	4929	781	6593	32653		7224	2965
850	65787	6175	146	11958	1342	14707	75913	1544	12094	11743
184	25628	4598	258	4193	2108	4461	29828	441	4049	5757
256	20792	6238	55	4255	2392	5094	40272	357	2199	6411
16	76	600	20	43	150	106	6	1973	162	852
292	11225	3248	1145	4438	1497	7468	35975		2968	4994
150	5170	2416	148	3399	1547	2984	33891	876	4299	2919
71	402	1180	15	980	930	509	3282	1754	319	2557
30	1615	831		811	350	924	6546	241	357	479
195	8925	4932	1760	3684	1431	2069	14567	10350	1029	5431

3-2　医院床位数

医院分类	2010	2015	2016	2017	2018	2019
总　　计	**3387437**	**5330580**	**5688875**	**6120484**	**6519749**	**6866546**
按登记注册类型分						
公立医院	3013768	4296401	4455238	4631146	4802171	4975633
民营医院	373669	1034179	1233637	1489338	1717578	1890913
按主办单位分						
政府办	2635912	3910400	4080615	4284633	4466885	4654099
社会办	501049	704108	763186	835984	907378	969716
个人办	250476	716072	845074	999867	1145486	1242731
按管理类别分						
非营利性	3163796	4785769	5041777	5329381	5598444	5817149
营利性	223641	544811	647098	791103	921305	1049397
按医院等级分						
其中：三级医院	1065047	2047819	2213718	2359911	2567138	2777932
二级医院	1601407	2196748	2302887	2450707	2554366	2665974
一级医院	256573	481876	517837	584911	630281	651045
按机构类别分						
综合医院	2449509	3721036	3927857	4172353	4378892	4532676
中医医院	424244	715393	761755	818216	872052	932578
中西医结合医院	35234	78611	89074	99680	110579	117672
民族医院	11811	25408	26484	33460	38917	41380
专科医院	459461	762519	844580	945576	1054107	1158126
护理院	7178	27613	39125	51199	65202	84114

3-3 基层医疗卫生机构床位数

机构分类	2010	2015	2016	2017	2018	2019
总　计	**1192242**	**1413842**	**1441940**	**1528528**	**1583587**	**1631132**
按登记注册类型分						
公立	1154463	1375150	1403522	1487774	1539991	1581726
非公立	37779	38692	38418	40754	43596	49406
按主办单位分						
政府办	1125197	1335057	1364587	1445721	1494425	1534779
社会办	37741	48383	47694	51401	55510	57113
个人办	29304	30402	29659	31406	33652	39240
按管理类别分						
非营利性	1183831	1406143	1435220	1521785	1577220	1619526
营利性	8411	7699	6720	6743	6367	11606
按机构类别分						
社区卫生服务中心（站）	168814	200979	202689	218358	231274	237445
社区卫生服务中心	137628	178410	182191	198586	209024	214559
社区卫生服务站	31186	22569	20498	19772	22250	22886
卫生院	1014075	1204989	1232623	1303695	1345628	1381996
街道卫生院	19746	8867	8732	11619	11719	12082
乡镇卫生院	994329	1196122	1223891	1292076	1333909	1369914
门诊部	9233	7716	6474	6308	6338	11291
护理站	120	158	154	167	337	400

3-4 2019年医疗卫生机构万元以上设备台数

机构分类	万元以上设备总价值（万元）	万元以上设备台数			
		合计	50万元以下	50万～99万元	100万元及以上
总 计	**145551203**	**8195651**	**7729326**	**243781**	**222544**
一、医院	119503141	6409983	6020442	194682	194859
综合医院	88366967	4551553	4264020	141358	146175
中医医院	13123679	785830	740450	23030	22350
中西医结合医院	2023173	111284	104337	3615	3332
民族医院	492403	32026	30211	909	906
专科医院	15399874	920996	873362	25612	22022
口腔医院	1121635	188522	186124	1541	857
眼科医院	1290446	63832	58930	3178	1724
耳鼻喉科医院	145585	8093	7559	299	235
肿瘤医院	3387683	95376	87988	3238	4150
心血管病医院	763451	40529	38361	1023	1145
胸科医院	330765	25399	24417	458	524
血液病医院	48296	4216	4030	95	91
妇产（科）医院	1075340	80823	76557	2166	2100
儿童医院	1359120	91068	86537	2273	2258
精神病医院	1428932	77964	73200	2965	1799
传染病医院	1108142	56865	52829	1937	2099
皮肤病医院	105588	7504	7030	263	211
结核病医院	192725	7915	7148	407	360
麻风病医院	4066	306	287	14	5
职业病医院	55299	3242	3039	114	89
骨科医院	583381	30026	27761	1204	1061
康复医院	748276	42197	40101	1105	991
整形外科医院	49975	1607	1404	127	76
美容医院	171947	11195	10240	790	165
其他专科医院	1429222	84317	79820	2415	2082
护理院	97045	8294	8062	158	74
二、基层医疗卫生机构	13234606	888800	859583	20850	8367
社区卫生服务中心（站）	3800209	301604	292967	6058	2579
社区卫生服务中心	3316899	279981	271579	5879	2523
社区卫生服务站	483310	21623	21388	179	56
卫生院	9432466	586886	566310	14790	5786
街道卫生院	51443	5578	5427	107	44
乡镇卫生院	9381023	581308	560883	14683	5742
中心卫生院	3222525	265188	254427	7415	3346
乡卫生院	6158498	316120	306456	7268	2396
护理站	1931	310	306	2	2
三、专业公共卫生机构	11041011	804344	762656	25168	16520
疾病预防控制中心	2421567	204027	193416	8020	2591
省属	438871	31381	29459	1247	675
地级市（地区）属	1019818	73927	68891	3730	1306
县级市（区）属	451035	46329	44410	1643	276
县属	351021	38390	37288	976	126
其他	160822	14000	13368	424	208

注：本表不包括门诊部、诊所、卫生所、医务室和村卫生室数字。

3-4 续表

机构分类	万元以上设备总价值（万元）	万元以上设备台数			
		合计	50 万元以下	50 万～ 99 万元	100 万元及以上
专科疾病防治院（所、站）	569922	31780	29993	1083	704
专科疾病防治院	354408	16549	15412	617	520
传染病防治院	56009	2308	2150	75	83
结核病防治院	36484	1546	1387	85	74
职业病防治院	122221	7084	6648	253	183
其他	139694	5611	5227	204	180
专科疾病防治所（站、中心）	215514	15231	14581	466	184
口腔病防治所（站、中心）	65383	3160	3099	42	19
精神病防治所（站、中心）	6498	384	355	20	9
皮肤病与性病防治所（中心）	33451	3188	3052	102	34
结核病防治所（站、中心）	52122	4118	3912	147	59
职业病防治所（站、中心）	21593	1517	1416	70	31
地方病防治所（站、中心）	3123	283	275	4	4
血吸虫病防治所（站、中心）	12555	1233	1192	30	11
药物戒毒所（中心）	3047	59	54	4	1
其他	17742	1289	1226	47	16
健康教育所（站、中心）	9483	1368	1353	12	3
妇幼保健院（所、站）	6439457	415393	392952	11369	11072
省属	562613	34908	32734	1069	1105
地级市（地区）属	2320349	141314	133609	3615	4090
县级市（区）属	1712440	121920	115339	3396	3185
县属	1757284	110374	104783	3048	2543
其他	86771	6877	6487	241	149
妇幼保健院	5773842	382655	361753	10428	10474
妇幼保健所	245793	19579	18628	582	369
妇幼保健站	417912	12807	12231	350	226
生殖保健中心	1910	352	340	9	3
急救中心（站）	328893	33237	31956	1132	149
采供血机构	1041782	74199	68933	3362	1904
卫生监督所（中心）	137606	34393	34393		
省属	15398	2885	2885		
地级市（地区）属	43674	10273	10273		
县级市（区）属	34683	9952	9952		
县属	43498	11161	11161		
其他	353	122	122		
计划生育技术服务机构	92301	9947	9660	190	97
四、其他机构	1772445	92524	86645	3081	2798
疗养院	154862	6722	6104	316	302
卫生监督检验（监测）机构	1232	115	111	3	1
医学科学研究机构	470723	28488	26656	1018	814
医学在职培训机构	49900	6550	6412	98	40
临床检验中心（所、站）	621973	25160	23516	765	879
卫生统计信息中心	76378	5392	5220	129	43
其他	397377	20097	18626	752	719

3-5-1 2019年医疗卫生机构房屋建筑面积（平方米）

机构分类	合计	房屋建筑面积	业务用房面积			租房面积
				危房面积	危房（%）	
总　计	**894647756**	**807038200**	**591781619**	**5572956**	**0.94**	**87609556**
一、医院	590415181	517636319	432242124	2715099	0.63	72778862
综合医院	409746569	370608363	309959681	1934259	0.62	39138206
中医医院	70527433	63963858	54339173	394529	0.73	6563575
中西医结合医院	9459980	7732652	6694797	25997	0.39	1727328
民族医院	3721375	3587571	2992818	44346	1.48	133804
专科医院	91536977	68699574	56001488	311768	0.56	22837403
口腔医院	4125749	2730354	2293416	1144	0.05	1395395
眼科医院	6516111	3270232	2722870	4683	0.17	3245879
耳鼻喉科医院	799547	460266	365468			339281
肿瘤医院	7148734	6616481	5598139	21381	0.38	532253
心血管病医院	2622382	2429509	1933566	8882	0.46	192873
胸科医院	727720	668688	581611	8524	1.47	59032
血液病医院	290872	182840	128221			108032
妇产（科）医院	9668444	5578076	4590444	780	0.02	4090368
儿童医院	4694802	4310070	3548352			384732
精神病医院	20428788	17449411	14018629	90846	0.65	2979377
传染病医院	5075027	5041322	3960348	59361	1.50	33705
皮肤病医院	1039194	720727	551310	132	0.02	318467
结核病医院	797374	789903	651261	40739	6.26	7471
麻风病医院	95192	88877	73192	3396	4.64	6315
职业病医院	322202	316855	203645	8852	4.35	5347
骨科医院	5444624	3890248	3274266	13582	0.41	1554376
康复医院	8446963	5862663	4509048	10861	0.24	2584300
整形外科医院	331867	218472	155992	10703	6.86	113395
美容医院	2300537	1100704	952522	300	0.03	1199833
其他专科医院	10660848	6973876	5889188	27602	0.47	3686972
护理院	5422847	3044301	2254167	4200	0.19	2378546
二、基层医疗卫生机构	238063154	227896723	110975649	2280529	2.05	10166431
社区卫生服务中心（站）	35676261	27273953	23549284	240789	1.02	8402308
社区卫生服务中心	28961097	23384337	20206769	223681	1.11	5576760
社区卫生服务站	6715164	3889616	3342515	17108	0.51	2825548
卫生院	116462390	114734145	87377572	2039740	2.33	1728245
街道卫生院	990794	940190	778478	26996	3.47	50604
乡镇卫生院	115471596	113793955	86599094	2012744	2.32	1677641
中心卫生院	51309946	50759933	37964035	938734	2.47	550013
乡卫生院	64161650	63034022	48635059	1074010	2.21	1127628
村卫生室	51798918	51798918				
门诊部	12460903	12460903				
综合门诊部	5795153	5795153				
中医门诊部	1236723	1236723				
中西医结合门诊部	198872	198872				
民族医门诊部	6768	6768				
专科门诊部	5223387	5223387				
诊所、卫生所、医务室、护理站	21664682	21628804	48793			35878
诊所	17413731	17413731				
卫生所、医务室	4100913	4100913				
护理站	150038	114160	48793			35878

3-5-1 续表

机构分类	合计	房屋建筑面积	业务用房面积			租房面积
				危房面积	危房（%）	
三、专业公共卫生机构	55189972	52696704	42590850	508350	1.19	2493268
疾病预防控制中心	14209002	13860978	10749602	149151	1.39	348024
省属	1061823	1044676	643628	17951	2.79	17147
地级市（地区）属	3593534	3509487	2639458	27573	1.04	84047
县级市（区）属	4187756	4038201	3217571	36117	1.12	149555
县属	4751866	4676825	3795417	65072	1.71	75041
其他	614023	591789	453528	2438	0.54	22234
专科疾病防治院（所、站）	3353280	3137794	2437796	55159	2.26	215486
专科疾病防治院	1413966	1348733	1147326	14187	1.24	65233
传染病防治院	62781	62180	47364	600	1.27	601
结核病防治院	123573	120127	95870	6681	6.97	3446
职业病防治院	545931	543833	469505			2098
其他	681681	622593	534587	6906	1.29	59088
专科疾病防治所（站、中心）	1939314	1789061	1290470	40972	3.17	150253
口腔病防治所（站、中心）	80365	41387	37126	723	1.95	38978
精神病防治所（站、中心）	141189	118789	91850			22400
皮肤病与性病防治所（中心）	450124	426748	324489	12554	3.87	23376
结核病防治所（站、中心）	510262	487067	333149	6313	1.89	23195
职业病防治所（站、中心）	134749	126348	90453	3770	4.17	8401
地方病防治所（站、中心）	33595	31746	23218	460	1.98	1849
血吸虫病防治所（站、中心）	388352	384414	266666	16510	6.19	3938
药物戒毒所（中心）	45349	40849	24094			4500
其他	155329	131713	99425	642	0.65	23616
健康教育所（站、中心）	113727	98117	84082	664	0.79	15610
妇幼保健院（所、站）	28345803	27120289	22570588	234604	1.04	1225514
省属	1648218	1634474	1514858			13744
地级市（地区）属	8815024	8454146	6958007	34688	0.50	360878
县级市（区）属	8286284	7683150	6477453	79843	1.23	603134
县属	9081920	8857714	7221759	118443	1.64	224206
其他	514357	490805	398511	1630	0.41	23552
妇幼保健院	25419494	24352045	20400673	204494	1.00	1067449
妇幼保健所	1488335	1424624	1245843	14028	1.13	63711
妇幼保健站	1407038	1312918	898268	16082	1.79	94120
生殖保健中心	30936	30702	25804			234
急救中心（站）	714135	636876	541203	6519	1.20	77259
采供血机构	2786175	2704708	2025067	19029	0.94	81467
卫生监督所（中心）	3406321	2942888	2437163	24324	1.00	463433
省属	135814	111706	80324	5909	7.36	24108
地级市（地区）属	732357	567649	470978	6389	1.36	164708
县级市（区）属	1153317	979855	811624	7146	0.88	173462
县属	1378997	1278262	1070052	4880	0.46	100735
其他	5836	5416	4185			420
计划生育技术服务机构	2261529	2195054	1745349	18900	1.08	66475
四、其他医疗卫生机构	10979449	8808454	5972996	68978	1.15	2170995
疗养院	2329084	2261676	1440790	8031	0.56	67408
卫生监督检验（监测）机构	21370	10770	9374			10600
医学科学研究机构	1055548	974095	748621	41557	5.55	81453
医学在职培训机构	2067134	2008762	1434226	6488	0.45	58372
临床检验中心（所、站）	1843013	690501	424102	1010	0.24	1152512
卫生统计信息中心	56444	44225	40074			12219
其他	3606856	2818425	1875809	11892	0.63	788431

3-5-2　2019年政府办医疗卫生机构房屋建筑面积（平方米）

机构分类	合计	房屋建筑面积	业务用房	危房（%）	租房面积	每床占用业务用房面积
总　计	**598384636**	**576603179**	**467614789**	**1.11**	**21781457**	**70.10**
医院	393669280	379888346	318816583	0.76	13780934	70.70
综合医院	285477869	275128618	230835973	0.75	10349251	75.80
中医医院	58673240	56876658	48505753	0.79	1796582	62.10
中西医结合医院	5355922	5135383	4466586	0.57	220539	64.50
民族医院	3311847	3241593	2719704	1.16	70254	78.40
专科医院	40627893	39285833	32124807	0.8	1342060	56.00
护理院	222509	220261	163760		2248	48.10
基层医疗卫生机构	145682713	140372680	103608188	2.15	5310033	65.40
其中：社区卫生服务中心（站）	23518586	19885808	17134634	1.19	3632778	82.70
社区卫生服务中心	22216271	18950056	16353990	1.19	3266215	83.50
社区卫生服务站	1302315	935752	780644	1.09	366563	42.10
卫生院	115289337	113612082	86472917	2.34	1677255	63.30
街道卫生院	954381	907827	750550	3.44	46554	65.10
乡镇卫生院	114334956	112704255	85722367	2.33	1630701	63.30
门诊部	206562	206562				
专业公共卫生机构	53301395	50980463	41272282	1.21	2320932	85.3
其中：专科疾病防治院（所、站）	2949584	2795041	2152352	2.41	154543	50.3
专科疾病防治院	1161256	1110491	931645	1.2	50765	52.60
专科疾病防治所（中心）	1788328	1684550	1220707	3.33	103778	48.10
妇幼保健院（所、站）	27979233	26777150	22304766	1.05	1202083	90.40
内：妇幼保健院	25085453	24040619	20163884	1.01	1044834	89.7
妇幼保健所（站）	2864549	2707534	2116783	1.42	157015	106.5
急救中心（站）	650694	586571	498743	1.31	64123	87.3
其他医疗卫生机构	5731248	5361690	3917736	1.1	369558	53.00
其中：疗养院	1370425	1332097	863479	0.93	38328	53.00
临床检验中心（所、站）	30139	27439	20686		2700	

四、卫生经费

简要说明

一、本章主要介绍全国及31个省、自治区、直辖市卫生经费情况，包括卫生总费用、医疗卫生机构资产与负债、年收入与支出、门诊和住院病人人均医药费用等。

二、卫生总费用系核算数。其他卫生经费数据主要来源于卫生资源与医疗服务统计年报，城乡居民医疗保障支出摘自《中国统计年鉴》。

三、非营利性机构各项指标的统计口径和解释与2017年印发的《政府会计制度》一致；营利性医院与《企业会计制度》一致。

四、统计口径调整

1. 2007年起，卫生总费用按新的统计口径核算。

2. 本章涉及医疗卫生机构的口径变动和指标解释与“医疗卫生机构”章一致。

主要指标解释

卫生总费用 指一个国家或地区在一定时期内，为开展卫生服务活动从全社会筹集的卫生资源的货币总额，按来源法核算。它反映一定经济条件下，政府、社会和居民个人对卫生保健的重视程度和费用负担水平，以及卫生筹资模式的主要特征和卫生筹资的公平性合理性。

政府卫生支出 指各级政府用于医疗卫生服务、医疗保障补助、卫生和医疗保障行政管理、人口与计划生育事务性支出等各项事业的经费。

社会卫生支出 指政府支出外的社会各界对卫生事业的资金投入。包括社会医疗保障支出、商业健康保险费、社会办医支出、社会捐赠援助、行政事业性收费收入等。

个人现金卫生支出 指城乡居民在接受各类医疗卫生服务时的现金支付，包括享受各种医疗保险制度的居民就医时自付的费用。可分为城镇居民、农村居民个人现金卫生支出，反映城乡居民医疗卫生费用的负担程度。

当年价格 即报告期当年的实际价格，是指用“当年价格”计算的一些以货币表现的物量指标，如国内生产总值、卫生总费用等。在计算增长速度时，一般都使用“可比价格”来消除价格变动的因素，真实地反映经济发展动态。“不变价格”（也叫固定价格）是用某一时期同类产品的平均价格作为固定价格来计算各个时期的产品价值，目的是为了消除各时期价格变动的影响，保证前后时期之间指标的可比性。

人均卫生费用 即某年卫生总费用与同期平均人口数之比。

卫生总费用占GDP% 指某年卫生总费用与同期国内生产总值（GDP）之比，是用来反映一定时期国家对卫生事业的资金投入力度，以及政府和全社会对卫生对居民健康的重视程度。

总资产 包括流动资产、非流动资产。

负债 包括流动负债、非流动负债。

平均每床固定资产 即固定资产/床位数。

总收入 指单位为开展业务及其他活动依法取得的非偿还性资金。总收入包括医疗收入、财政补助收入、科教项目收入/上级补助收入、其他收入。

财政拨款收入 指单位从主管部门或主办单位取得的财政性事业经费（包括定额和定项补助）。

业务收入 包括医疗收入和其他收入。

医疗收入 指医疗卫生机构在开展医疗服务活动中取得的收入。包括挂号收入、床位收入、诊察收入、检查收入、化验收入、治疗收入、手术收入、卫生材料收入、药品收入、药事服务费收入、护理收入和其他收入。

总费用/支出 指单位在开展业务及其他活动中发生的资金耗费和损失。包括医疗业务成本/医疗卫生支出、财政项目补助支出/财政基建设备补助支出、科教项目支出、管理费用和其他支出。

业务活动费用 指单位为实现其职能目标，依法履职或开展专业业务活动及其辅助活动所发生的各项费用。

单位管理费用 指单位本级行政及后勤管理部门开展管理活动发生的各项费用，包括单位行政及后勤管理部门发生的人员经费、公用经费、资产折旧（摊销）等费用，以及由单位统一负担的离退休人员经费、工会经费、诉讼费、中介费等。

医疗业务成本/医疗卫生支出 指医疗卫生机构开展医疗服务及其辅助活动发生的各项费用，包括人员经费、耗用的药品及卫生材料费、固定资产折旧费、无形资产摊销费、提取医疗风险基金和其他费用。

人员经费支出 包括人员的基本工资、绩效工资、津贴、社会保险缴费等，但不包括对个人家庭的补助支出。基本工资指事业单位工作人员的岗位工资和薪级工资。

门诊病人次均医药费用 又称每诊疗人次医药费用、次均门诊费用。即医疗门诊收入/总诊疗人次数。

住院病人人均医药费用 又称出院者人均医药费用、人均住院费用。即医疗住院收入/出院人数。

住院病人日均医药费 即医疗住院收入/出院者占用总床日数。

每一职工年业务收入 即年业务收入/年平均职工数。

每一医师年业务收入 即年业务收入/年平均医师数。

4-1-1　卫生总费用

年份	卫生总费用（亿元）				卫生总费用构成（%）			城乡卫生费用（亿元）		人均卫生费用（元）			卫生总费用占GDP%
	合计	政府卫生支出	社会卫生支出	个人卫生支出	政府卫生支出	社会卫生支出	个人卫生支出	城市	农村	合计	城市	农村	
1980	143.23	51.91	60.97	30.35	36.24	42.57	21.19			14.5			3.15
1985	279.00	107.65	91.96	79.39	38.58	32.96	28.46			26.4			3.09
1990	747.39	187.28	293.10	267.01	25.06	39.22	35.73	396.00	351.39	65.4	158.8	38.8	3.96
1991	893.49	204.05	354.41	335.03	22.84	39.67	37.50	482.60	410.89	77.1	187.6	45.1	4.06
1992	1096.86	228.61	431.55	436.70	20.84	39.34	39.81	597.30	499.56	93.6	222.0	54.7	4.03
1993	1377.78	272.06	524.75	580.97	19.75	38.09	42.17	760.30	617.48	116.3	268.6	67.6	3.86
1994	1761.24	342.28	644.91	774.05	19.43	36.62	43.95	991.50	769.74	146.9	332.6	86.3	3.62
1995	2155.13	387.34	767.81	999.98	17.97	35.63	46.40	1239.50	915.63	177.9	401.3	112.9	3.51
1996	2709.42	461.61	875.66	1372.15	17.04	32.32	50.64	1494.90	1214.52	221.4	467.4	150.7	3.77
1997	3196.71	523.56	984.06	1689.09	16.38	30.78	52.84	1771.40	1425.31	258.6	537.8	177.9	4.01
1998	3678.72	590.06	1071.03	2017.63	16.04	29.11	54.85	1906.92	1771.80	294.9	625.9	194.6	4.32
1999	4047.50	640.96	1145.99	2260.55	15.84	28.31	55.85	2193.12	1854.38	321.8	702.0	203.2	4.47
2000	4586.63	709.52	1171.94	2705.17	15.47	25.55	58.98	2624.24	1962.39	361.9	813.7	214.7	4.57
2001	5025.93	800.61	1211.43	3013.89	15.93	24.10	59.97	2792.95	2232.98	393.8	841.2	244.8	4.53
2002	5790.03	908.51	1539.38	3342.14	15.69	26.59	57.72	3448.24	2341.79	450.7	987.1	259.3	4.76
2003	6584.10	1116.94	1788.50	3678.66	16.96	27.16	55.87	4150.32	2433.78	509.5	1108.9	274.7	4.79
2004	7590.29	1293.58	2225.35	4071.35	17.04	29.32	53.64	4939.21	2651.08	583.9	1261.9	301.6	4.69
2005	8659.91	1552.53	2586.41	4520.98	17.93	29.87	52.21	6305.57	2354.34	662.3	1126.4	315.8	4.62
2006	9843.34	1778.86	3210.92	4853.56	18.07	32.62	49.31	7174.73	2668.61	748.8	1248.3	361.9	4.49
2007	11573.97	2581.58	3893.72	5098.66	22.31	33.64	44.05	8968.70	2605.27	876.0	1516.3	358.1	4.29
2008	14535.40	3593.94	5065.60	5875.86	24.73	34.85	40.42	11251.90	3283.50	1094.5	1861.8	455.2	4.55
2009	17541.92	4816.26	6154.49	6571.16	27.46	35.08	37.46	13535.61	4006.31	1314.3	2176.6	562.0	5.03
2010	19980.39	5732.49	7196.61	7051.29	28.69	36.02	35.29	15508.62	4471.77	1490.1	2315.5	666.3	4.85
2011	24345.91	7464.18	8416.45	8465.28	30.66	34.57	34.80	18571.87	5774.04	1807.0	2697.5	879.4	4.99
2012	28119.00	8431.98	10030.70	9656.32	29.99	35.67	34.34	21280.46	6838.54	2076.7	2999.3	1064.8	5.22
2013	31668.95	9545.81	11393.79	10729.34	30.10	36.00	33.90	23644.95	8024.00	2327.4	3234.1	1274.4	5.34
2014	35312.40	10579.23	13437.75	11295.41	29.96	38.05	31.99	26575.60	8736.80	2581.7	3558.3	1412.2	5.49
2015	40974.64	12475.28	16506.71	11992.65	30.45	40.29	29.27	31297.85	9676.79	2980.8	4058.5	1603.6	5.95
2016	46344.88	13910.31	19096.68	13337.90	30.01	41.21	28.78	35458.01	10886.87	3351.7	4471.5	1846.1	6.21
2017	52598.28	15205.87	22258.81	15133.60	28.91	42.32	28.77			3783.8			6.32
2018	59121.91	16399.13	25810.78	16911.99	27.74	43.66	28.61			4237.0			6.43
2019	65841.39	18016.95	29150.57	18673.87	27.36	44.27	28.36			4702.8			6.64

注：①本表系核算数，2019 年为初步核算数；②按当年价格计算；③ 2001 年起卫生总费用不含高等医学教育经费，2006 年起包括城乡医疗救助经费。

4-1-2　2018年各地区卫生总费用

地区	卫生总费用（亿元）				卫生总费用构成（%）			卫生总费用占GDP%	人均卫生总费用（元）
	合计	政府卫生支出	社会卫生支出	个人卫生支出	政府卫生支出	社会卫生支出	个人卫生支出		
全　国	**59121.91**	**16399.13**	**25810.78**	**16911.99**	**27.74**	**43.66**	**28.61**	**6.43**	**4236.98**
北　京	2500.82	579.99	1529.96	390.88	23.19	61.18	15.63	7.55	11609.06
天　津	888.72	216.33	405.45	266.95	24.34	45.62	30.04	6.65	5698.41
河　北	2690.84	706.08	1070.90	913.86	26.24	39.80	33.96	8.28	3561.06
山　西	1220.36	364.83	473.43	382.10	29.90	38.79	31.31	7.65	3282.00
内　蒙	1082.75	324.64	424.74	333.37	29.98	39.23	30.79	6.71	4272.88
辽　宁	1728.94	357.05	784.81	587.08	20.65	45.39	33.96	7.35	3966.09
吉　林	1101.34	299.22	443.24	358.88	27.17	40.25	32.59	9.79	4072.93
黑龙江	1406.76	308.30	642.66	455.80	21.92	45.68	32.40	10.95	3728.40
上　海	2301.60	507.92	1326.42	467.26	22.07	57.63	20.30	6.39	9495.89
江　苏	4035.02	868.95	2209.81	956.25	21.54	54.77	23.70	4.33	5012.01
浙　江	3117.08	639.95	1646.82	830.30	20.53	52.83	26.64	5.37	5433.29
安　徽	1998.08	634.66	779.67	583.75	31.76	39.02	29.22	5.87	3159.72
福　建	1553.50	448.41	728.80	376.30	28.86	46.91	24.22	4.02	3941.89
江　西	1473.89	590.87	503.70	379.32	40.09	34.17	25.74	6.49	3170.63
山　东	4140.82	917.10	1982.61	1241.11	22.15	47.88	29.97	6.21	4121.35
河　南	3100.17	935.60	1170.29	994.28	30.18	37.75	32.07	6.21	3227.66
湖　北	2337.93	586.86	970.64	780.43	25.10	41.52	33.38	5.56	3951.21
湖　南	2484.40	698.39	969.85	816.15	28.11	39.04	32.85	6.84	3601.22
广　东	5198.69	1435.87	2427.41	1335.41	27.62	46.69	25.69	5.20	4581.96
广　西	1615.01	554.11	603.67	457.23	34.31	37.38	28.31	8.23	3278.54
海　南	402.50	147.60	171.84	83.06	36.67	42.69	20.64	8.20	4307.91
重　庆	1374.30	380.65	599.27	394.37	27.70	43.61	28.70	6.37	4430.65
四　川	3253.09	893.50	1450.80	908.79	27.47	44.60	27.94	7.58	3900.12
贵　州	1206.76	485.59	428.03	293.15	40.24	35.47	24.29	7.86	3352.12
云　南	1654.35	583.73	614.88	455.75	35.28	37.17	27.55	7.92	3425.52
西　藏	167.85	111.28	47.14	9.43	66.30	28.08	5.62	10.84	4881.82
陕　西	1742.23	463.02	756.42	522.80	26.58	43.42	30.01	7.28	4508.42
甘　肃	871.29	318.03	300.85	252.41	36.50	34.53	28.97	10.75	3303.72
青　海	308.08	141.61	88.22	78.25	45.96	28.64	25.40	11.21	5107.20
宁　夏	343.55	108.38	138.19	96.98	31.55	40.22	28.23	9.79	4992.64
新　疆	1204.51	342.85	553.80	307.87	28.46	45.98	25.56	9.40	4843.23

4-1-3 政府卫生支出

年份	政府卫生支出（亿元）				
	合计	医疗卫生服务支出	医疗保障支出	行政管理事务支出	人口与计划生育事务支出
1990	187.28	122.86	44.34	4.55	15.53
1991	204.05	132.38	50.41	5.15	16.11
1992	228.61	144.77	58.10	6.37	19.37
1993	272.06	164.81	76.33	8.04	22.89
1994	342.28	212.85	92.02	10.94	26.47
1995	387.34	230.05	112.29	13.09	31.91
1996	461.61	272.18	135.99	15.61	37.83
1997	523.56	302.51	159.77	17.06	44.23
1998	590.06	343.03	176.75	19.90	50.38
1999	640.96	368.44	191.27	22.89	58.36
2000	709.52	407.21	211.00	26.81	64.50
2001	800.61	450.11	235.75	32.96	81.79
2002	908.51	497.41	251.66	44.69	114.75
2003	1116.94	603.02	320.54	51.57	141.82
2004	1293.58	679.72	371.60	60.90	181.36
2005	1552.53	805.52	453.31	72.53	221.18
2006	1778.86	834.82	602.53	84.59	256.92
2007	2581.58	1153.30	957.02	123.95	347.32
2008	3593.94	1397.23	1577.10	194.32	425.29
2009	4816.26	2081.09	2001.51	217.88	515.78
2010	5732.49	2565.60	2331.12	247.83	587.94
2011	7464.18	3125.16	3360.78	283.86	694.38
2012	8431.98	3506.70	3789.14	323.29	812.85
2013	9545.81	3838.93	4428.82	373.15	904.92
2014	10579.23	4288.70	4958.53	436.95	895.05
2015	12475.28	5191.25	5822.99	625.94	835.10
2016	13910.31	5867.38	6497.20	804.31	741.42
2017	15205.87	6550.45	7007.51	933.82	714.10
2018	16399.13	6908.05	7795.57	1005.79	689.72
2019	18016.95	7986.42	8459.16	883.77	687.61

注：①本表按当年价格计算；② 2019 年为初步核算数；③政府卫生支出是指各级政府用于医疗卫生服务、医疗保障补助、卫生和医疗保险行政管理事务、人口与计划生育事务支出等各项事业的经费。

4-1-4 政府卫生支出所占比重

年份	政府卫生支出（亿元）	占财政支出比重(%)	占卫生总费用比重(%)	占国内生产总值比重(%)
1990	187.28	6.07	25.06	1.00
1991	204.05	6.03	22.84	0.93
1992	228.61	6.11	20.84	0.84
1993	272.06	5.86	19.75	0.76
1994	342.28	5.91	19.43	0.70
1995	387.34	5.68	17.97	0.63
1996	461.61	5.82	17.04	0.64
1997	523.56	5.67	16.38	0.66
1998	590.06	5.46	16.04	0.69
1999	640.96	4.86	15.84	0.71
2000	709.52	4.47	15.47	0.71
2001	800.61	4.24	15.93	0.72
2002	908.51	4.12	15.69	0.75
2003	1116.94	4.53	16.96	0.81
2004	1293.58	4.54	17.04	0.80
2005	1552.53	4.58	17.93	0.83
2006	1778.86	4.40	18.07	0.81
2007	2581.58	5.19	22.31	0.96
2008	3593.94	5.74	24.73	1.13
2009	4816.26	6.31	27.46	1.38
2010	5732.49	6.38	28.69	1.39
2011	7464.18	6.83	30.66	1.53
2012	8431.98	6.69	29.99	1.57
2013	9545.81	6.81	30.14	1.61
2014	10579.23	6.97	29.96	1.64
2015	12475.28	7.09	30.45	1.81
2016	13910.31	7.41	30.01	1.86
2017	15205.87	7.49	28.91	1.83
2018	16399.13	7.42	27.74	1.78
2019	18016.95	7.54	27.36	1.82

注：①本表按当年价格计算；② 2019 年为初步核算数。

4-1-5 城乡居民医疗保健支出

年份 地区	城镇居民			农村居民		
	人均年消费支出（元）	人均医疗保健支出（元）	医疗保健支出占消费性支出%	人均年消费支出（元）	人均医疗保健支出（元）	医疗保健支出占消费性支出(%)
2000	4998.0	318.1	6.4	1670.1	87.6	5.2
2005	7942.9	600.9	7.6	2555.4	168.1	6.6
2010	13471.5	871.8	6.5	4381.8	326.0	7.4
2015	21392.4	1443.4	6.7	9222.6	846.0	9.2
2016	23078.9	1630.8	7.1	10129.8	929.2	9.2
2017	24445.0	1777.4	7.3	10954.5	1058.7	9.7
2018	26112.3	2045.7	7.8	12124.3	1240.1	10.2
北京	42925.6	3475.8	8.1	20195.3	1991.9	9.9
天津	32655.1	2825.1	8.7	16863.3	1974.9	11.7
河北	22127.4	1883.7	8.5	11382.8	1201.6	10.6
山西	19789.8	2138.4	10.8	9172.2	1065.2	11.6
内蒙古	24437.1	2105.7	8.6	12661.5	1468.5	11.6
辽宁	26447.9	2626.9	9.9	11455.0	1529.1	13.3
吉林	22393.7	2469.2	11.0	10826.2	1450.9	13.4
黑龙江	21035.5	2466.5	11.7	11416.8	1916.2	16.8
上海	46015.2	3221.8	7.0	19964.7	1739.5	8.7
江苏	29461.9	2273.3	7.7	16567.0	1529.6	9.2
浙江	34597.9	2286.6	6.6	19706.8	1626.9	8.3
安徽	21522.7	1419.3	6.6	12748.1	1036.7	8.1
福建	28145.1	1374.8	4.9	14942.8	1015.8	6.8
江西	20760.0	1218.9	5.9	10885.2	783.8	7.2
山东	24798.4	1966.3	7.9	11270.1	1205.0	10.7
河南	20989.2	1925.2	9.2	10392.0	1226.6	11.8
湖北	23995.9	2162.8	9.0	13946.3	1588.0	11.4
湖南	25064.2	2034.4	8.1	12720.5	1385.5	10.9
广东	30924.3	1591.3	5.1	15411.3	1366.7	8.9
广西	20159.4	1699.3	8.4	10617.0	1088.0	10.2
海南	22971.2	1669.8	7.3	10955.8	712.4	6.5
重庆	24154.2	2054.5	8.5	11976.8	1075.1	9.0
四川	23483.9	1832.2	7.8	12723.2	1344.8	10.6
贵州	20787.9	1657.8	8.0	9170.2	703.2	7.7
云南	21626.4	1875.0	8.7	9122.9	845.6	9.3
西藏	23029.4	871.1	3.8	7452.1	314.9	4.2
陕西	21966.4	2233.4	10.2	10070.8	1241.8	12.3
甘肃	22606.0	2207.4	9.8	9064.6	1132.6	12.5
青海	22997.5	2371.1	10.3	10352.4	1332.3	12.9
宁夏	21976.7	2152.0	9.8	10789.6	1248.6	11.6
新疆	24191.4	2272.6	9.4	9421.3	1017.5	10.8

注：①本表按当年价格计算；②分地区系 2018 年数字。

4-2-1　2019年各类医疗卫生机构资产与负债

机构分类	总资产（万元）			负债（万元）	净资产（万元）
	合计	流动资产	非流动资产		
总　计	**518479236**	**231501602**	**278586365**	**234713973**	**275476090**
一、医院	424673728	194361731	230311998	208927964	215743762
综合医院	305046715	137959363	167087352	152294615	152750371
中医医院	50837587	22861409	27976178	26730444	24107144
中西医结合医院	7128530	3234212	3894317	3862578	3265952
民族医院	2622449	949925	1672523	599109	2023340
专科医院	58293058	29025679	29267379	24938073	33354749
口腔医院	3645023	2144879	1500143	1097342	2547681
眼科医院	3836919	2053923	1782996	1734588	2102331
耳鼻喉科医院	514091	211136	302955	235808	278283
肿瘤医院	10753254	6448788	4304466	4499951	6253304
心血管病医院	2655503	1330093	1325410	1452327	1203176
胸科医院	762179	382677	379502	353607	408572
血液病医院	235847	164985	70862	145839	90008
妇产（科）医院	4614479	2171789	2442690	2398272	2216207
儿童医院	5048168	2171018	2877150	1795559	3252609
精神病医院	9697933	4307869	5390064	2624614	7073319
传染病医院	3479346	1405908	2073438	1529361	1949985
皮肤病医院	469641	245704	223936	181485	288155
结核病医院	683679	368217	315462	210944	472735
麻风病医院	21940	7357	14583	2143	19798
职业病医院	222117	102568	119549	70989	151128
骨科医院	2160908	1024939	1135969	1247782	913126
康复医院	2861822	1167664	1694158	1624759	1237063
整形外科医院	263804	139459	124345	122107	141697
美容医院	1238645	750346	488299	962504	276141
其他专科医院	5127760	2426359	2701401	2648093	2479431
护理院	745391	331142	414248	503146	242207
二、基层医疗卫生机构	51928536	20511415	23025853	14079395	29560621
社区卫生服务中心（站）	13380083	7735961	5644123	4513498	8864187
社区卫生服务中心	11099989	6462402	4637588	4132355	6965250
社区卫生服务站	2280094	1273559	1006535	381143	1898937
卫生院	29989850	12618942	17370908	9354927	20634823
街道卫生院	262395	127360	135035	99920	162475
乡镇卫生院	29727455	12491582	17235873	9255007	20472349
中心卫生院	13504319	5662230	7842089	4292502	9211817
乡卫生院	16223136	6829352	9393784	4962504	11260532
门诊部	6044738				
诊所、卫生所、医务室、护理站	2513865	156512	10823	210970	61610
内：护理站	167335	156512	10823	210970	61610
三、专业公共卫生机构	34673577	13369418	21304159	9400116	25274498
疾病预防控制中心	7712009	3242201	4469808	1926568	5785441
省属	1421535	625523	796012	235231	1186304
地级市（地区）属	2068602	647693	1420909	333358	1735244
县级市（区）属	2049924	1028593	1021332	788332	1261592
县属	1809296	786397	1022899	518533	1290763
其他	362653	153995	208657	51113	311539

注：①本表不含村卫生室数字；②统计范围：医疗卫生机构20.3万个；③门诊部、诊所、卫生所、医务室只统计总资产。

4-2-1 续表

机构分类	总资产（万元）			负债（万元）	净资产（万元）
	合计	流动资产	非流动资产		
专科疾病防治院（所、站）	1571276	733288	837989	478700	1092576
专科疾病防治院	852559	371851	480708	325887	526673
传染病防治院	112925	40236	72688	93893	19032
结核病防治院	110915	38738	72177	38804	72110
职业病防治院	307477	147416	160061	111315	196162
其他	321243	145461	175782	81875	239369
专科疾病防治所（站、中心）	718717	361437	357280	152813	565904
口腔病防治所（站、中心）	127646	81200	46446	14157	113489
精神病防治所（站、中心）	44186	25009	19178	8065	36121
皮肤病与性病防治所（中心）	168958	93698	75260	42520	126438
结核病防治所（站、中心）	160657	68769	91888	41691	118967
职业病防治所（站、中心）	43952	19308	24644	6519	37433
地方病防治所（站、中心）	6759	2423	4336	1111	5648
血吸虫病防治所（站、中心）	76782	33529	43253	18979	57803
药物戒毒所（中心）	13793	2730	11064	595	13199
其他	75983	34771	41212	19179	56805
健康教育所（站、中心）	36369	12617	23751	6375	29994
妇幼保健院（所、站）	21001439	8112177	12889262	6338553	14663990
省属	2718337	1487868	1230469	498223	2220115
地级市（地区）属	7813546	2760562	5052985	2532371	5281176
县级市（区）属	5109826	2015835	3093991	1668115	3441711
县属	5074397	1728389	3346007	1519436	3556065
其他	285332	119522	165810	120408	164924
妇幼保健院	19804569	7737027	12067542	6166744	13637825
妇幼保健所	638059	227825	410234	95008	543052
妇幼保健站	551970	145307	406664	76134	476941
生殖保健中心	6840	2018	4822	667	6173
急救中心（站）	754318	143567	610751	127301	627017
采供血机构	2332404	831107	1501297	388130	1944274
卫生监督所（中心）	774894	164354	610541	76132	698696
省属	79795	18719	61076	2155	77640
地级市（地区）属	157645	40097	117548	12574	145071
县级市（区）属	234141	60965	173177	29797	204329
县属	302397	44313	258084	31434	270911
其他	917	261	656	172	745
计划生育技术服务机构	490868	130108	360760	58359	432509
四、其他医疗卫生机构	7203395	3259039	3944355	2306498	4897210
疗养院	783059	308784	474275	176795	606265
卫生监督检验（监测）机构	19954	9333	10621	8206	11749
医学科学研究机构	1675856	892186	783670	442912	1232944
医学在职培训机构	450634	130762	319872	73474	377160
临床检验中心（所、站）	1934564	1275450	659114	1078967	855596
卫生统计信息中心	239219	82383	156836	35773	203760
其他	2100109	560140	1539968	490372	1609737

4-2-2 2019年医疗卫生机构资产与负债（按登记注册类型/主办单位/地区分）

	总资产（万元）			负债（万元）	净资产（万元）
	合计	流动资产	非流动资产		
总 计	**518479236**	**231501602**	**278586365**	**234713973**	**275476090**
按登记注册类型分					
公立	437216990	198813199	237805267	188932223	247684709
其中：国有	422457401	191857022	230170326	184029877	237995937
非公立	81262245	32688404	40781098	45781750	27791381
其中：私营	42937794	15625604	21963039	22908707	14678919
按主办单位分					
政府办	419187460	190756355	228285453	179882197	239158077
其中：卫生健康部门	408013559	186276211	221708540	176428941	231554800
社会办	56277964	24247859	29222308	32422195	21152656
个人办	43013812	16497389	21078605	22409581	15165358
按地区分					
东 部	241433685	109645974	126686407	105227416	131207994
中 部	143178546	65206385	76110119	72641911	68673963
西 部	133867005	56649244	75789839	56844647	75594133
北 京	23145884	11883825	10841935	9823559	12902202
天 津	7515550	3904784	3473583	3100694	4277986
河 北	21226915	9204419	11770998	9866877	11108488
山 西	11200292	4113329	7036196	4349385	6800027
内蒙古	9107272	3342658	5651296	4229148	4764806
辽 宁	14734571	6952034	7667128	8381046	6238078
吉 林	9676992	4612908	4986816	4584321	5015269
黑龙江	11385890	4619067	6710604	5907145	5422526
上 海	18295559	7374535	9411117	5392804	11495832
江 苏	35246374	15834331	18816956	17149113	17502175
浙 江	28030224	12547303	14856433	10288282	17115454
安 徽	18930140	8853402	9903628	9259026	9498004
福 建	13314658	5793985	7326260	4493073	8627172
江 西	12882113	6210716	6603018	5896936	6916537
山 东	34891022	15572918	19048111	18011638	16609213
河 南	31944624	15170901	16615700	18744447	13042154
湖 北	25446394	12112167	12146787	11548277	12710553
湖 南	21712101	9513895	12107372	12352373	9268894
广 东	41041230	18809252	21278404	16884024	23203632
广 西	14522953	5835490	8617047	6370750	8081788
海 南	3991696	1768587	2195483	1836306	2127764
重 庆	12570981	4852092	7549729	5209100	7192721
四 川	29696233	14734777	14556430	11723367	17567841
贵 州	12303575	5865969	6371919	6830927	5406961
云 南	15837708	6618085	9103448	6671705	9048656
西 藏	1824720	645721	1141679	163198	1624203
陕 西	14828477	6220346	8347594	7038041	7529898
甘 肃	8527256	2997155	5473030	3359985	5109964
青 海	2562659	772951	1771441	803096	1741297
宁 夏	2572024	910546	1630889	1125297	1416138
新 疆	9513148	3853454	5575337	3320034	6109860

注：本表不含村卫生室数字。

4-2-3　2019年政府办医疗卫生机构资产与负债

机构分类	总资产（万元）			负债（万元）	净资产（万元）	平均每床固定资产（万元）
	合计	流动资产	非流动资产			
总　计	**419041799**	**190756354**	**228285445**	**179882197**	**239158069**	**23.6**
医院	342794183	158223356	184570828	157541974	185251686	27.6
综合医院	249893549	114488504	135405044	118623814	131269447	30.4
中医医院	46302757	20767062	25535695	23648062	22654696	20.1
中西医结合医院	5419642	2506165	2913478	2500511	2919132	26.4
民族医院	2386391	851437	1534954	518874	1867517	24.9
专科医院	38722193	19584999	19137194	12237707	26484250	23.3
护理院	69651	25188	44463	13007	56644	10.4
基层医疗卫生机构	39124963	17997063	21127900	12564946	26557656	10.5
其中：社区卫生服务中心（站）	9485124	5516721	3968403	3333062	6149801	15.3
社区卫生服务中心	9237968	5395212	3842756	3275332	5960374	15.5
社区卫生服务站	247157	121509	125648	57730	189427	6.6
卫生院	29639839	12480342	17159496	9231884	20407856	9.9
街道卫生院	250946	120040	130905	97625	153321	8.6
乡镇卫生院	29388893	12360302	17028591	9134259	20254535	9.9
专业公共卫生机构	33895834	13067486	20828348	9155944	24740927	29.1
其中：疾病预防控制中心	7573991	3182759	4391232	1903816	5670175	
专科疾病防治院（所、站）	1429500	665758	763742	436710	992791	11.7
专科疾病防治院	749619	324405	425214	296438	453180	15.7
专科疾病防治所（中心）	679882	341354	338528	140271	539610	7.9
妇幼保健院（所、站）	20819388	8044093	12775296	6246194	14574299	31.3
内：妇幼保健院	19636547	7672474	11964073	6076680	13559867	31.5
妇幼保健所（站）	1176149	369671	806478	168847	1008405	27.1
急救中心（站）	711462	134856	576606	120288	591173	153.6
其他医疗卫生机构	3226819	1468449	1758370	619333	2607799	11.7
其中：疗养院	499768	231632	268136	95239	404530	11.7
临床检验中心（所、站）	54960	36021	18939	17053	37906	

注：本表不含村卫生室数字。

4-3-1 2019年各类医疗卫生机构收入与支出

机构分类	总收入（万元）	财政拨款收入	事业收入	医疗收入	总费用/总支出（万元）	业务活动费用和单位管理费用	财政拨款费用	总费用中：人员经费（万元）
总 计	**464413777**	**67353834**	**380091655**	**374921562**	**440964157**	**408919063**	**10844597**	**165902058**
一、医院	359675961	30823940	321014376	319631632	342749115	332713911	7282584	124643740
综合医院	259942917	20334369	233984538	233099515	248582949	242634161	4832062	89197091
中医医院	43143505	4716346	37486933	37371697	41215543	40336767	1091362	15067257
中西医结合医院	6539421	588673	5820273	5793749	6370562	6178976	190733	2241525
民族医院	1271135	390387	856473	850864	1137119	1090158	68310	474137
专科医院	48219451	4777650	42373208	42023039	44923297	42023816	1098909	17470727
口腔医院	2877399	161472	2658747	2631262	2441654	2245004	52105	1248153
眼科医院	3247310	55758	3094381	3064190	2845805	2341965	38119	1699669
耳鼻喉科医院	517359	21023	489925	488913	526057	502602	9445	172433
肿瘤医院	9126078	593285	8340663	8193364	8311660	8028786	129154	2344567
心血管病医院	1933375	202837	1696514	1675516	1864297	1774940	72076	522455
胸科医院	971807	122695	835016	830596	950101	938432	30457	302357
血液病医院	343857	15001	323292	316544	345214	337628	5001	72664
妇产（科）医院	3585230	186853	3322466	3316330	3430584	3133081	38346	1407887
儿童医院	4760653	529788	4109152	4080331	4499361	4433207	119621	1890838
精神病医院	6616116	1398989	5044927	5024995	5947135	5663143	241480	2999837
传染病医院	3319433	791808	2464919	2441713	3498938	3471968	231532	1266645
皮肤病医院	427208	43682	368820	366106	378416	348605	8611	127004
结核病医院	722941	84196	627774	626251	665800	658312	13814	231546
麻风病医院	23118	10050	11923	11923	21224	20133	1989	10361
职业病医院	189416	60565	118852	117810	152392	146216	6594	66403
骨科医院	1921440	52087	1853451	1851287	1853281	1720303	8446	545770
康复医院	1600552	176372	1357007	1354763	1630978	1464482	30038	629852
整形外科医院	244712	42382	196310	193604	190248	171366	2588	90985
美容医院	1404992	5594	1384144	1383830	1206028	874527	13	355263
其他专科医院	4386456	223215	4074926	4053712	4164124	3749117	59480	1486040
护理院	559532	16516	492952	492768	519645	450033	1208	193005
二、基层医疗卫生机构	69938541	21503732	42989491	42004155	65481709	48456822	356	27646037
社区卫生服务中心（站）	20376432	7101825	12599159	12393542	20136122	18616286		7308539
社区卫生服务中心	18441899	6672676	11147999	10977292	18051943	16765539		6612291
社区卫生服务站	1934533	429148	1451160	1416251	2084179	1850747		696248
卫生院	32903295	14400272	17262624	16917664	31883025	29719692		14107853
街道卫生院	349048	161254	171876	168804	348959	323202		164929
乡镇卫生院	32554247	14239019	17090748	16748860	31534067	29396490		13942924
中心卫生院	14985461	6052465	8399504	8275493	14489787	13481935		6379300
乡卫生院	17568786	8186553	8691244	8473367	17044280	15914555		7563624
村卫生室	4951442		3344637	2910070	4182296			1853463
门诊部	6380943		5505940	5505940	5028378			2122773
综合门诊部	2436832		1937429	1937429	2031784			856356
中医门诊部	978943		919173	919173	811914			273061
中西医结合门诊部	70224		56719	56719	59231			25498
民族医门诊部	1634		1227	1227	1497			746
专科门诊部	2893310		2591392	2591392	2123952			967113
诊所、卫生所、医务室、护理站	5326430	1635	4277130	4276939	4251888	120843	356	2253410
诊所	4473060		3808748	3808748	3548561			1848177
卫生所、医务室	638864		462736	462736	554328			262089
护理站	214505	1635	5646	5455	149000	120843	356	143144

统计范围：医疗卫生机构100.7万个，其中：社区卫生服务中心（站）3.5万个，诊所（医务室）24.1万个，村卫生室61.6万个。

4-3-1 续表

机构分类	总收入（万元）	财政拨款收入	事业收入	医疗收入	总费用/总支出（万元）	业务活动费用和单位管理费用	财政拨款费用	总费用中：人员经费（万元）
三、专业公共卫生机构	30176466	13530920	15147577	12762528	28356880	24561120	3032240	12239169
疾病预防控制中心	7846482	5773803	1616262		7486473	5362658	1370535	2700074
省属	1178960	941639	204425		1015865	819789	306559	220905
地级市（地区）属	1847672	1503394	235419		1837135	1468327	392832	812043
县级市（区）属	2574494	1836846	604471		2532311	1667604	401805	837329
县属	1926056	1330936	482674		1796967	1201692	193134	723288
其他	319300	160988	89274		304193	205245	76205	106510
专科疾病防治院（所、站）	1496122	605803	809129	803550	1387014	1296170	122279	674414
专科疾病防治院	720838	263450	402630	400488	671678	634944	81157	303385
传染病防治院	46377	6004	40163	40073	47301	47272	2058	18195
结核病防治院	88206	23432	60765	59439	76671	73373	11073	29658
职业病防治院	273073	103314	127143	126635	250518	230661	16629	125234
其他	313182	130700	174559	174341	297188	283639	51396	130298
专科疾病防治所（站、中心）	775285	342353	406498	403062	715336	661225	41122	371029
口腔病防治所（站、中心）	104750	15482	88138	88138	88576	87676	2003	51420
精神病防治所（站、中心）	44604	16125	27046	27018	39466	33877	1979	19424
皮肤病与性病防治所（中心）	196410	70316	121816	121704	186327	173078	5126	82573
结核病防治所（站、中心）	175533	98209	72503	71949	168703	156042	10212	108044
职业病防治所（站、中心）	41039	17159	15343	13210	35457	29756	1975	16437
地方病防治所（站、中心）	11160	8861	1965	1965	10751	8728	857	5704
血吸虫病防治所（站、中心）	109331	75696	31054	30613	98773	87822	6630	48870
药物戒毒所（中心）	8318	8101	216	216	6072	6019		1504
其他	84140	32404	48418	48249	81211	78227	12339	37054
健康教育所（站、中心）	63829	61306	488		63659	44241	12823	33112
妇幼保健院（所、站）	16520429	4108896	11982328	11958979	15121533	14756153	1002339	6788356
省属	1804917	200300	1545567	1539186	1509445	1489329	68238	682284
地级市（地区）属	6150521	1044997	4976259	4966622	5678746	5611857	303001	2501617
县级市（区）属	4702054	1439954	3129864	3126332	4419284	4297394	367094	2058403
县属	3617234	1371459	2142470	2139129	3292875	3146749	255380	1453047
其他	245703	52186	188167	187710	221184	210824	8626	93005
妇幼保健院	15540576	3444243	11713464	11692436	14244739	13963044	931767	6348394
妇幼保健所	624746	430079	162850	161775	541097	487187	44188	286646
妇幼保健站	348817	229257	105043	103806	329533	299923	25222	150675
生殖保健中心	6291	5317	971	961	6165	5999	1162	2641
急救中心（站）	580593	430174	91329		678641	436535	86245	325462
采供血机构	1835719	956003	577899		1792891	1265168	295625	534457
卫生监督所（中心）	1308793	1197151	16273		1319305	1212622	110920	939936
省属	76986	76120	76		74797	71799	15780	46908
地级市（地区）属	388001	369581	2511		394981	376866	40228	286602
县级市（区）属	481329	437298	7632		477166	439966	36630	344889
县属	360976	312805	6055		370825	322461	18195	260363
其他	1502	1347			1537	1531	87	1175
计划生育技术服务机构	524500	397785	53868		507365	187573	31475	243358
四、其他医疗卫生机构	4622809	1495242	940211	523247	4376453	3187211	529418	1373113
疗养院	354709	111679	181733	179742	328406	290149	19201	155537
卫生监督检验（监测）机构	29235	3111	2		20698	1617	112	4263
医学科学研究机构	876350	455200	165274		774816	636868	256679	254009
医学在职培训机构	209301	153328	48952		226314	156742	26831	131011
临床检验中心（所、站）	1874368	15318	347291	343505	1747622	1266350	2829	336842
卫生统计信息中心	113513	101881	7396		92254	79603	48355	24206
其他	1165333	654727	189564		1186343	755883	175412	467245

4-3-2　2019年医疗卫生机构收入与支出（按登记注册类型/主办单位/地区分）

	总收入（万元）	财政拨款收入	事业收入	医疗收入	总费用/总支出（万元）	业务活动费用和单位管理费用	财政拨款费用	总费用中：人员经费（万元）
总　计	**464413777**	**67353834**	**380091655**	**374921562**	**440964157**	**408919063**	**10844597**	**165902058**
按登记注册类型分								
公立	404256578	66832072	325485031	320631915	385466212	369240019	10819859	143993261
其中：国有	383821706	60970255	312679643	308213930	366152409	354091880	10767229	136155592
非公立	60157199	521762	54606624	54289647	55497944	39679044	24738	21908797
其中：私营	32357455	253548	29151304	28981601	29224412	19206177	9362	10385812
按主办单位分								
政府办	387050862	64981550	311120223	304900574	368440230	354393497	10631001	138251117
内：卫生健康部门	377717826	63037679	304301006	298623341	359598762	346788298	10442221	134187289
社会办	45021838	2064905	39360923	40221021	43151393	34956662	201798	16293020
个人办	31973122	307380	29360366	29799967	29065492	19568904	11799	11226197
按地区分								
东　部	243445386	33849669	200304520	197620657	233058485	216137725	6439501	87708686
中　部	113221244	14853835	94563748	93204062	107134799	99984748	1672550	38543097
西　部	107747147	18650331	85223387	84096843	100770873	92796590	2732547	39650276
北　京	27023335	4629226	21552149	20832815	26261239	24663422	1074377	8834120
天　津	7789515	982059	6552506	6456614	7448817	6936098	165029	2550011
河　北	18115221	2041426	15604677	15418368	17240724	15929267	244973	5288816
山　西	8847001	1852625	6680668	6608377	7954326	7364889	250065	3556259
内蒙古	6589333	1534368	4906793	4849156	6416898	5976629	179786	2367419
辽　宁	12369736	1039451	11103086	11008017	11871406	11280435	210124	3994949
吉　林	7667486	1345971	6165332	6064812	7348065	6920868	114647	2652515
黑龙江	9309216	1544478	7513404	7459490	8862299	8275814	141156	3071236
上　海	22287860	3098022	18090661	17784197	21264769	19591874	472542	7301016
江　苏	33861065	4265497	28135010	27911467	33142587	30399354	625109	11930627
浙　江	30803440	3882782	25245143	25086887	29053370	26507417	629881	13476660
安　徽	14741901	1913517	11876422	11685045	14071426	13043994	200422	5189247
福　建	11918340	2020445	9528199	9418222	10979601	10267569	385333	4603537
江　西	11234729	1863962	9097989	8973283	10539064	9679722	187332	3913749
山　东	29528495	3089417	25537106	25282185	28650125	26604904	409234	10633029
河　南	24522849	2134491	21768480	21396150	23523256	22167061	291015	7432479
湖　北	18897997	2235489	16074663	15843469	17695155	16572702	309014	6446284
湖　南	18000065	1963303	15386790	15173436	17141208	15959698	178898	6281327
广　东	46798531	8127905	36850230	36339825	44453255	41534280	2097377	17982724
广　西	13067021	1780480	10857998	10687313	12173952	11489123	397829	4700578
海　南	2949850	673438	2105753	2082061	2692592	2423105	125523	1113197
重　庆	10238393	1489505	8475905	8338596	9613195	8853884	214615	3726163
四　川	25775331	3544106	21444386	21201358	24173389	22283247	619030	9068464
贵　州	9172488	1639922	7096149	7008048	8592514	7791768	201553	3475911
云　南	12369140	2301918	9412623	9244897	11393208	10511277	473388	4516378
西　藏	853536	363607	456815	447403	663618	534332	19448	316666
陕　西	11232422	1756442	9161537	9082286	10805086	9900471	196796	3750446
甘　肃	5993565	1365265	4352649	4283569	5329407	4791902	110494	2761865
青　海	1957522	540981	1309490	1287461	1776822	1626946	78277	684133
宁　夏	2221325	485498	1653406	1632642	2107069	1978240	79006	819768
新　疆	8277072	1848238	6095636	6034114	7725716	7058773	162325	3462485

4-4-1　公立医院收入与支出

指标名称	2010	2015	2016	2017	2018	2019
机构数（个）	13510	12633	12302	11872	11600	11465
平均每所医院总收入（万元）	7179.3	16498.5	18915.7	21452.8	24182.9	27552.1
财政拨款收入*	586.9	1480.1	1727.0	1982.2	2306.1	2670.0
事业收入	–	–	–	–	–	24276.3
其中：医疗收入	6440.1	14612.4	16721.5	18909.0	21200.8	24159.9
门急诊收入	2318.7	5048.3	5703.5	6390.3	7158.1	8205.5
内：药品收入	1212.1	2441.1	2664.1	2810.7	3019.3	3450.1
住院收入	4121.4	9564.1	11017.9	12518.8	14042.7	15950.8
内：药品收入	1788.6	3529.3	3814.7	3869.0	3915.8	4342.7
平均每所医院总费用（万元）	6872.0	15996.5	18386.1	20968.1	23546.7	26271.7
其中：业务活动费用和单位管理费用#	6536.5	13263.2	15333.8	17556.2	19695.4	25860.2
内：药品费	2488.1	5322.1	5916.2	6360.1	6722.6	7712.5
平均每所医院人员经费（万元）	1650.0	4900.6	5829.8	6984.2	8092.3	9448.8
职工人均年业务收入（万元）	23.5	37.0	39.5	41.5	43.9	46.9
医师人均年业务收入（万元）	78.3	132.7	141.1	147.1	154.8	164.5
门诊病人次均医药费（元）	167.3	235.2	246.5	257.1	272.2	287.6
其中：药费	87.4	113.7	115.1	113.1	114.8	120.9
检查费	30.8	44.3	46.9	49.6	53.0	56.1
住院病人人均医药费（元）	6415.9	8833.0	9229.7	9563.2	9976.4	10484.3
其中：药费	2784.3	3259.6	3195.6	2955.6	2781.9	2854.4
检查费	460.8	753.4	805.2	864.3	943.3	1021.1
住院病人日均医药费（元）	600.6	903.1	965.3	1017.4	1067.6	1154.8

注：①本表按当年价格计算；② 2010 年医疗业务成本为医疗支出和药品支出之和；③ *2018 年及以前系财政补助收入；④ #2018 年及以前系医疗业务成本。

4-4-2 2019年三级公立医院收入与支出

指标名称	公立医院	三级医院	二级医院	一级医院	公立医院中：政府办医院
机构数（个）	11465	2372	5838	2171	9380
平均每所医院总收入（万元）	27552.1	96092.7	14073.2	1486.6	32337.6
财政拨款收入	2670.0	7753.4	1853.5	356.2	3196.4
事业收入	24276.3	86252.2	11916.4	1065.2	28441.9
医疗收入	24159.9	85714.1	11907.4	1063.8	28303.9
门急诊收入	8205.5	28175.9	4305.4	564.1	9569.1
内：挂号收入	46.5	166.9	20.5	3.2	53.9
检查收入	1600.3	5452.5	884.3	69.0	1881.9
治疗收入	942.8	3131.1	516.4	84.7	1087.4
手术收入	206.9	759.9	88.1	10.7	240.4
卫生材料收入	289.5	1025.7	141.0	13.5	337.2
药品收入	3450.1	11791.4	1814.7	287.2	4019.2
西药收入	2462.0	8485.0	1265.5	195.9	2865.9
中药收入	988.1	3306.4	549.2	91.3	1153.3
住院收入	15950.8	57535.4	7597.3	499.2	18730.6
内：床位收入	578.3	1880.8	345.9	35.8	676.4
检查收入	1553.5	5563.3	760.8	43.4	1824.8
治疗收入	2273.7	7701.4	1261.5	104.6	2658.3
手术收入	1175.0	4465.4	475.7	26.0	1390.0
护理收入	496.3	1563.1	317.4	30.5	583.3
卫生材料收入	3080.3	12472.7	956.8	28.0	3639.9
药品收入	4342.7	15572.3	2105.1	144.0	5084.0
西药收入	3938.6	14305.8	1840.0	121.7	4610.5
中药收入	404.1	1266.5	265.2	22.3	473.5
科教收入	116.4	538.0	8.9	1.4	137.9
上级补助收入	33.3	59.7	31.8	17.6	34.6
其他收入	388.6	1334.6	198.3	36.1	446.4
平均每所医院总费用（万元）	26271.7	91582.6	13381.9	1453.7	30780.2
其中：业务活动费用	23072.0	81597.1	11421.0	1124.0	27090.9
单位管理费用	2788.2	8793.4	1702.8	235.1	3256.9
其他费用	411.4	1192.0	258.1	94.6	432.4
业务活动费用和单位管理费用	23072.0	81597.1	11421.0	1124.0	27090.9
内：财政拨款经费	1242.4	3970.6	739.0	118.4	1495.3
药品费	7712.5	26731.0	4024.9	412.7	9027.7
科教经费	104.3	467.2	14.3	0.8	124.8
平均每所医院人员经费（万元）	9448.8	32240.2	4932.4	588.7	11113.6
职工人均年业务收入（元）	469371.1	600550.4	303322.9	169897.8	478030.4
医师人均年业务收入（元）	1644876.1	2080819.8	1088897.3	533831.2	1675916.5
门诊病人次均医药费（元）	287.6	337.6	214.5	162.2	287.8
内：挂号费	1.6	2.0	1.0	0.9	1.6
检查费	56.1	65.3	44.1	19.8	56.6
治疗费	33.0	37.5	25.7	24.4	32.7
药费	120.9	141.3	90.4	82.6	120.9
住院病人人均医药费（元）	10484.3	13670.0	6232.4	5100.4	10505.0
内：床位费	380.1	446.9	283.8	365.5	379.4
检查费	1021.1	1321.8	624.1	443.4	1023.4
治疗费	1494.5	1829.8	1034.9	1068.7	1490.9
手术费	772.3	1060.9	390.2	265.3	779.6
护理费	326.2	371.4	260.4	311.7	327.1
卫生材料费	2024.6	2963.4	784.9	286.4	2041.4
药费	2854.4	3699.9	1726.9	1470.8	2851.3
住院病人日均医药费（元）	1154.8	1492.4	716.4	396.2	1166.3

4-4-3 综合医院收入与支出

指标名称	2010	2015	2016	2017	2018	2019
机构数（个）	4748	4519	4510	4521	4522	4505
平均每所医院总收入（万元）	13906.1	31210.1	35007.1	38857.3	42507.3	48203.4
财政拨款收入	997.8	2555.3	2911.1	3227.7	3617.3	4140.9
事业收入	–	–	–	–	–	43052.1
其中：医疗收入	12693.0	27962.6	31305.6	34677.0	37764.9	42872.5
门急诊收入	4309.7	9132.1	10098.4	11061.8	12082.4	13828.6
内：药品收入	2183.6	4200.3	4475.8	4585.7	4784.8	5492.1
住院收入	8383.3	18830.4	21207.1	23615.2	25682.4	29030.6
内：药品收入	3641.3	6870.2	7256.6	7243.4	7086.6	7804.2
平均每所医院总费用（万元）	13317.3	30317.5	34035.7	37961.5	41368.2	45980.4
其中：业务活动费用和单位管理费用#	12831.9	25542.2	28823.2	32288.7	35137.2	45423.1
内：药品费	4878.5	10038.2	10871.5	11428.4	11648.1	13148.4
平均每所医院人员经费（万元）	3082.4	9170.8	10640.2	12427.6	13997.0	16149.7
职工人均年业务收入（万元）	26.2	40.0	42.5	44.7	47.1	50.5
医师人均年业务收入（万元）	88.1	145.0	153.7	159.9	167.5	177.7
门诊病人次均医药费（元）	173.8	237.5	247.8	257.4	271.4	286.4
其中：药费	88.1	109.3	109.8	106.7	107.5	113.8
检查费	35.9	50.1	52.7	55.6	59.3	62.3
住院病人人均医药费（元）	6525.6	8953.3	9339.1	9735.4	10124.6	10644.2
其中：药费	2834.4	3266.6	3195.6	2986.1	2793.7	2861.4
检查费	473.1	775.6	826.4	894.9	978.7	1056.7
住院病人日均医药费（元）	674.8	1009.7	1079.1	1142.3	1203.0	1300.5

注：①本表系卫生健康部门综合医院数字；②本表按当年价格计算；③2010年医疗业务成本为医疗支出和药品支出之和；④#2018年及以前系医疗业务成本

4-4-4 2019年各级综合医院收入与支出

指标名称	合计	委属	省属	地级市属	县级市属	县属
机构数（个）	4513	25	254	948	1465	1821
平均每所医院总收入（万元）	48258.8	597918.8	213543.9	78972.6	26659.6	19045.3
财政拨款收入	4184.3	36853.1	14746.0	6566.4	2779.3	2152.9
事业收入	43062.1	540349.7	194112.0	71046.4	23252.5	16534.5
医疗收入	42881.8	528515.8	192942.7	70864.3	23229.1	16526.9
门急诊收入	13844.6	180399.0	58040.0	22345.3	8506.3	5262.7
内：挂号费	63.3	741.6	423.1	76.8	28.4	24.8
检查收入	3013.8	32797.2	11806.3	4923.8	1881.0	1295.4
治疗收入	1454.3	17250.0	5702.0	2344.1	940.4	595.3
手术收入	353.1	5061.5	1812.5	558.4	191.9	107.9
卫生材料收入	503.4	6618.4	2235.4	801.2	296.9	189.1
药品收入	5492.1	76052.0	23676.2	8846.7	3288.1	2013.7
西药收入	4394.9	63027.2	19340.6	6959.8	2630.6	1589.3
中药收入	1097.2	13024.7	4335.6	1887.0	657.5	424.4
住院收入	29024.0	349151.0	134693.2	48494.3	14722.9	11259.2
内：床位收入	970.3	8602.4	3548.5	1610.9	607.6	464.2
检查收入	2880.6	27692.7	12483.8	5081.4	1521.4	1148.3
治疗收入	3710.1	32936.8	14031.6	6490.1	2093.3	1722.7
手术收入	2259.1	34563.1	11356.4	3650.9	1087.7	764.4
护理收入	857.8	5603.5	2887.6	1428.2	538.4	469.6
卫生材料收入	6107.0	106772.0	36978.6	9845.1	2340.3	1503.2
药品收入	7800.9	91460.8	36037.5	13043.8	3976.9	3060.8
西药收入	7301.1	87835.6	34360.5	12139.1	3676.2	2818.8
中药收入	499.8	3625.2	1677.1	904.8	300.7	242.0
科教收入	180.3	11833.9	1169.3	182.2	23.4	7.6
上级补助收入	43.8	7.1	104.0	49.4	52.3	26.2
其他收入	636.6	7719.0	3070.7	908.2	412.8	238.6
平均每所医院总费用（万元）	46020.7	569841.4	203290.1	75325.5	25843.6	17869.4
业务活动费用	40880.6	517565.6	185415.2	66917.4	22507.3	15402.9
单位管理费用	4583.0	47047.5	15802.4	7540.7	2986.0	2180.2
其他费用	557.0	5228.3	2072.6	867.4	350.3	286.3
业务活动费用和单位管理费用						
内：财政拨款经费	2524.6	22271.8	9393.0	4220.6	1806.0	990.8
药品费	13144.9	165776.3	58596.9	21929.8	7157.7	4953.0
科教经费	201.7	10794.5	1190.6	220.9	54.1	27.1
平均每所医院人员支出（万元）	16173.7	181991.8	65126.3	26867.9	9724.5	6690.3
职工人均年业务收入（元）	504581.8	1090218.4	802395.0	531435.2	380377.2	318685.5
医师人均年业务收入（元）	1778022.9	4070773.4	2781823.4	1832389.5	1313339.8	1184957.9
门诊病人次均医药费（元）	286.8	523.4	400.4	298.2	229.3	203.7
内：挂号费	1.3	2.2	2.9	1.0	0.8	1.0
检查费	62.4	95.2	81.4	65.7	50.7	50.1
治疗费	30.1	50.1	39.3	31.3	25.3	23.0
药费	113.8	220.7	163.3	118.1	88.6	77.9
住院病人人均医药费（元）	10646.6	24281.1	18523.2	12395.4	7702.0	5715.5
内：床位费	355.9	598.2	488.0	411.7	317.9	235.6
检查费	1056.7	1925.8	1716.8	1298.8	795.9	582.9
治疗费	1361.0	2290.5	1929.6	1658.9	1095.1	874.5
手术费	828.7	2403.6	1561.7	933.2	569.0	388.0
护理费	314.7	389.7	397.1	365.0	281.6	238.4
卫生材料费	2240.2	7425.3	5085.4	2516.5	1224.3	763.1
药费	2861.5	6360.5	4955.9	3334.1	2080.4	1553.8
住院病人日均医药费（元）	1301.0	3157.0	2191.6	1391.7	965.3	761.3

注：①本表系卫生健康部门综合医院数字；②地级市属含地区和省辖市区属，县级市属包括地级市辖区属。

4-5-1 医院门诊病人次均医药费用

	门诊病人次均医药费（元）			占门诊医药费（%）	
		药费	检查费	药费	检查费
医院合计					
2010	166.8	85.6	30.0	51.3	18.0
2015	233.9	110.5	42.7	47.3	18.3
2016	245.5	111.7	45.2	45.5	18.4
2017	257.0	109.7	47.6	42.7	18.5
2018	274.1	112.0	51.0	40.9	18.6
2019	290.8	118.1	54.1	40.6	18.6
其中：公立医院					
2010	167.3	87.4	30.8	52.3	18.4
2015	235.2	113.7	44.3	48.4	18.8
2016	246.5	115.1	46.9	46.7	19.0
2017	257.1	113.1	49.6	44.0	19.3
2018	272.2	114.8	53.0	42.2	19.5
2019	287.6	120.9	56.1	42.0	19.5
内：三级医院					
2010	220.2	117.6	37.9	53.4	17.2
2015	283.7	139.8	51.1	49.3	18.0
2016	294.9	139.8	53.9	47.4	18.3
2017	306.1	135.7	57.0	44.3	18.6
2018	322.1	135.8	61.5	42.2	19.1
2019	337.6	141.3	65.3	41.8	19.4
二级医院					
2010	139.3	70.5	28.9	50.6	20.8
2015	184.1	85.0	39.2	46.2	21.3
2016	190.6	85.5	40.6	44.9	21.3
2017	197.1	84.3	42.1	42.8	21.4
2018	204.3	85.2	43.0	41.7	21.0
2019	214.5	90.4	44.1	42.1	20.5
一级医院					
2010	93.1	51.6	11.5	55.4	12.4
2015	132.9	70.6	17.6	53.1	13.3
2016	144.5	73.8	19.4	51.0	13.4
2017	150.1	76.2	19.9	50.8	13.3
2018	156.8	80.5	20.5	51.3	13.1
2019	162.2	82.6	19.8	50.9	12.2

注：本表按当年价格计算。

4-5-2 医院住院病人人均医药费用

	住院病人人均医药费（元）			占住院医药费（%）	
		药费	检查费	药费	检查费
医院合计					
2010	6193.9	2670.2	441.6	43.1	7.1
2015	8268.1	3042.0	697.2	36.8	8.4
2016	8604.7	2977.5	740.7	34.6	8.6
2017	8890.7	2764.9	791.3	31.1	8.9
2018	9291.9	2621.6	861.3	28.2	9.3
2019	9848.4	2710.5	938.5	27.5	9.5
其中：公立医院					
2010	6415.9	2784.3	460.8	43.4	7.2
2015	8833.0	3259.6	753.4	36.9	8.5
2016	9229.7	3195.6	805.2	34.6	8.7
2017	9563.2	2955.6	864.3	30.9	9.0
2018	9976.4	2781.9	943.3	27.9	9.5
2019	10484.3	2854.4	1021.1	27.2	9.7
内：三级医院					
2010	10442.4	4440.9	765.5	42.5	7.3
2015	12599.3	4641.6	1078.1	36.8	8.6
2016	12847.8	4459.0	1121.8	34.7	8.7
2017	13086.7	4024.2	1181.4	30.8	9.0
2018	13313.3	3678.1	1254.9	27.6	9.4
2019	13670.0	3699.9	1321.8	27.1	9.7
二级医院					
2010	4338.6	1944.8	303.4	44.8	7.0
2015	5358.2	1981.2	456.2	37.0	8.5
2016	5569.9	1913.6	487.4	34.4	8.8
2017	5799.1	1812.3	528.2	31.3	9.1
2018	6002.2	1713.1	576.8	28.5	9.6
2019	6232.4	1726.9	624.1	27.7	10.0
一级医院					
2010	2844.3	1243.7	185.9	43.7	6.5
2015	3844.5	1525.3	304.4	39.7	7.9
2016	4312.2	1604.3	358.2	37.2	8.3
2017	4602.8	1542.6	388.3	33.5	8.4
2018	4937.0	1530.8	412.3	31.0	8.4
2019	5100.4	1470.8	443.4	28.8	8.7

注：本表按当年价格计算。

4-5-3 综合医院门诊病人次均医药费用

级别	年份	门诊病人次均医药费（元）			占门诊医药费（%）	
			药费	检查费	药费	检查费
医院合计	2010	173.8	88.1	35.9	50.7	20.7
	2015	237.5	109.3	50.1	46.0	21.1
	2016	247.8	109.8	52.7	44.3	21.2
	2017	257.4	106.7	55.6	41.5	21.6
	2018	271.4	107.5	59.3	39.6	21.9
	2019	286.8	113.8	62.4	39.7	21.8
委属	2010	324.1	181.9	49.5	56.1	15.3
	2015	441.1	234.6	69.9	53.2	15.8
	2016	451.7	231.6	73.6	51.3	16.3
	2017	476.1	220.8	80.8	46.4	17.0
	2018	506.5	218.2	90.5	43.1	17.9
	2019	523.4	220.7	95.2	42.2	18.2
省属	2010	254.4	135.6	45.3	53.3	17.8
	2015	332.6	161.2	59.6	48.5	17.9
	2016	347.8	162.5	64.1	46.7	18.4
	2017	362.3	157.2	69.2	43.4	19.1
	2018	383.3	157.7	75.9	41.1	19.8
	2019	400.4	163.3	81.4	40.8	20.3
地级市属	2010	179.7	93.1	36.0	51.8	20.0
	2015	246.7	116.3	51.8	47.1	21.0
	2016	258.5	116.9	54.6	45.2	21.1
	2017	267.3	111.8	58.0	41.8	21.7
	2018	281.7	111.5	61.9	39.6	22.0
	2019	298.2	118.1	65.7	39.6	22.0
县级市属	2010	139.8	67.4	30.7	48.2	22.0
	2015	191.0	82.3	42.2	43.1	22.1
	2016	197.9	82.2	44.2	41.5	22.3
	2017	205.2	81.4	46.3	39.7	22.6
	2018	216.9	83.0	49.0	38.3	22.6
	2019	229.3	88.6	50.7	38.7	22.1
县属	2010	121.4	54.5	32.9	44.9	27.1
	2015	170.5	68.7	46.0	40.3	27.0
	2016	176.0	68.7	47.0	39.0	26.7
	2017	183.2	69.2	48.0	37.8	26.2
	2018	191.7	71.6	49.1	37.4	25.6
	2019	203.7	78.0	50.1	38.3	24.6

注：①本表系卫生健康部门办综合医院数字；②按当年价格计算。

4-5-4 综合医院住院病人人均医药费用

		住院病人人均医药费（元）			占住院医药费（%）	
			药费	检查费	药费	检查费
医院合计	2010	6525.6	2834.4	473.1	43.4	7.2
	2015	8953.3	3266.6	775.6	36.5	8.7
	2016	9339.1	3195.6	826.4	34.2	8.8
	2017	9735.4	2986.1	894.9	30.7	9.2
	2018	10124.6	2793.7	978.7	27.6	9.7
	2019	10646.6	2861.5	1056.7	26.9	9.9
委属	2010	16383.6	6620.1	1032.0	40.4	6.3
	2015	21544.8	7705.0	1518.8	35.8	7.0
	2016	22327.3	7644.0	1594.3	34.2	7.1
	2017	22977.3	6837.2	1702.7	29.8	7.4
	2018	23192.0	6141.1	1829.1	26.5	7.9
	2019	24281.1	6360.5	1925.8	26.2	7.9
省属	2010	12938.7	5549.5	940.1	42.9	7.3
	2015	16709.4	6055.7	1350.8	36.2	8.1
	2016	17183.7	5927.4	1404.5	34.5	8.2
	2017	17587.9	5505.9	1476.4	31.3	8.4
	2018	18014.6	4983.6	1614.2	27.7	9.0
	2019	18523.2	4955.9	1716.8	26.8	9.3
地级市属	2010	8100.0	3433.0	646.1	42.4	8.0
	2015	10972.9	4085.7	1018.4	37.2	9.3
	2016	11324.4	3946.1	1067.7	34.8	9.4
	2017	11594.9	3546.7	1145.7	30.6	9.9
	2018	11914.0	3279.7	1223.7	27.5	10.3
	2019	12395.4	3334.1	1298.8	26.9	10.5
县级市属	2010	4891.5	2190.7	346.5	44.8	7.1
	2015	6641.1	2401.2	587.5	36.2	8.8
	2016	6856.0	2313.0	624.3	33.7	9.1
	2017	7115.0	2165.5	672.1	30.4	9.4
	2018	7445.1	2061.7	739.8	27.7	9.9
	2019	7702.0	2080.4	795.9	27.0	10.3
县属	2010	3261.8	1506.0	216.4	46.2	6.6
	2015	4656.3	1670.3	401.2	35.9	8.6
	2016	4850.4	1596.3	436.4	32.9	9.0
	2017	5115.5	1559.4	481.1	30.5	9.4
	2018	5401.4	1510.9	535.8	28.0	9.9
	2019	5715.5	1553.8	582.9	27.2	10.2

注：①本表系卫生健康部门综合医院数字；②按当年价格计算。

4-5-5 2019年各地区医院门诊和住院病人人均医药费用

地区	门诊病人次均医药费（元）	药费	检查费	住院病人人均医药费（元）	药费	检查费	手术费
总 计	**290.8**	**118.1**	**54.1**	**9848.4**	**2710.5**	**938.5**	**757.0**
北 京	561.4	258.2	59.7	23359.8	5629.1	1439.7	1612.3
天 津	362.3	186.2	44.3	18027.6	4587.6	1414.3	1303.0
河 北	256.5	105.2	56.6	9567.2	3121.8	1015.3	474.6
山 西	271.3	109.5	59.3	9698.8	2694.4	1023.0	537.5
内蒙古	271.4	102.2	62.4	8861.5	2573.5	976.2	623.4
辽 宁	329.0	130.8	71.5	10313.2	2817.5	1045.7	883.5
吉 林	289.8	105.7	63.0	10485.5	3398.2	904.9	638.4
黑龙江	281.5	86.8	75.3	9272.8	3185.7	791.7	418.9
上 海	404.6	172.7	55.8	19272.3	4757.4	1417.1	1761.4
江 苏	297.4	124.9	53.1	11803.1	3783.5	1012.9	776.8
浙 江	278.1	117.1	35.4	11616.7	3197.3	737.1	1056.3
安 徽	255.2	109.1	53.4	7822.6	2127.7	749.4	602.3
福 建	281.9	109.9	54.7	9600.7	2391.2	1066.6	996.0
江 西	277.4	125.3	54.5	8583.1	2504.2	713.9	665.3
山 东	270.6	110.3	59.2	10081.4	2678.8	972.2	883.2
河 南	212.0	92.0	48.0	8662.5	2682.4	951.2	592.6
湖 北	265.6	110.9	50.6	9793.9	2632.9	962.8	847.3
湖 南	320.2	118.7	66.0	8433.1	2419.0	761.9	608.2
广 东	300.2	113.2	56.3	12394.5	2861.5	1208.4	1269.3
广 西	221.7	84.9	44.9	9280.6	2496.3	999.7	587.4
海 南	286.2	121.2	54.3	10469.9	3064.8	865.5	670.3
重 庆	329.9	129.3	55.9	8527.5	2313.0	882.9	555.2
四 川	269.8	95.8	57.8	8528.0	2143.5	902.8	672.9
贵 州	252.6	81.3	54.3	6177.6	1601.0	650.1	468.2
云 南	219.1	77.8	46.2	6480.8	1638.3	778.1	398.5
西 藏	220.1	82.3	42.2	9314.6	2519.5	724.6	581.6
陕 西	256.9	99.5	56.6	7922.7	2349.7	851.5	632.5
甘 肃	210.5	92.3	46.8	6168.9	1543.0	690.8	479.0
青 海	235.4	81.0	50.7	9376.6	2600.3	1052.4	733.0
宁 夏	242.6	108.8	47.0	8086.9	2075.8	806.6	615.5
新 疆	245.6	107.4	54.3	7857.5	1802.9	977.9	597.6

4-5-6　2019年各地区公立医院门诊和住院病人人均医药费用

地区	门诊病人次均医药费（元）	药费	检查费	住院病人人均医药费（元）	药费	检查费	手术费
总　计	**287.6**	**120.9**	**56.1**	**10484.3**	**2854.4**	**1021.1**	**772.3**
北　京	544.5	255.3	60.2	23404.4	5627.4	1488.9	1432.5
天　津	363.5	176.3	52.1	18274.8	4717.9	1440.1	1253.5
河　北	262.0	108.9	59.7	10067.1	3181.8	1099.6	500.7
山　西	274.6	113.7	64.0	10793.4	2945.3	1140.0	549.6
内蒙古	271.3	102.3	64.6	9222.3	2669.2	1025.9	627.1
辽　宁	329.2	136.4	73.6	11137.9	3062.1	1133.8	918.1
吉　林	295.5	111.9	65.2	11267.8	3659.5	1000.2	656.8
黑龙江	282.9	88.0	79.6	9847.3	3404.6	860.1	413.6
上　海	389.3	171.2	55.9	18618.7	4613.9	1409.7	1628.6
江　苏	306.6	134.7	57.2	12965.6	4073.6	1164.1	822.6
浙　江	262.0	116.8	34.4	11437.3	3050.0	761.8	1043.2
安　徽	258.4	114.8	56.7	8432.1	2304.0	803.8	612.8
福　建	272.8	113.1	53.3	10041.0	2602.3	1148.5	943.2
江　西	282.3	130.4	56.2	9227.6	2677.9	768.5	691.4
山　东	273.6	114.5	62.8	10598.2	2789.7	1040.2	885.9
河　南	217.9	97.9	50.7	9473.4	2900.2	1060.7	633.6
湖　北	259.6	112.8	51.9	10233.9	2779.2	1023.9	857.2
湖　南	307.2	122.9	69.7	9178.2	2594.5	845.9	621.3
广　东	290.4	115.2	56.5	12783.6	2980.7	1262.6	1265.0
广　西	221.9	86.2	46.2	9622.1	2604.4	1033.5	582.5
海　南	276.6	124.1	54.3	10678.0	3087.9	880.4	648.0
重　庆	316.7	131.4	59.1	9405.0	2399.3	1013.7	496.3
四　川	257.2	97.5	60.8	9351.2	2253.4	1016.5	710.9
贵　州	272.0	87.8	62.6	7133.1	1761.1	768.5	524.7
云　南	216.3	78.0	49.6	7034.6	1725.0	884.9	402.8
西　藏	200.9	82.9	38.8	9401.1	2579.5	681.8	523.6
陕　西	254.9	102.2	58.2	8450.0	2490.3	915.5	661.5
甘　肃	211.8	94.7	48.8	6503.6	1627.4	751.6	492.4
青　海	223.6	79.4	51.8	9907.3	2766.5	1153.2	653.2
宁　夏	250.3	114.3	50.4	8693.8	2226.0	897.4	622.5
新　疆	248.5	110.4	56.1	8287.4	1895.2	1040.0	620.8

4-6-1　2019年公立医院部分病种平均住院医药费用

疾病名称(ICD-10)	出院人数(人)	平　均住院日	人均医药费(元)					
				药费	检查费	治疗费	手术费	卫生材料费
病毒性肝炎	206896	11.1	7759.7	3192.8	750.9	485.4	362.5	341.9
浸润性肺结核	343270	12.5	9271.2	3008.1	1017.0	1019.2	792.1	732.8
急性心肌梗死	552669	8.1	30381.3	4644.6	2017.3	2515.9	4230.0	14249.7
充血性心力衰竭	63479	9.3	8974.0	3108.2	1129.8	1246.7	657.3	630.9
细菌性肺炎	1274190	8.2	7133.3	2437.9	795.7	892.7	351.6	329.6
慢性肺源性心脏病	117594	9.8	8045.6	2911.2	991.8	1333.0	287.0	348.3
急性上消化道出血	190986	7.7	9045.2	3398.4	930.4	963.3	506.2	638.2
原发性肾病综合征	178161	8.8	7595.4	2561.1	836.5	513.1	233.3	373.7
甲状腺功能亢进	126335	6.9	5700.6	1290.2	1020.9	506.0	2613.5	409.8
脑出血	611709	14.3	20105.6	6466.4	2421.6	3848.4	2455.5	2232.2
脑梗死	4335072	10.0	9809.1	3815.5	1743.7	1236.8	868.9	581.8
再生障碍性贫血	169175	7.2	10119.0	4069.3	646.5	662.3	166.0	340.0
急性白血病	83971	12.6	21356.7	8989.1	1076.9	1477.4	178.9	1058.8
结节性甲状腺肿	219746	6.9	13404.4	2002.0	993.1	797.5	4128.7	3042.7
急性阑尾炎	872967	6.3	9223.7	2324.7	597.1	707.5	2665.0	1677.9
急性胆囊炎	116548	7.5	8210.5	2850.3	1073.5	674.9	2202.3	908.3
腹股沟疝	718043	5.9	9047.5	1185.8	536.6	529.3	2438.9	3033.9
胃恶性肿瘤	301636	12.6	24600.3	7014.9	2083.3	1842.9	4603.8	7203.5
肺恶性肿瘤	306253	12.0	29737.8	5927.9	2817.3	2121.4	5074.7	10117.7
食管恶性肿瘤	163481	13.7	19967.5	5729.2	2195.1	2994.2	3764.6	4339.5
心肌梗死冠状动脉搭桥	4521	15.8	68625.6	10960.7	4182.5	4787.2	11512.4	28056.6
膀胱恶性肿瘤	90210	11.4	19550.6	5260.5	1751.1	1371.3	4210.7	3590.6
前列腺增生	368542	10.2	12579.9	2910.5	1237.2	978.3	3623.1	1946.7
颅内损伤	778660	11.7	13072.4	4494.1	1877.7	1768.6	1874.3	1576.8
腰椎间盘突出症	673623	9.6	10048.0	1535.5	1085.3	1629.9	3673.8	3292.1
儿童支气管肺炎	2565924	6.5	3355.3	1078.6	180.3	502.6	129.9	211.5
子宫平滑肌瘤	418810	8.3	14419.7	2361.0	891.3	1062.8	4452.2	2633.5
剖宫产	2334699	6.1	8462.6	1524.0	446.7	898.5	2139.4	1336.1
老年性白内障	897738	3.4	7092.7	318.1	495.7	277.0	2483.7	2741.4

4-6-2 2019年各级医院部分病种平均住院医药费用

疾病名称（ICD-10）	住院病人人均医药费（元）					平均住院日（日）				
	委属	省属	地级市属	县级市属	县属	委属	省属	地级市属	县级市属	县属
病毒性肝炎	11666.5	9714.3	8721.2	6962.1	5613.2	7.9	9.1	12.2	11.7	11.2
浸润性肺结核	19077.0	14106.1	11689.0	7970.9	6172.6	8.9	12.3	13.9	12.4	11.5
急性心肌梗死	42195.1	38217.2	32694.7	25058.9	18614.8	7.1	7.9	8.6	7.9	7.4
充血性心力衰竭	20669.0	11812.6	11497.7	7217.6	6208.6	9.3	9.9	9.7	9.1	8.6
细菌性肺炎	15295.6	11230.0	8368.8	5939.9	4749.5	9.7	9.0	8.6	8.0	7.6
慢性肺源性心脏病	18687.4	14050.9	11508.9	8086.1	6459.0	9.3	10.6	10.6	9.8	9.5
急性上消化道出血	20294.1	15519.7	11689.8	7859.3	6681.7	8.1	8.7	8.4	7.5	7.2
原发性肾病综合征	10909.9	9037.7	7430.4	5990.2	4701.3	8.7	8.4	9.5	8.9	8.2
甲状腺功能亢进	9595.8	6301.6	5686.9	5011.7	4418.0	6.5	6.7	7.0	7.0	7.2
脑出血	28219.4	26645.8	23723.6	18116.2	15807.5	12.0	13.7	15.1	14.3	14.2
脑梗死	19448.8	15000.2	12628.4	8178.4	6519.6	10.6	10.5	10.9	9.8	9.3
再生障碍性贫血	16165.7	14271.6	10130.6	7453.8	5558.4	7.1	8.2	7.5	6.8	5.6
急性白血病	36059.5	24829.8	20961.5	15255.3	9479.8	15.7	12.8	13.1	11.9	9.6
结节性甲状腺肿	17125.3	15862.1	13432.4	11475.6	9588.9	4.8	6.2	7.0	7.3	7.8
急性阑尾炎	16839.1	14117.5	11263.0	8510.6	6894.2	5.1	6.4	6.4	6.1	6.5
急性胆囊炎	20581.3	15222.8	11016.1	6907.5	5311.0	8.4	8.4	8.2	7.2	7.0
腹股沟疝	13116.8	12614.4	10499.9	8334.9	6483.0	3.9	5.0	5.7	6.2	6.4
胃恶性肿瘤	40994.7	36466.8	27985.3	17519.9	11135.1	11.0	12.8	13.8	12.5	11.1
肺恶性肿瘤	42342.4	39952.1	28156.4	18270.4	10660.2	10.0	11.7	12.8	12.5	11.5
食管恶性肿瘤	29142.6	29165.0	24197.6	16240.6	11450.5	10.2	14.0	14.7	13.9	12.7
心肌梗死冠状动脉搭桥	77190.6	76502.5	66179.1	51116.4	45991.6	12.4	16.6	16.4	13.2	11.6
膀胱恶性肿瘤	23340.0	23940.6	20090.5	15066.2	11110.8	7.8	10.6	12.7	12.2	11.1
前列腺增生	19073.2	17018.7	14093.2	10827.7	8872.9	7.8	9.7	10.9	10.3	9.9
颅内损伤	28828.0	21933.3	16820.2	11546.0	9518.8	10.3	12.2	13.0	11.5	11.0
腰椎间盘突出症	29424.0	21533.0	12894.8	7208.5	5136.0	7.9	9.5	10.3	9.9	9.1
儿童支气管肺炎	6522.1	5466.0	4125.5	3116.5	2659.0	6.6	6.9	6.7	6.5	6.4
子宫平滑肌瘤	19843.6	18637.2	14938.5	12139.3	9844.8	6.9	7.9	8.5	8.5	8.8
剖宫产	14172.9	12264.7	9726.0	7590.1	6200.7	5.9	6.1	6.1	6.1	6.1
老年性白内障	8879.7	9028.6	7768.4	6523.1	5205.0	2.3	2.8	3.4	3.4	3.9

注：本表系卫生健康部门综合医院数字。

五、医疗服务

简要说明

一、本章主要介绍全国及31个省、自治区、直辖市医疗卫生机构门诊、住院和床位利用情况，包括诊疗人次、住院人数、病床使用率、平均住院日、医师担负工作量、住院病人疾病构成、居民两周就诊率、居民住院率等。

二、诊疗人次、住院人数、病床使用率、平均住院日、医生人均工作量、住院病人疾病转归情况数据来源于医疗服务统计年报。居民就诊率、住院率、经常就诊单位和医疗保障方式等数据来源于2003、2008、2013年国家卫生服务调查。

三、本章涉及的口径变动和指标解释与“医疗卫生机构”章一致。

四、统计口径调整：村卫生室诊疗人次计入总诊疗人次数中，按此口径调整了各年数据。

五、住院病人疾病转归情况系各级卫生健康部门所属医院汇总数，采用ICD-10国际疾病分类标准。

六、2003、2008、2013年国家卫生服务调查采取多阶段分层整群随机抽样法。2003年抽取了95个样本县/市（28个城市、67个县）的5.7万户共21万人；2008年抽取了94个样本县/市（28个城市、66个县）的5.6万户共18万人；2013年抽取了156个样本县/市（78个城市、78个县）约9.36万户共27.37万人；2018年的服务调查材料如下：2018年抽取了156个样本县/市（80个城市、76个县）约9.41万户共25.63万人。

主要指标解释

总诊疗人次数 指所有诊疗工作的总人次数，统计界定原则为：①按挂号数统计，包括门诊、急诊、出诊、预约诊疗、单项健康检查、健康咨询指导（不含健康讲座）人次。患者一次就诊多次挂号，按实际诊疗次数统计，不包括根据医嘱进行的各项检查、治疗、处置工作量以及免疫接种、健康管理服务人次数。②未挂号就诊、本单位职工就诊及外出诊（不含外出会诊）不收取挂号费的，按实际诊疗人次统计。

急诊病死率 即急诊室死亡人数/急诊人次数×100%。

观察室病死率 即观察室死亡人数/观察室留观人次数×100%。

出院人数 指报告期内所有住院后出院的人数。包括医嘱离院、医嘱转其他医疗机构、非医嘱离院、死亡及其他人数，不含家庭病床撤床人数。统计界定原则为：①“死亡”：包括已办住院手续后死亡、未办理住院手续而实际上已收容入院的死亡者。②“其他”：指正常分娩和未产出院、未治和住院经检查无病出院、无并发症的人工流产或绝育手术出院者。

每百门急诊入院人数 即入院人数/门急诊人次×100%。

住院病死率 即出院人数中的死亡人数/出院人数×100%。其死亡人数包括：①已办住院手续后死亡人数；②虽未办理住院手续但实际已收容入院后的死亡者，不包括门、急诊室及观察室内的死亡人数。

住院病人手术人次数 指有正规手术单和麻醉单施行手术的住院病人总数（包括产科手术病人数）。同一病人本次在院就诊期间患有同一疾病或不同疾病施行多次手术者，按实际施行的手术次数统计。

实际开放总床日数 指年内医院各科每日夜晚12点开放病床数总和，不论该床是否被病人占用，都应计算在内。包括消毒和小修理等暂停使用的病床，超过半年的加床。不包括因病房扩建或大修而停用的病床及临时增设病床。

实际占用总床日数 指医院各科每日夜晚12点实际占用病床数（即每日夜晚12点住院人数）总和。包括实际占用的临时加床在内。病人入院后于当晚12点前死亡或因故出院的病人，作为实际占用床位1天进行统计，同时亦应统计“出院者占用总床日数”1天，入院及出院人数各1人。

出院者占用总床日数 指所有出院人数的住院床日之总和。包括正常分娩、未产出院、住院经检查无病出院、未治出院及健康人进行人工流产或绝育手术后正常出院者的住院床日数。

平均开放病床数 即实际开放总床日数/本年日历日数（365）。

出院者占用总床日数 指出院者（包括正常分娩、未产出院、住院经检查无病出院、未治出院及健康人进行人工流产或绝育手术后正常出院者）住院日数的总和。

平均就诊次数 即总诊疗人次数/人口数。人口数系国家统计局常住人口。

年住院率 即入院人数/人口数。人口数系国家统计局常住人口。

病床使用率 即实际占用总床日数/实际开放总床日数×100%。

病床周转次数 即出院人数/平均开放床位数。

病床工作日 即实际占用总床日数/平均开放病床数。

出院者平均住院日 即出院者占用总床日数/出院人数。

医生人均每日担负诊疗人次 即诊疗人次数/平均医师人数/251。

医生人均每日担负住院床日 即实际占用总床日数/平均医师人数/365。

居民两周就诊率 是指调查前两周内居民因病或身体不适到医疗机构就诊的人次数与调查人口数之比。

居民两周未就诊率 是指调查前两周内居民患病而未就诊的人次数与两周患病人次数之比。

居民住院率 是指调查前一年内居民因病住院人次数与调查人口数之比。

医疗保险 指为公民提供因疾病所需医疗服务费用补偿的一种保险制度。包括社会医疗保险（为主）和商业医疗保险。社会医疗保险可分为基本医疗保险和补充医疗保险。基本医疗是指基本用药、基本医疗技术、基本医疗服务，即医疗保险允许报销的范围。基本医疗保险由政府承办，带有强制性。补充医疗保险自愿参保，其基金主要用于支付由参保人个人自理的医疗费用。商业医疗保险一般由商业保险公司承办，自愿参加，以营利为目的。

5-1-1 医疗卫生机构诊疗人次数

机构分类	2010	2015	2016	2017	2018	2019
总诊疗人次数（万人次）	**583761.6**	**769342.5**	**793170.0**	**818311.0**	**830801.7**	**871987.3**
医院	203963.3	308364.1	326955.9	343892.1	357737.5	384240.5
综合医院	151058.2	225675.2	238512.9	250228.7	258918.8	277879.5
中医医院	32770.2	48502.6	50774.5	52849.2	54840.5	58620.2
中西医结合医院	2702.6	5401.4	5927.3	6363.0	6821.0	7456.6
民族医院	553.8	966.8	968.7	1167.5	1391.1	1451.5
专科医院	16821.5	27702.5	30627.1	33114.0	35553.5	38588.4
护理院	57.1	115.4	145.5	169.7	212.6	244.4
基层医疗卫生机构	361155.6	434192.7	436663.3	442891.6	440632.0	453087.1
社区卫生服务中心（站）	48451.6	70645.0	71888.9	76725.6	79909.4	85916.4
内：社区卫生服务中心	34740.4	55902.6	56327.0	60743.2	63897.9	69110.7
卫生院	90118.7	106256.4	109114.5	112298.3	112835.3	118644.1
街道卫生院	2698.7	792.1	881.4	1222.8	1239.6	1190.4
乡镇卫生院	87420.1	105464.3	108233.0	111075.6	111595.8	117453.7
村卫生室	165702.3	189406.9	185263.6	178932.5	167207.0	160461.7
门诊部	6561.3	9394.2	10288.7	12044.7	13581.4	15631.7
诊所（医务室）	50321.7	58490.1	60107.6	62890.5	67098.8	72433.3
专业公共卫生机构	18244.7	26391.6	29300.1	31239.6	32153.7	34470.6
专科疾病防治院（所、站）	1896.6	2256.8	2246.6	2189.0	2197.3	2148.7
内：专科疾病防治院	649.6	805.7	791.7	785.1	778.0	782.3
妇幼保健院（所、站）	15967.3	23529.1	26400.6	28370.3	29246.5	31511.7
内：妇幼保健院	14224.8	21472.4	24280.4	26341.1	27331.1	29714.5
急救中心（站）	380.9	605.6	652.9	680.3	710.0	810.2
其他医疗卫生机构	397.9	394.2	250.7	287.7	278.5	189.2
疗养院	234.8	224.5	250.7	250.9	203.5	189.2
临床检验中心	163.1	169.7				
居民平均就诊次数（次）	4.4	5.6	5.7	5.9	6.0	6.2

5-1-2　2019年各类医疗卫生机构门诊服务情况

机构分类	诊疗人次数		观察室留观病例数	健康检查人数	急诊病死率（%）	观察室病死率（%）	医师日均担负诊疗人次
		门急诊					
总　计	**8719873082**	**8375473824**	**43777094**	**443530010**	**0.06**	**0.05**	**8.0**
一、医院	3842404807	3752655521	27036637	207605698	0.08	0.06	7.1
综合医院	2778794604	2718836848	21319928	159334883	0.08	0.05	7.3
中医医院	586201454	568317015	3036002	28279633	0.06	0.30	7.3
中西医结合医院	74566165	72424785	435628	4105019	0.07	0.10	7.0
民族医院	14514813	13883683	14013	736741	0.15	0.28	4.3
专科医院	385884028	376928649	2228347	15074783	0.03	0.04	5.9
口腔医院	44983173	44565430	13975	2044492	0.01	0.01	7.1
眼科医院	34334122	33510908	21487	957602			8.2
耳鼻喉科医院	5096564	5058042	6815	137920	0.28		7.0
肿瘤医院	22834289	22023403	29022	1365202	0.11	0.25	3.6
心血管病医院	7229303	6868787	70028	596190	0.11	0.16	4.3
胸科医院	2951841	2929133	65506	103580	0.26	0.43	4.1
血液病医院	478749	469882	475	4752	0.03		3.1
妇产（科）医院	43060486	42065378	116190	1090076	0.01		6.4
儿童医院	67507982	67350247	1504826	1017977	0.01		13.6
精神病医院	46334142	44861286	72951	1201621	0.02	0.23	4.6
传染病医院	21149819	20696669	30765	1705635	0.05	0.06	5.4
皮肤病医院	8471771	8399119	27266	43469			12.2
结核病医院	2652143	2606198	724	337133	0.13	3.18	4.3
麻风病医院	567975	567526		572			13.7
职业病医院	1133249	979671	10657	558219	0.02	0.02	3.6
骨科医院	16694443	16232829	19806	579251	0.04	0.03	4.0
康复医院	11496576	10597037	29221	1520041	0.11	0.15	3.2
整形外科医院	1015429	883450	1982	36168			3.0
美容医院	8377126	8126920	24254	314827			4.8
其他专科医院	39514846	38136734	182397	1460056	0.05	0.10	5.1
护理院	2443743	2264541	2719	74639	1.12	0.55	1.8
二、基层医疗卫生机构	4530870578	4285732983	15030717	194552794	0.01	0.03	9.7
社区卫生服务中心（站）	859163497	817485247	6835173	55772596	0.01	0.06	15.9
社区卫生服务中心	691106915	656437659	4797805	45316692	0.01	0.08	16.5
社区卫生服务站	168056582	161047588	2037368	10455904	0.01	0.01	13.9
卫生院	1186440487	1130724205	8195488	114463703	0.02	0.01	9.4
街道卫生院	11904004	11517463	62647	883368	0.01		9.0
乡镇卫生院	1174536483	1119206742	8132841	113580335	0.02	0.01	9.4
中心卫生院	505464345	481906989	3517727	42915263	0.02	0.01	9.4
乡卫生院	669072138	637299753	4615114	70665072	0.01	0.01	9.4
村卫生室	1604617176	1484539894					
门诊部	156316966	140029339		24300792			4.5
诊所、医务室、护理站	724332452	712954298	56	15703			8.3
三、专业公共卫生机构	344705949	335464319	1692456	35274859			8.6
专科疾病防治院（所、站）	21486720	20202320	21402	3349852	0.02	0.01	5.8
妇幼保健院（所、站）	315117243	307160013	1671054	31925007			8.9
内：妇幼保健院	297145104	290185374	1664036	26403480			9.3
急救中心	8101986	8101986					7.0
四、其他医疗卫生机构	1891748	1621001	17284	6096659	0.06	0.05	2.7
疗养院	1891748	1621001	17284	842293	0.06	0.05	3.1
临床检验中心				5254366			

5-1-3 2019年各地区医疗卫生机构门诊服务情况

地区	诊疗人次数	门急诊	观察室留观病例数	健康检查人数	急诊病死率(%)	观察室病死率(%)	居民平均就诊次数
总 计	**8719873082**	**8375473824**	**43777094**	**443530010**	**0.06**	**0.05**	**6.24**
东 部	4446012577	4303192403	18763632	210805067	0.06	0.05	7.60
中 部	2168831387	2051538137	11195255	110706511	0.07	0.07	4.96
西 部	2105029118	2020743284	13818207	122018432	0.07	0.06	5.51
北 京	248863924	247675798	2110852	9703517	0.10	0.19	11.56
天 津	122885315	119096747	1256130	5478561	0.08	0.06	7.87
河 北	432278975	400466196	1430688	15679681	0.15	0.69	5.69
山 西	131456549	121907738	445379	8665437	0.14	0.17	3.53
内蒙古	107012004	100797741	411932	5593739	0.13	0.18	4.21
辽 宁	199875532	187153062	2617373	10102530	0.13	0.07	4.59
吉 林	110419561	100093396	418210	4986321	0.12	0.12	4.10
黑龙江	112508919	105119073	376849	6460740	0.16	0.34	3.00
上 海	275599946	271383748	183641	10203926	0.10	1.71	11.35
江 苏	617216469	599497385	1460849	33605787	0.04	0.06	7.65
浙 江	681331526	665469747	1171383	30744796	0.03	0.17	11.65
安 徽	333159292	312239737	886422	16597569	0.06	0.05	5.23
福 建	248996411	242084397	696274	10867665	0.03	0.03	6.27
江 西	236277434	226563556	1190226	14016942	0.04	0.03	5.06
山 东	674640523	646957192	2916732	30158836	0.14	0.16	6.70
河 南	610202911	581166209	1380239	27745656	0.08	0.11	6.33
湖 北	353825758	340822126	2726292	16398803	0.06	0.05	5.97
湖 南	280980963	263626302	3771638	15835043	0.03	0.04	4.06
广 东	891797672	871974552	4770583	52028119	0.03	0.01	7.74
广 西	261311747	254034672	1149891	15086329	0.03	0.06	5.27
海 南	52526284	51433579	149127	2231649	0.03	0.02	5.56
重 庆	175482812	169315892	2141234	9108322	0.07	0.02	5.62
四 川	560264451	530897530	2761033	31350674	0.07	0.06	6.69
贵 州	175797327	171034357	1553365	8260876	0.04	0.03	4.85
云 南	282443267	275083494	3279985	11315252	0.04	0.06	5.81
西 藏	16342879	14874799	59058	1789304	0.06	0.12	4.66
陕 西	208989669	204851399	107363	11376934	0.07	0.28	5.39
甘 肃	126888408	119849163	955648	7412466	0.07	0.02	4.79
青 海	26593571	24711874	302430	1643128	0.18	0.01	4.38
宁 夏	43583230	41802220	517752	2495612	0.10	0.01	6.27
新 疆	120319753	113490143	578516	16585796	0.19	0.36	4.77

5-1-4　2019年医疗卫生机构分科门急诊人次及构成

科室分类	门急诊人次数（人次）	医院	构成(%)	医院
总　计	**6038668550**	**3752655521**	**100.00**	**100.00**
预防保健科	95919359	17273926	1.59	0.46
全科医疗科	795410901	53873344	13.17	1.44
内科	1339219767	795283595	22.18	21.19
外科	475744521	356338781	7.88	9.50
儿科	542580730	333213525	8.99	8.88
妇产科	526703214	316100143	8.72	8.42
眼科	127902419	118659546	2.12	3.16
耳鼻咽喉科	114171324	105089916	1.89	2.80
口腔科	174343668	122433696	2.89	3.26
皮肤科	120300053	110941296	1.99	2.96
医疗美容科	15385680	12265082	0.25	0.33
精神科	60021116	58638732	0.99	1.56
传染科	54963340	53221857	0.91	1.42
结核病科	9348343	6195176	0.15	0.17
肿瘤科	45731823	45690150	0.76	1.22
急诊医学科	220162424	199734392	3.65	5.32
康复医学科	52677458	34689226	0.87	0.92
职业病科	3840246	2111324	0.06	0.06
中医科	856178018	670413526	14.18	17.87
民族医学科	11996611	11944831	0.20	0.32
中西医结合科	87139063	83771119	1.44	2.23
其他	227400743	221561536	3.77	5.90

注：本表不包括门诊部、诊所（医务室）、村卫生室数字。

5-2-1 医院诊疗人次数

年份	诊疗人次（亿次）	卫生健康部门			诊疗人次中：门急诊（亿次）	卫生健康部门		
			综合医院	中医医院			综合医院	中医医院
1985	12.55	7.21	5.08	0.87	11.37	7.00	4.93	0.83
1986	13.02	7.76	5.36	1.04	12.18	7.54	5.22	0.99
1987	14.80	8.50	5.61	1.38	14.00	8.30	5.49	1.33
1988	14.63	8.38	5.48	1.44	13.76	8.18	5.36	1.41
1989	14.43	8.16	5.25	1.46	13.52	7.96	5.13	1.43
1990	14.94	8.58	5.47	1.60	14.05	8.32	5.30	1.55
1991	15.33	8.88	5.54	1.78	14.40	8.64	5.42	1.70
1992	15.35	8.84	5.50	1.78	14.31	8.60	5.35	1.74
1993	13.07	7.98	4.95	1.61	12.19	7.70	4.77	1.55
1994	12.69	7.75	4.81	1.58	11.86	7.47	4.62	1.53
1995	12.52	7.76	4.78	1.58	11.65	7.49	4.59	1.53
1996	12.81	8.08	4.78	1.70	11.61	7.55	4.54	1.58
1997	12.27	7.95	4.76	1.65	11.38	7.61	4.57	1.56
1998	12.39	8.17	4.88	1.62	11.51	7.84	4.69	1.57
1999	12.31	8.19	4.93	1.56	11.51	7.90	4.73	1.51
2000	12.86	8.76	5.27	1.64	11.83	8.32	5.00	1.54
2001	12.50	8.74	5.18	1.64	11.74	8.39	4.96	1.57
2002	12.43	9.27	6.69	1.79	11.58	8.78	6.35	1.70
2003	12.13	9.05	6.69	1.85	11.50	8.72	6.44	1.78
2004	13.05	9.73	7.44	1.97	12.45	9.44	7.18	1.90
2005	13.87	10.34	8.12	2.06	13.36	10.13	7.86	1.99
2006	14.71	10.97	8.60	2.19	14.24	10.80	8.35	2.14
2007	16.38	13.00	9.55	2.29	15.82	12.63	9.30	2.21
2008	17.82	14.45	10.54	2.64	17.37	14.12	10.30	2.57
2009	19.22	15.53	11.27	2.87	18.75	15.19	11.02	2.81
2010	20.40	16.60	11.98	3.12	19.92	16.23	11.73	3.03
2011	22.59	18.34	13.28	3.43	22.11	17.99	13.03	3.36
2012	25.42	20.49	14.74	3.85	24.83	20.07	14.45	3.76
2013	27.42	22.12	15.87	4.15	26.79	21.66	15.56	4.04
2014	29.72	23.80	17.17	4.31	29.03	23.32	16.83	4.21
2015	30.84	24.52	17.64	4.42	30.17	24.04	17.30	4.31
2016	32.70	25.88	18.62	4.60	31.97	25.36	18.27	4.49
2017	34.39	27.35	19.74	4.79	33.63	26.83	19.39	4.67
2018	35.77	28.37	20.45	4.94	34.95	27.81	20.08	4.81
2019	38.42	30.54	22.05	5.28	37.53	29.91	21.64	5.11

注：① 1993 年以前诊疗人次系推算数字；② 2002 年前医院数字包括妇幼保健院、专科疾病防治院数字；③ 2002 年以前综合医院不含高等院校附属医院。

5-2-2 各类医院诊疗人次数（按登记注册类型/主办单位/管理类别/等级/机构类别分）

单位：万人次

医院分类	2010	2015	2016	2017	2018	2019
总　计	**203963.3**	**308364.1**	**326955.9**	**343892.1**	**357737.5**	**384240.5**
按登记注册类型分						
公立医院	187381.1	271243.6	284771.6	295201.5	305123.7	327232.3
民营医院	16582.2	37120.5	42184.3	48690.5	52613.8	57008.2
按主办单位分						
政府办	170421.9	253498.0	267516.9	279419.9	289797.5	312018.8
社会办	23613.1	32173.2	34027.1	35191.2	37159.3	39108.3
个人办	9928.3	22692.8	25411.9	29281.0	30780.7	33113.4
按管理类别分						
非营利性	194544.1	290055.6	305891.9	319046.8	330849.1	354204.6
营利性	9419.2	18308.5	21064.0	24845.3	26888.4	30035.9
按医院等级分						
三级医院	76046.3	149764.6	162784.8	172642.5	185478.7	205701.2
二级医院	93120.4	117233.1	121666.5	126785.1	128493.4	134342.5
一级医院	14573.6	20567.9	21790.9	22217.3	22464.4	22965.2
未定级医院	20223.0	20798.5	20713.7	22247.1	21301.1	21231.7
按机构类别分						
综合医院	151058.2	225675.2	238512.9	250228.7	258918.8	277879.5
中医医院	32770.2	48502.6	50774.5	52849.2	54840.5	58620.2
中西医结合医院	2702.6	5401.4	5927.3	6363.0	6821.0	7456.6
民族医院	553.8	966.8	968.7	1167.5	1391.1	1451.5
专科医院	16821.5	27702.5	30627.1	33114.0	35553.5	38588.4
护理院	57.1	115.4	145.5	169.7	212.6	244.4

5-2-3 2019年各地区医院门诊服务情况

地区	诊疗人次数			健康检查人数		
	合计	公立	民营	合计	公立	民营
总　计	**3842404807**	**3272322730**	**570082077**	**207605698**	**172095399**	**35510299**
东　部	2027397175	1734264690	293132485	105371828	85460055	19911773
中　部	891669506	751235143	140434363	48105593	39866830	8238763
西　部	923338126	786822897	136515229	54128277	46768514	7359763
北　京	156176986	134040737	22136249	3962740	3302219	660521
天　津	72462342	57694574	14767768	2331966	2113827	218139
河　北	164962786	135030029	29932757	7759746	6193634	1566112
山　西	65775778	55481433	10294345	4693630	3806467	887163
内蒙古	55680034	50279853	5400181	3099794	2639564	460230
辽　宁	107776873	88188851	19588022	5420427	3992942	1427485
吉　林	57894955	49923541	7971414	3088573	2347321	741252
黑龙江	68236093	58681111	9554982	3955102	3457444	497658
上　海	164667058	152053068	12613990	5676301	5273135	403166
江　苏	282682902	217880021	64802881	15179015	10298082	4880933
浙　江	297293819	261798049	35495770	12913604	10420730	2492874
安　徽	130662639	105350448	25312191	6352414	4951223	1401191
福　建	108526337	97121577	11404760	5806258	4951427	854831
江　西	79532765	69555254	9977511	4835305	4309208	526097
山　东	249612348	208978320	40634028	14807333	11982245	2825088
河　南	224507436	180734929	43772507	10421518	8202270	2219248
湖　北	149697198	133371627	16325571	8238477	7325884	912593
湖　南	115362642	98136800	17225842	6520574	5467013	1053561
广　东	401317285	361857586	39459699	30256878	25861356	4395522
广　西	110303466	103255750	7047716	6118810	5829521	289289
海　南	21918439	19621878	2296561	1257560	1070458	187102
重　庆	78760715	64879594	13881121	5049144	4093357	955787
四　川	222435760	184937273	37498487	11511682	9845363	1666319
贵　州	76689411	58297793	18391618	4885524	4188845	696679
云　南	119437046	96784548	22652498	5205791	4361042	844749
西　藏	6466630	5189436	1277194	946981	728388	218593
陕　西	99953730	84465663	15488067	6125213	4947584	1177629
甘　肃	54576428	49321946	5254482	2978288	2690505	287783
青　海	13954121	12109685	1844436	810529	653646	156883
宁　夏	22294865	18902210	3392655	1476428	1170996	305432
新　疆	62785920	58399146	4386774	5920093	5619703	300390

5-2-4 2019年各地区医院分科门急诊人次数（万人次）

地区	合计	预防保健科	全科医疗科	内科	外科	儿科	妇产科	眼科	耳鼻咽喉科	口腔科	皮肤科
总　计	**375265.6**	**1727.4**	**5387.3**	**79528.4**	**35633.9**	**33321.4**	**31610.0**	**11866.0**	**10509.0**	**12243.4**	**11094.1**
东　部	199529.3	968.6	2743.3	42961.5	18939.9	17281.8	16359.8	6243.9	5654.4	6902.6	6166.1
中　部	86230.1	361.9	1155.1	18795.7	8716.7	7767.7	7136.7	2985.0	2508.9	2464.7	2549.0
西　部	89506.1	396.9	1488.9	17771.2	7977.3	8271.8	8113.5	2637.1	2345.7	2876.1	2379.0
北　京	15595.7	12.3	176.2	3483.1	1517.9	1130.8	929.9	451.5	360.1	701.0	414.7
天　津	7189.5	19.9	86.2	2244.4	603.2	459.3	409.4	227.5	121.7	239.1	125.9
河　北	15758.7	53.4	156.1	3579.6	1603.4	1406.6	1424.2	672.9	409.1	425.8	406.7
山　西	6194.4	17.0	85.6	1426.7	667.2	496.0	538.6	255.2	157.7	193.5	182.5
内蒙古	5422.7	14.8	68.8	1031.4	472.9	357.5	447.7	186.0	130.3	152.0	128.2
辽　宁	10621.4	11.5	92.2	2531.8	1177.7	830.5	989.9	499.3	297.6	328.7	388.5
吉　林	5644.8	3.7	74.1	1464.2	633.7	409.2	418.3	186.8	140.1	141.4	153.1
黑龙江	6698.3	11.6	59.0	1764.8	743.6	407.6	468.9	257.5	211.6	199.0	184.4
上　海	16354.2	31.9	110.7	4598.0	1787.5	1290.5	1079.7	419.9	622.6	617.8	692.2
江　苏	27763.1	67.8	169.0	5833.0	2790.2	2583.6	2192.9	762.2	678.6	922.5	891.3
浙　江	29511.1	88.9	781.9	5806.4	3076.0	2316.3	2011.4	940.9	937.4	1185.0	1011.6
安　徽	12700.0	45.1	131.1	2765.6	1420.2	1112.2	1192.8	427.8	365.1	374.6	407.6
福　建	10753.3	39.2	82.0	2350.1	901.0	1150.5	957.3	320.0	340.0	274.3	268.1
江　西	7758.4	35.7	116.9	1865.4	679.9	702.1	599.8	241.5	219.8	178.5	207.2
山　东	24239.6	181.3	465.4	4916.0	2388.7	2106.4	2174.2	821.2	646.1	847.4	660.6
河　南	21564.5	104.0	296.5	4788.8	2060.2	2036.8	1752.4	745.9	607.1	550.3	668.7
湖　北	14544.5	99.8	227.7	2644.7	1342.5	1417.4	1141.0	491.8	467.8	516.2	438.6
湖　南	11125.1	45.1	164.1	2075.5	1169.3	1186.4	1024.8	378.4	339.8	311.3	306.9
广　东	39589.1	454.1	551.8	7139.8	2908.0	3836.4	3939.0	1067.7	1180.8	1299.3	1242.1
广　西	10707.5	93.7	113.3	2071.8	770.0	875.3	1006.0	310.6	316.3	292.7	261.2
海　南	2153.7	8.3	71.8	479.3	186.3	171.0	251.9	60.7	60.4	61.8	64.6
重　庆	7640.1	26.5	58.3	1612.8	658.6	809.9	566.9	194.1	190.5	314.4	183.3
四　川	21441.4	33.6	190.4	4268.4	1833.1	1848.5	1688.2	595.4	632.8	750.4	700.7
贵　州	7497.4	15.5	257.5	1494.1	787.2	662.9	814.5	167.5	190.9	228.5	181.0
云　南	11608.5	33.1	222.8	2295.5	1053.9	1220.4	1147.9	354.3	274.7	346.5	267.6
西　藏	633.8	6.8	39.9	119.1	63.5	51.6	57.0	12.4	12.8	14.0	4.1
陕　西	9844.7	27.3	118.7	1738.8	914.6	1236.3	1068.9	385.0	241.7	326.5	319.8
甘　肃	5196.1	24.3	66.7	1024.7	518.5	478.1	465.5	161.4	116.3	133.2	104.1
青　海	1325.2	1.4	34.8	207.6	113.6	107.3	128.0	39.9	20.3	57.7	24.7
宁　夏	2131.2	3.1	45.9	486.6	185.5	163.6	184.3	80.1	50.4	88.9	58.3
新　疆	6057.6	116.6	271.7	1420.5	605.9	460.4	538.7	150.3	168.6	171.3	145.9

5-2-4 续表

医疗美容科	精神科	传染科	结核病科	肿瘤科	急诊医学科	康复医学科	职业病科	中医科	民族医学科	中西医结合科	其他
1226.5	**5863.9**	**5322.2**	**619.5**	**4569.0**	**19973.4**	**3468.9**	**211.1**	**67041.4**	**1194.5**	**8377.1**	**22156.2**
669.5	3157.3	2886.3	364.7	2541.2	9794.5	1848.7	77.1	36461.8	55.0	5319.5	10833.2
251.4	1304.8	1109.9	144.1	1142.0	4248.4	832.3	52.7	14929.7	23.8	1336.6	5942.0
305.6	1401.7	1326.0	110.7	885.8	5930.6	788.0	81.3	15649.9	1115.6	1721.0	5380.9
57.4	214.9	257.5	19.7	231.9	236.8	99.4	5.3	3637.7	7.7	962.4	633.0
20.1	118.1	73.4	9.4	148.5	135.4	29.4	0.0	1626.5	11.7	122.5	345.7
20.9	207.9	168.7	13.1	157.9	681.1	119.7	3.5	2563.8	0.8	488.5	1128.4
9.2	108.1	44.4	8.1	73.9	262.8	51.1	13.3	934.0	0.0	80.4	550.6
3.6	98.7	76.1	0.3	86.2	300.9	38.8	3.3	569.9	582.7	40.5	615.6
16.0	201.5	144.5	17.1	190.0	605.3	155.2	2.6	1232.7	1.3	77.4	786.5
9.1	118.5	56.5	5.8	96.0	309.0	27.0	1.5	973.2	5.5	92.9	313.2
19.5	129.3	93.4	12.0	131.2	387.1	43.4	13.4	1078.9	2.3	48.4	383.4
37.1	234.8	190.2	123.2	255.7	248.8	149.9	7.3	2273.2	0.0	913.7	501.5
103.4	505.0	500.8	33.1	471.4	1293.3	289.0	5.1	5367.3	0.0	700.7	1416.0
151.8	599.3	582.6	35.2	340.4	1050.6	229.5	6.8	6113.5	7.6	953.2	1130.7
35.0	172.0	235.5	24.2	170.6	511.8	125.9	5.2	2035.8	0.2	135.4	944.8
33.4	160.3	142.9	50.6	100.8	642.7	106.2	3.4	2014.2	7.5	241.8	502.4
13.0	101.3	141.2	30.6	89.1	417.8	65.5	0.5	1566.5	0.0	90.4	374.7
71.7	385.6	228.0	26.6	264.9	1262.6	182.2	13.8	3875.6	2.4	205.3	2338.1
44.7	288.8	210.8	11.2	301.7	919.2	237.8	14.7	4256.7	0.0	306.8	1173.9
75.9	204.1	180.4	22.5	153.4	735.4	191.3	1.6	2164.8	14.4	490.3	1483.0
45.0	182.7	147.6	29.8	126.0	705.1	90.2	2.6	1919.7	1.4	92.0	718.5
155.2	508.9	581.8	35.5	357.7	3465.3	466.3	29.3	7438.5	16.0	623.0	1937.3
16.6	160.2	205.6	15.0	92.3	1020.3	78.5	19.1	1996.9	70.3	260.5	606.3
2.3	21.2	16.0	1.2	22.0	172.5	22.0	0.0	318.6	0.0	31.0	113.6
65.9	151.9	118.7	4.8	91.4	377.3	95.4	3.4	1551.5	0.0	166.6	351.3
126.2	511.3	268.6	15.6	225.6	1226.5	232.2	29.1	4211.1	49.5	680.6	1167.4
20.0	53.2	132.5	23.6	40.4	588.3	45.5	9.3	1141.5	8.4	143.9	435.7
22.6	150.0	157.0	4.5	92.3	931.8	77.2	0.7	2146.0	36.4	92.8	620.9
0.6	1.4	11.8	0.1	0.9	31.5	2.8	0.0	3.5	96.5	3.2	90.6
36.1	113.2	121.6	12.0	72.0	593.3	110.5	2.1	1593.1	0.6	129.9	585.2
5.3	54.4	59.7	1.9	61.7	260.1	38.3	7.0	1198.5	26.9	144.2	234.5
2.8	8.2	28.3	0.9	9.3	76.0	5.2	0.1	157.2	34.6	17.6	238.5
1.5	16.5	33.2	0.2	31.0	144.2	11.2	5.1	394.2	14.5	13.6	114.5
4.4	82.6	112.9	31.7	82.7	380.4	52.4	2.1	686.5	195.3	27.6	320.3

5-2-5 综合医院分科门诊人次及构成

年份	合计	内科	外科	妇产科	儿科	中医科
门诊人次（万人次）						
2000	79544.5	24546.5	9764.3	6649.4	5475.8	6603.2
2001	77487.7	24059.2	9538.5	6589.2	5561.4	6323.6
2002	82588.0	26396.3	10860.4	7553.9	6239.9	6065.3
2003	80794.9	25866.6	10665.3	7529.2	6012.5	5635.9
2004	87032.2	26738.9	11675.6	8861.3	6556.8	5764.3
2005	93248.9	28608.4	12582.6	9655.5	7553.0	5850.7
2006	98373.8	30041.4	13612.4	10627.4	8191.1	5921.3
2007	119227.3	33531.2	14661.3	12294.2	9797.7	4886.0
2008	130677.3	36075.8	15356.1	13484.5	11589.5	5247.1
2009	140012.5	38910.3	15977.7	14320.3	13009.5	5769.5
2010	147730.4	40660.9	16754.0	15456.2	13811.9	6185.4
2011	163983.3	44772.6	18394.3	17422.2	15235.0	6822.1
2012	183339.6	51344.9	22691.4	20196.9	17607.4	8031.6
2013	197235.6	55338.5	24576.2	21514.0	19234.3	8577.6
2014	213359.2	60136.7	26618.6	23960.6	20709.9	9152.9
2015	220867.6	62965.9	27847.3	23870.9	20969.2	9109.8
2016	233455.5	65887.6	29052.2	27347.6	22134.3	9210.3
2017	244949.5	69026.8	30518.3	27335.3	24220.1	9211.1
2018	253300.7	72162.0	32024.5	24206.9	27164.9	9215.7
2019	271883.7	77803.6	34039.3	26934.7	27766.9	9981.2
构成（%）						
2000	100.00	31.05	12.31	8.50	7.18	8.16
2001	100.00	31.96	13.15	9.15	7.56	7.34
2002	100.00	31.96	13.15	9.15	7.56	7.34
2003	100.00	32.02	13.20	9.32	7.44	6.98
2004	100.00	30.72	13.42	10.18	7.53	6.62
2005	100.00	30.68	13.49	10.35	8.10	6.27
2006	100.00	30.54	13.84	10.80	8.33	6.02
2007	100.00	28.12	12.30	10.31	8.22	4.10
2008	100.00	27.61	11.75	10.32	8.87	4.02
2009	100.00	27.79	11.41	10.23	9.29	4.12
2010	100.00	27.52	11.34	10.46	9.35	4.19
2011	100.00	27.30	11.22	10.62	9.29	4.16
2012	100.00	28.01	12.38	11.02	9.60	4.38
2013	100.00	28.06	12.46	10.91	9.75	4.35
2014	100.00	28.19	12.48	11.23	9.71	4.29
2015	100.00	28.51	12.61	10.81	9.49	4.12
2016	100.00	28.22	12.44	11.71	9.48	3.95
2017	100.00	28.18	12.46	11.16	9.89	3.76
2018	100.00	28.49	12.64	9.56	10.72	3.64
2019	100.00	28.62	12.52	9.91	10.21	3.67

注：本表2007年起系分科门急诊人次及构成。

5-3-1 医疗卫生机构入院人数

机构分类	2010	2015	2016	2017	2018	2019
入院人数（万人）	**14174**	**21053**	**22728**	**24436**	**25453**	**26596**
医院	9524	16087	17528	18915	20017	21183
综合医院	7505	12335	13402	14360	15040	15842
中医医院	1168	2102	2279	2493	2669	2878
中西医结合医院	91	203	229	261	289	313
民族医院	24	56	60	75	93	97
专科医院	733	1380	1546	1706	1900	2024
护理院	2	10	13	21	26	30
基层医疗卫生机构	3950	4036	4165	4450	4376	4295
社区卫生服务中心（站）	262	322	329	365	354	350
内：社区卫生服务中心	218	306	314	344	340	340
卫生院	3677	3694	3819	4073	4010	3934
街道卫生院	47	18	19	26	25	25
乡镇卫生院	3630	3676	3800	4047	3985	3909
门诊部	11	20	17	11	12	11
专业公共卫生机构	655	887	991	1030	1029	1091
妇幼保健院（所、站）	622	836	936	982	981	1047
内：妇幼保健院	585	802	905	955	958	1030
专科疾病防治院（所、站）	33	51	54	48	48	44
内：专科疾病防治院	16	27	28	24	25	22
其他医疗卫生机构	45	43	45	41	32	27
疗养院	45	43	45	41	32	27
居民年住院率（%）	10.59	15.32	16.46	17.60	18.27	19.03

注：诊所、卫生所、医务室和村卫生室无住院数字。

5-3-2　2019年医疗卫生机构住院服务情况

机构分类	入院人数	出院人数	住院病人手术人次	病死率(%)	每床出院人数	每百门急诊入院人数	医师日均担负住院床日
总　计	**265961246**	**265026566**	**69304377**	**0.37**	**30.1**	**4.41**	**1.8**
一、医院	211830536	211081679	65866727	0.45	30.8	5.64	2.5
综合医院	158416143	157950772	50909585	0.47	34.9	5.83	2.4
中医医院	28780126	28666239	6471336	0.38	30.8	5.06	2.3
中西医结合医院	3130451	3114518	962297	0.72	26.5	4.32	2.0
民族医院	967392	959654	117714	0.28	23.2	6.97	2.0
专科医院	20235984	20107265	7403679	0.28	17.4	5.37	3.3
口腔医院	156841	154604	92637	0.27	9.3	0.35	0.1
眼科医院	2193753	2182293	1977290		39.4	6.55	1.4
耳鼻喉科医院	277706	276237	171271	0.15	31.9	5.49	1.7
肿瘤医院	3445142	3433090	982514	0.43	40.2	15.64	3.4
心血管病医院	567003	568232	271579	0.36	28.0	8.25	2.1
胸科医院	290999	290256	99600	0.74	30.8	9.93	3.0
血液病医院	68044	67257	33468	0.31	27.8	14.48	3.1
妇产（科）医院	1817968	1810159	914666	0.03	29.9	4.32	1.1
儿童医院	2259903	2253872	722736	0.09	50.1	3.36	2.0
精神病医院	2637982	2593722	130743	0.26	5.4	5.88	10.2
传染病医院	1215821	1209762	237604	0.92	20.3	5.87	3.1
皮肤病医院	105895	105722	11625	0.02	12.6	1.26	1.1
结核病医院	327613	328424	88494	0.41	27.1	12.57	4.4
麻风病医院	1128	1097		0.36	1.0	0.20	1.5
职业病医院	49818	49622	7320	1.77	12.3	5.09	2.0
骨科医院	1456648	1443504	678854	0.09	22.1	8.97	2.5
康复医院	904041	889670	84557	0.55	10.1	8.53	3.6
整形外科医院	62928	62313	49502	0.40	23.6	7.12	0.7
美容医院	163990	155846	102291		16.0	2.02	0.2
其他专科医院	2232761	2231583	746928	0.31	18.7	5.85	2.0
护理院	300440	283231	2116	3.31	3.4	13.27	9.0
二、基层医疗卫生机构	42951400	42798204		0.06	26.3	2.20	0.7
社区卫生服务中心（站）	3498877	3488365		0.33	14.8	0.43	0.5
社区卫生服务中心	3395234	3384566		0.34	15.8	0.52	0.6
社区卫生服务站	103643	103799		0.07	4.6	0.06	0.1
卫生院	39343023	39200398		0.04	28.4	3.48	1.5
街道卫生院	249165	249741		0.06	20.7	2.16	1.0
乡镇卫生院	39093858	38950657		0.04	28.4	3.49	1.5
中心卫生院	18786017	18711057		0.05	30.7	3.90	1.6
乡卫生院	20307841	20239600		0.02	26.6	3.19	1.4
门诊部	109087	109087.00			9.7		
护理站	413	354		11.02	0.9	0.06	0.2
三、专业公共卫生机构	10912279	10880633	3436768	0.03	38.3	3.33	1.2
专科疾病防治院（所、站）	440209	438779	19530	0.17	10.7	2.18	1.7
妇幼保健院（所、站）	10472070	10441854	3417238	0.02	43.0	3.41	1.1
内：妇幼保健院	10297149	10267652	3389101	0.02	44.1	3.55	1.2
四、其他医疗卫生机构	267031	266050	882	0.12	11.4	16.47	3.3
疗养院	267031	266050	882	0.12	11.4	16.47	3.7
临床检验中心							

5-3-3 2019年各地区医疗卫生机构住院服务情况

地区	入院人数	出院人数	住院病人手术人次	病死率(%)	每床出院人数	每百门急诊入院人数	居民年住院率(%)
总 计	**265961246**	**265026566**	**69304377**	**0.4**	**30.1**	**4.4**	**19.0**
东 部	99566295	99284364	32383379	0.4	29.4	3.1	17.0
中 部	84354772	84049932	18467579	0.3	29.9	6.1	19.3
西 部	82040179	81692270	18453419	0.3	31.3	5.7	21.5
北 京	3848599	3841485	1597427	1.0	30.1	1.7	17.9
天 津	1698810	1694359	810432	0.7	24.8	1.6	10.9
河 北	11923307	11855906	2291270	0.3	27.6	5.3	15.7
山 西	5015374	4993312	1269435	0.2	22.9	5.7	13.4
内蒙古	3625324	3614057	825172	0.6	22.5	4.8	14.3
辽 宁	7082871	7087975	1817056	1.0	22.6	5.0	16.3
吉 林	4022790	4019265	852192	1.0	23.6	5.5	15.0
黑龙江	6047380	6017206	1567226	1.0	23.0	7.2	16.1
上 海	4549400	4533827	2847888	1.2	31.0	1.8	18.7
江 苏	15282105	15234276	4354951	0.2	29.6	3.2	18.9
浙 江	11043284	11028274	3886888	0.3	31.6	2.1	18.9
安 徽	10358862	10324099	2438537	0.3	29.8	4.6	16.3
福 建	6092167	6077814	1583692	0.1	30.1	3.6	15.3
江 西	8843742	8826585	1821056	0.2	33.1	6.8	19.0
山 东	18596848	18499273	4520255	0.4	29.4	4.8	18.5
河 南	20217205	20132199	3962535	0.2	31.5	5.4	21.0
湖 北	13687592	13670245	3673224	0.3	33.9	5.7	23.1
湖 南	16161827	16067021	2883374	0.1	31.7	9.0	23.4
广 东	18159547	18141671	8372426	0.5	33.3	2.8	15.8
广 西	10464449	10436404	1966552	0.3	37.6	5.7	21.1
海 南	1289357	1289504	301094	0.3	25.9	3.3	13.6
重 庆	7528717	7499305	1618661	0.4	32.4	6.6	24.1
四 川	19815877	19739860	4823664	0.4	31.3	5.6	23.7
贵 州	8600968	8545260	1808128	0.2	32.3	6.8	23.7
云 南	10115308	10073302	2717230	0.2	32.3	5.2	20.8
西 藏	305595	304686	64892	0.2	17.9	2.9	8.7
陕 西	8192828	8148847	2055172	0.3	30.7	5.9	21.1
甘 肃	5201177	5177654	825400	0.1	28.6	6.5	19.6
青 海	1059821	1047452	187727	0.2	25.3	5.7	17.4
宁 夏	1233176	1230343	291796	0.2	30.0	3.7	17.8
新 疆	5896939	5875100	1269025	0.4	31.6	6.1	23.4

5-3-4　2019年医疗卫生机构分科出院人数及构成

科室分类	出院人数（人）	医院	构成(%)	医院
总 计	**265026566**	**211081679**	**100.00**	**100.00**
预防保健科	195637	94135	0.07	0.04
全科医疗科	11330570	1804701	4.28	0.85
内科	77795143	58758346	29.35	27.84
外科	44521387	39475062	16.80	18.70
儿科	24431375	17405652	9.22	8.25
妇产科	26787062	18720367	10.11	8.87
眼科	6207584	6010579	2.34	2.85
耳鼻咽喉科	3696656	3598795	1.39	1.70
口腔科	726933	663096	0.27	0.31
皮肤科	703226	631912	0.27	0.30
医疗美容科	281466	271331	0.11	0.13
精神科	3331205	3273178	1.26	1.55
传染科	3592480	3460130	1.36	1.64
结核病科	635451	539854	0.24	0.26
肿瘤科	10224294	10224202	3.86	4.84
急诊医学科	1917276	1789331	0.72	0.85
康复医学科	4200444	3301400	1.58	1.56
职业病科	181547	121317	0.07	0.06
中医科	33624872	31131508	12.69	14.75
民族医学科	850386	850386	0.32	0.40
中西医结合科	3767535	3766543	1.42	1.78
其他	4866621	4325555	1.84	2.05

5-4-1 医院入院人数

年份	入院人数（万人）	卫生健康部门			每百门急诊入院人数（人）
			综合医院	中医医院	
1980	2247	1667	1383	41	2.4
1985	2560	1862	1485	79	2.3
1986	2685	1960	1547	96	2.2
1987	2926	2155	1670	133	2.1
1988	3128	2292	1752	157	2.3
1989	3157	2304	1750	174	2.3
1990	3182	2341	1769	195	2.3
1991	3276	2433	1825	223	2.3
1992	3262	2428	1799	232	2.3
1993	3066	2325	1723	231	2.5
1994	3079	2344	1728	241	2.6
1995	3073	2358	1710	251	2.6
1996	3100	2379	1704	267	2.7
1997	3121	2425	1725	274	2.7
1998	3238	2538	1794	287	2.8
1999	3379	2676	1884	298	2.9
2000	3584	2862	1996	321	3.0
2001	3759	3030	2100	349	3.2
2002	3997	3209	2577	394	3.5
2003	4159	3339	2727	438	3.6
2004	4673	3752	3108	498	3.8
2005	5108	4101	3394	544	3.8
2006	5562	4465	3656	610	3.9
2007	6487	5336	4257	693	4.1
2008	7392	6193	4874	847	4.3
2009	8488	7048	5525	986	4.5
2010	9524	7890	6172	1113	4.8
2011	10755	8849	6896	1285	4.9
2012	12727	10324	7978	1564	5.1
2013	14007	11251	8639	1736	5.2
2014	15375	12275	9398	1889	5.2
2015	16087	12583	9595	1946	5.2
2016	17528	13591	10351	2101	5.4
2017	18915	14588	11072	2282	5.5
2018	20017	15345	11567	2425	5.7
2019	21183	16483	12394	2610	5.6

注：① 1993 年以前入院人数系推算数；② 2002 年之前医院数字包括妇幼保健院、专科疾病防治院；③ 2002 年以前综合医院不含高校附属医院。

5-4-2 各类医院入院人数（按登记注册类型/主办单位/管理类别/等级/机构类别分）

医院分类	2010	2015	2016	2017	2018	2019
总入院人数（万人）	**9523.8**	**16086.8**	**17527.7**	**18915.4**	**20016.9**	**21183.1**
按登记注册类型分						
公立医院	8724.2	13721.4	14750.5	15594.7	16351.3	17487.2
民营医院	799.5	2365.4	2777.2	3320.7	3665.7	3695.9
按主办单位分						
政府办	8065.1	12905.2	13937.8	14845.7	15609.1	16770.8
社会办	939.8	1595.5	1765.2	1913.5	2065.3	2106.8
个人办	518.9	1586.1	1824.7	2156.3	2342.5	2305.5
按管理类别分						
非营利性	9082.4	14894.9	16144.7	17237.1	18140.2	19244.8
营利性	441.4	1192.0	1383.0	1678.3	1876.8	1938.3
按医院等级分						
三级医院	3096.8	6828.9	7686.2	8396.3	9292.2	10482.7
二级医院	5115.7	7121.2	7570.3	8005.8	8176.7	8380.1
一级医院	463.7	965.2	1039.3	1168.9	1209.5	1151.0
未评级医院	847.5	1171.7	1231.9	1344.5	1338.7	1169.3
按机构类别分						
综合医院	7505.5	12335.4	13402.3	14360.1	15040.3	15841.6
中医医院	1167.7	2101.8	2278.6	2492.9	2668.9	2878.0
中西医结合医院	91.3	203.3	229.0	261.3	289.1	313.0
民族医院	24.3	56.2	59.6	74.8	92.6	96.7
专科医院	732.8	1380.5	1545.6	1705.8	1899.6	2023.6
护理院	2.1	9.6	12.6	20.5	26.5	30.0

5-4-3　2019年各地区医院住院服务情况

地区	入院人数			出院人数			住院病人手术人次数		
	合计	公立	民营	合计	公立	民营	合计	公立	民营
总　计	**211830536**	**174871773**	**36958763**	**211081679**	**174453900**	**36627779**	**65866727**	**56719816**	**9146911**
东　部	84253525	71140208	13113317	83998719	71001117	12997602	30604375	26741104	3863271
中　部	65297143	53239971	12057172	65063989	53142042	11921947	17606203	14944725	2661478
西　部	62279868	50491594	11788274	62018971	50310741	11708230	17656149	15033987	2622162
北　京	3708643	3231663	476980	3701610	3221276	480334	1535684	1375364	160320
天　津	1663681	1585796	77885	1659273	1580874	78399	809366	784909	24457
河　北	9970753	8288113	1682640	9909472	8248287	1661185	2182428	1895888	286540
山　西	4408911	3510060	898851	4393564	3509652	883912	1237372	1057326	180046
内蒙古	3232951	2964039	268912	3222214	2955655	266559	789547	718193	71354
辽　宁	6527862	5306707	1221155	6536268	5328526	1207742	1802132	1440944	361188
吉　林	3793754	3140709	653045	3791286	3147652	643634	840956	716477	124479
黑龙江	5497558	4614656	882902	5469061	4599974	869087	1545284	1392385	152899
上　海	4319655	4057719	261936	4303669	4047275	256394	2755715	2641094	114621
江　苏	12405995	9331033	3074962	12355386	9309208	3046178	4243077	3348789	894288
浙　江	9925069	8554638	1370431	9912404	8553754	1358650	3671668	3206306	465362
安　徽	8794013	6828373	1965640	8765772	6819144	1946628	2385411	1860800	524611
福　建	4978731	4274176	704555	4967598	4262011	705587	1488167	1259453	228714
江　西	6177977	5073410	1104567	6177271	5082625	1094646	1668300	1442631	225669
山　东	14984356	12650450	2333906	14907244	12607139	2300105	4305938	3712601	593337
河　南	15757881	12425829	3332052	15706797	12391854	3314943	3697789	3006032	691757
湖　北	9889711	8664054	1225657	9867122	8667452	1199670	3532289	3134248	398041
湖　南	10977338	8982880	1994458	10893116	8923689	1969427	2698802	2334826	363976
广　东	14656267	12870344	1785923	14634551	12854156	1780395	7532985	6835191	697794
广　西	6676582	6081611	594971	6660125	6072065	588060	1822566	1639690	182876
海　南	1112513	989569	122944	1111244	988611	122633	277215	240565	36650
重　庆	5132528	3737840	1394688	5114090	3724864	1389226	1522573	1140801	381772
四　川	13982683	10635112	3347571	13933195	10607326	3325869	4609665	3872310	737355
贵　州	6688309	4819264	1869045	6641048	4790137	1850911	1705507	1391611	313896
云　南	8101562	6376952	1724610	8069027	6345261	1723766	2636906	2248640	388266
西　藏	280178	221822	58356	279105	221186	57919	64252	43337	20915
陕　西	7044880	5717457	1327423	7010677	5692580	1318097	2003537	1681170	322367
甘　肃	4166119	3674856	491263	4146707	3658863	487844	789576	712645	76931
青　海	941821	815129	126692	929882	805387	124495	185998	163597	22401
宁　夏	1114516	948086	166430	1112013	947897	164116	272189	239997	32192
新　疆	4917739	4499426	418313	4900888	4489520	411368	1253833	1181996	71837

5-4-4 2019年各地区医院分科出院人数

地区	合计	预防保健科	全科医疗科	内科	外科	儿科	妇产科	眼科	耳鼻咽喉科	口腔科	皮肤科
总　计	**211081679**	**94135**	**1804701**	**58758346**	**39475062**	**17405652**	**18720367**	**6010579**	**3598795**	**663096**	**631912**
东　部	83998719	34823	558934	22834427	16758108	6470616	8194679	2685640	1392734	295621	182421
中　部	65063989	39803	542409	19144912	11683566	5473485	4879406	1685675	1128068	226372	216488
西　部	62018971	19509	703358	16779007	11033388	5461551	5646282	1639264	1077993	141103	233003
北　京	3701610	0	4232	889340	770999	226715	402660	160453	61482	13705	8048
天　津	1659273	0	4511	439697	318353	117546	153633	68970	25837	5603	1820
河　北	9909472	1271	54325	3202911	1857425	865879	898096	256492	109868	29482	15214
山　西	4393564	267	31279	1458226	830349	364570	410332	133526	56129	12149	20176
内蒙古	3222214	2768	13287	986483	523212	216286	255894	85527	35654	7867	5728
辽　宁	6536268	29	34694	2466752	1201644	367773	461038	195233	96998	22528	29545
吉　林	3791286	87	28496	1413696	709099	219311	238452	95574	49032	7884	7130
黑龙江	5469061	45	29510	2293265	834850	315627	240437	120509	73281	19740	14912
上　海	4303669	1105	29367	1021740	971861	175406	419929	129251	111975	19419	11773
江　苏	12355386	2510	44159	3251841	2414297	908266	1049745	338726	196512	51488	16406
浙　江	9912404	1296	106476	2463569	2296285	563272	948928	297502	161191	30365	20590
安　徽	8765772	1860	59901	2218169	1679093	719619	772713	242662	156279	29447	23667
福　建	4967598	10	21676	1071832	1017755	522129	583817	216627	92592	10917	6935
江　西	6177271	9319	77181	1682926	1131911	575616	450795	138721	109149	9537	16245
山　东	14907244	28410	75235	4196606	2744956	1282486	1335789	531474	267103	66637	34288
河　南	15706797	20880	132507	4529380	2738303	1453321	1259651	384109	262805	69958	37775
湖　北	9867122	2406	54412	2586349	1806291	855543	718837	302818	212149	35257	74548
湖　南	10893116	4939	129123	2962901	1953670	969878	788189	267756	209244	42400	22035
广　东	14634551	192	159995	3545034	2983107	1357643	1800438	449024	254093	41851	32931
广　西	6660125	60	59802	1579477	1105043	670924	679880	224978	140153	14731	18361
海　南	1111244	0	24264	285105	181426	83501	140606	41888	15083	3626	4871
重　庆	5114090	490	56881	1364007	905468	412991	351304	135246	121147	10209	15142
四　川	13933195	6481	107371	3915612	2619424	1052679	985206	398935	270160	24668	59207
贵　州	6641048	615	165481	1605107	1283152	622002	761135	132140	110926	19850	28453
云　南	8069027	1000	77530	2115272	1523986	758288	869017	215926	133246	17610	35448
西　藏	279105	2383	10906	62047	53252	25893	53214	2180	3238	824	89
陕　西	7010677	90	32240	2196524	1139730	761535	627008	219021	106163	12301	17774
甘　肃	4146707	1549	29480	1002727	695460	364203	378043	73999	49114	9185	8782
青　海	929882	520	17479	224687	156507	82039	126562	23542	13627	3809	9110
宁　夏	1112013	0	15915	327146	193634	94000	113284	33979	16485	4935	3877
新　疆	4900888	3553	116986	1399918	834520	400711	445735	93791	78080	15114	31032

5-4-4 续表

医疗美容科	精神科	传染科	结核病科	肿瘤科	急诊医学科	康复医学科	职业病科	中医科	民族医学科	中西医结合科	其他
271331	**3273178**	**3460130**	**539854**	**10224202**	**1789331**	**3301400**	**121317**	**31131508**	**850386**	**3766543**	**4325555**
136453	1187683	1252140	278391	4998159	676791	1238532	30846	10938402	7948	1759238	1645776
70961	1003066	1099582	207788	3320986	598390	1054720	34508	10077796	24544	890062	1452852
63917	1082429	1108408	53675	1905057	514150	1008148	55963	10115310	817894	1117243	1226927
17871	30034	59815	7780	314934	6004	41839	5328	340661	991	187815	142485
622	24315	18667	5084	168554	1075	10111	1	207052	0	42265	44365
8861	101043	109064	10720	362756	131901	66498	2858	1360421	454	290721	150333
1855	41380	46468	12355	206053	19871	58521	11102	506374	6	80680	83903
401	31196	56256	5	168893	33547	33966	1875	265206	343775	29706	121473
3357	105878	111388	35014	485841	21540	79144	6333	610053	878	55399	128855
5130	79993	52104	12282	240585	23151	43736	1179	452336	3705	50984	51125
4552	96835	101657	17095	314759	60852	63472	7225	723704	2576	47233	63686
14923	17977	59543	113232	309072	54052	70613	357	313191	0	201862	183347
15177	183021	250488	19289	911998	96331	289500	3916	1824744	12	256193	192683
20757	221655	175237	7382	525472	70204	161278	2907	1326671	2144	281110	168014
15544	105562	193547	39335	473540	145474	164315	2372	1346745	0	122308	206145
14825	71240	65342	23163	257352	49979	61526	67	666341	1506	111529	70041
2534	96643	115208	32776	297742	92787	72435	1824	1080144	180	54086	114975
25257	208507	168889	37012	837178	185213	192357	8351	2176614	98	112851	294638
13739	180376	213029	10087	835363	183517	259312	2796	2419171	0	194869	445146
14223	181377	167341	34957	515958	27235	221818	992	1492442	16126	222419	299884
13384	220900	210228	48901	436986	45503	171111	7018	2056880	1951	117483	187988
14391	187161	214847	17780	763219	44310	243653	728	1971830	1865	203210	258642
2324	151109	149793	5542	260038	17587	78888	6004	1178890	48963	168094	72059
412	36852	18860	1935	61783	16182	22013	0	140824	0	16283	12373
15860	89018	72343	2	174491	28842	125528	8194	1011179	0	151582	57144
16018	399234	180049	3030	444795	47157	291214	19828	2389883	26792	353296	281743
6033	86441	145367	8278	110260	90312	85039	2781	1067013	6024	115374	139191
10213	127559	185504	512	204174	95084	122392	1778	1327330	8516	49289	158276
458	1454	6747	5	1458	2328	1548	0	299	32535	4070	12881
7233	78450	88836	12993	189125	55024	138252	4133	1084563	0	98671	120980
899	40391	66978	2522	111851	49684	54871	4645	980574	20391	111056	81037
0	3126	27079	16	33705	29409	5665	1158	96534	23862	3988	40670
70	6041	20159	0	35474	11640	15366	1793	190138	2999	10542	9566
4408	68410	109297	20770	170793	53536	55419	3774	523701	304037	21575	131907

5-5 2019年医疗卫生机构床位利用情况

机构分类	实际开放总床日数（日）	平均开放病床（张）	实际占用总床日数（日）	出院者占用总床日数（日）	病床周转次数	病床工作日（日）	病床使用率(%)	平均住院日
总　计	**3041900968**	**8333975**	**2373354746**	**2282167506**	**31.80**	**284.8**	**78.02**	**8.6**
一、医院	2383122157	6529102	1991119033	1926523474	32.33	305.0	83.55	9.1
综合医院	1587956944	4350567	1347004449	1316517750	36.31	309.62	84.83	8.33
中医医院	326610566	894823	272556437	267589314	32.04	304.59	83.45	9.33
中西医结合医院	40268189	110324	31470722	30753929	28.23	285.26	78.15	9.87
民族医院	14106305	38647	10003348	9547628	24.83	258.84	70.91	9.95
专科医院	388807492	1065226	311892335	288211531	18.88	292.79	80.22	14.33
口腔医院	4196725	11498	1231761	1162709	13.45	107.13	29.35	7.52
眼科医院	18430808	50495	8732088	8011188	43.22	172.93	47.38	3.67
耳鼻喉科医院	3039069	8326	1870363	1750687	33.18	224.64	61.54	6.34
肿瘤医院	29876154	81852	31688892	31989435	41.94	387.15	106.07	9.32
心血管病医院	6724967	18425	5219647	4995309	30.84	283.30	77.62	8.79
胸科医院	3399583	9314	3185065	3195719	31.16	341.97	93.69	11.01
血液病医院	767936	2104	697304	682546	31.97	331.43	90.80	10.15
妇产（科）医院	19990121	54767	10442079	10166219	33.05	190.66	52.24	5.62
儿童医院	15881296	43510	14948204	14768677	51.80	343.55	94.12	6.55
精神病医院	164743027	451351	152247218	133870609	5.75	337.31	92.41	51.61
传染病医院	21154030	57956	18056484	17948905	20.87	311.55	85.36	14.84
皮肤病医院	2578885	7065	1072016	993959	14.96	151.73	41.57	9.40
结核病医院	4280368	11727	3947231	4041128	28.01	336.59	92.22	12.30
麻风病医院	502963	1378	93293	82357	0.80	67.70	18.55	75.07
职业病医院	1366080	3743	939754	918412	13.26	251.09	68.79	18.51
骨科医院	22326274	61168	15354884	14712930	23.60	251.03	68.77	10.19
康复医院	28951792	79320	19062251	16473596	11.22	240.32	65.84	18.52
整形外科医院	771736	2114	355837	283248	29.47	168.30	46.11	4.55
美容医院	2449823	6712	417851	375587	23.22	62.26	17.06	2.41
其他专科医院	37375855	102400	22330113	21788311	21.79	218.07	59.74	9.76
护理院	25372661	69514	18191742	13903322	4.07	261.70	71.70	49.09
二、基层医疗卫生机构	552453787	1513572	311042105	287648878	28.28	205.50	56.30	6.72
社区卫生服务中心（站）	74853143	205077	36860656	33351280	17.01	179.74	49.24	9.56
社区卫生服务中心	71134950	194890	35321928	32691768	17.37	181.24	49.65	9.66
社区卫生服务站	3718193	10187	1538728	659512	10.19	151.05	41.38	6.35
卫生院	477562077	1308389	274174001	254292864	29.96	209.55	57.41	6.49
街道卫生院	4241100	11619	1977491	1835712	21.49	170.19	46.63	7.35
乡镇卫生院	473320977	1296770	272196510	252457152	30.04	209.90	57.51	6.48
中心卫生院	211553015	579597	129666142	121730802	32.28	223.72	61.29	6.51
乡卫生院	261767962	717172	142530368	130726350	28.22	198.74	54.45	6.46
门诊部								
护理站	38567	106	7448	4734	3.35	70.49	19.31	13.37
三、专业公共卫生机构	98555321	270015	67861177	65388835	40.30	251.32	68.86	6.01
专科疾病防治院（所、站）	13760877	37701	9454722	8144030	11.64	250.78	68.71	18.56
妇幼保健院（所、站）	84794444	232314	58406455	57244805	44.95	251.41	68.88	5.48
内：妇幼保健院	81521692	223347	57252100	56222769	45.97	256.34	70.23	5.48
四、其他医疗卫生机构	7769703	21287	3332431	2606319	12.50	156.55	42.89	9.80
疗养院	7769703	21287	3332431	2606319	12.50	156.55	42.89	9.80
临床检验中心								

5-6-1 医院病床使用情况

年份	病床使用率(%)	卫生健康部门	综合医院	中医医院	平均住院日(日)	卫生健康部门	综合医院	中医医院
1980	82.5	85.7	84.2	86.9	14.0	13.7	11.7	23.7
1985	82.7	87.9	87.0	83.9	15.8	15.4	13.3	23.3
1986	82.7	87.8	87.3	82.3	15.9	15.6	13.4	23.3
1987	84.3	89.8	89.5	81.9	16.0	15.6	13.4	21.9
1988	84.4	89.9	89.7	79.6	15.8	15.6	13.5	20.2
1989	81.5	86.2	86.1	73.7	15.8	15.4	13.4	19.0
1990	80.7	85.6	85.7	73.6	15.9	15.5	13.5	18.0
1991	81.2	85.8	86.2	74.0	16.0	15.5	13.4	17.4
1992	78.4	83.1	83.7	69.2	16.2	15.8	13.7	17.5
1993	70.9	75.7	76.3	62.5	15.6	15.2	13.3	15.4
1994	68.8	72.1	72.6	58.9	15.0	14.5	12.9	14.4
1995	66.9	70.2	70.8	57.4	14.8	14.2	12.6	13.9
1996	64.4	67.9	69.1	54.5	14.3	13.7	12.3	13.4
1997	61.5	65.0	65.4	52.1	13.8	13.3	11.9	13.1
1998	60.0	63.1	63.3	49.8	13.1	12.6	11.3	12.4
1999	59.6	63.1	63.2	50.5	12.7	12.1	11.0	12.0
2000	60.6	64.5	65.0	50.7	12.2	11.6	10.5	11.4
2001	61.1	65.3	65.6	51.5	11.8	11.3	10.3	10.9
2002	64.6	68.6	70.5	57.7	10.9	10.6	9.6	10.8
2003	65.3	69.3	70.6	59.4	11.0	10.8	10.0	10.9
2004	68.4	73.2	74.4	63.0	10.8	10.5	9.8	10.4
2005	70.3	75.3	76.6	65.7	10.9	10.6	9.8	10.8
2006	72.4	77.9	79.2	67.7	10.9	10.5	9.8	10.4
2007	78.2	84.3	85.6	73.2	10.8	10.5	9.8	10.4
2008	81.5	88.1	89.6	78.6	10.7	10.6	9.9	10.5
2009	84.7	91.5	93.0	83.1	10.5	10.4	9.7	10.4
2010	86.7	93.4	94.9	85.7	10.5	10.4	9.7	10.7
2011	88.5	95.2	96.6	88.1	10.3	10.2	9.6	10.5
2012	90.1	96.9	98.2	90.4	10.0	10.0	9.3	10.1
2013	89.0	95.9	96.9	90.5	9.8	9.8	9.1	10.1
2014	88.0	94.9	95.8	89.1	9.6	9.6	8.9	9.9
2015	85.4	92.2	93.1	86.6	9.6	9.5	8.9	9.9
2016	85.3	92.8	93.7	87.1	9.4	9.3	8.6	9.8
2017	85.0	93.1	94.0	87.8	9.3	9.2	8.5	9.6
2018	84.2	92.9	93.5	88.1	9.3	9.1	8.4	9.5
2019	83.55	93.0	94.1	87.3	9.1	8.9	8.2	9.4

注：2002 年以前医院数字包括妇幼保健院、专科疾病防治院数字，综合医院不含高校附属医院。

5-6-2 医院病床使用率（%）

医院分类	2010	2015	2016	2017	2018	2019
总　计	**86.7**	**85.4**	**85.3**	**85.0**	**84.2**	**83.6**
按登记注册类型分						
公立医院	90.0	90.4	91.0	91.3	91.1	91.2
民营医院	59.0	62.8	62.8	63.4	63.2	61.4
按主办单位分						
政府办	92.8	91.9	92.4	92.7	92.4	92.5
社会办	69.1	72.6	72.1	71.4	70.9	69.2
个人办	55.2	59.9	60.0	60.5	60.1	58.2
按管理类别分						
其中：非营利性	88.9	88.3	88.6	88.5	87.9	87.7
营利性	52.9	56.9	57.2	58.6	59.3	57.8
按医院等级分						
其中：三级医院	102.9	98.8	98.8	98.6	97.5	97.5
二级医院	87.3	84.1	84.1	84.0	83.0	81.6
一级医院	56.6	58.8	58.0	57.5	56.9	54.7
按机构类别分						
综合医院	87.5	86.1	86.2	86.0	85.1	84.8
中医医院	84.1	84.7	84.9	85.0	84.8	83.4
中西医结合医院	82.8	81.5	80.5	80.7	80.0	78.2
民族医院	70.6	71.4	70.7	68.3	71.6	70.9
专科医院	85.7	83.2	82.6	81.6	81.3	80.2
护理院	85.3	76.5	76.3	75.2	72.7	71.7

5-6-3　医院平均住院日

医院分类	2010	2015	2016	2017	2018	2019
总　计	**10.5**	**9.6**	**9.4**	**9.3**	**9.3**	**9.1**
按登记注册类型分						
公立医院	10.7	9.8	9.6	9.4	9.3	9.1
民营医院	8.4	8.5	8.6	8.7	8.9	9.4
按主办单位分						
政府办	10.5	9.6	9.4	9.3	9.3	9.0
社会办	11.7	10.5	10.1	10.0	9.9	10.0
个人办	8.0	8.3	8.4	8.4	8.7	9.2
按管理类别分						
其中：非营利性	10.6	9.7	9.5	9.4	9.4	9.1
营利性	8.0	7.9	8.1	8.3	8.4	9.0
按医院等级分						
其中：三级医院	12.5	10.4	10.1	9.8	9.6	9.2
二级医院	9.4	8.9	8.8	8.7	8.8	8.8
一级医院	9.1	9.0	9.0	8.6	8.8	9.2
按机构类别分						
综合医院	9.8	8.9	8.7	8.6	8.5	8.3
中医医院	10.6	9.9	9.8	9.6	9.5	9.3
中西医结合医院	10.8	10.4	10.5	10.3	10.4	9.9
民族医院	11.6	10.4	10.4	10.0	9.8	10.0
专科医院	17.3	14.5	14.2	14.2	14.3	14.3
护理院	59.6	56.8	51.3	44.7	47.2	49.1

5-6-4 2019年各地区医院床位利用情况

地区	病床工作日			病床使用率(%)			平均住院日		
	合计	公立	民营	合计	公立	民营	合计	公立	民营
总 计	**305.0**	**333.0**	**224.0**	**83.6**	**91.2**	**61.4**	**9.1**	**9.1**	**9.4**
东 部	302.4	330.8	220.4	82.8	90.6	60.4	9.0	8.8	10.1
中 部	306.1	330.9	229.1	83.9	90.7	62.8	9.3	9.4	8.9
西 部	307.3	338.5	223.8	84.2	92.7	61.3	9.1	9.1	8.9
北 京	301.6	330.7	201.0	82.6	90.6	55.1	9.0	8.9	10.0
天 津	291.2	319.2	153.4	79.8	87.4	42.0	9.4	9.1	15.4
河 北	296.8	324.9	210.0	81.3	89.0	57.5	9.0	9.0	9.1
山 西	279.6	306.4	202.5	76.6	83.9	55.5	10.3	10.4	9.9
内蒙古	260.8	286.9	128.8	71.4	78.6	35.3	9.3	9.4	8.4
辽 宁	269.4	302.7	182.3	73.8	82.9	49.9	10.0	10.1	9.7
吉 林	278.3	305.0	199.4	76.2	83.6	54.6	9.3	9.4	8.7
黑龙江	271.8	288.3	214.1	74.5	79.0	58.7	10.4	10.0	12.3
上 海	351.2	366.7	295.6	96.2	100.5	81.0	10.0	9.0	25.6
江 苏	312.9	347.2	250.7	85.7	95.1	68.7	9.4	9.1	10.0
浙 江	322.6	349.5	255.9	88.4	95.8	70.1	9.3	8.4	14.3
安 徽	303.3	332.5	228.5	83.1	91.1	62.6	8.6	8.9	7.7
福 建	302.1	329.5	201.3	82.8	90.3	55.2	8.6	8.8	7.4
江 西	309.3	327.7	250.4	84.8	89.8	68.6	8.9	8.8	9.0
山 东	294.5	325.3	198.5	80.7	89.1	54.4	8.6	8.7	8.6
河 南	321.5	344.5	255.3	88.1	94.4	69.9	9.3	9.5	8.8
湖 北	336.7	361.3	224.8	92.3	99.0	61.6	9.3	9.4	8.5
湖 南	305.6	335.4	217.7	83.7	91.9	59.7	9.1	9.2	8.4
广 东	300.2	326.2	204.9	82.2	89.4	56.1	8.4	8.3	9.2
广 西	328.7	347.4	236.6	90.0	95.2	64.8	8.9	8.6	11.2
海 南	286.2	304.9	199.5	78.4	83.5	54.7	8.9	9.0	7.6
重 庆	300.2	343.1	217.7	82.2	94.0	59.7	9.4	9.8	8.2
四 川	326.2	364.6	247.8	89.4	99.9	67.9	10.3	10.3	10.2
贵 州	297.4	339.1	233.7	81.5	92.9	64.0	8.2	8.3	8.0
云 南	305.8	345.8	219.4	83.8	94.7	60.1	8.5	8.5	8.6
西 藏	236.5	246.7	195.5	64.8	67.6	53.6	9.2	9.8	6.9
陕 西	298.2	331.7	208.4	81.7	90.9	57.1	8.7	8.7	8.7
甘 肃	300.4	315.1	222.8	82.3	86.3	61.0	8.6	8.8	7.9
青 海	270.4	287.7	182.8	74.1	78.8	50.1	9.2	9.3	8.4
宁 夏	296.1	328.3	185.6	81.1	90.0	50.9	8.7	8.8	8.1
新 疆	320.8	340.2	181.9	87.9	93.2	49.8	8.4	8.5	7.2

5-7-1 2019年各地区医院医师担负工作量

地区	医师日均担负诊疗人次			医师日均担负住院床日		
	合计	公立	民营	合计	公立	民营
总　计	**7.1**	**7.6**	**5.0**	**2.5**	**2.6**	**2.2**
东　部	8.2	8.8	5.6	2.2	2.2	1.9
中　部	5.7	6.2	4.1	2.7	2.9	2.3
西　部	6.6	7.1	4.8	2.9	2.9	2.8
北　京	9.1	10.2	5.7	1.4	1.5	0.9
天　津	9.7	10.0	8.6	1.5	1.8	0.6
河　北	5.3	5.7	4.1	2.0	2.2	1.5
山　西	4.3	4.7	3.1	2.1	2.2	1.7
内蒙古	5.1	5.3	4.1	2.0	2.1	1.3
辽　宁	5.4	5.8	4.1	2.3	2.5	1.8
吉　林	5.1	5.7	3.2	2.3	2.4	1.9
黑龙江	4.6	4.9	3.6	2.7	2.7	2.6
上　海	14.2	14.8	9.8	2.6	2.4	4.3
江　苏	8.5	9.2	6.7	2.5	2.5	2.4
浙　江	10.7	11.8	6.4	2.3	2.2	2.6
安　徽	6.6	7.3	4.9	2.7	2.9	2.2
福　建	8.2	9.0	4.6	2.3	2.4	1.8
江　西	6.0	6.5	4.0	2.9	2.9	3.0
山　东	5.7	6.1	4.4	2.1	2.2	1.6
河　南	6.2	6.6	5.0	2.8	3.0	2.4
湖　北	7.1	7.6	4.8	3.0	3.2	2.2
湖　南	4.7	5.3	2.9	2.9	3.1	2.2
广　东	10.2	10.7	6.9	2.2	2.2	2.3
广　西	7.6	8.0	4.6	2.8	2.8	3.3
海　南	6.4	6.7	4.6	2.1	2.2	1.8
重　庆	7.1	8.4	4.1	3.1	3.3	2.5
四　川	7.4	8.3	4.8	3.4	3.4	3.3
贵　州	5.8	5.9	5.3	3.1	2.8	3.7
云　南	7.3	7.9	5.6	3.0	3.1	2.7
西　藏	5.1	5.0	5.8	1.5	1.5	1.4
陕　西	6.2	6.8	4.2	2.7	2.8	2.2
甘　肃	6.2	6.6	4.0	2.8	2.9	2.2
青　海	5.2	5.2	5.0	2.2	2.3	1.8
宁　夏	7.1	7.3	6.2	2.2	2.3	1.8
新　疆	5.8	6.1	3.9	2.8	2.9	1.8

5-7-2 2019年各地区综合医院医师担负工作量

地区	医师日均担负诊疗人次						医师日均担负住院床日					
	合计	委属	省属	地级市属	县级市属	县属	合计	委属	省属	地级市属	县级市属	县属
总　计	**7.9**	**10.5**	**8.2**	**7.7**	**8.2**	**7.3**	**2.5**	**2.3**	**2.4**	**2.5**	**2.4**	**2.9**
东　部	8.9	10.5	9.5	8.7	9.3	7.6	2.2	1.8	2.2	2.2	2.1	2.4
中　部	6.6	10.6	6.8	6.3	6.2	6.5	2.8	3.2	2.9	2.7	2.7	3.0
西　部	7.5	10.0	7.3	7.2	7.4	8.0	2.8	2.1	2.4	2.7	2.7	3.3
北　京	10.3	10.6	9.8	10.7			1.4	1.4	1.5	1.3		
天　津	10.4		11.5	9.4			1.7		2.1	1.4		
河　北	5.7		5.0	5.3	6.1	5.9	2.2		2.7	2.2	2.0	2.2
山　西	4.9		5.6	5.0	4.4	4.8	2.1		2.1	2.1	1.9	2.3
内蒙古	5.6		7.8	5.4	4.8	5.8	2.1		2.4	2.2	1.7	2.2
辽　宁	5.9		7.4	5.6	5.6	5.1	2.4		2.5	2.5	2.2	2.5
吉　林	6.0	9.7	5.8	5.2	5.4	4.6	2.5	3.2	2.5	2.6	2.2	2.2
黑龙江	5.3		5.7	5.7	5.0	4.5	2.7		3.3	2.9	2.2	2.4
上　海	14.7	12.0	15.1	15.0		12.2	2.0	1.9	2.0	2.0		2.9
江　苏	9.1		10.9	8.8	9.0	8.1	2.5		2.5	2.6	2.4	2.7
浙　江	12.0		11.1	10.4	13.2	12.5	2.2		2.0	2.2	2.1	2.4
安　徽	7.6		8.9	6.7	6.6	8.0	2.8		2.8	2.5	2.6	3.0
福　建	9.2		7.6	9.0	9.5	10.6	2.3		2.2	2.4	2.1	2.6
江　西	7.0		6.8	5.7	7.3	8.0	2.8		2.7	2.7	2.7	3.0
山　东	6.4	6.4	8.0	6.3	6.3	5.9	2.2	2.3	2.2	2.1	2.1	2.4
河　南	6.7		6.1	6.4	6.8	7.1	3.0		3.2	2.7	2.9	3.3
湖　北	7.9	11.9	9.6	7.5	7.1	6.9	3.2	3.5	3.0	3.0	3.2	3.6
湖　南	5.8	10.0	5.9	5.9	5.6	5.0	3.0	2.8	3.0	3.0	2.9	3.0
广　东	10.6	12.1	8.5	10.1	11.5	9.4	2.1	2.1	2.4	2.2	1.9	2.3
广　西	8.7		8.2	8.1	9.1	9.7	2.7		2.3	2.6	2.6	3.2
海　南	7.0		7.8	5.9	6.9	7.2	2.0		2.1	1.8	2.0	2.0
重　庆	8.6		7.7	9.1		8.3	3.0		2.6	3.1		3.6
四　川	8.7	9.6	9.4	8.3	8.8	8.7	3.1	1.7	2.7	3.1	3.2	3.5
贵　州	6.3		6.3	5.2	6.0	7.2	2.9		2.4	2.7	2.6	3.3
云　南	8.0		7.8	6.7	7.6	9.3	3.0		2.1	2.8	2.8	3.7
西　藏	5.4		6.5	5.7	4.0	5.0	1.6		1.8	2.3	1.0	1.3
陕　西	6.9	10.4	6.3	6.4	7.2	6.7	2.8	2.6	2.5	2.6	2.8	3.2
甘　肃	6.8		5.7	6.2	7.7	7.7	2.9		2.1	2.8	2.8	3.5
青　海	5.7		5.3	5.0	4.2	7.3	2.3		2.3	2.5	1.4	2.5
宁　夏	7.3		7.4	6.9	8.1	7.5	2.3		2.1	2.2	3.0	2.7
新　疆	6.5		6.5	6.2	5.7	7.4	3.0		2.5	2.4	2.6	4.0

注：本表系卫生健康部门医院数字。

5-7-3 综合医院工作效率

医院级别	年份	医师日均担负		医师人均年业务收入（万元）	病床使用率(%)	平均住院日（日）
		诊疗人次	住院床日			
医院合计	2010	6.8	2.4	88.1	95.0	9.7
	2015	7.8	2.6	145.1	93.2	8.9
	2016	7.8	2.6	153.7	93.7	8.7
	2017	7.8	2.6	159.9	94.1	8.5
	2018	7.7	2.6	167.5	93.6	8.4
	2019	7.9	2.5	177.8	94.2	8.2
委属	2010	9.8	2.5	219.7	105.5	10.9
	2015	10.2	2.3	322.1	102.1	9.1
	2016	10.4	2.3	346.1	103.9	8.8
	2017	10.4	2.4	373.2	105.0	8.5
	2018	10.1	2.3	386.1	106.1	8.1
	2019	10.5	2.3	407.1	106.3	7.7
省属	2010	7.4	2.5	148.0	103.5	11.9
	2015	8.6	2.6	235.2	101.1	9.8
	2016	8.5	2.5	245.6	100.8	9.5
	2017	8.2	2.5	252.6	101.6	9.3
	2018	8.1	2.5	265.8	100.6	8.8
	2019	8.2	2.4	278.2	100.9	8.5
地级市（地区）属	2010	7.0	2.5	95.2	99.3	11.6
	2015	7.7	2.6	151.3	97.0	10.1
	2016	7.6	2.6	159.9	97.1	9.7
	2017	7.5	2.5	164.4	97.0	9.5
	2018	7.5	2.5	172.4	96.2	9.3
	2019	7.7	2.5	183.2	97.0	8.9
县级市（区）属	2010	6.9	2.1	66.7	89.9	8.9
	2015	8.1	2.4	109.5	89.0	8.5
	2016	8.2	2.4	115.4	89.4	8.3
	2017	8.1	2.4	119.8	90.0	8.2
	2018	8.0	2.4	124.5	89.3	8.2
	2019	8.3	2.4	131.4	89.6	8.0
县属	2010	5.6	2.4	54.3	89.4	7.6
	2015	6.9	3.0	96.4	88.2	7.6
	2016	7.0	3.0	101.7	89.4	7.5
	2017	7.1	3.0	106.7	89.7	7.5
	2018	7.1	3.0	111.7	89.8	7.6
	2019	7.3	2.9	118.5	90.4	7.5

注：本表系卫生健康部门医院数字。

5-8-1 2019年公立医院出院病人疾病转归情况

疾病名称 （ICD-10）	出院人数（人）	疾病构成（%）	病死率（%）	平均住院日（日）	人均医药费用（元）
总　　计	**100168901**	**100.00**	**0.45**	**7.94**	**9514.43**
1. 传染病和寄生虫病小计	2603729	2.60	0.41	8.39	6635.37
其中：肠道传染病	253579	0.25	0.08	5.40	3598.24
内：霍乱	1056	0.00	0.19	8.36	7415.34
伤寒和副伤寒	4166	0.00	0.10	8.55	6877.51
细菌性痢疾	8226	0.01	0.16	6.20	3739.05
结核病	475071	0.47	0.27	12.56	10007.17
内：肺结核	357249	0.36	0.29	12.47	9246.15
白喉					
百日咳	7548	0.01	0.03	8.56	5448.78
猩红热	13969	0.01	0.01	6.20	2497.64
性传播模式疾病	22671	0.02	0.04	7.70	5343.41
内：梅毒	9892	0.01	0.08	9.86	6445.20
淋球菌感染	1643	0.00	0.06	7.35	3178.10
乙型脑炎	223	0.00	1.35	12.94	19251.67
斑疹伤寒	18211	0.02	0.13	6.56	5557.57
病毒性肝炎	206883	0.21	0.13	11.06	7759.89
人类免疫缺陷病毒病（HIV）	54471	0.05	1.66	12.67	8905.20
血吸虫病	9626	0.01	0.12	10.73	5170.24
丝虫病	54	0.00	0.00	10.19	10079.52
钩虫病	800	0.00	0.00	7.64	7309.86
2. 肿瘤小计	6355459	6.34	1.75	10.07	18197.48
恶性肿瘤计	3865056	3.86	2.79	11.84	21537.75
其中：鼻咽恶性肿瘤	40846	0.04	2.72	11.84	14558.12
食管恶性肿瘤	163463	0.16	3.16	13.67	19969.24
胃恶性肿瘤	301585	0.30	3.11	12.56	24602.76
小肠恶性肿瘤	14550	0.01	4.05	14.25	27705.93
结肠恶性肿瘤	194500	0.19	3.05	13.78	30666.37
直肠乙状结肠连接处、直肠、肛门和肛管恶性肿瘤	196275	0.20	1.99	13.81	29579.24
肝和肝内胆管恶性肿瘤	296859	0.30	4.62	11.00	20548.82
喉恶性肿瘤	24910	0.02	1.77	14.78	22447.72
气管、支气管、肺恶性肿瘤	722928	0.72	4.16	11.83	21854.38
骨、关节软骨恶性肿瘤	12562	0.01	2.64	12.53	21398.95
乳房恶性肿瘤	305481	0.30	1.01	10.87	17222.93
女性生殖器官恶性肿瘤	237040	0.24	1.64	12.80	20991.64
男性生殖器官恶性肿瘤	112704	0.11	1.39	10.48	17752.90
泌尿道恶性肿瘤	159421	0.16	1.51	12.12	24053.85
脑恶性肿瘤	33246	0.03	3.84	15.39	35244.54
白血病	133574	0.13	3.26	11.89	18993.76
原位癌计	148643	0.15	0.23	8.04	14863.31
其中：子宫颈原位癌	92796	0.09	0.01	6.79	10710.44
良性肿瘤计	1958978	1.96	0.01	6.91	12703.30
其中：皮肤良性肿瘤	64724	0.06	0.01	4.25	5040.21

5-8-1 续表1

疾病名称 (ICD-10)	出院 人数 (人)	疾病 构成 (%)	病死率 (%)	平　均 住院日 (日)	人均 医药费用 (元)
乳房良性肿瘤	349273	0.35	0.00	3.91	7425.65
子宫平滑肌瘤	418248	0.42	0.00	8.34	14424.97
卵巢良性肿瘤	107862	0.11	0.00	7.85	15198.35
前列腺良性肿瘤	469	0.00	0.00	11.12	11743.88
甲状腺良性肿瘤	58565	0.06	0.00	7.46	13681.47
交界恶性和动态未知的肿瘤	379420	0.38	0.81	9.15	13963.75
3. 血液、造血器官及免疫疾病小计	848894	0.85	0.26	6.84	7820.81
其中：贫血	513694	0.51	0.25	6.36	7238.29
4. 内分泌、营养和代谢疾病小计	3239838	3.23	0.17	8.71	8208.13
其中：甲状腺功能亢进	126329	0.13	0.10	6.94	5700.54
糖尿病	2414088	2.41	0.14	9.39	7932.88
5. 精神和行为障碍小计	601920	0.60	0.10	18.09	7952.52
其中：依赖性物质引起的精神和行为障碍	45679	0.05	0.20	7.02	3649.50
酒精引起的精神和行为障碍	44016	0.04	0.20	6.59	3374.34
精神分裂症、分裂型和妄想性障碍	95440	0.10	0.03	51.87	11483.96
情感障碍	70277	0.07	0.02	18.85	9490.51
6. 神经系统疾病小计	3277576	3.27	0.23	8.83	8122.45
其中：中枢神经系统炎性疾病	116398	0.12	0.59	9.75	11084.00
帕金森病	93016	0.09	0.12	10.00	8764.85
癫痫	242660	0.24	0.30	6.26	6690.50
7. 眼和附器疾病小计	2384408	2.38	0.00	4.35	6619.10
其中：晶状体疾患	1196778	1.19	0.00	3.46	7300.53
内：老年性白内障	893598	0.89	0.00	3.36	7094.60
视网膜脱离和断裂	69705	0.07	0.00	6.01	13767.69
青光眼	144595	0.14	0.01	6.62	6412.70
8. 耳和乳突疾病小计	994396	0.99	0.01	7.13	5843.02
其中：中耳和乳突疾病	201096	0.20	0.00	6.94	7966.82
9. 循环系统疾病小计	15935199	15.91	0.82	8.96	11636.38
其中：急性风湿热	8171	0.01	0.07	9.12	5780.11
慢性风湿性心脏病	106031	0.11	0.88	9.04	9525.63
高血压	1343358	1.34	0.11	7.92	6514.19
内：高血压性心脏、肾脏病	161835	0.16	0.58	9.32	8929.68
缺血性心脏病	4676125	4.67	0.82	7.79	14060.20
内：心绞痛	1445873	1.44	0.10	7.27	15486.51
急性心肌梗死	553503	0.55	4.10	8.05	30368.54
肺栓塞	55157	0.06	4.61	10.77	17196.01
心律失常	590964	0.59	0.31	6.58	16028.28
心力衰竭	729786	0.73	1.61	9.00	9368.51
脑血管病	6539523	6.53	0.78	10.50	10886.37
内：颅内出血	781545	0.78	3.54	13.55	19843.37
脑梗死	4331312	4.32	0.47	10.01	9811.18
大脑动脉闭塞和狭窄	90790	0.09	0.55	9.71	10312.26

5-8-1 续表2

疾病名称 (ICD-10)	出院 人数 (人)	疾病 构成 (%)	病死率 (%)	平均 住院日 (日)	人均 医药费用 (元)
静脉炎和血栓形成	125229	0.13	0.14	9.93	17168.49
下肢静脉曲张	233147	0.23	0.01	7.50	10338.30
10. 呼吸系统疾病小计	15021787	15.00	0.48	7.53	6309.58
其中：急性上呼吸道感染	2066384	2.06	0.01	4.82	2357.75
流行性感冒	171588	0.17	0.11	4.86	3325.32
内：人禽流感	622	0.00	0.48	5.51	5598.82
肺炎	5262115	5.25	0.55	7.56	5652.62
慢性鼻窦炎	212233	0.21	0.00	7.20	9997.99
慢性扁桃体和腺样体疾病	260624	0.26	0.01	6.23	9176.17
慢性下呼吸道疾病	3067063	3.06	0.47	9.19	8593.77
内：哮喘	234343	0.23	0.11	7.63	6790.48
外部物质引起的肺病	87910	0.09	1.97	15.16	12301.70
11. 消化系统疾病小计	10278663	10.26	0.26	7.23	9075.21
其中：口腔疾病	301026	0.30	0.02	6.39	7105.47
胃及十二指肠溃疡	514793	0.51	0.33	7.81	8880.36
阑尾疾病	932530	0.93	0.02	6.33	9172.53
疝	783799	0.78	0.03	6.15	9655.86
内：腹股沟疝	717843	0.72	0.02	5.89	9047.48
肠梗阻	502707	0.50	0.35	6.88	8038.85
酒精性肝病	58103	0.06	0.90	9.88	10146.19
肝硬化	437490	0.44	0.97	10.55	11821.75
胆石病和胆囊炎	1441758	1.44	0.07	8.05	13237.03
急性胰腺炎	392259	0.39	0.27	8.85	12097.78
12. 皮肤和皮下组织疾病小计	843675	0.84	0.09	8.75	6514.03
其中：皮炎及湿疹	122781	0.12	0.02	7.89	4985.78
牛皮癣	34258	0.03	0.01	10.64	7620.88
荨麻疹	78893	0.08	0.00	5.56	3147.31
13. 肌肉骨骼系统和结缔组织疾病小计	3892409	3.89	0.06	9.21	12374.15
其中：炎性多关节炎	444330	0.44	0.03	8.92	8621.63
内：类风湿性关节炎	210106	0.21	0.04	9.14	8352.83
痛风	147542	0.15	0.02	8.24	6019.75
其他关节病	320316	0.32	0.06	10.39	23354.76
系统性结缔组织病	304272	0.30	0.23	8.41	9102.53
内：系统性红斑狼疮	125718	0.13	0.25	8.02	8540.88
脊椎关节强硬	446050	0.45	0.02	9.26	8963.37
椎间盘疾病	944162	0.94	0.03	9.58	10264.33
骨密度和骨结构疾病	278779	0.28	0.11	8.38	13910.32
内：骨质疏松	232710	0.23	0.11	7.91	13061.84
骨髓炎	20714	0.02	0.07	17.66	16924.57
14. 泌尿生殖系统疾病小计	6268383	6.26	0.15	7.77	9042.79
其中：肾小球疾病	347673	0.35	0.07	8.58	7526.98
肾盂肾炎	77926	0.08	0.04	8.93	6632.91
肾衰竭	998155	1.00	0.84	12.83	11334.02
尿石病	660958	0.66	0.01	6.28	9460.48
膀胱炎	51480	0.05	0.03	7.51	7383.04
尿道狭窄	22102	0.02	0.01	8.57	9914.04

5-8-1 续表3

疾病名称 (ICD-10)	出院 人数 (人)	疾病 构成 (%)	病死率 (%)	平　均 住院日 (日)	人均 医药费用 (元)
男性生殖器官疾病	861914	0.86	0.02	7.18	7860.92
内：前列腺增生	368523	0.37	0.03	10.23	12580.15
乳房疾患	245936	0.25	0.01	5.18	6615.52
女性盆腔器官炎性疾病	341471	0.34	0.01	6.69	5983.73
子宫内膜异位	161985	0.16	0.00	7.70	14365.96
女性生殖器脱垂	81896	0.08	0.00	9.67	13325.85
15. 妊娠、分娩和产褥期小计	7716708	7.70	0.01	4.62	5196.63
其中：异位妊娠	313884	0.31	0.01	6.22	8774.94
医疗性流产	644650	0.64	0.00	3.18	2222.58
妊娠高血压	141211	0.14	0.02	6.18	8615.10
前置胎盘、胎盘早剥和产前出血	104172	0.10	0.02	6.52	8935.46
梗阻性分娩	151400	0.15	0.00	5.92	7588.12
分娩时会阴、阴道裂伤	383323	0.38	0.00	3.39	4206.36
产后出血	118613	0.12	0.04	5.03	7585.44
顺产	1111217	1.11	0.00	3.53	3389.32
16. 起源于围生期疾病小计	1469732	1.47	0.12	6.36	7442.05
其中：产伤	6405	0.01	0.02	6.15	6510.35
出生窒息	53990	0.05	0.46	7.34	9336.18
新生儿吸入综合征	80007	0.08	0.09	6.34	7612.83
围生期的感染	81308	0.08	0.23	7.03	8439.23
胎儿和新生儿的溶血性疾病	46297	0.05	0.01	5.61	6226.48
新生儿硬化病	577	0.00	0.52	6.02	5823.45
17. 先天性畸形、变形和染色体异常小计	500009	0.50	0.15	7.42	14368.80
神经系统其他先天性畸形	13743	0.01	0.07	11.35	13974.94
循环系统先天性畸形	169971	0.17	0.34	7.49	19762.07
内：先天性心脏病	133306	0.13	0.32	7.53	19158.74
唇裂和腭裂	9495	0.01	0.02	6.55	8373.14
消化系统先天性畸形	34224	0.03	0.17	7.70	12986.71
生殖泌尿系统先天性畸形	98841	0.10	0.01	7.09	9487.71
肌肉骨骼系统先天性畸形	54652	0.05	0.08	7.51	16536.49
18. 症状、体征和检验异常小计	1911176	1.91	1.09	6.29	6454.22
19. 损伤、中毒小计	7023524	7.01	0.51	10.69	13195.58
其中：骨折	598609	0.60	0.65	12.23	15800.89
内：颅骨和面骨骨折	170307	0.17	0.11	9.20	9526.95
股骨骨折	470849	0.47	0.23	14.60	29445.50
多部位骨折	17933	0.02	1.37	17.12	26232.43
颅内损伤	778609	0.78	2.71	11.71	13072.14
烧伤和腐蚀伤	162982	0.16	0.24	11.43	9937.33
药物、药剂和生物制品中毒	84373	0.08	0.76	3.24	5025.43
非药用物质的毒性效应	271956	0.27	0.94	4.96	6076.96
医疗并发症计	190136	0.19	0.14	10.63	11548.03
内：手术和操作并发症	80765	0.08	0.12	13.12	10336.94
假体装置、植入物和移植物并发症	83581	0.08	0.14	8.75	13112.61
20. 其他接受医疗服务小计	9045342	9.03	0.12	6.66	9619.56

5-8-2　2019年城市及县级公立医院出院病人疾病转归情况

疾病名称（ICD-10）	城市医院			县级医院		
	出院人数（人）	疾病构成（%）	平　均住院日（日）	出院人数（人）	疾病构成（%）	平　均住院日（日）
总　　　计	50199784	100.00	8.20	49969117	100.00	7.67
1. 传染病和寄生虫病小计	1150420	2.29	9.37	1453309	2.91	7.62
其中：肠道传染病	86977	0.17	5.97	166602	0.33	5.11
内：霍乱	204	0.00	8.60	852	0.00	8.30
伤寒和副伤寒	1794	0.00	9.87	2372	0.00	7.56
细菌性痢疾	2774	0.01	7.12	5452	0.01	5.73
结核病	233739	0.47	13.34	241332	0.48	11.80
内：肺结核	158376	0.32	13.38	198873	0.40	11.75
白喉						
百日咳	4335	0.01	8.95	3213	0.01	8.04
猩红热	4723	0.01	6.28	9246	0.02	6.15
性传播模式疾病	13370	0.03	7.88	9301	0.02	7.43
内：梅毒	7755	0.02	9.42	2137	0.00	11.46
淋球菌感染	476	0.00	7.54	1167	0.00	7.27
乙型脑炎	169	0.00	13.37	54	0.00	11.59
斑疹伤寒	5075	0.01	7.30	13136	0.03	6.28
病毒性肝炎	104835	0.21	10.75	102048	0.20	11.39
人类免疫缺陷病毒病（HIV）	18735	0.04	13.11	35736	0.07	12.44
血吸虫病	3584	0.01	10.85	6042	0.01	10.67
丝虫病	21	0.00	12.33	33	0.00	8.82
钩虫病	382	0.00	7.84	418	0.00	7.46
2. 肿瘤小计	4365564	8.70	10.18	1989895	3.98	9.84
恶性肿瘤计	2660276	5.30	11.96	1204780	2.41	11.58
其中：鼻咽恶性肿瘤	27278	0.05	12.75	13568	0.03	10.01
食管恶性肿瘤	83457	0.17	14.15	80006	0.16	13.17
胃恶性肿瘤	175065	0.35	13.16	126520	0.25	11.72
小肠恶性肿瘤	10057	0.02	14.62	4493	0.01	13.41
结肠恶性肿瘤	130977	0.26	14.17	63523	0.13	12.96
直肠乙状结肠连接处、直肠、肛门和肛管恶性肿瘤	126076	0.25	14.41	70199	0.14	12.72
肝和肝内胆管恶性肿瘤	198507	0.40	10.96	98352	0.20	11.09
喉恶性肿瘤	19793	0.04	15.18	5117	0.01	13.22
气管、支气管、肺恶性肿瘤	472339	0.94	11.90	250589	0.50	11.72
骨、关节软骨恶性肿瘤	9414	0.02	12.72	3148	0.01	11.96
乳房恶性肿瘤	216275	0.43	11.26	89206	0.18	9.92
女性生殖器官恶性肿瘤	164033	0.33	13.51	73007	0.15	11.20
男性生殖器官恶性肿瘤	80494	0.16	10.49	32210	0.06	10.46
泌尿道恶性肿瘤	120516	0.24	12.10	38905	0.08	12.16
脑恶性肿瘤	25618	0.05	15.46	7628	0.02	15.13
白血病	102514	0.20	12.52	31060	0.06	9.81
原位癌计	112550	0.22	7.83	36093	0.07	8.67
其中：子宫颈原位癌	71974	0.14	6.57	20822	0.04	7.54
良性肿瘤计	1368480	2.73	7.00	590498	1.18	6.72
其中：皮肤良性肿瘤	43050	0.09	4.15	21674	0.04	4.46

注：县级医院包括县和县级市医院。

5-8-2 续表1

疾病名称（ICD-10）	城市医院 出院人数（人）	城市医院 疾病构成（%）	城市医院 平均住院日（日）	县级医院 出院人数（人）	县级医院 疾病构成（%）	县级医院 平均住院日（日）
乳房良性肿瘤	270704	0.54	3.84	78569	0.16	4.16
子宫平滑肌瘤	258593	0.52	8.16	159655	0.32	8.65
卵巢良性肿瘤	76643	0.15	7.82	31219	0.06	7.94
前列腺良性肿瘤	313	0.00	11.45	156	0.00	10.46
甲状腺良性肿瘤	37342	0.07	7.29	21223	0.04	7.75
交界恶性和动态未知的肿瘤	223544	0.45	9.57	155876	0.31	8.56
3. 血液、造血器官及免疫疾病小计	488822	0.97	7.39	360072	0.72	6.08
其中：贫血	267607	0.53	7.06	246087	0.49	5.61
4. 内分泌、营养和代谢疾病小计	1798177	3.58	8.98	1441661	2.89	8.37
其中：甲状腺功能亢进	86264	0.17	6.88	40065	0.08	7.08
糖尿病	1277777	2.55	9.88	1136311	2.27	8.83
5. 精神和行为障碍小计	336188	0.67	17.33	265732	0.53	19.05
其中：依赖性物质引起的精神和行为障碍	10862	0.02	13.22	34817	0.07	5.09
酒精引起的精神和行为障碍	10341	0.02	13.05	33675	0.07	4.61
精神分裂症、分裂型和妄想性障碍	47755	0.10	44.69	47685	0.10	59.06
情感障碍	54810	0.11	17.42	15467	0.03	23.93
6. 神经系统疾病小计	1665683	3.32	9.51	1611893	3.23	8.12
其中：中枢神经系统炎性疾病	67141	0.13	11.40	49257	0.10	7.50
帕金森病	58907	0.12	10.40	34109	0.07	9.32
癫痫	141448	0.28	6.17	101212	0.20	6.37
7. 眼和附器疾病小计	1433628	2.86	4.23	950780	1.90	4.53
其中：晶状体疾患	668981	1.33	3.27	527797	1.06	3.71
内：老年性白内障	472481	0.94	3.10	421117	0.84	3.64
视网膜脱离和断裂	65404	0.13	5.97	4301	0.01	6.63
青光眼	98550	0.20	6.46	46045	0.09	6.96
8. 耳和乳突疾病小计	472488	0.94	7.76	521908	1.04	6.56
其中：中耳和乳突疾病	115754	0.23	7.27	85342	0.17	6.51
9. 循环系统疾病小计	7658015	15.26	9.18	8277184	16.56	8.76
其中：急性风湿热	1979	0.00	10.75	6192	0.01	8.60
慢性风湿性心脏病	47428	0.09	9.61	58603	0.12	8.58
高血压	652896	1.30	8.57	690462	1.38	7.30
内：高血压性心脏、肾脏病	91086	0.18	9.85	70749	0.14	8.63
缺血性心脏病	2501354	4.98	7.85	2174771	4.35	7.73
内：心绞痛	1044018	2.08	7.33	401855	0.80	7.11
急性心肌梗死	360936	0.72	8.30	192567	0.39	7.59
肺栓塞	39182	0.08	10.96	15975	0.03	10.29
心律失常	368734	0.73	6.75	222230	0.44	6.30
心力衰竭	299572	0.60	9.55	430214	0.86	8.61
脑血管病	2762937	5.50	11.18	3776586	7.56	10.00
内：颅内出血	347932	0.69	13.76	433613	0.87	13.38
脑梗死	1801567	3.59	10.73	2529745	5.06	9.50
大脑动脉闭塞和狭窄	48793	0.10	9.92	41997	0.08	9.47

5-8-2 续表2

疾病名称 (ICD-10)	城市医院			县级医院		
	出院人数（人）	疾病构成（%）	平均住院日（日）	出院人数（人）	疾病构成（%）	平均住院日（日）
静脉炎和血栓形成	84791	0.17	9.94	40438	0.08	9.90
下肢静脉曲张	126705	0.25	6.95	106442	0.21	8.16
10. 呼吸系统疾病小计	5541711	11.04	8.18	9480076	18.97	7.14
其中：急性上呼吸道感染	521677	1.04	5.06	1544707	3.09	4.74
流行性感冒	60006	0.12	5.45	111582	0.22	4.54
内：人禽流感	293	0.00	6.45	329	0.00	4.67
肺炎	2085750	4.15	8.16	3176365	6.36	7.16
慢性鼻窦炎	112682	0.22	7.23	99551	0.20	7.16
慢性扁桃体和腺样体疾病	174952	0.35	6.07	85672	0.17	6.57
慢性下呼吸道疾病	1087559	2.17	9.87	1979504	3.96	8.82
内：哮喘	107190	0.21	8.01	127153	0.25	7.30
外部物质引起的肺病	44876	0.09	16.74	43034	0.09	13.52
11. 消化系统疾病小计	4909230	9.78	7.54	5369433	10.75	6.94
其中：口腔疾病	171618	0.34	6.68	129408	0.26	5.99
胃及十二指肠溃疡	222466	0.44	8.10	292327	0.59	7.58
阑尾疾病	344504	0.69	6.36	588026	1.18	6.31
疝	357113	0.71	5.83	426686	0.85	6.42
内：腹股沟疝	320768	0.64	5.40	397075	0.79	6.28
肠梗阻	226738	0.45	7.71	275969	0.55	6.20
酒精性肝病	28240	0.06	10.36	29863	0.06	9.43
肝硬化	243492	0.49	10.72	193998	0.39	10.34
胆石病和胆囊炎	743085	1.48	8.31	698673	1.40	7.78
急性胰腺炎	189954	0.38	9.57	202305	0.40	8.18
12. 皮肤和皮下组织疾病小计	458001	0.91	9.25	385674	0.77	8.16
其中：皮炎及湿疹	76064	0.15	8.46	46717	0.09	6.96
牛皮癣	28986	0.06	10.35	5272	0.01	12.27
荨麻疹	40462	0.08	6.04	38431	0.08	5.06
13. 肌肉骨骼系统和结缔组织疾病小计	2085733	4.15	9.37	1806676	3.62	9.03
其中：炎性多关节炎	262888	0.52	9.15	181442	0.36	8.57
内：类风湿性关节炎	145820	0.29	9.15	64286	0.13	9.13
痛风	70501	0.14	8.86	77041	0.15	7.68
其他关节病	195079	0.39	10.30	125237	0.25	10.53
系统性结缔组织病	256849	0.51	8.50	47423	0.09	7.94
内：系统性红斑狼疮	106327	0.21	8.12	19391	0.04	7.50
脊椎关节强硬	179937	0.36	9.92	266113	0.53	8.81
椎间盘疾病	387366	0.77	9.97	556796	1.11	9.31
骨密度和骨结构疾病	160767	0.32	8.14	118012	0.24	8.70
内：骨质疏松	134857	0.27	7.55	97853	0.20	8.40
骨髓炎	12626	0.03	18.56	8088	0.02	16.27
14. 泌尿生殖系统疾病小计	3267666	6.51	7.89	3000717	6.01	7.64
其中：肾小球疾病	252268	0.50	8.54	95405	0.19	8.68
肾盂肾炎	38845	0.08	9.63	39081	0.08	8.23
肾衰竭	569804	1.14	11.80	428351	0.86	14.20
尿石病	264395	0.53	6.97	396563	0.79	5.82
膀胱炎	26530	0.05	7.69	24950	0.05	7.32
尿道狭窄	14652	0.03	8.77	7450	0.01	8.18

5-8-2 续表3

疾病名称 (ICD-10)	城市医院			县级医院		
	出院人数（人）	疾病构成(%)	平均住院日（日）	出院人数（人）	疾病构成(%)	平均住院日（日）
男性生殖器官疾病	407566	0.81	7.33	452366	0.91	7.05
内：前列腺增生	188689	0.38	10.38	179022	0.36	10.07
乳房疾患	157836	0.31	4.89	88100	0.18	5.70
女性盆腔器官炎性疾病	141634	0.28	6.98	198753	0.40	6.49
子宫内膜异位	107340	0.21	7.62	54185	0.11	7.85
女性生殖器脱垂	42421	0.08	9.82	39157	0.08	9.51
15. 妊娠、分娩和产褥期小计	3155672	6.29	4.88	4519706	9.04	4.44
其中：异位妊娠	154848	0.31	6.16	157842	0.32	6.28
医疗性流产	258806	0.52	3.26	381882	0.76	3.12
妊娠高血压	78894	0.16	6.50	61717	0.12	5.77
前置胎盘、胎盘早剥和产前出血	63913	0.13	6.89	39995	0.08	5.93
梗阻性分娩	53163	0.11	5.93	97320	0.19	5.92
分娩时会阴、阴道裂伤	157302	0.31	3.50	225170	0.45	3.31
产后出血	61918	0.12	5.27	56341	0.11	4.77
顺产	239623	0.48	3.92	861966	1.72	3.42
16. 起源于围生期疾病小计	650630	1.30	7.47	816506	1.63	5.47
其中：产伤	2173	0.00	7.36	4222	0.01	5.53
出生窒息	19571	0.04	8.81	34303	0.07	6.50
新生儿吸入综合征	25742	0.05	7.72	54214	0.11	5.68
围生期的感染	45130	0.09	7.75	36122	0.07	6.14
胎儿和新生儿的溶血性疾病	27596	0.05	5.75	18668	0.04	5.38
新生儿硬化病	142	0.00	8.18	435	0.00	5.32
17. 先天性畸形、变形和染色体异常小计	380464	0.76	7.50	119545	0.24	7.16
神经系统其他先天性畸形	8272	0.02	11.83	5471	0.01	10.63
循环系统先天性畸形	138118	0.28	7.59	31853	0.06	7.02
内：先天性心脏病	104890	0.21	7.71	28416	0.06	6.85
唇裂和腭裂	8962	0.02	6.59	533	0.00	5.80
消化系统先天性畸形	27119	0.05	8.35	7105	0.01	5.18
生殖泌尿系统先天性畸形	73363	0.15	7.05	25478	0.05	7.23
肌肉骨骼系统先天性畸形	41689	0.08	7.53	12963	0.03	7.45
18. 症状、体征和检验异常小计	908025	1.81	6.72	1003151	2.01	5.91
19. 损伤、中毒小计	2722160	5.42	11.19	4301364	8.61	10.37
其中：骨折	241257	0.48	12.22	357352	0.72	12.23
内：颅骨和面骨骨折	76390	0.15	9.39	93917	0.19	9.05
股骨骨折	205061	0.41	14.30	265788	0.53	14.84
多部位骨折	8752	0.02	16.79	9181	0.02	17.44
颅内损伤	270605	0.54	12.71	508004	1.02	11.18
烧伤和腐蚀伤	82991	0.17	12.89	79991	0.16	9.91
药物、药剂和生物制品中毒	30763	0.06	3.71	53610	0.11	2.98
非药用物质的毒性效应	85163	0.17	6.31	186793	0.37	4.34
医疗并发症计	120754	0.24	11.19	69382	0.14	9.66
内：手术和操作并发症	49918	0.10	13.93	30847	0.06	11.82
假体装置、植入物和移植物并发症	55734	0.11	8.80	27847	0.06	8.64
20. 其他接受医疗服务小计	6751507	13.45	6.44	2293835	4.59	7.29

5-9-1　2019年医院出院病人年龄别疾病构成（%）（合计）

疾病名称 （ICD-10）	5岁以下	5～14岁	15～44岁	45～59岁	60岁及以上
总　　计	9.4	4.2	23.1	23.4	40.0
1. 传染病和寄生虫病小计	29.3	9.2	19.2	17.3	25.0
其中：肠道传染病	48.3	6.3	12.1	11.9	21.4
内：霍乱	3.4	1.8	49.1	20.5	25.3
伤寒和副伤寒	11.2	12.6	38.1	19.7	18.5
细菌性痢疾	30.1	14.4	19.7	14.3	21.4
结核病	0.5	1.1	31.7	26.0	40.7
内：肺结核	0.3	0.8	28.7	26.5	43.8
白喉					
百日咳	89.2	8.7	0.4	0.4	1.3
猩红热	29.5	67.2	3.1	0.1	0.1
性传播模式疾病	3.8	0.9	47.7	27.9	19.7
内：梅毒	7.4	0.3	37.4	31.5	23.5
淋球菌感染	3.2	3.0	66.8	16.8	10.2
乙型脑炎	13.9	31.8	22.9	12.1	19.3
斑疹伤寒	3.5	4.6	18.2	34.2	39.6
病毒性肝炎	0.4	0.8	47.2	35.4	16.3
人类免疫缺陷病毒病（HIV）	0.2	0.9	34.4	36.6	27.9
血吸虫病	0.0	0.2	11.7	33.2	54.8
丝虫病	0.0	0.0	1.9	22.2	75.9
钩虫病	0.3	0.3	5.4	14.9	79.3
2. 肿瘤小计	0.8	0.9	20.7	33.9	43.6
恶性肿瘤计	0.5	0.5	11.3	31.0	56.6
其中：鼻咽恶性肿瘤	0.2	0.2	21.3	46.5	31.7
食管恶性肿瘤	0.2	0.0	0.8	19.3	79.7
胃恶性肿瘤	0.4	0.0	4.3	23.4	71.9
小肠恶性肿瘤	0.3	0.0	7.2	30.4	62.0
结肠恶性肿瘤	0.2	0.0	6.8	26.4	66.6
直肠乙状结肠连接处、直肠、肛门和肛管恶性肿瘤	0.2	0.0	5.6	28.2	66.1
肝和肝内胆管恶性肿瘤	0.4	0.1	10.1	37.4	52.0
喉恶性肿瘤	0.5	0.0	2.0	29.3	68.2
气管、支气管、肺恶性肿瘤	0.2	0.0	3.9	26.7	69.2
骨、关节软骨恶性肿瘤	1.2	9.8	27.5	23.9	37.7
乳房恶性肿瘤	0.1	0.0	20.7	49.5	29.7
女性生殖器官恶性肿瘤	0.2	0.1	15.4	49.9	34.3
男性生殖器官恶性肿瘤	0.4	0.0	2.2	6.9	90.5
泌尿道恶性肿瘤	0.7	0.1	5.9	24.3	68.9
脑恶性肿瘤	2.2	6.0	26.9	33.5	31.4
白血病	4.3	8.3	25.6	25.0	36.7
原位癌计	0.2	0.0	34.6	40.0	25.2
其中：子宫颈原位癌	0.2	0.0	47.2	42.4	10.2
良性肿瘤计	1.4	1.8	38.6	40.1	18.1
其中：皮肤良性肿瘤	8.4	12.7	39.4	22.4	17.2

注：本表系卫生健康部门综合医院数字。

5-9-1 续表1

疾病名称 (ICD-10)	5岁以下	5～14岁	15～44岁	45～59岁	60岁及以上
乳房良性肿瘤	0.1	0.6	69.3	26.5	3.6
子宫平滑肌瘤	0.2	0.0	38.9	58.0	2.8
卵巢良性肿瘤	0.3	1.5	61.2	24.3	12.7
前列腺良性肿瘤	0.9	0.0	1.5	7.0	90.6
甲状腺良性肿瘤	0.3	0.5	29.2	44.0	26.0
交界恶性和动态未知的肿瘤	0.9	1.2	18.7	28.5	50.7
3. 血液、造血器官及免疫疾病小计	8.5	19.3	19.9	19.1	33.1
其中：贫血	6.9	13.6	19.5	20.2	39.7
4. 内分泌、营养和代谢疾病小计	1.2	2.3	15.9	34.9	45.6
其中：甲状腺功能亢进	0.4	1.2	42.1	36.3	19.9
糖尿病	0.4	0.4	12.6	35.8	50.7
5. 精神和行为障碍小计	4.9	3.9	32.7	31.0	27.6
其中：依赖性物质引起的精神和行为障碍	0.5	1.7	52.6	32.3	12.8
酒精引起的精神和行为障碍	0.5	1.7	52.3	32.9	12.6
精神分裂症、分裂型和妄想性障碍	0.7	0.7	50.9	34.5	13.3
情感障碍	2.3	4.5	46.3	25.1	21.8
6. 神经系统疾病小计	3.9	4.0	12.4	26.4	53.2
其中：中枢神经系统炎性疾病	23.6	32.9	16.9	13.0	13.5
帕金森病	0.0	0.0	1.3	13.1	85.6
癫痫	11.3	15.3	24.6	19.4	29.4
7. 眼和附器疾病小计	1.5	2.6	9.0	20.9	66.0
其中：晶状体疾患	0.1	0.2	2.1	13.3	84.2
内：老年性白内障			0.4	10.0	89.6
视网膜脱离和断裂	1.6	1.6	23.5	38.8	34.5
青光眼	0.6	1.0	9.6	23.0	65.7
8. 耳和乳突疾病小计	2.9	4.3	22.4	32.2	38.2
其中：中耳和乳突疾病	9.3	13.7	31.5	27.7	17.8
9. 循环系统疾病小计	0.6	0.5	6.5	22.9	69.5
其中：急性风湿热	0.9	7.0	21.9	27.2	42.9
慢性风湿性心脏病	0.2	0.1	4.8	29.0	65.9
高血压	0.4	0.1	9.4	28.3	61.8
内：高血压性心脏、肾脏病	0.2	0.0	6.3	18.8	74.7
缺血性心脏病	0.3	0.0	2.9	21.1	75.7
内：心绞痛	0.2	0.0	2.8	24.3	72.6
急性心肌梗死	0.3	0.0	5.8	25.0	68.8
肺栓塞	0.4	0.0	7.4	18.1	74.0
心律失常	0.6	1.2	12.0	25.7	60.5
心力衰竭	1.2	0.5	2.6	10.8	84.9
脑血管病	0.4	0.1	3.8	22.9	72.8
内：颅内出血	0.8	0.5	7.7	30.2	60.7
脑梗死	0.3	0.0	2.4	20.6	76.6
大脑动脉闭塞和狭窄	0.1	0.1	3.4	24.2	72.2

5-9-1 续表2

疾病名称 (ICD-10)	5 岁以下	5 ～ 14 岁	15 ～ 44 岁	45 ～ 59 岁	60 岁及以上
静脉炎和血栓形成	0.4	0.1	11.4	26.3	61.8
下肢静脉曲张	0.4	0.0	9.9	42.3	47.4
10. 呼吸系统疾病小计	34.9	12.6	8.8	10.8	33.0
其中：急性上呼吸道感染	55.7	26.4	8.9	4.6	4.3
流行性感冒	44.9	33.6	10.9	4.0	6.6
内：人禽流感	27.8	20.4	19.6	10.8	21.4
肺炎	54.4	13.4	6.1	7.0	19.1
慢性鼻窦炎	1.4	10.0	38.2	31.9	18.5
慢性扁桃体和腺样体疾病	15.3	53.6	23.3	6.1	1.7
慢性下呼吸道疾病	4.2	1.9	3.8	12.9	77.1
内：哮喘	8.1	4.8	16.2	32.1	38.9
外部物质引起的肺病	4.6	0.4	4.9	22.1	68.0
11. 消化系统疾病小计	5.2	3.8	22.1	29.1	39.9
其中：口腔疾病	12.4	14.9	31.7	19.2	21.7
胃及十二指肠溃疡	0.3	0.7	20.0	30.9	48.2
阑尾疾病	1.2	12.8	44.5	22.5	19.1
疝	17.7	9.4	10.1	19.1	43.6
内：腹股沟疝	19.2	10.1	10.2	18.8	41.7
肠梗阻	9.3	2.9	13.0	22.8	52.0
酒精性肝病	0.2	0.0	17.8	47.9	34.1
肝硬化	0.5	0.0	13.2	41.3	45.0
胆石病和胆囊炎	0.3	0.2	20.7	32.4	46.4
急性胰腺炎	0.4	0.6	36.3	30.5	32.2
12. 皮肤和皮下组织疾病小计	6.8	8.9	30.7	22.8	30.8
其中：皮炎及湿疹	5.2	6.0	24.8	23.9	40.2
牛皮癣	1.2	4.8	39.1	32.0	22.8
荨麻疹	15.5	29.1	31.0	14.2	9.3
13. 肌肉骨骼系统和结缔组织疾病小计	1.2	1.5	19.1	32.7	45.4
其中：炎性多关节炎	0.5	1.2	15.9	32.7	49.7
内：类风湿性关节炎	0.4	0.1	12.9	37.5	49.1
痛风	0.3	0.0	21.7	29.1	49.0
其他关节病	0.4	0.2	4.7	26.0	68.6
系统性结缔组织病	6.8	3.7	34.5	30.3	24.8
内：系统性红斑狼疮	0.5	4.9	56.2	27.9	10.6
脊椎关节强硬	0.2	0.1	18.8	43.0	38.0
椎间盘疾病	0.3	0.1	19.5	36.6	43.5
骨密度和骨结构疾病	0.5	0.8	4.5	11.0	83.2
内：骨质疏松	0.3	0.0	0.9	8.4	90.3
骨髓炎	2.1	7.6	23.2	32.9	34.1
14. 泌尿生殖系统疾病小计	1.6	3.5	33.6	30.8	30.5
其中：肾小球疾病	2.5	7.2	31.2	30.0	29.0
肾盂肾炎	0.6	0.8	33.5	28.1	36.9
肾衰竭	0.3	0.2	17.8	33.1	48.6
尿石病	0.4	0.3	30.8	38.1	30.4
膀胱炎	0.8	0.9	19.5	30.8	48.0
尿道狭窄	1.2	3.2	16.3	25.8	53.5

5-9-1 续表3

疾病名称（ICD-10）	5岁以下	5～14岁	15～44岁	45～59岁	60岁及以上
男性生殖器官疾病	6.6	18.8	17.0	9.8	47.8
内：前列腺增生	0.3	0.0	0.2	7.0	92.4
乳房疾患	0.3	0.5	59.9	32.6	6.7
女性盆腔器官炎性疾病	0.2	0.5	60.5	30.7	8.0
子宫内膜异位			62.2	37.5	0.3
女性生殖器脱垂			8.7	29.0	62.3
15. 妊娠、分娩和产褥期小计			99.6	0.4	
其中：异位妊娠			99.0	1.0	
医疗性流产			99.1	0.9	
妊娠高血压			99.3	0.7	
前置胎盘、胎盘早剥和产前出血			99.5	0.5	
梗阻性分娩			99.8	0.2	
分娩时会阴、阴道裂伤			99.9	0.1	
产后出血			99.7	0.3	
顺产			99.9	0.1	
16. 起源于围生期疾病小计	100.0				
其中：产伤	100.0				
出生窒息	100.0				
新生儿吸入综合征	100.0				
围生期的感染	100.0				
胎儿和新生儿的溶血性疾病	100.0				
新生儿硬化病	100.0				
17. 先天性畸形、变形和染色体异常小计	26.3	19.1	25.4	17.0	12.2
神经系统其他先天性畸形	58.6	8.8	14.3	13.8	4.5
循环系统先天性畸形	14.5	7.8	25.5	28.8	23.3
内：先天性心脏病	13.8	5.9	22.2	31.7	26.4
唇裂和腭裂	74.5	15.2	9.2	0.9	0.2
消化系统先天性畸形	61.3	14.0	9.3	8.7	6.7
生殖泌尿系统先天性畸形	29.4	36.0	22.0	7.7	4.9
肌肉骨骼系统先天性畸形	43.7	20.2	17.8	9.9	8.4
18. 症状、体征和检验异常小计	10.3	5.0	17.6	24.2	42.9
19. 损伤、中毒小计	3.3	4.9	29.6	30.6	31.7
其中：骨折	2.9	6.2	28.0	31.5	31.4
内：颅骨和面骨骨折	5.3	9.4	45.3	26.3	13.7
股骨骨折	1.3	1.8	7.8	12.7	76.4
多部位骨折	0.6	2.9	27.4	33.7	35.4
颅内损伤	3.0	5.1	27.0	30.1	34.9
烧伤和腐蚀伤	26.5	6.5	27.0	23.8	16.2
药物、药剂和生物制品中毒	15.2	5.7	37.1	17.0	24.9
非药用物质的毒性效应	5.7	6.8	27.9	26.6	33.1
医疗并发症计	1.8	3.2	28.8	31.6	34.7
内：手术和操作并发症	1.5	4.8	31.6	30.0	32.1
假体装置、植入物和移植物并发症	0.8	1.4	24.2	33.5	40.0
20. 其他接受医疗服务小计	1.7	1.5	18.5	36.1	42.2

5-9-2 2019年医院出院病人年龄别疾病构成（%）（男）

疾病名称（ICD-10）	5岁以下	5～14岁	15～44岁	45～59岁	60岁及以上
总　　计	11.5	5.3	16.0	23.7	43.6
1. 传染病和寄生虫病小计	29.0	9.4	20.0	17.5	24.2
其中：肠道传染病	53.2	6.9	11.4	10.3	18.1
内：霍乱	6.0	2.1	17.7	25.8	48.3
伤寒和副伤寒	13.1	14.1	36.6	19.3	16.9
细菌性痢疾	33.7	16.8	19.4	12.2	17.8
结核病	0.4	0.8	29.2	27.5	42.2
内：肺结核	0.2	0.5	26.4	28.2	44.6
白喉					
百日咳	90.6	8.0	0.2	0.3	0.9
猩红热	30.1	66.4	3.4	0.1	0.0
性传播模式疾病	3.7	0.6	45.1	26.6	23.9
内：梅毒	6.6	0.2	31.5	33.6	28.1
淋球菌感染	3.1	1.8	75.1	12.1	7.8
乙型脑炎	14.2	35.8	23.1	10.4	16.4
斑疹伤寒	4.2	6.2	22.0	32.2	35.4
病毒性肝炎	0.4	0.7	49.8	34.7	14.4
人类免疫缺陷病毒病（HIV）	0.3	0.7	37.2	33.9	28.0
血吸虫病	0.0	0.2	12.9	33.8	53.1
丝虫病	0.0	0.0	0.0	24.2	75.8
钩虫病	0.3	0.6	5.4	10.8	83.0
2. 肿瘤小计	0.9	1.1	11.2	28.4	58.4
恶性肿瘤计	0.6	0.6	7.7	26.4	64.8
其中：鼻咽恶性肿瘤	0.2	0.3	20.5	46.7	32.4
食管恶性肿瘤	0.2	0.0	0.8	21.8	77.1
胃恶性肿瘤	0.4	0.0	2.8	22.4	74.4
小肠恶性肿瘤	0.2	0.1	7.5	30.1	62.2
结肠恶性肿瘤	0.2	0.0	6.8	26.4	66.6
直肠乙状结肠连接处、直肠、肛门和肛管恶性肿瘤	0.1	0.0	5.0	27.6	67.2
肝和肝内胆管恶性肿瘤	0.3	0.1	10.8	39.7	49.1
喉恶性肿瘤	0.5	0.0	1.9	29.6	68.0
气管、支气管、肺恶性肿瘤	0.2	0.0	2.6	24.3	72.8
骨、关节软骨恶性肿瘤	1.3	9.7	28.2	23.0	37.8
乳房恶性肿瘤	0.2	0.0	7.0	25.0	67.8
男性生殖器官恶性肿瘤	0.4	0.0	2.2	6.9	90.5
泌尿道恶性肿瘤	0.6	0.1	5.6	24.2	69.4
脑恶性肿瘤	2.3	6.1	26.6	32.8	32.3
白血病	4.3	9.0	25.6	23.7	37.5
原位癌计	0.3	0.1	6.7	29.1	63.8
其中：子宫颈原位癌					
良性肿瘤计	2.3	3.4	25.2	37.5	31.6
其中：皮肤良性肿瘤	8.5	13.9	36.1	22.4	19.2

注：本表系卫生健康部门综合医院数字。

5-9-2 续表1

疾病名称 (ICD-10)	5岁以下	5～14岁	15～44岁	45～59岁	60岁及以上
乳房良性肿瘤	0.8	1.3	32.9	30.8	34.3
前列腺良性肿瘤	0.9	0.0	1.5	7.0	90.6
甲状腺良性肿瘤	0.3	0.7	24.3	42.0	32.7
交界恶性和动态未知的肿瘤	0.9	1.3	11.8	25.3	60.7
3. 血液、造血器官及免疫疾病小计	10.6	22.9	17.5	15.5	33.5
其中：贫血	9.1	16.8	15.5	16.2	42.4
4. 内分泌、营养和代谢疾病小计	1.4	2.0	18.2	36.9	41.6
其中：甲状腺功能亢进	0.3	0.9	46.2	34.3	18.2
糖尿病	0.4	0.4	16.4	39.0	43.7
5. 精神和行为障碍小计	7.0	4.7	36.4	27.1	24.8
其中：依赖性物质引起的精神和行为障碍	0.5	1.5	51.2	33.7	13.0
酒精引起的精神和行为障碍	0.4	1.5	50.8	34.2	13.1
精神分裂症、分裂型和妄想性障碍	0.6	0.5	53.3	33.4	12.2
情感障碍	1.9	3.1	51.3	23.9	19.9
6. 神经系统疾病小计	4.7	4.9	14.2	25.3	50.9
其中：中枢神经系统炎性疾病	23.1	34.1	16.6	13.0	13.2
帕金森病	0.0	0.0	1.5	13.0	85.5
癫痫	10.1	14.6	24.2	21.1	30.1
7. 眼和附器疾病小计	1.7	3.3	10.8	21.8	62.4
其中：晶状体疾患	0.2	0.3	3.1	15.3	81.1
内：老年性白内障			0.5	11.2	88.3
视网膜脱离和断裂	1.7	2.1	27.0	37.9	31.3
青光眼	0.7	1.5	14.7	25.6	57.6
8. 耳和乳突疾病小计	3.7	6.1	24.4	29.6	36.2
其中：中耳和乳突疾病	10.9	17.2	32.2	23.2	16.5
9. 循环系统疾病小计	0.6	0.6	8.0	24.9	65.9
其中：急性风湿热	0.9	10.6	24.1	22.9	41.5
慢性风湿性心脏病	0.2	0.2	5.7	29.8	64.0
高血压	0.4	0.1	13.9	30.0	55.6
内：高血压性心脏、肾脏病	0.2	0.0	9.3	21.7	68.7
缺血性心脏病	0.3	0.0	4.4	24.9	70.4
内：心绞痛	0.2	0.0	4.2	28.3	67.2
急性心肌梗死	0.3	0.0	7.9	30.9	60.9
肺栓塞	0.3	0.0	9.7	20.2	69.8
心律失常	0.7	1.4	13.1	25.5	59.4
心力衰竭	1.3	0.5	3.4	13.2	81.6
脑血管病	0.4	0.1	4.6	24.8	70.1
内：颅内出血	0.8	0.5	9.4	31.1	58.2
脑梗死	0.3	0.0	3.2	23.3	73.2
大脑动脉闭塞和狭窄	0.1	0.0	4.3	27.2	68.4

5-9-2 续表2

疾病名称（ICD-10）	5岁以下	5～14岁	15～44岁	45～59岁	60岁及以上
静脉炎和血栓形成	0.4	0.2	12.0	28.0	59.4
下肢静脉曲张	0.4	0.0	10.1	40.6	49.0
10. 呼吸系统疾病小计	35.4	12.7	8.1	9.6	34.1
其中：急性上呼吸道感染	57.2	28.1	7.5	3.6	3.5
流行性感冒	46.7	35.2	8.7	3.3	6.1
内：人禽流感	29.6	21.8	14.3	13.4	20.9
肺炎	57.1	13.2	5.4	6.2	18.1
慢性鼻窦炎	1.4	10.8	42.7	28.8	16.3
慢性扁桃体和腺样体疾病	16.7	58.5	20.5	3.3	1.0
慢性下呼吸道疾病	4.0	1.8	3.1	11.4	79.7
内：哮喘	12.3	7.3	16.1	28.9	35.4
外部物质引起的肺病	3.3	0.3	4.7	24.0	67.6
11. 消化系统疾病小计	6.1	4.2	23.5	28.3	38.0
其中：口腔疾病	13.1	17.4	30.1	18.7	20.6
胃及十二指肠溃疡	0.3	0.8	22.9	31.2	44.9
阑尾疾病	1.3	15.0	44.6	21.4	17.7
疝	17.9	7.8	9.9	19.7	44.7
内：腹股沟疝	18.5	8.0	9.8	19.5	44.2
肠梗阻	9.8	3.2	12.4	21.5	53.1
酒精性肝病	0.1	0.0	17.7	48.3	33.8
肝硬化	0.4	0.0	16.7	46.0	36.9
胆石病和胆囊炎	0.3	0.3	20.0	31.7	47.7
急性胰腺炎	0.3	0.6	44.3	30.2	24.6
12. 皮肤和皮下组织疾病小计	6.8	9.3	30.3	22.1	31.4
其中：皮炎及湿疹	5.7	6.5	19.6	20.8	47.4
牛皮癣	1.1	4.0	38.4	32.6	24.0
荨麻疹	20.1	38.2	24.2	9.9	7.6
13. 肌肉骨骼系统和结缔组织疾病小计	1.6	2.0	22.7	31.3	42.4
其中：炎性多关节炎	0.4	1.3	19.2	29.7	49.3
内：类风湿性关节炎	0.4	0.2	9.5	31.0	58.9
痛风	0.2	0.0	23.3	30.4	46.1
其他关节病	0.4	0.4	7.6	24.4	67.1
系统性结缔组织病	17.6	5.2	23.1	22.5	31.6
内：系统性红斑狼疮	0.6	7.0	53.7	24.5	14.2
脊椎关节强硬	0.2	0.1	18.7	39.7	41.2
椎间盘疾病	0.3	0.1	23.4	34.9	41.2
骨密度和骨结构疾病	0.7	2.4	11.5	14.4	71.1
内：骨质疏松	0.3	0.1	1.9	8.0	89.7
骨髓炎	1.8	7.0	24.8	33.9	32.6
14. 泌尿生殖系统疾病小计	2.7	6.6	24.3	26.8	39.6
其中：肾小球疾病	2.9	8.5	31.1	28.8	28.7
肾盂肾炎	0.9	1.7	19.7	29.7	48.0
肾衰竭	0.3	0.2	19.2	34.4	45.9
尿石病	0.3	0.2	33.5	37.1	28.9
膀胱炎	1.0	1.2	18.6	27.2	52.0
尿道狭窄	1.2	3.3	16.3	25.6	53.6

5-9-2 续表3

疾病名称 (ICD-10)	5岁以下	5～14岁	15～44岁	45～59岁	60岁及以上
男性生殖器官疾病	6.6	18.8	17.0	9.8	47.8
内：前列腺增生	0.3	0.0	0.2	7.0	92.4
乳房疾患	1.0	3.2	48.2	20.3	27.4
15. 妊娠、分娩和产褥期小计					
16. 起源于围生期疾病小计	100.0				
其中：产伤	100.0				
出生窒息	100.0				
新生儿吸入综合征	100.0				
围生期的感染	100.0				
胎儿和新生儿的溶血性疾病	100.0				
新生儿硬化病	100.0				
17. 先天性畸形、变形和染色体异常小计	31.7	24.8	20.9	13.1	9.5
神经系统其他先天性畸形	69.4	10.3	10.6	7.1	2.7
循环系统先天性畸形	15.4	8.1	26.7	28.2	21.5
内：先天性心脏病	15.4	6.2	23.4	31.0	24.0
唇裂和腭裂	74.4	15.5	9.1	0.8	0.3
消化系统先天性畸形	66.1	15.8	7.2	5.8	5.1
生殖泌尿系统先天性畸形	35.5	43.0	14.0	4.5	3.1
肌肉骨骼系统先天性畸形	46.6	23.5	18.8	6.4	4.8
18. 症状、体征和检验异常小计	11.4	5.6	16.4	22.6	43.9
19. 损伤、中毒小计	3.2	5.5	34.1	31.5	25.7
其中：骨折	2.8	6.8	32.0	32.1	26.3
内：颅骨和面骨骨折	4.5	9.0	47.1	26.5	12.9
股骨骨折	1.8	2.9	14.6	18.0	62.7
多部位骨折	0.6	3.1	33.7	36.4	26.2
颅内损伤	2.7	5.1	28.5	29.9	33.7
烧伤和腐蚀伤	25.3	6.3	30.3	24.6	13.4
药物、药剂和生物制品中毒	21.6	5.6	30.4	16.4	26.0
非药用物质的毒性效应	6.6	7.3	28.3	26.0	31.8
医疗并发症计	2.0	4.2	28.2	30.1	35.5
内：手术和操作并发症	1.5	5.7	30.8	29.0	33.0
假体装置、植入物和移植物并发症	1.1	2.3	21.8	31.4	43.4
20. 其他接受医疗服务小计	2.0	2.0	13.4	31.1	51.6

5-9-3 2019年医院出院病人年龄别疾病构成（%）（女）

疾病名称 （ICD-10）	5岁以下	5～14岁	15～44岁	45～59岁	60岁及以上
总　　计	7.4	3.1	29.9	23.0	36.5
1. 传染病和寄生虫病小计	29.6	9.0	18.2	17.1	26.2
其中：肠道传染病	42.4	5.4	13.0	13.8	25.4
内：霍乱	2.1	1.7	63.6	18.0	14.7
伤寒和副伤寒	9.1	10.9	39.7	20.1	20.2
细菌性痢疾	24.6	12.2	20.5	17.0	25.8
结核病	0.6	1.6	37.1	22.8	37.8
内：肺结核	0.3	1.4	34.2	22.3	41.8
白喉					
百日咳	87.7	9.4	0.6	0.4	1.8
猩红热	28.4	68.6	2.7	0.1	0.1
性传播模式疾病	3.9	1.1	50.6	29.2	15.2
内：梅毒	8.4	0.4	44.8	28.9	17.6
淋球菌感染	3.3	5.4	49.8	26.5	15.0
乙型脑炎	13.5	25.8	22.5	14.6	23.6
斑疹伤寒	2.8	3.3	15.0	35.8	43.1
病毒性肝炎	0.5	0.9	40.9	36.9	20.8
人类免疫缺陷病毒病（HIV）	0.2	1.4	27.4	43.3	27.7
血吸虫病	0.0	0.1	9.7	32.4	57.8
丝虫病	0.0	0.0	4.8	19.0	76.2
钩虫病	0.2	0.0	5.4	18.1	76.3
2. 肿瘤小计	0.8	0.8	28.5	38.3	31.7
恶性肿瘤计	0.5	0.4	15.7	36.6	46.7
其中：鼻咽恶性肿瘤	0.1	0.2	23.4	46.3	29.9
食管恶性肿瘤	0.2	0.0	0.6	10.5	88.8
胃恶性肿瘤	0.4	0.0	8.3	26.2	65.2
小肠恶性肿瘤	0.4	0.0	6.9	30.9	61.8
结肠恶性肿瘤	0.2	0.0	6.8	26.4	66.6
直肠乙状结肠连接处、直肠、肛门和肛管恶性肿瘤	0.1	0.0	6.6	29.1	64.2
肝和肝内胆管恶性肿瘤	0.5	0.2	7.3	28.5	63.5
喉恶性肿瘤	0.7	0.1	3.9	23.1	72.2
气管、支气管、肺恶性肿瘤	0.2	0.0	6.2	30.9	62.7
骨、关节软骨恶性肿瘤	1.0	9.9	26.6	25.1	37.4
乳房恶性肿瘤	0.1	0.0	20.8	49.6	29.4
女性生殖器官恶性肿瘤	0.2	0.1	15.4	49.9	34.3
泌尿道恶性肿瘤	0.9	0.3	6.7	24.5	67.6
脑恶性肿瘤	2.0	5.8	27.4	34.4	30.4
白血病	4.4	7.5	25.6	26.7	35.8
原位癌计	0.2	0.0	40.2	42.2	17.3
其中：子宫颈原位癌	0.2	0.0	47.2	42.4	10.2
良性肿瘤计	1.1	1.2	43.4	41.0	13.2
其中：皮肤良性肿瘤	8.3	11.5	42.5	22.4	15.3

注：本表系卫健康生部门综合医院数字。

5-9-3　续表1

疾病名称 (ICD-10)	5岁以下	5～14岁	15～44岁	45～59岁	60岁及以上
乳房良性肿瘤	0.1	0.6	69.3	26.4	3.5
子宫平滑肌瘤	0.2	0	38.9	58	2.8
卵巢良性肿瘤	0.3	1.5	61.2	24.3	12.7
甲状腺良性肿瘤	0.2	0.5	30.5	44.6	24.2
交界恶性和动态未知的肿瘤	0.8	1.1	25.1	31.6	41.5
3. 血液、造血器官及免疫疾病小计	6.6	16.1	22.1	22.5	32.7
其中：贫血	5.1	10.9	22.9	23.6	37.5
4. 内分泌、营养和代谢疾病小计	1	2.6	13.8	33.1	49.6
其中：甲状腺功能亢进	0.3	1.4	40.1	37.4	20.9
糖尿病	0.4	0.5	8.3	32.1	58.8
5. 精神和行为障碍小计	3	3.1	29.2	34.5	30.2
其中：依赖性物质引起的精神和行为障碍	0.6	2.7	58.2	26.6	11.8
酒精引起的精神和行为障碍	0.5	2.7	58.7	27.1	11
精神分裂症、分裂型和妄想性障碍	0.8	1.1	47.8	35.7	14.7
情感障碍	2.5	5.3	43.8	25.6	22.7
6. 神经系统疾病小计	3.2	3.2	10.7	27.5	55.5
其中：中枢神经系统炎性疾病	24.2	31.4	17.4	13	14.1
帕金森病	0.3	0	1.1	13.2	85.4
癫痫	13.4	16.5	25.2	16.7	28.2
7. 眼和附器疾病小计	1.4	2	7.6	20.2	68.8
其中：晶状体疾患	0.4	0.1	1.4	11.9	86.2
内：老年性白内障			0.3	9.1	90.6
视网膜脱离和断裂	1.5	1	18.9	40	38.7
青光眼	0.5	0.7	6.1	21.3	71.4
8. 耳和乳突疾病小计	2.3	3	20.9	34.1	39.7
其中：中耳和乳突疾病	7.8	10.4	30.9	31.9	18.9
9. 循环系统疾病小计	0.5	0.4	4.8	20.5	73.7
其中：急性风湿热	0.9	4.6	20.4	30.2	43.8
慢性风湿性心脏病	0.2	0.1	4.4	28.6	66.7
高血压	0.4	0	5.4	26.7	67.5
内：高血压性心脏、肾脏病	0.2	0	2.9	15.4	81.5
缺血性心脏病	0.3	0	1.2	16.6	81.9
内：心绞痛	0.2	0	1.2	19.7	78.8
急性心肌梗死	0.2	0	1.1	11.8	86.9
肺栓塞	0.4	0	5.3	16.2	78
心律失常	0.5	1	11.1	25.9	61.4
心力衰竭	1.1	0.4	1.7	8.3	88.5
脑血管病	0.4	0.1	2.7	20.5	76.3
内：颅内出血	0.8	0.6	5.1	28.9	64.7
脑梗死	0.3	0	1.4	17.1	81.2
大脑动脉闭塞和狭窄	0.1	0.1	2.4	20.3	77.2

5-9-3 续表2

疾病名称 (ICD-10)	5 岁以下	5 ～ 14 岁	15 ～ 44 岁	45 ～ 59 岁	60 岁及以上
静脉炎和血栓形成	0.4	0.1	10.8	24.4	64.2
下肢静脉曲张	0.4	0.0	9.6	44.5	45.5
10. 呼吸系统疾病小计	34.1	12.4	9.7	12.3	31.4
其中：急性上呼吸道感染	53.8	24.1	10.9	6.0	5.2
流行性感冒	42.5	31.5	13.7	5.0	7.3
内：人禽流感	25.8	18.8	25.8	7.7	22.0
肺炎	50.9	13.7	7.0	8.1	20.3
慢性鼻窦炎	1.3	8.8	31.5	36.6	21.7
慢性扁桃体和腺样体疾病	13.2	46.3	27.4	10.2	2.8
慢性下呼吸道疾病	4.7	2.0	5.1	15.5	72.7
内：哮喘	4.8	2.9	16.2	34.5	41.6
外部物质引起的肺病	10.2	0.9	5.9	13.1	70.0
11. 消化系统疾病小计	4.0	3.2	20.3	30.2	42.3
其中：口腔疾病	11.7	12.1	33.5	19.8	22.9
胃及十二指肠溃疡	0.3	0.5	13.6	30.2	55.5
阑尾疾病	1.0	10.5	44.3	23.6	20.6
疝	16.6	18.1	11.3	16.1	37.8
内：腹股沟疝	25.1	27.6	13.5	13.2	20.6
肠梗阻	8.5	2.5	13.8	24.7	50.6
酒精性肝病	0.2	0.1	18.8	37.0	43.9
肝硬化	0.5	0.1	6.3	32.4	60.7
胆石病和胆囊炎	0.3	0.2	21.1	32.9	45.6
急性胰腺炎	0.4	0.7	23.6	31.0	44.3
12. 皮肤和皮下组织疾病小计	6.7	8.4	31.2	23.7	30.0
其中：皮炎及湿疹	4.5	5.3	31.2	27.7	31.3
牛皮癣	1.4	6.5	40.7	30.9	20.5
荨麻疹	11.4	21.2	38.5	18.1	10.9
13. 肌肉骨骼系统和结缔组织疾病小计	1.0	1.1	16.6	33.8	47.6
其中：炎性多关节炎	0.5	1.1	12.7	35.6	50.1
内：类风湿性关节炎	0.4	0.1	14.0	39.6	45.9
痛风	0.1	0.1	5.1	15.7	78.9
其他关节病	0.5	0.1	3.5	26.7	69.2
系统性结缔组织病	3.6	3.2	37.8	32.6	22.8
内：系统性红斑狼疮	0.4	4.6	56.5	28.3	10.1
脊椎关节强硬	0.2	0.0	18.8	45.2	35.8
椎间盘疾病	0.3	0.0	16.1	38.0	45.5
骨密度和骨结构疾病	0.3	0.4	2.4	10.0	86.9
内：骨质疏松	0.3	0.0	0.7	8.5	90.5
骨髓炎	2.8	9.2	19.7	30.7	37.6
14. 泌尿生殖系统疾病小计	0.6	0.8	41.8	34.3	22.6
其中：肾小球疾病	1.8	5.4	31.4	31.9	29.5
肾盂肾炎	0.5	0.6	37.7	27.6	33.6
肾衰竭	0.3	0.2	15.7	31.3	52.5
尿石病	0.3	0.3	25.0	40.5	34.0
膀胱炎	0.6	0.7	20.0	32.9	45.7
尿道狭窄	0.8	1.3	16.0	30.9	51.0

5-9-3 续表3

疾病名称（ICD-10）	5岁以下	5～14岁	15～44岁	45～59岁	60岁及以上
乳房疾患	0.3	0.4	60.5	33.3	5.6
女性盆腔器官炎性疾病	0.2	0.5	60.5	30.7	8.0
子宫内膜异位			62.2	37.5	0.3
女性生殖器脱垂			8.7	29.0	62.3
15. 妊娠、分娩和产褥期小计			99.6	0.4	
其中：异位妊娠			99.0	1.0	
医疗性流产			99.1	0.9	
妊娠高血压			99.3	0.7	
前置胎盘、胎盘早剥和产前出血			99.5	0.5	
梗阻性分娩			99.8	0.2	
分娩时会阴、阴道裂伤			99.9	0.1	
产后出血			99.7	0.3	
顺产			99.9	0.1	
16. 起源于围生期疾病小计	100.0				
其中：产伤	100.0				
出生窒息	100.0				
新生儿吸入综合征	100.0				
围生期的感染	100.0				
胎儿和新生儿的溶血性疾病	100.0				
新生儿硬化病	100.0				
17. 先天性畸形、变形和染色体异常小计	20.0	12.5	30.7	21.5	15.2
神经系统其他先天性畸形	45.9	7.0	18.7	21.7	6.6
循环系统先天性畸形	13.8	7.6	24.4	29.3	24.9
内：先天性心脏病	12.6	5.7	21.2	32.3	28.3
唇裂和腭裂	74.7	14.9	9.4	0.9	0.2
消化系统先天性畸形	53.0	10.9	13.0	13.7	9.3
生殖泌尿系统先天性畸形	6.0	9.4	52.8	20.0	11.8
肌肉骨骼系统先天性畸形	40.6	16.7	16.8	13.6	12.3
18. 症状、体征和检验异常小计	8.8	4.3	19.0	26.2	41.7
19. 损伤、中毒小计	3.2	3.9	22.7	29.2	41.0
其中：骨折	3.0	5.1	21.2	30.6	40.1
内：颅骨和面骨骨折	7.4	10.5	40.3	25.8	16.0
股骨骨折	0.9	1.0	2.7	8.7	86.7
多部位骨折	0.7	2.5	16.9	29.4	50.5
颅内损伤	3.3	4.9	24.2	30.5	37.1
烧伤和腐蚀伤	28.5	6.7	21.3	22.6	21.0
药物、药剂和生物制品中毒	11.0	5.7	41.5	17.4	24.3
非药用物质的毒性效应	4.7	6.2	27.5	27.2	34.5
医疗并发症计	1.5	2.2	29.5	33.1	33.7
内：手术和操作并发症	1.4	3.6	32.7	31.6	30.7
假体装置、植入物和移植物并发症	0.6	0.8	26.1	35.0	37.4
20. 其他接受医疗服务小计	1.5	1.1	23.2	40.8	33.4

5-10-1 调查地区居民两周就诊率（%）

	合计			城市			农村		
	2008	2013	2018	2008	2013	2018	2008	2013	2018
调查人数	177501	273688	256304	46510	133393	134080	130991	140295	122224
就诊人次数	25813	35681	61412	5914	17728	31103	19899	17953	30309
两周就诊率	14.5	13.0	24.0	12.7	13.3	23.2	15.2	12.8	24.8
分性别两周就诊率									
男性	13.1	11.9	21.9	11.3	12.2	21.5	13.8	11.7	22.4
女性	16.0	14.1	26.0	14.0	14.3	24.9	16.7	13.9	27.2
年龄别两周就诊率									
0～4岁	24.8	14.6	24.9	19.1	15.3	23.9	26.0	14.1	25.9
5～14岁	9.1	6.2	11.8	6.8	6.3	11.5	9.6	6.1	12.1
15～24岁	4.7	3.4	8.0	3.2	3.3	7.5	5.1	3.5	8.5
25～34岁	6.1	4.8	10.7	4.5	4.9	9.6	6.7	4.5	12.2
35～44岁	11.4	8.5	14.3	7.0	8.0	12.5	12.8	8.9	16.7
45～54岁	16.0	13.7	23.3	10.9	13.2	21.5	18.1	14.1	25.0
55～64岁	21.6	19.7	32.7	18.4	19.1	31.2	22.9	20.4	34.5
65岁及以上	30.3	26.4	42.6	30.3	27.8	43.6	30.3	24.8	41.4
文化程度别两周就诊率									
文盲半文盲	25.6	22.8	39.2	25.3	25.8	42.8	25.6	21.4	37.6
小学	18.4	18.6	33.4	22.2	21.5	36.0	17.8	16.9	31.7
初中	10.7	11.5	23.4	12.0	13.2	24.6	10.3	10.1	22.1
高中、技校	9.2	9.8	19.6	9.1	10.3	20.2	9.3	8.6	18.4
中专	10.7	10.7	18.1	12.6	11.9	19.1	7.0	7.5	15.4
大专	8.0	7.9	13.6	8.8	8.2	13.9	5.0	6.5	12.4
大学及以上	8.2	5.9	12.4	8.4	6.3	12.6	6.8	2.7	11.6
医疗保障形式别两周就诊率									
城镇职工基本医保	14.6	13.4	22.8	14.5	13.4	22.9	15.1	13.6	22.2
城镇居民医疗保险	10.5	12.4	-	10.4	12.4	-	11.1	12.5	-
新型农村合作医疗	15.5	13.3	-	20.2	15.4	-	15.3	12.5	-
城乡居民基本医保	-	-	24.6	-	-	23.9	-	-	25.0
其他社会医疗保险	8.1	14.8	25.9	7.3	16.6	25.1	10.3	12.3	31.6
无社会医疗保险	10.8	8.4	17.4	8.2	6.7	13.9	14.2	12.5	23.1
就业状况别两周就诊率									
在岗	13.3	11.5	19.3	6.9	10.2	15.8	14.6	12.4	22.6
离退休	24.3	21.4	37.1	23.9	21.6	37.2	26.6	20.3	36.1
学生	4.9	3.1	7.2	3.0	3.2	7.1	5.6	3.0	7.4
无业、失业、半失业	19.3	19.9	35.3	12.9	18.1	33.5	23.7	21.8	36.7

5-10-2　2018年调查地区居民两周就诊率（%）

	合计	城市				农村			
		小计	东	中	西	小计	东	中	西
调查人数	256304	134080	52826	40099	41155	122224	34675	41492	46057
就诊人次数	61412	31103	12809	7698	10596	30309	9172	9744	11393
两周就诊率	24.0	23.2	24.2	19.2	25.7	24.8	26.5	23.5	24.7
分性别两周就诊率									
男性	21.9	21.5	22.8	18.3	22.8	22.4	24.3	21.6	21.7
女性	26.0	24.9	25.7	20.0	28.5	27.2	28.6	25.4	27.9
年龄别两周就诊率									
0～4岁	24.9	23.9	21.8	22.9	27.2	25.9	27.5	27.8	23.0
5～14岁	11.8	11.5	11.4	9.5	13.4	12.1	13.4	12.4	11.0
15～24岁	8.0	7.5	8.0	5.6	8.8	8.5	9.8	8.7	7.9
25～34岁	10.7	9.6	9.1	8.6	11.5	12.2	12.4	13.0	11.6
35～44岁	14.3	12.5	11.4	10.9	15.6	16.7	15.7	17.0	17.2
45～54岁	23.3	21.5	21.2	17.0	26.2	25.0	24.5	22.8	27.5
55～64岁	32.7	31.2	34.2	25.6	32.9	34.5	35.9	30.8	37.0
65岁及以上	42.6	43.6	48.2	34.3	47.3	41.4	45.2	35.6	44.3
文化程度别两周就诊率									
文盲半文盲	39.2	42.8	41.8	35.1	48.9	37.6	41.4	36.8	36.0
小学	33.4	36.0	37.7	28.3	40.1	31.7	36.5	28.5	31.3
初中	23.4	24.6	26.6	21.2	25.3	22.1	22.8	20.7	22.9
高中、技校	19.6	20.2	24.0	16.4	19.3	18.4	21.0	16.6	17.6
中专	18.1	19.1	20.4	16.2	20.8	15.4	14.6	15.0	16.9
大专	13.6	13.9	15.7	12.3	13.1	12.4	12.5	12.4	12.4
大学及以上	12.4	12.6	13.0	11.2	13.1	11.6	13.1	13.8	7.6
医疗保障形式别两周就诊率									
城镇职工基本医保	22.8	22.9	25.0	20.4	22.0	22.2	21.9	19.5	27.6
城乡居民基本医保	24.6	23.9	24.2	18.9	27.9	25.0	27.2	23.8	24.6
其他社会医疗保险	25.9	25.1	26.3	19.1	31.5	31.6	40.0	24.1	14.8
无社保	17.4	13.9	13.4	12.9	16.1	23.1	22.4	20.1	28.3
就业状况别两周就诊率									
在岗	19.3	15.8	14.4	11.9	20.8	22.6	22.6	19.8	24.9
离退休	37.1	37.2	45.1	28.5	36.2	36.1	37.7	29.1	44.4
学生	7.2	7.1	8.1	6.7	6.4	7.4	10.0	6.9	6.5
失业	30.9	28.3	26.8	21.6	36.9	35.1	44.4	26.7	37.8
无业	35.6	34.2	35.1	28.8	38.9	36.8	40.3	36.1	34.6

5-11-1 调查地区居民疾病别两周就诊率（‰）

	合计			城市			农村		
	2008	2013	2018	2008	2013	2018	2008	2013	2018
传染病计	1.9	0.4	0.9	1.2	0.5	0.9	2.1	0.4	0.9
寄生虫病计	0.0	0.0	0.0	0.0	0.0	0.0	0.0	0.0	0.0
恶性肿瘤计	1.7	0.8	2.0	1.9	0.9	2.3	1.6	0.6	1.7
良性肿瘤计	0.7	0.3	0.7	0.9	0.3	0.5	0.7	0.3	0.9
内分泌、营养和代谢疾病计	3.9	6.3	16.7	8.7	8.8	21.0	2.1	3.9	12.1
其中：糖尿病	2.9	5.6	13.9	7.6	7.8	17.4	1.3	3.4	10.1
血液、造血器官疾病	1.3	0.4	1.4	0.8	0.3	1.3	1.5	0.5	1.6
精神病小计	0.8	0.4	1.4	0.9	0.4	1.6	0.8	0.5	1.1
神经系病计	2.2	1.0	4.5	1.8	1.1	4.6	2.4	1.0	4.4
眼及附器疾病	1.3	0.7	2.7	1.2	0.7	3.2	1.3	0.6	2.1
耳和乳突疾病	0.5	0.3	1.4	0.5	0.3	1.4	0.5	0.3	1.3
循环系统疾病	26.4	27.5	63.3	36.4	30.1	64.1	22.8	24.9	62.4
其中：心脏病	7.9	3.1	8.2	11.9	3.4	8.0	6.5	2.8	8.5
高血压	12.3	21.4	46.1	19.3	23.8	48.2	9.9	19.2	43.9
脑血管病	4.3	2.2	6.0	3.6	2.3	5.1	4.6	2.2	7.0
呼吸系统疾病	46.9	27.0	58.2	29.1	25.4	51.7	53.2	28.5	65.3
其中：急上呼感染	37.2	23.1	48.2	21.7	21.5	42.3	42.7	24.6	54.6
肺炎	2.0	0.6	1.3	1.0	0.5	1.2	2.4	0.6	1.4
老慢支	3.3	1.3	2.9	2.4	1.3	2.4	3.6	1.4	3.5
消化系统疾病	22.1	8.6	26.7	14.3	7.6	23.7	24.9	9.6	30.1
其中：急性胃炎	11.9	4.3	12.7	6.3	3.8	10.9	13.9	4.9	14.7
肝硬化	0.4	0.1	0.5	0.4	0.2	0.5	0.5	0.1	0.5
胆囊疾病	1.8	0.8	1.6	1.5	0.7	1.3	1.9	0.9	1.9
泌尿生殖系病	6.4	3.2	9.6	5.9	3.3	9.4	6.6	3.1	10.0
妊娠、分娩病及产褥期并发症	0.1	0.1	0.5	0.1	0.1	0.6	0.1	0.1	0.5
皮肤皮下组织	3.4	1.5	7.4	2.8	1.5	7.8	3.7	1.5	6.9
肌肉、骨骼结缔组织	17.1	7.2	27.9	13.7	6.5	24.8	18.2	7.8	31.3
其中：类风湿性关节炎	5.3	1.7	4.1	2.2	1.4	3.3	6.4	2.0	4.9
先天异常	0.0	0.0	0.1		0.0	0.1	0.1	0.0	0.1
围生期疾病	0.0	0.0	0.0	0.0	0.0	0.1	0.0	0.0	0.0
损伤和中毒	6.2	2.9	5.1	4.9	2.5	4.3	6.6	3.4	5.9
其他	0.5	0.4	6.3	0.5	0.4	6.2	0.6	0.3	6.4
不详	1.8	0.7	2.8	1.5	0.8	2.7	2.0	0.6	2.9

5-11-2 2018年调查地区居民疾病别两周就诊率（‰）

	合计	城市				农村			
		小计	东	中	西	小计	东	中	西
传染病计	0.9	0.9	1.1	0.6	0.9	0.9	1.3	0.6	0.9
寄生虫病计	0.0	0.0	0.1		0.1	0.0		0.0	0.0
恶性肿瘤计	2.0	2.3	2.4	2.5	1.9	1.7	1.8	2.3	1.0
良性肿瘤计	0.7	0.5	0.4	0.6	0.5	0.9	1.0	1.1	0.8
内分泌、营养和代谢疾病计	16.7	21.0	27.1	15.7	18.2	12.1	17.3	11.9	8.4
其中：糖尿病	13.9	17.4	23.2	12.9	14.4	10.1	14.4	10.5	6.5
血液、造血器官疾病	1.4	1.3	0.9	0.9	2.1	1.6	1.2	1.9	1.6
精神病小计	1.4	1.6	1.9	1.1	1.7	1.1	1.4	0.9	1.1
神经系病计	4.5	4.6	4.5	5.0	4.4	4.4	5.1	3.1	5.1
眼及附器疾病	2.7	3.2	3.2	3.2	3.2	2.1	2.3	1.7	2.2
耳和乳突疾病	1.4	1.4	1.4	1.4	1.5	1.3	1.4	1.5	1.1
循环系统疾病	63.3	64.1	82.6	55.7	48.4	62.4	71.9	66.3	51.8
其中：心脏病	8.2	8.0	8.7	8.3	6.8	8.5	9.8	8.9	7.1
高血压	46.1	48.2	65.6	39.7	34.0	43.9	52.8	45.0	36.3
脑血管病	6.0	5.1	5.2	5.6	4.4	7.0	6.7	9.3	5.1
呼吸系统疾病	58.2	51.7	46.0	38.7	71.7	65.3	67.7	61.6	67.0
其中：急上呼感染	48.2	42.3	37.5	31.8	58.7	54.6	58.0	51.4	54.8
肺炎	1.3	1.2	1.2	0.9	1.4	1.4	1.1	1.7	1.2
老慢支	2.9	2.4	1.7	1.2	4.3	3.5	2.7	2.5	4.9
消化系统疾病	26.7	23.7	21.2	18.7	31.6	30.1	27.3	27.7	34.5
其中：急性胃炎	12.7	10.9	9.4	7.8	15.9	14.7	14.5	13.1	16.3
肝病硬化	0.5	0.5	0.6	0.3	0.6	0.5	0.3	0.7	0.6
胆囊疾病	1.6	1.3	0.8	1.3	1.8	1.9	0.9	1.2	3.4
泌尿生殖系病	9.6	9.4	8.5	9.0	10.9	10.0	9.5	10.8	9.6
妊娠、分娩病及产褥期并发症	0.5	0.6	0.6	0.5	0.6	0.5	0.6	0.4	0.5
皮肤皮下组织	7.4	7.8	6.9	7.3	9.4	6.9	7.5	6.1	7.1
肌肉、骨骼结缔组织	27.9	24.8	21.0	21.0	33.4	31.3	32.3	22.3	38.6
其中：类风湿性关节炎	4.1	3.3	1.9	2.0	6.5	4.9	4.1	3.2	7.0
先天异常	0.1	0.1	0.1	0.0	0.2	0.1	0.2	0.1	0.0
围生期疾病	0.0	0.1	0.1	0.0	0.0	0.0	0.0		0.0
损伤和中毒	5.1	4.3	4.6	3.0	5.1	5.9	7.0	5.2	5.7
其他	6.3	6.2	5.8	4.6	8.2	6.4	5.0	6.5	7.3
不详	2.8	2.7	2.2	2.3	3.6	2.9	2.7	2.9	3.1

5-12-1 调查地区居民住院率（%）

	合计			城市			农村		
	2008	2013	2018	2008	2013	2018	2008	2013	2018
住院人次数	12139	24740	35223	3293	12110	17246	8846	12630	17977
住院率	6.8	9.0	13.7	7.1	9.1	12.9	6.8	9.0	14.7
分性别住院									
男性	6.0	8.0	12.5	6.6	8.2	11.6	5.9	7.8	13.4
女性	7.6	10.1	15.0	7.6	9.9	14.0	7.7	10.2	16.0
年龄别住院率									
0～4岁	8.1	8.6	13.0	3.3	7.4	11.2	9.1	9.5	14.8
5～14岁	2.1	2.2	3.8	1.2	1.9	3.0	2.3	2.4	4.4
15～24岁	4.6	5.0	6.2	2.0	4.1	4.8	5.3	5.7	7.5
25～34岁	6.9	7.3	11.1	5.6	6.9	10.6	7.4	7.8	11.9
35～44岁	4.7	5.5	8.0	3.3	4.8	7.4	5.2	6.1	8.8
45～54岁	6.2	7.3	11.0	5.2	6.9	9.6	6.6	7.6	12.4
55～64岁	9.3	12.4	17.4	9.7	11.8	15.7	9.2	13.1	19.3
65岁及以上	15.3	19.9	27.2	19.4	21.5	26.4	12.9	18.0	28.1
文化程度别住院率									
文盲半文盲	10.0	14.7	22.4	14.5	16.3	21.8	9.4	14.0	22.7
小学	8.8	12.8	19.1	12.3	14.4	18.8	8.1	11.8	19.2
初中	6.5	8.7	13.4	7.1	9.6	13.7	6.4	7.9	13.1
高中、技校	4.9	6.8	11.1	5.2	6.9	11.1	4.6	6.5	11.2
中专	7.6	9.2	14.2	7.8	9.4	14.0	7.1	8.7	14.7
大专	6.8	6.8	10.5	6.9	6.8	10.4	6.4	6.5	10.7
大学及以上	5.5	6.2	10.1	5.8	6.4	10.5	3.3	4.8	7.3
医疗保障形式别住院率									
城镇职工基本医保	9.2	11.2	14.8	9.2	11.3	15.0	8.8	10.5	13.8
城镇居民基本医保	5.1	7.1	-	4.9	7.1	-	6.3	6.9	-
新型农村合作医疗	6.9	9.0	-	7.8	8.6	-	6.9	9.1	-
城乡居民基本医保	-	-	13.7	-	-	11.8	-	-	14.9
其他社会医疗保险	5.1	8.0	12.2	4.4	8.0	11.1	7.1	7.9	19.1
无社保	4.3	5.1	7.4	4.0	4.5	6.2	4.8	6.6	9.3
就业状况别住院率									
在岗	6.5	7.7	10.2	3.9	6.3	8.4	7.0	8.7	11.8
离退休	14.8	17.7	22.7	14.8	17.6	22.3	15.2	18.0	25.8
学生	1.4	1.3	2.2	0.6	1.3	1.8	1.7	1.2	2.6
无业、失业、半失业	9.9	15.0	23.6	7.8	13.4	20.4	11.4	16.8	26.3

5-12-2 2018年调查地区居民住院率（%）

	合计	城市				农村			
		小计	东	中	西	小计	东	中	西
住院人次数	35223	17246	5834	5192	6220	17977	3973	6849	7155
住院率	13.7	12.9	11.0	12.9	15.1	14.7	11.5	16.5	15.5
分性别住院									
男性	12.5	11.6	10.0	11.8	13.5	13.4	10.1	15.5	13.9
女性	15.0	14.0	12.0	14.1	16.6	16.0	12.8	17.5	17.2
年龄别住院率									
0～4岁	13.0	11.2	8.7	12.7	12.9	14.8	9.1	17.2	16.9
5～14岁	3.8	3.0	2.4	2.7	4.0	4.4	2.4	4.5	5.6
15～24岁	6.2	4.8	3.7	3.8	7.0	7.5	5.6	7.1	8.6
25～34岁	11.1	10.6	9.4	9.7	13.4	11.9	10.5	11.8	13.1
35～44岁	8.0	7.4	6.4	7.0	9.0	8.8	6.7	9.3	9.7
45～54岁	11.0	9.6	7.3	9.8	12.0	12.4	8.8	14.3	13.5
55～64岁	17.4	15.7	13.3	16.4	18.6	19.3	15.4	21.1	20.9
65岁及以上	27.2	26.4	23.2	26.2	30.8	28.1	21.8	31.2	30.5
文化程度别住院率									
文盲半文盲	22.4	21.8	19.6	21.6	23.8	22.7	18.6	25.7	22.6
小学	19.1	18.8	18.1	17.4	20.6	19.2	15.1	22.7	18.9
初中	13.4	13.7	11.6	14.6	15.7	13.1	10.5	13.9	14.7
高中、技校	11.1	11.1	9.9	11.6	12.2	11.2	10.6	12.3	10.5
中专	14.2	14.0	10.8	14.0	18.8	14.7	11.7	16.8	15.8
大专	10.5	10.4	8.7	10.2	13.3	10.7	9.5	10.3	12.4
大学及以上	10.1	10.5	8.0	11.7	13.5	7.3	8.2	7.8	5.7
医疗保障形式别住院率									
城镇职工基本医保	14.8	15.0	12.0	17.1	18.1	13.8	11.3	16.6	17.4
城乡居民基本医保	13.7	11.8	10.6	10.7	14.1	14.9	11.6	16.7	15.6
其他社会医疗保险	12.2	11.1	7.2	20.1	19.2	19.1	15.0	44.8	3.7
无社保	7.4	6.2	7.0	5.0	6.8	9.3	7.8	9.8	10.8
就业状况别住院率									
在岗	10.2	8.4	6.7	7.7	11.0	11.8	8.8	12.9	13.2
离退休	22.7	22.3	18.8	22.7	27.4	25.8	18.4	29.6	30.7
学生	2.2	1.8	1.3	1.1	2.9	2.6	1.6	1.9	3.5
失业	22.9	17.0	15.4	14.1	21.9	32.3	26.5	34.4	34.0
无业	23.7	20.8	20.1	18.9	23.8	25.9	21.7	28.0	27.1

5-13-1 调查地区居民疾病别住院率（‰）

	合计			城市			农村		
	2008	2013	2018	2008	2013	2018	2008	2013	2018
传染病计	1.1	1.0	0.8	0.6	0.8	0.5	1.3	1.2	1.1
寄生虫病计	0.1	0.1	0.1	0.0	0.1	0.1	0.1	0.0	0.2
恶性肿瘤计	2.9	3.9	5.8	4.4	4.9	6.0	2.3	3.0	5.6
良性肿瘤计	1.7	2.0	2.0	1.8	2.0	1.8	1.7	2.0	2.2
内分泌、营养和代谢疾病计	2.0	3.5	5.8	4.5	4.7	7.0	1.1	2.3	4.5
其中：糖尿病	1.6	2.6	4.4	3.9	3.6	5.4	0.7	1.6	3.3
血液、造血器官疾病	0.5	0.6	1.3	0.3	0.5	1.3	0.6	0.7	1.4
精神病小计	0.5	0.5	0.8	0.5	0.5	0.6	0.5	0.4	0.9
神经系病计	1.1	1.6	3.1	1.2	1.7	3.4	1.0	1.5	2.8
眼及附器疾病	1.2	1.9	3.1	1.5	2.0	3.1	1.0	1.7	3.1
耳和乳突疾病	0.1	0.3	0.7	0.1	0.3	0.8	0.1	0.2	0.6
循环系统疾病	13.7	20.4	29.1	21.7	21.9	26.5	10.8	18.9	32.1
其中：心脏病	5.5	6.9	10.2	9.6	8.1	9.1	4.0	5.8	11.4
高血压	3.2	4.9	6.8	4.6	5.1	7.0	2.7	4.7	6.7
脑血管病	4.1	6.9	9.6	5.9	7.1	7.7	3.4	6.7	11.7
呼吸系统疾病	10.2	13.3	21.9	6.1	11.5	18.4	11.7	15.1	25.7
其中：急上呼感染	3.8	5.4	8.7	1.4	3.9	6.1	4.7	6.9	11.6
肺炎	2.6	2.9	5.0	1.4	2.8	5.0	3.0	3.1	4.9
老慢支	1.6	1.9	3.5	1.5	1.8	2.9	1.6	2.0	4.2
消化系统疾病	9.1	10.2	13.9	8.1	9.8	13.0	9.5	10.5	14.9
其中：急性胃炎	1.9	2.3	3.3	1.1	1.9	2.8	2.2	2.8	3.9
肝硬化	0.4	0.5	0.7	0.2	0.6	0.5	0.5	0.3	0.9
胆囊疾病	1.9	1.9	2.3	2.4	2.0	2.1	1.8	1.9	2.4
泌尿生殖系病	3.9	5.4	8.2	3.5	5.2	7.3	4.0	5.6	9.3
妊娠、分娩病及产褥期并发症	9.0	9.8	12.0	6.3	9.5	13.3	9.9	10.0	10.7
皮肤皮下组织	0.6	1.2	2.2	0.6	1.2	1.9	0.6	1.1	2.5
肌肉、骨骼结缔组织	2.7	6.0	13.7	3.0	6.1	12.5	2.6	5.8	14.9
其中：类风湿性关节炎	0.6	1.0	1.4	0.5	0.8	0.9	0.6	1.2	1.9
先天异常	0.1	0.2	0.2	0.0	0.1	0.1	0.1	0.2	0.2
围生期疾病	0.2	0.3	0.3	0.1	0.3	0.2	0.2	0.3	0.3
损伤和中毒	6.2	6.9	6.6	4.4	5.8	4.8	6.8	7.9	8.6
其他	0.6	0.9	4.6	0.5	1.0	5.2	0.6	0.7	4.0
不详	1.2	0.6	1.1	1.5	0.7	0.9	1.1	0.6	1.3

5-13-2 2018年调查地区居民疾病别住院率（‰）

	合计	城市				农村			
		小计	东	中	西	小计	东	中	西
传染病计	0.8	0.5	0.5	0.5	0.5	1.1	0.5	1.2	1.6
寄生虫病计	0.1	0.1	0.0	0.1	0.0	0.2	0.1	0.4	0.1
恶性肿瘤计	5.8	6.0	6.4	5.6	6.1	5.6	7.0	6.4	3.8
良性肿瘤计	2.0	1.8	2.0	1.7	1.7	2.2	2.6	2.2	2.1
内分泌、营养和代谢疾病计	5.8	7.0	5.9	8.3	7.2	4.5	4.0	5.4	4.0
其中：糖尿病	4.4	5.4	4.1	6.6	5.8	3.3	2.6	4.4	2.9
血液、造血器官疾病	1.3	1.3	1.2	1.3	1.4	1.4	0.8	1.5	1.7
精神病小计	0.8	0.6	0.4	0.6	0.8	0.9	0.7	0.9	1.2
神经系病计	3.1	3.4	2.6	4.3	3.6	2.8	2.2	3.0	3.1
眼及附器疾病	3.1	3.1	2.7	3.2	3.6	3.1	3.2	3.0	3.1
耳和乳突疾病	0.7	0.8	0.7	0.8	0.8	0.6	0.4	0.7	0.7
循环系统疾病	29.1	26.5	23.2	31.2	26.1	32.1	26.5	42.3	27.1
其中：心脏病	10.2	9.1	7.6	10.8	9.4	11.4	8.6	16.0	9.4
高血压	6.8	7.0	5.9	8.0	7.4	6.7	4.4	7.8	7.4
脑血管病	9.6	7.7	7.0	9.9	6.4	11.7	10.9	16.1	8.3
呼吸系统疾病	21.9	18.4	14.8	15.7	25.6	25.7	14.8	28.5	31.4
其中：急上呼感染	8.7	6.1	4.5	4.8	9.5	11.6	5.2	13.9	14.4
肺炎	5.0	5.0	5.2	4.2	5.6	4.9	3.3	5.1	6.0
老慢支	3.5	2.9	2.2	1.9	4.8	4.2	2.9	4.5	5.0
消化系统疾病	13.9	13.0	10.6	13.1	15.9	14.9	10.8	15.6	17.4
其中：急性胃炎	3.3	2.8	1.8	2.7	4.4	3.9	2.0	4.0	5.1
肝病硬化	0.7	0.5	0.4	0.5	0.8	0.9	1.2	0.9	0.8
胆囊疾病	2.3	2.1	1.7	2.3	2.4	2.4	1.5	2.5	3.0
泌尿生殖系病	8.2	7.3	6.1	6.5	9.4	9.3	6.5	10.9	9.9
妊娠、分娩病及产褥期并发症	12.0	13.3	13.2	11.2	15.3	10.7	11.2	9.3	11.6
皮肤皮下组织	2.2	1.9	1.4	1.9	2.7	2.5	1.6	2.6	3.0
肌肉、骨骼结缔组织	13.7	12.5	8.2	12.3	18.3	14.9	9.3	15.7	18.4
其中：类风湿性关节炎	1.4	0.9	0.5	0.7	1.5	1.9	0.8	1.9	2.8
先天异常	0.2	0.1	0.0	0.1	0.2	0.2	0.2	0.2	0.2
围生期疾病	0.3	0.2	0.2	0.1	0.2	0.3	0.3	0.1	0.5
损伤和中毒	6.6	4.8	4.0	5.0	5.6	8.6	7.6	9.3	8.9
其他	4.6	5.2	5.7	5.0	4.7	4.0	3.3	4.3	4.4
不详	1.1	0.9	0.5	0.8	1.4	1.3	1.0	1.7	1.3

5-14-1 调查地区居民经常就诊单位构成（%）

	合计	城市	村
2008年			
患者两周首诊单位			
私人诊所	16.5	12.5	17.8
卫生室（站）	33.0	12.3	39.5
卫生院、社区中心	24.2	23.5	24.4
县市区医院	17.3	23.7	15.3
地市医院	4.7	15.4	1.3
省医院	3.2	11.2	0.7
其他医院	1.0	1.4	0.9
2013年			
患者一般性疾病就诊单位			
卫生室	47.4	30.4	64.4
卫生服务站	11.2	18.5	3.8
卫生院	13.9	5.4	22.4
社区中心	8.6	14.6	2.6
综合医院	15.6	25.8	5.3
中医院	1.6	2.2	1.0
其他	1.8	3.0	0.7
2018年			
患者两周首诊单位			
卫生室（站）	41.5	31.6	51.9
社区卫生服务站	5.8	9.6	1.8
社区卫生服务中心	7.6	13.4	1.6
卫生院	12.6	7.1	18.3
县/市/区级医院	19.5	19.9	19.2
地/市级医院	5.0	8.3	1.7
省医院	3.5	5.8	1.0
民营医院	2.4	2.6	2.3
其他	2.0	1.8	2.2

5-14-2 2018年调查地区两周患者首诊机构构成（%）

	合计	城市				农村			
		小计	东	中	西	小计	东	中	西
卫生室（站）	41.5	31.6	20.4	38.9	41.4	51.9	50.7	55.0	50.1
社区卫生服务站	5.8	9.6	16.7	4.7	3.5	1.8	3.6	0.5	1.5
社区卫生服务中心	7.6	13.4	19.9	7.9	8.8	1.6	3.7	0.8	0.7
卫生院	12.6	7.1	6.4	4.8	9.9	18.3	18.8	18.0	18.1
县/市/区级医院	19.5	19.9	20.2	21.9	17.9	19.2	17.7	18.4	21.2
地/市级医院	5.0	8.3	8.2	10.5	6.6	1.7	1.9	1.7	1.6
省医院	3.5	5.8	5.3	6.3	6.2	1.0	0.6	1.3	1.1
民营医院	2.4	2.6	1.5	3.8	3.2	2.3	1.4	2.3	2.9
其他	2.0	1.8	1.4	1.3	2.6	2.2	1.6	2.0	2.9

5-15-1 调查地区住户距最近医疗单位距离和时间构成（%）

	合计	城市	农村
2008年			
到最近医疗点距离			
不足1千米	65.6	83.5	58.0
1-千米	15.5	10.0	17.9
2-千米	8.4	4.3	10.1
3-千米	3.9	1.3	5.0
4-千米	2.0	0.5	2.6
5千米及以上	4.5	0.5	6.3
到最近医疗点所需时间			
10分钟以内	69.9	80.2	65.6
10-分钟	19.0	16.9	19.8
20-分钟	6.9	2.3	8.8
30分钟以上	4.2	0.7	5.7
2013年			
到最近医疗点距离			
不足1千米	63.9	71.0	56.7
1-千米	16.7	15.1	18.3
2-千米	9.7	7.7	11.6
3-千米	4.2	3.1	5.3
4-千米	2.1	1.3	3.0
5千米及以上	3.4	1.8	5.0
到最近医疗点所需时间			
15分钟及以内	84.0	87.8	80.2
16～20分钟	7.9	6.9	8.9
20分钟以上	8.1	5.3	10.9
2018年			
到最近医疗点距离			
不足1千米	58.2	62.5	53.1
1-千米	22.1	21.8	22.5
2-千米	10.8	9.6	12.1
3-千米	4.0	3.3	4.7
4-千米	1.5	1.1	2.0
5千米及以上	3.4	1.6	5.6
到最近医疗点所需时间			
15分钟及以内	89.9	91.9	87.6
16～20分钟	5.2	4.8	5.6
20～30分钟	3.6	2.7	4.7
30分钟以上	1.3	0.6	2.1

5-15-2 2018年调查地区住户距最近医疗单位距离和时间构成（%）

	合计	城市				农村			
		小计	东	中	西	小计	东	中	西
到最近医疗点距离									
不足1千米	58.2	62.5	61.8	65.5	60.5	53.1	60.4	56.4	44.0
1-千米	22.1	21.8	23.1	20.0	22.0	22.5	21.7	21.8	23.8
2-千米	10.8	9.6	9.7	8.7	10.5	12.1	9.4	12.6	13.8
3-千米	4.0	3.3	2.9	3.2	3.8	4.7	3.2	4.3	6.4
4-千米	1.5	1.1	0.9	1.1	1.3	2.0	1.5	1.3	3.1
5千米及以上	3.4	1.6	1.5	1.5	1.8	5.6	3.7	3.6	8.9
到最近医疗点所需时间									
15分钟及以内	89.9	91.9	94.6	91.6	89.0	87.6	93.3	88.1	82.6
16～20分钟	5.2	4.8	3.6	5.0	6.1	5.6	3.6	5.3	7.5
20～30分钟	3.6	2.7	1.6	2.9	3.9	4.7	2.4	4.6	6.7
30分钟以上	1.3	0.6	0.3	0.6	1.0	2.1	0.7	2.0	3.2

5-16-1 调查地区居民医疗保障制度构成（%）

	合计	城市	农村
2008年			
城镇职工基本医保	12.7	44.2	1.5
公费医疗	1.0	3.0	0.3
城镇居民基本医保	3.8	12.5	0.7
新型农村合作医疗	68.7	9.5	89.7
其他社会医疗保险	1.0	2.8	0.4
无社会医疗保险	12.9	28.1	7.5
2013年			
城镇职工医疗保险	21.0	38.1	4.6
城镇居民医疗保险	13.2	22.0	4.7
新型农村合作医疗	51.1	26.9	74.1
城乡居民合作医疗	9.9	5.7	13.8
其他社保	0.5	0.9	0.1
无社保	4.4	6.4	2.6
2018年			
城镇职工基本医保	23.4	38.8	6.6
城乡居民基本医保	73.3	57.1	91.1
其他社保	0.4	0.7	0.1
无社保	2.9	3.5	2.3

5-16-2 2018年调查地区居民社会医疗保障制度构成（%）

	合计	城市				农村			
		小计	东	中	西	小计	东	中	西
城镇职工基本医保	23.4	38.8	45.1	38.1	31.2	6.6	12.7	5.5	2.9
城乡居民基本医保	73.3	57.1	50.5	57.1	65.5	91.1	84.2	92.0	95.4
其他社保	0.4	0.7	1.2	0.5	0.2	0.1	0.2	0.1	0.1
无社保	2.9	3.5	3.2	4.2	3.0	2.3	2.9	2.5	1.6

六、基层医疗卫生服务

简要说明

一、本章主要介绍全国及31个省、自治区、直辖市基层医疗卫生机构门诊、住院和床位利用情况，包括诊疗人次、入院人数、病床使用率、平均住院日、医师人均工作量、医药费用等。

二、本章数据来源于卫生资源与医疗服务统计年报。

三、本章及其他有关社区卫生服务中心（站）数据系登记注册机构数，均不包括医疗机构下设的未注册的社区卫生服务站数。

主要指标解释

家庭卫生服务人次数　是指医生赴病人家中提供医疗、预防和保健服务的人次数。

6-1-1 基层医疗卫生机构医疗服务量

机构分类	诊疗人次数（万人次）					入院人数（万人）				
	2015	2016	2017	2018	2019	2015	2016	2017	2018	2019
总　计	**434192.7**	**436663.3**	**442891.6**	**440632.0**	**453087.1**	**4036.6**	**4164.8**	**4450.0**	**4375.1**	**4295.1**
按主办单位分										
政府办	176140.4	179037.5	185182.3	187324.8	196973.7	3910.7	4047.3	4321.7	4254.0	4183.9
非政府办	258052.3	257625.8	257709.3	253307.2	256113.3	125.9	117.5	128.3	122.2	111.2
按机构类别分										
社区卫生服务中心	55902.6	56327.0	60743.2	63897.9	69110.7	305.5	313.7	344.2	339.5	339.5
其中：政府办	46441.8	46703.4	50205.8	52848.1	56709.7	242.0	251.5	274.0	273.2	278.2
社区卫生服务站	14742.5	15561.9	15982.4	16011.5	16805.7	16.5	15.0	21.2	14.5	10.4
其中：政府办	3265.9	3795.7	3689.7	3487.4	3510.0	4.1	4.0	6.4	4.5	3.3
街道卫生院	792.1	881.4	1222.8	1239.6	1190.4	17.8	19.2	26.1	24.9	24.9
乡镇卫生院	105464.3	108233.0	111075.6	111595.8	117453.6	3676.1	3799.9	4047.2	3985.1	3909.4
其中：政府办	104610.6	107467.5	110164.0	110649.2	116443.7	3647.0	3772.7	4015.9	3951.9	3879.2
村卫生室	189406.9	185263.6	178932.5	167207.0	160461.7					
门诊部	9394.2	10288.7	12044.7	13581.4	15631.7	20.4	16.7	11.4	12.2	10.9
诊所（医务室）	58490.1	60107.6	62890.5	67098.8	72433.2	0.3	0.3			
构成（%）	**100.0**	**100.0**	**100.0**	**100.0**	**100.0**	**100.0**	**100.0**	**100.0**	**100.0**	**100.0**
按主办单位分										
政府办	40.6	41.0	41.8	42.5	43.5	96.9	97.2	97.1	97.2	97.4
非政府办	59.4	59.0	58.2	57.5	56.5	3.1	2.8	2.9	2.8	2.6
按机构类别分										
社区卫生服务中心	12.9	12.9	13.7	14.5	15.3	7.6	7.5	7.7	7.8	7.9
社区卫生服务站	3.4	3.6	3.6	3.6	3.7	0.4	0.4	0.5	0.3	0.2
街道卫生院	0.2	0.2	0.3	0.3	0.3	0.4	0.5	0.6	0.6	0.6
乡镇卫生院	24.3	24.8	25.1	25.3	25.9	91.1	91.2	90.9	91.1	91.0
村卫生室	43.6	42.4	40.4	37.9	35.4					
门诊部	2.2	2.4	2.7	3.1	3.5	0.5	0.4	0.3	0.3	0.3
诊所（医务室）	13.5	13.8	14.2	15.2	16.0					

6-1-2 2019年各地区基层医疗卫生机构工作情况

地区	机构数（个）	床位数（张）	人员数（人）	诊疗人次（万人次）	入院人数（万人）
总 计	**954390**	**1631132**	**4160571**	**453087**	**4295**
东 部	360358	514462	1754400	224994	1081
中 部	295939	576951	1210561	119421	1560
西 部	298093	539719	1195610	108672	1654
北 京	9416	4879	83585	8538	3
天 津	5348	6417	35173	4822	3
河 北	81790	86422	220670	25268	143
山 西	40249	38714	110463	6127	48
内蒙古	23238	27228	75793	4703	27
辽 宁	32275	39284	102150	8919	50
吉 林	20917	20502	75991	5018	18
黑龙江	18478	36038	80364	4141	46
上 海	5021	15827	66812	10577	7
江 苏	31821	98511	273193	32002	256
浙 江	32145	29964	187687	35825	46
安 徽	24558	68651	147399	19520	135
福 建	26596	35522	117606	12897	87
江 西	35398	61313	117762	14422	207
山 东	79825	119274	349186	39676	272
河 南	67561	132281	293023	36309	344
湖 北	33919	98108	177603	18784	317
湖 南	54859	121344	207956	15100	445
广 东	51064	71376	291457	43730	205
广 西	31853	72740	158665	12805	293
海 南	5057	6986	26881	2741	9
重 庆	20001	55704	96848	8901	215
四 川	80500	148297	277746	31579	519
贵 州	26806	50427	117659	9320	160
云 南	23638	60273	141711	14995	164
西 藏	6635	3782	19838	960	2
陕 西	33619	40119	129700	10227	84
甘 肃	24761	32216	73632	6667	83
青 海	6114	6378	19659	1222	11
宁 夏	4077	4090	18000	1899	5
新 疆	16851	38465	66359	5394	90

6-2 社区卫生服务机构、床位、人员数

	2010	2015	2016	2017	2018	2019
机构数合计（个）	**32739**	**34321**	**34327**	**34652**	**34997**	**35013**
社区卫生服务中心	6903	8806	8918	9147	9352	9561
社区卫生服务站	25836	25515	25409	25505	25645	25452
按主办单位分						
政府办	18390	18246	18031	18014	17715	17374
非政府办	14349	16075	16296	16638	17282	17639
按床位分						
无床	25285	27357	27334	27556	27769	27735
1～9张	3211	2053	2053	1993	1962	1939
10～49张	3210	3573	3575	3538	3630	3688
50～99张	797	1057	1086	1235	1282	1299
100张及以上	236	281	279	330	354	352
床位数合计（张）	**168814**	**200979**	**202689**	**218358**	**231274**	**237445**
社区卫生服务中心	137628	178410	182191	198586	209024	214559
社区卫生服务站	31186	22569	20498	19772	22250	22886
人员数合计（人）	**389516**	**504817**	**521974**	**554694**	**582852**	**610345**
卫生技术人员	331322	431158	446176	474010	499296	524709
内：执业（助理）医师	144225	181670	187699	198203	209392	220271
注册护士	106528	153393	162132	175984	189207	202408
其他技术人员	14879	20305	21569	23752	24680	25756
管理人员	18652	20790	21350	22749	23455	23918
工勤技能人员	24663	32564	32879	34183	35421	35962

6-3 2019年社区卫生服务中心分科床位、门急诊人次、出院人数及构成

科室分类	床位		门急诊		出院	
	床位数（张）	构成（%）	人次数（万）	构成（%）	人数（万）	构成（%）
总　计	**214559**	**100.0**	**65643.8**	**100.0**	**338.5**	**100.0**
预防保健科	1653	0.8	4357.8	6.6	0.6	0.2
全科医疗科	71088	33.1	35300.9	53.8	95.0	28.1
内科	64282	30.0	8712.8	13.3	132.5	39.2
外科	19077	8.9	1994.4	3.0	32.5	9.6
儿科	5559	2.6	1822.5	2.8	10.3	3.1
妇产科	9757	4.5	1624.0	2.5	15.2	4.5
中医科	12777	6.0	6458.9	9.8	19.8	5.8
其他	30366	14.2	5372.5	8.2	32.6	9.6

6-4 社区卫生服务中心收入、支出及病人医药费用

指标名称	2010	2015	2016	2017	2018	2019
机构数（个）	5903	7932	8112	8384	8631	8937
平均每个中心总收入（万元）	805.4	1337.1	1457.7	1647.2	1845.8	2063.5
其中：医疗收入	574.8	794.0	854.2	972.0	1104.9	1228.3
内：药品收入	388.1	519.8	564.0	631.4	716.2	835.1
财政补助收入	185.2	487.8	548.5	616.0	676.1	746.6
上级补助收入	24.0	23.0	21.5	21.7	23.6	18.7
平均每个中心总费用（万元）	783.8	1276.4	1402.9	1599.4	1801.2	2019.9
其中：业务活动费	717.2	1015.5	1114.6	1542.2	1741.3	1876.0
内：药品费	290.4	474.3	513.1	594.2	685.9	803.5
平均每个中心人员经费（万元）	229.5	489.8	544.0	620.5	681.0	739.9
职工人均年业务收入（万元）	12.6	16.6	17.6	19.5	21.5	23.0
医师人均年业务收入（万元）	34.6	47.6	50.6	56.3	61.9	66.2
门诊病人次均医药费（元）	82.8	97.7	107.2	117.0	132.3	142.6
其中：药费	58.7	67.3	74.6	80.4	90.5	102.2
药费所占比重（%）	70.8	68.9	69.6	68.7	68.4	71.7
住院病人人均医药费（元）	2357.6	2760.6	2872.4	3059.1	3194.0	3323.9
其中：药费	1162.4	1189.7	1201.4	1208.4	1169.6	1177.3
药费所占比重（%）	49.3	43.1	41.8	39.5	36.6	35.4

注：①2010年业务活动费用为医疗支出，2015－2018年业务活动费用为医疗卫生支出，药品费为药品支出；②业务活动费用包含医疗费用和公共卫生费用。

6-5 各地区社区卫生服务中心（站）医疗服务情况

地区	社区卫生服务中心						社区卫生服务站	
	诊疗人次	入院人数	病床使用率(%)	平均住院日（日）	医师日均担负诊疗人次	医师日均担负住院床日	诊疗人次	医师日均担负诊疗人次
2010	347404131	2180577	56.1	10.4	13.6	0.7	137111392	13.6
2015	559025520	3055499	54.7	9.8	16.3	0.7	147424820	14.1
2016	563270221	3137143	54.6	9.7	15.9	0.6	155618949	14.5
2017	607432288	3442497	54.8	9.5	16.2	0.7	159823646	14.1
2018	638978662	3395371	52.0	9.9	16.1	0.6	160115334	13.7
2019	691106915	3395234	49.7	9.7	16.5	0.6	168056582	13.9
东　部	527075266	1208957	50.6	12.8	20.0	0.4	92367417	16.5
中　部	85400043	1127977	46.5	8.2	9.7	0.8	43142206	12.4
西　部	78631606	1058300	52.0	7.6	11.6	0.9	32546959	10.7
北　京	59974362	25094	34.2	20.3	18.9	0.1	8320415	20.9
天　津	19552600	5249	17.7	15.5	23.3	0.1	3429302	31.7
河　北	7891873	75763	39.3	8.6	8.6	0.6	9971341	9.0
山　西	4378641	36289	29.8	9.6	7.0	0.4	4327333	6.7
内蒙古	4823180	31527	22.4	8.9	6.8	0.3	3217504	6.5
辽　宁	10677454	45704	24.6	9.9	9.5	0.3	5715159	10.6
吉　林	5165834	23173	28.3	8.2	7.0	0.2	369893	7.5
黑龙江	6929932	54422	28.3	8.1	6.8	0.4	783842	5.8
上　海	85823561	65775	85.2	70.4	25.7	1.0		
江　苏	80158069	459021	54.6	8.9	17.5	0.6	13118512	18.1
浙　江	105578894	72808	41.8	13.9	25.2	0.2	4043012	26.8
安　徽	16970843	107877	38.6	8.3	15.2	0.6	13752580	15.1
福　建	18191671	63074	34.9	7.3	17.6	0.3	3954035	12.8
江　西	4539998	41127	31.2	6.4	10.8	0.5	4394893	15.8
山　东	25209712	231930	44.6	9.1	10.4	0.7	18145406	13.4
河　南	17111648	180834	45.6	9.4	10.5	0.8	9854052	13.2
湖　北	17446667	315431	57.2	8.5	10.6	1.2	7162795	17.8
湖　南	12856480	368824	58.6	7.3	7.8	1.2	2496818	7.8
广　东	112960327	150821	47.1	9.4	24.1	0.2	23199725	31.5
广　西	8844937	52757	53.1	8.0	13.6	0.5	1968155	11.2
海　南	1056743	13718	37.3	6.8	8.7	0.7	2470510	15.6
重　庆	8630411	310016	71.2	7.6	8.7	1.7	1658795	11.3
四　川	26723522	294206	65.3	8.3	17.1	1.1	5439818	14.8
贵　州	5702169	123798	39.7	5.3	9.2	0.8	3276366	9.5
云　南	5688416	100773	50.5	7.9	10.3	1.0	2968423	11.0
西　藏	136860				5.9		46912	5.9
陕　西	6335799	48014	31.2	8.1	11.3	0.5	2777012	10.3
甘　肃	3845766	41784	49.7	6.1	9.3	0.6	3485762	10.6
青　海	880029	8382	40.8	7.8	7.3	0.4	2053500	17.8
宁　夏	1281457	2014	17.8	7.2	15.0	0.1	2541454	20.2
新　疆	5739060	45029	39.5	7.9	12.1	0.6	3113258	8.0

6-6 2019年各地区家庭卫生服务人次数

地区	合计	医院	社区卫生服务中心（站）	街道卫生院	其他医疗卫生机构
总计	**61093686**	**5004771**	**25353222**	**228706**	**30506987**
东部	22680968	2300652	13159032	128762	7092522
中部	19647038	1535211	7287684	72784	10751359
西部	18765680	1168908	4906506	27160	12663106
北京	594649	131106	459108		4435
天津	608561	28929	459823		119809
河北	1619226	141273	603859		874094
山西	1249595	134605	621351	63018	430621
内蒙古	781693	136734	449856		195103
辽宁	933556	143158	709272	510	80616
吉林	1034394	376330	362223		295841
黑龙江	724851	63876	321604		339371
上海	765568	34371	731197		
江苏	4503260	442957	3100637	19142	940524
浙江	2137529	169873	940441		1027215
安徽	8357299	85246	2689424		5582629
福建	1053030	41930	407966		603134
江西	1014993	107392	224054		683547
山东	4014244	887159	1514804	90231	1522050
河南	2704344	332774	1260795	1868	1108907
湖北	2219279	295048	1149161	7898	767172
湖南	2342283	139940	659072		1543271
广东	6336089	260337	4147025	18879	1909848
广西	1448483	166069	301937		980477
海南	115256	19559	84900		10797
重庆	726006	28862	307176	13479	376489
四川	8507101	193560	2224701	897	6087943
贵州	834691	70327	215801	12784	535779
云南	1861254	118204	190540		1552510
西藏	1016186	31323	27585		957278
陕西	327272	64340	163840		99092
甘肃	840622	38321	362967		439334
青海	485501	10775	246730		227996
宁夏	468900	28509	159873		280518
新疆	1467971	281884	255500		930587

6-7 乡镇卫生院机构、床位、人员数

	2010	2015	2016	2017	2018	2019
机构数合计（个）	**37836**	**36817**	**36795**	**36551**	**36461**	**36112**
中心卫生院	10373	10579	10568	10547	10513	10519
乡镇卫生院	27463	26238	26227	26004	25948	25593
按主办单位分						
政府办	37217	36344	36348	36083	35973	35655
非政府办	619	473	447	468	488	457
按床位分						
无床	1482	1519	1532	1532	1547	1547
1～9张	7075	5358	5240	5004	4918	4742
10～49张	23701	21785	21453	20313	19772	19440
50～99张	4637	6486	6780	7496	7832	7976
100张及以上	941	1669	1730	2206	2392	2611
床位数合计（张）	**994329**	**1196122**	**1223891**	**1292076**	**1333909**	**1369914**
中心卫生院	421441	528268	539026	569665	589231	608975
乡镇卫生院	572888	667854	684865	722411	744678	760939
人员数合计（人）	**1151349**	**1277697**	**1320841**	**1360272**	**1391324**	**1445043**
卫生技术人员	973059	1078532	1115921	1151278	1181125	1232224
内：执业（助理）医师	422648	440889	454995	466049	479025	502912
注册护士	217693	298881	318609	340952	359726	391384
其他技术人员	53508	57654	60371	63191	64549	67272
管理人员	43983	42202	42553	43368	43109	43008
工勤技能人员	80799	99309	101996	102435	102541	102539

6-8 2019年乡镇卫生院分科床位、门急诊人次、出院人数及构成

科室分类	床位		门急诊		出院	
	床位数（张）	构成（%）	人次数（万）	构成（%）	人数（万）	构成（%）
总　计	**1369914**	**100.0**	**111921**	**100.0**	**3895**	**100.0**
预防保健科	7054	0.5	2762	2.5	8	0.2
全科医疗科	292141	21.3	27909	24.9	840	21.6
内科	510056	37.2	42758	38.2	1744	44.8
外科	195613	14.3	9765	8.7	467	12.0
儿科	94582	6.9	7802	7.0	281	7.2
妇产科	106557	7.8	5391	4.8	185	4.7
中医科	81846	6.0	8058	7.2	227	5.8
其他	82065	6.0	7476	6.7	143	3.7

6-9 乡镇卫生院收入、支出及病人医药费用

指标名称	2010	2015	2016	2017	2018	2019
机构数	37386	36178	36118	35929	35841	35667
平均每院总收入（万元）	301.3	619.3	686.6	766.5	830.3	912.7
其中：医疗收入	208.7	325.5	357.9	398.1	426.0	469.6
内：药品收入	118.7	163.2	177.9	193.2	203.5	234.7
财政补助收入	76.0	272.3	304.9	342.1	373.8	399.2
上级补助收入	5.2	8.4	9.5	10.1	11.9	10.7
平均每个中心总费用（万元）	290.4	594.1	666.7	748.8	816.3	884.1
其中：业务活动费用	266.0	480.5	539.4	720.2	783.7	824.2
内：药品费	77.1	150.8	165.0	180.2	190.1	215.4
平均每院人员经费（万元）	94.5	253.7	291.7	334.8	367.9	390.9
职工人均年业务收入（万元）	7.2	9.6	10.2	11.0	11.5	11.8
医师人均年业务收入（万元）	19.5	27.8	29.6	32.0	33.3	34.7
门诊病人次均医药费（元）	47.5	60.1	63.0	66.5	71.5	77.3
其中：药费	28.7	32.6	34.5	36.2	39.3	46.2
药费所占比重（%）	60.4	54.2	54.8	54.4	55.0	59.7
住院病人人均医药费（元）	1004.6	1487.4	1616.8	1717.1	1834.2	1969.6
其中：药费	531.1	675.4	711.3	725.2	730.7	757.5
药费所占比重（%）	52.9	45.4	44.0	42.2	39.8	38.5

注：①2010年业务活动费用为医疗支出，2015～2018年业务活动费用为医疗卫生支出，药品费为药品支出；②业务活动费用包含医疗费用和公共卫生费用。

6-10-1　乡镇卫生院医疗服务情况

年份	诊疗人次数（亿次）	入院人数（万人）	病床周转次数（次）	病床使用率(%)	平均住院日（日）
1985	11.00	1771	26.4	46.0	5.9
1986	11.18	1782	26.9	46.0	5.9
1987	11.30	1959	28.5	47.4	5.6
1988	11.36	2031	29.2	47.3	5.6
1989	10.60	1935	28.3	44.6	5.4
1990	10.65	1958	28.6	43.4	5.2
1991	10.82	2016	29.1	43.5	5.1
1992	10.34	1960	28.7	42.9	5.1
1993	8.98	1855	27.9	38.4	4.6
1994	9.73	1913	29.4	40.5	4.6
1995	9.38	1960	29.9	40.2	4.6
1996	9.44	1916	28.6	37.0	4.4
1997	9.16	1918	26.0	34.5	4.5
1998	8.74	1751	24.4	33.3	4.6
1999	8.38	1688	24.2	32.8	4.6
2000	8.24	1708	24.8	33.2	4.6
2001	8.24	1700	23.7	31.3	4.5
2002	7.10	1625	28.0	34.7	4.0
2003	6.91	1608	28.1	36.2	4.2
2004	6.81	1599	27.0	37.1	4.4
2005	6.79	1622	25.8	37.7	4.6
2006	7.01	1836	28.8	39.4	4.6
2007	7.59	2662	36.7	48.4	4.8
2008	8.27	3313	42.0	55.8	4.4
2009	8.77	3808	42.9	60.7	4.8
2010	8.74	3630	38.4	59.0	5.2
2011	8.66	3449	35.2	58.1	5.6
2012	9.68	3908	37.4	62.1	5.7
2013	10.07	3937	36.1	62.8	5.9
2014	10.29	3733	33.2	60.5	6.3
2015	10.55	3676	32.0	59.9	6.4
2016	10.82	3800	32.2	60.6	6.4
2017	11.10	4047	33.0	61.3	6.3
2018	11.20	3985	31.5	59.6	6.4
2019	11.70	3909	30.0	57.5	6.5
中心卫生院	5.10	1879	32.3	61.3	6.5
乡卫生院	6.70	2031	28.2	54.5	6.5

注：1993年以前的诊疗人次及入院人数系推算数字。

6-10-2　2019年各地区乡镇卫生院医疗服务情况

地区	诊疗人次数		入院人数	出院人数	病床使用率（%）	平均住院日（日）	医师日均担负	
		门急诊人次					诊疗人次	住院床日
总　计	**1174536483**	**1119206742**	**39093858**	**38950657**	**57.5**	**6.5**	**9.4**	**1.5**
东　部	462457737	447673175	9432160	9420914	51.9	7.0	9.9	1.0
中　部	350765229	331429590	14302959	14244081	58.8	6.5	8.3	1.6
西　部	361313517	340103977	15358739	15285662	60.9	6.2	9.9	1.9
北　京								
天　津	7603676	7348104	24301	24277	16.5	6.4	12.1	0.2
河　北	37470633	35820234	1313289	1311926	44.0	7.1	5.5	1.1
山　西	13271934	12526810	412842	404205	29.8	7.9	5.0	0.9
内蒙古	10428519	9955274	241066	241907	29.7	6.9	4.4	0.6
辽　宁	17946103	17650386	442505	440155	38.4	7.9	8.1	1.3
吉　林	10158741	9700181	155154	154716	27.1	7.4	4.7	0.5
黑龙江	7921636	7323206	386200	385907	38.8	6.9	3.7	1.0
上　海								
江　苏	96806451	94374559	2096145	2100057	64.2	7.4	9.8	1.1
浙　江	111156539	107427397	385920	385200	52.7	8.8	20.0	0.4
安　徽	70732168	63222040	1235909	1230615	47.9	6.8	12.4	1.1
福　建	32733191	31736140	809069	806716	45.5	6.1	11.1	1.2
江　西	33599761	31720650	1994380	1985333	59.6	5.5	8.4	2.0
山　东	74485645	71643796	2410212	2396533	55.1	7.3	7.4	1.3
河　南	115549492	112322542	3240896	3213983	61.1	7.3	12.2	1.9
湖　北	55507918	53802095	2808270	2813471	72.9	6.8	8.1	2.1
湖　南	44023579	40812066	4069308	4055851	68.9	5.7	4.7	1.8
广　东	72855650	70310061	1880279	1883776	54.0	5.8	9.4	1.0
广　西	46373030	44683835	2878797	2868364	64.8	5.3	9.3	2.2
海　南	11399849	11362498	70440	72274	36.5	6.6	14.1	0.5
重　庆	20773508	19779384	1795167	1784356	78.1	6.7	6.8	2.8
四　川	103399575	93332299	4881484	4858305	73.1	6.8	11.4	2.6
贵　州	37617273	36497004	1451876	1443739	48.3	5.0	10.0	1.4
云　南	60564039	58308967	1529492	1523527	49.2	5.8	14.6	1.6
西　藏	4653910	3644968	17645	17602	14.7	4.5	10.0	0.2
陕　西	25607059	25295092	790895	782797	44.3	7.4	9.1	1.4
甘　肃	17305351	16346384	775094	772012	59.9	5.7	6.3	1.3
青　海	2724771	2395807	97514	97188	45.6	6.0	5.1	0.9
宁　夏	6752611	6370837	51226	51208	37.6	6.9	11.7	0.5
新　疆	25113871	23494126	848483	844657	65.3	6.3	12.6	2.2

6-11 2019年各地区村卫生室基本情况

地区	机构数（个）	人员总数（人）	执业（助理）医师	注册护士	乡村医生和卫生员	诊疗人次数（人次）	门急诊人次
总　计	**616094**	**1445525**	**435471**	**167752**	**842302**	**1604617176**	**1484539894**
东　部	209944	504076	179491	62815	261770	711880724	660082065
中　部	210631	536336	164977	66603	304756	542384246	493900574
西　部	195519	405113	91003	38334	275776	350352206	330557255
北　京	2449	4609	1391	442	2776	2274448	2127701
天　津	2374	7159	2296	756	4107	7927626	6813276
河　北	59526	119475	46124	7602	65749	154027520	134269705
山　西	28106	53162	14731	4464	33967	23679199	20530955
内蒙古	13321	29750	9719	3634	16397	15684680	12711556
辽　宁	17963	33246	9072	4418	19756	34444649	26143138
吉　林	9615	21969	6133	2219	13617	19600408	12677237
黑龙江	10448	31181	10406	2703	18072	16095694	12136062
上　海	1179	3491	2027	865	599	6960650	6952669
江　苏	15169	74545	35492	14250	24803	83433799	81035102
浙　江	11590	27956	14678	6341	6937	50559547	49881139
安　徽	15549	66335	22948	8381	35006	70530503	66327437
福　建	17596	35203	10104	3897	21202	44484504	42222060
江　西	28088	59616	15314	7018	37284	81127198	76452310
山　东	53663	146555	40313	15444	90798	202799301	190333557
河　南	56079	157090	45077	16011	96002	194551988	180598864
湖　北	23242	65678	19497	11747	34434	76331402	72165717
湖　南	39504	81305	30871	14060	36374	60467854	53011992
广　东	25788	44354	15900	6644	21810	118812117	114291134
广　西	19877	38108	6177	636	31295	35643440	34599584
海　南	2647	7483	2094	2156	3233	6156563	6012584
重　庆	10580	26579	8031	2536	16012	27926278	26147759
四　川	55772	94120	25414	8160	60546	96865001	91865045
贵　州	20265	37877	4388	1462	32027	31884468	30518028
云　南	13450	49258	7077	4698	37483	53005570	52275578
西　藏	5300	14043	1198	433	12412	1747303	1484099
陕　西	23747	38699	9151	2322	27226	45701433	43809771
甘　肃	16461	34773	9792	6784	18197	23893363	21678887
青　海	4510	10263	2365	1038	6860	4290389	3833027
宁　夏	2173	6078	1847	1099	3132	4373674	4256115
新　疆	10063	25565	5844	5532	14189	9336607	7377806

注：本表包括乡镇卫生院在村卫生室工作的执业（助理）医师和注册护士数。

6-12 各地区县及县级市医院工作情况

地区	县医院					县级市医院				
	机构数（个）	床位数（张）	人员数（人）	诊疗人次	入院人数	机构数（个）	床位数（张）	人员数（人）	诊疗人次	入院人数
2010	6400	845737	976030	421371135	29450186	3221	483284	590804	263983433	14513846
2015	8919	1462234	1455619	644862576	49989782	4155	741710	816226	386039266	22953907
2016	9298	1546867	1541409	678180999	53880686	4342	786509	858497	406285731	24613476
2017	9828	1669441	1634777	714653301	57575376	4654	841746	906372	426450839	26066923
2018	10516	1773940	1723831	745235603	59938545	4958	910854	962162	441514104	27507689
2019	11007	1897108	1839669	802598660	62260013	5168	958797	1023214	475407390	29089504
东 部	2971	484391	513020	258767972	15268071	2213	419904	464736	259354122	12704574
中 部	3586	695858	661319	258031244	23092759	1551	294875	303789	112539943	9126932
西 部	4538	737562	684475	295018055	24572910	1404	244018	254689	103513325	7257998
北 京										
天 津										
河 北	927	121868	123230	57015881	3855178	410	49225	59928	29491820	1576417
山 西	530	54948	55729	18999123	1472260	176	16589	18946	5251349	399162
内蒙古	292	41946	44876	17732418	1152553	74	13259	17163	5918715	312090
辽 宁	167	29145	27180	9285681	787657	220	42148	37474	12426678	1040028
吉 林	138	22173	23995	7357928	609844	246	37380	39499	13112855	958984
黑龙江	268	40656	38348	11466248	1107793	214	26925	29958	8998706	674742
上 海										
江 苏	399	60324	65646	35143211	2011050	447	86512	93794	60121788	2632979
浙 江	307	56624	64430	49396346	1689124	304	68561	87426	68373652	2187118
安 徽	508	101488	96594	46537727	3620770	81	15827	16627	8802011	515099
福 建	216	43873	44813	25409689	1341457	129	24855	27535	16191113	703025
江 西	371	77169	72368	32335944	2715402	87	18837	17737	6907104	597848
山 东	676	121020	129691	52830350	3968129	440	85905	98274	41818469	2649201
河 南	901	195706	185305	81616594	6704149	254	63099	67545	28119703	2152212
湖 北	188	58187	51835	22465659	2132981	265	64683	61856	27327170	2232980
湖 南	679	145181	136877	37178500	4724572	228	51535	51621	14021045	1595905
广 东	192	40014	45493	23574508	1316378	209	55023	51579	27372493	1710251
广 西	279	66626	73113	35123254	2524786	49	12415	12726	6427164	414726
海 南	76	8879	9822	4166002	226844	54	7675	8726	3558109	205555
重 庆	145	29134	25016	9920256	923891					
四 川	915	155160	129845	60908877	4888537	309	56844	52828	25669808	1632958
贵 州	692	95989	84456	34259711	3436993	193	33092	34382	11839946	1015131
云 南	661	107963	99234	50483276	3944369	288	53168	54801	23362392	1610753
西 藏	96	4766	5581	2231295	84578					
陕 西	466	77465	89262	27039097	2495992	73	9435	12061	4251357	264650
甘 肃	327	65925	48341	21531291	1965259	41	6951	7094	2981227	203482
青 海	129	13283	11824	5120907	334338	22	2740	2914	916586	54473
宁 夏	60	8474	9420	4679613	304203	19	2178	2501	1495116	65375
新 疆	402	53122	47345	18789274	1920926	336	53936	58219	20651014	1684360

6-13 各地区县及县级市妇幼保健院（所、站）工作情况

地区	县妇幼保健院（所、站）					县级市妇幼保健院（所、站）				
	机构数（个）	床位数（张）	人员数（人）	诊疗人次	入院人数	机构数（个）	床位数（张）	人员数（人）	诊疗人次	入院人数
2010	1586	53826	86307	44757476	2319121	397	22506	40406	25101250	1037614
2015	1566	74303	115909	63136415	2810760	392	31381	56337	37832079	1371778
2016	1528	77150	128355	69362045	2958448	390	32094	61353	41787625	1517549
2017	1523	81457	140226	74912356	3070421	394	34812	66886	43381244	1574957
2018	1505	84976	146428	76885878	2917213	402	36196	71432	44308820	1535579
2019	1497	87039	156560	82013037	3011326	406	38257	76475	47736255	1600678
东　部	325	20329	38766	23548362	655256	144	16869	34257	25281865	766896
中　部	463	34249	57582	26371809	1157096	145	13836	25661	12457999	513676
西　部	718	33187	61441	33025954	1237186	117	7552	16557	9996391	320106
北　京										
天　津										
河　北	104	5965	9840	4656791	168505	23	1696	3060	1804593	63241
山　西	82	1892	4495	1494740	28080	11	452	1155	424940	19540
内蒙古	70	2007	3813	1358571	31982	13	293	839	443197	3181
辽　宁	25	558	1395	554255	9854	15	485	1056	479711	10632
吉　林	19	562	1470	212449	5230	21	890	2623	1024245	19985
黑龙江	51	1447	2711	605250	13223	29	1104	1931	513888	14936
上　海										
江　苏	20	558	1782	1329990	19381	23	824	2968	2683554	24896
浙　江	32	1475	4260	4102410	77968	19	3529	7593	7948618	208467
安　徽	54	1520	3809	2176562	38463	7	297	638	441926	6163
福　建	43	2578	3828	2343347	47213	12	1205	2233	2102643	37352
江　西	63	4937	7538	4370252	202943	11	987	1720	795176	42976
山　东	54	5505	9672	5404512	171720	27	4661	8553	4487873	164101
河　南	85	12337	17141	8816768	460960	21	3555	5692	3838112	145664
湖　北	38	4975	6997	3604858	173476	26	3941	6446	3328392	140159
湖　南	69	6579	13409	5090930	234721	19	2610	5456	2091320	124253
广　东	36	3536	7454	4705333	159962	20	4203	8347	5433465	243138
广　西	62	6916	13203	8341693	391010	8	1025	2114	1565036	66690
海　南	10	154	488	449725	653	5	266	447	341408	15069
重　庆	13	834	1566	818200	33996					
四　川	112	5473	10992	6904363	234130	20	1506	3556	2658730	77079
贵　州	64	4192	6173	2433556	126617	12	718	1445	452238	26532
云　南	96	4373	8467	5733797	146530	24	1984	4601	2948408	83975
西　藏	48	134	83	31099	2230					
陕　西	68	4133	8552	2526798	132461	5	625	1186	400841	20882
甘　肃	64	2174	3623	1697879	56209	7	202	521	193141	6726
青　海	37	314	707	186202	3948	5	78	209	37916	772
宁　夏	11	428	716	398328	11133	2	34	123	59807	654
新　疆	67	1483	2376	1664379	28728	21	1087	1963	1237077	33615

6-14 各地区县及县级市专科疾病防治院（所、站）工作情况

地区	县专科疾病防治院（所、站）					县级市专科疾病防治院（所、站）				
	机构数（个）	床位数（张）	人员数（人）	诊疗人次	入院人数	机构数（个）	床位数（张）	人员数（人）	诊疗人次	入院人数
2010	517	8081	13061	4169366	89564	263	4468	8347	3511977	59013
2015	497	10443	12802	4415846	144283	264	6163	8634	3727678	95425
2016	483	10074	12536	4290131	169968	252	6259	8328	3675461	95531
2017	466	10422	11909	4199859	131068	260	7169	8494	3792502	102637
2018	450	10544	11800	4032517	136670	250	6963	8183	3948467	109535
2019	432	11528	12075	3913819	125527	254	7457	9010	4044001	109799
东　部	148	3488	4081	1863070	22861	103	3233	4351	2921641	34150
中　部	204	6367	5982	1271665	77965	128	3868	3998	846645	66033
西　部	81	1673	2044	802149	24701	23	356	661	275715	9616
北　京										
天　津										
河　北	4	25	33	21065						
山　西	3	20	31	7881	280					
内蒙古	24	200	484	87083	2360	6	20	94	39483	
辽　宁	27	473	484	50973	1903	12	285	305	59017	2311
吉　林	18	97	362	44019	517	20	186	489	71415	926
黑龙江	30	110	468	46875	352	21	62	418	81911	1491
上　海										
江　苏	5	9	93	69960	300	12	105	378	536690	696
浙　江	3		40	75300		6	303	348	550618	2388
安　徽	20	416	660	31870	3429	5	145	95	2410	211
福　建	9	249	219	190874	3277	3	70	45	73726	
江　西	71	2289	1796	643259	38291	20	1233	732	157958	13155
山　东	53	1157	1615	620699	8044	42	1360	1758	650179	12076
河　南	6	140	214	45451	4195	4	548	390	127113	9494
湖　北	9	543	400	80141	4005	40	798	1110	301801	18210
湖　南	47	2752	2051	372169	26896	18	896	764	104037	22546
广　东	41	1575	1487	765821	9337	25	1110	1428	988119	16679
广　西	18	217	404	268836	2426	2	34	55	47094	1943
海　南	6		110	68378		3		89	63292	
重　庆	3	278	114	27748	3222					
四　川	9	590	253	119165	4962	7	33	103	92244	
贵　州	1	60	14	3322	493	4	29	87	29894	
云　南	21	325	658	268930	11238	4	240	322	67000	7673
西　藏										
陕　西	1		34							
甘　肃	2	3	12	4000						
青　海	1		39							
宁　夏										
新　疆										

七、中医药服务

简要说明

一、本章主要介绍全国及31个省、自治区、直辖市中医类医疗卫生机构门诊、住院和床位利用情况，包括诊疗人次、出院人数、病床使用率、平均住院日、医师人均工作量、医药费用等。

二、本章数据来源于卫生资源与医疗服务统计年报。

三、本章涉及的相关指标解释与“医疗卫生机构”“医疗服务”章一致。

主要指标解释

中医类医疗卫生机构　包括中医类医院、中医类门诊部、中医类诊所和中医类研究机构。

中医类医疗机构　包括中医类医院、中医类门诊部、中医类诊所。

中医类医院　包括中医医院、中西医结合医院、民族医医院。

中医类门诊部　包括中医门诊部、中西医结合门诊部、民族医门诊部。

中医类诊所　包括中医诊所、中西医结合诊所、民族医诊所。

中医类临床科室　包括中医科各专业、中西医结合科、民族医学科。

7-1-1 中医类医疗机构诊疗人次

机构分类	2010	2015	2016	2017	2018	2019
中医类总诊疗量（万人次）	**61264.1**	**90912.4**	**96225.1**	**101885.4**	**107147.1**	**116390.0**
中医类医院	**36026.5**	**54870.9**	**57670.4**	**60379.8**	**63052.7**	**67528.2**
中医医院	32770.2	48502.6	50774.5	52849.2	54840.5	58620.1
中西医结合医院	2702.6	5401.4	5927.3	6363.0	6821.0	7456.6
民族医医院	553.8	966.8	968.7	1167.5	1391.1	1451.5
中医类门诊部	**975.9**	**1761.9**	**1978.3**	**2322.6**	**2821.0**	**3182.7**
中医门诊部	808.9	1567.4	1757.4	2063.9	2504.8	2816.6
中西医结合门诊部	164.6	192.1	217.9	253.0	310.0	360.8
民族医门诊部	2.4	2.4	3.0	5.7	6.2	5.3
中医类诊所	**9178.3**	**11781.4**	**12517.9**	**13660.9**	**14973.2**	**16469.8**
中医诊所	6796.1	9215.8	9886.0	10894.3	11993.5	13363.2
中西医结合诊所	2283.8	2446.7	2517.9	2644.4	2856.9	2987.6
民族医诊所	98.3	118.8	114.1	122.2	122.8	119.0
其他机构中医类临床科室	**15083.4**	**22498.3**	**24058.5**	**25522.2**	**26300.3**	**29209.2**
中医类诊疗量占总诊疗量（%）	**14.7**	**15.7**	**15.8**	**15.9**	**16.1**	**16.4**

7-1-2 其他机构中医类临床科室诊疗人次

机构分类	2010	2015	2016	2017	2018	2019
门急诊量（万人次）	**15083.4**	**22498.3**	**24058.5**	**25522.2**	**26300.3**	**29209.2**
综合医院	8089.2	10069.2	10286.8	10273.2	10269.7	11112.4
专科医院	390.2	563.5	635.7	653.0	682.8	787.8
社区卫生服务中心（站）	2512.9	5571.7	6178.5	6611.4	6939.4	8018.7
乡镇卫生院	3419.5	5662.9	6148.5	6930.8	7323.4	8057.8
其他机构	671.6	631.1	809.0	1053.8	1085.1	1232.5
占同类机构诊疗量的%						
综合医院	5.4	4.5	4.3	4.1	4.0	4.0
专科医院	2.3	2.0	2.1	2.0	1.9	2.0
社区卫生服务中心（站）	5.2	7.9	8.6	8.6	8.7	9.3
乡镇卫生院	3.9	5.4	5.7	6.2	6.6	6.9
其他机构	1.0	0.7	0.8	1.0	1.0	1.0

7-1-3 村卫生室中医诊疗人次

	2010	2015	2016	2017	2018	2019
中医诊疗量（万人次）	**50468.3**	**76569.4**	**74455.3**	**72059.2**	**68695.9**	**66354.8**
以中医为主	4550.2	6187.8	5919.9	5606.8	5139.8	4956.1
以中西医结合为主	45918.1	70381.6	68535.3	66452.5	63556.1	61398.7
中医占村卫生室诊疗量的%	**30.5**	**40.4**	**40.2**	**40.3**	**41.1**	**41.4**

7-2-1 中医类医院诊疗人次（万人次）

机构分类	2010	2015	2016	2017	2018	2019
中医医院合计	**32770.2**	**48502.6**	**50774.5**	**52849.2**	**54840.5**	**58620.1**
按医院等级分						
其中：三级医院	10779.7	23346.6	24628.1	25241.8	26558.6	28723.2
内：三甲医院	9138.5	19899.2	20859.8	21273.5	22250.7	24159.6
二级医院	18639.7	22292.9	23274.7	24371.4	24971.5	26288.4
一级医院	833.4	1319.1	1437.3	1636.6	1744.7	1946.8
按登记注册类型分						
公立医院	31761.0	46016.5	47942.6	49364.4	51044.8	54437.1
民营医院	1009.2	2486.2	2831.9	3484.9	3795.7	4183.0
按医院类别分						
其中：中医综合医院	31410.5	46764.7	48943.6	50848.7	52660.5	56326.4
中医专科医院	1359.6	1738.0	1830.8	2000.5	2179.9	2293.8
中西医结合医院	**2702.6**	**5401.4**	**5927.3**	**6363.0**	**6821.0**	**7456.6**
民族医医院	**553.8**	**966.8**	**968.7**	**1167.5**	**1391.1**	**1451.5**
蒙医	169.2	428.1	412.3	588.0	753.1	808.2
藏医	185.0	280.0	290.6	298.6	328.2	302.0
维医	124.3	134.3	138.9	152.0	172.7	193.7
傣医	8.5	9.8	8.9	10.1	15.4	17.2
其他	66.8	114.6	118.1	118.9	121.8	130.4

7-2-2 中医医院分科门急诊人次

科　别	门急诊人次（万人次）		构成（%）	
	2018	2019	2018	2019
总　计	**53426.3**	**56831.7**	**100.0**	**100.0**
内科	16540.2	17509.4	31.0	30.8
外科	3233.1	3334.7	6.1	5.9
妇科	4493.9	4559.6	8.4	8.0
儿科	3939.3	4421.2	7.4	7.8
骨伤科	4203.4	4437.1	7.9	7.8
肛肠科	646.6	695.8	1.2	1.2
针灸科	2230.3	2223.3	4.2	3.9
推拿科	976.4	915.0	1.8	1.6
皮肤科	2203.1	2379.2	4.1	4.2
眼科	1068.5	1155.6	2.0	2.0
耳鼻喉科	1368.2	1495.0	2.6	2.6
其他	12523.3	13706.0	23.4	24.1

7-2-3 2019年各地区中医类医疗机构诊疗人次（万人次）

地 区	总计	中医类医院	中医医院	中西医结合医院	民族医医院	中医类门诊部	中医类诊所	其他机构中医类临床科室
总 计	**116390.0**	**67528.2**	**58620.1**	**7456.6**	**1451.5**	**3182.7**	**16469.8**	**29209.2**
东 部	62954.3	35927.1	30989.7	4904.5	32.9	2506.6	6848.4	17672.2
中 部	22831.8	14897.5	13760.4	1114.5	22.7	335.4	2966.6	4632.3
西 部	30603.8	16703.6	13870.1	1437.7	1395.9	340.7	6654.8	6904.7
北 京	6152.4	3961.1	3015.0	933.9	12.1	140.3	105.7	1945.3
天 津	2305.8	1408.1	1304.7	103.4		129.8	31.1	736.7
河 北	4646.6	2893.3	2464.6	428.8		49.0	828.9	875.4
山 西	1681.4	888.9	821.1	67.8		16.7	370.8	405.0
内蒙古	2149.5	1255.5	461.5	23.2	770.8	21.9	472.4	399.7
辽 宁	1886.5	1152.3	1084.7	54.4	13.3	30.2	310.4	393.6
吉 林	1459.4	1015.3	923.3	88.2	3.8	31.6	232.5	180.0
黑龙江	1431.2	994.7	964.1	27.2	3.3	28.4	177.9	230.3
上 海	4765.3	2554.9	1692.6	862.3		219.3	35.8	1955.3
江 苏	8153.3	5668.3	4982.4	685.9		185.0	451.4	1848.5
浙 江	11020.9	6142.7	5254.6	888.1		1030.2	1324.1	2524.0
安 徽	3103.4	2020.2	1898.6	121.5		99.4	371.5	612.4
福 建	3550.9	1951.3	1723.7	220.0	7.5	227.8	604.3	767.6
江 西	2434.9	1511.8	1425.4	86.4		33.0	481.7	408.4
山 东	6622.2	3600.5	3412.5	188.0		57.3	1195.0	1769.3
河 南	6082.0	4167.6	3963.4	204.2		50.5	401.0	1462.9
湖 北	3636.0	2398.5	1931.6	452.2	14.7	58.4	392.2	786.9
湖 南	3003.4	1900.6	1832.9	66.8	1.0	17.4	539.0	546.5
广 东	13394.5	6269.0	5761.4	507.6		425.8	1894.6	4805.1
广 西	3342.4	2161.9	1847.7	254.8	59.4	24.3	493.6	662.6
海 南	455.9	325.6	293.4	32.2		11.8	67.1	51.4
重 庆	3094.9	1529.2	1390.2	139.0		49.8	930.7	585.2
四 川	9421.3	4289.6	3658.1	570.4	61.1	92.7	2650.7	2388.3
贵 州	1887.6	1117.7	982.6	127.1	8.0	10.0	325.0	434.9
云 南	3246.4	1983.4	1899.3	62.4	21.7	77.3	447.0	738.6
西 藏	235.3	144.2	0.0	1.9	142.3	0.0	59.3	31.8
陕 西	2682.8	1519.7	1404.5	115.2		30.3	464.5	668.3
甘 肃	2246.9	1273.0	1134.5	105.3	33.2	3.2	462.4	508.3
青 海	399.0	245.9	157.2	15.0	73.7	19.9	61.9	71.3
宁 夏	604.7	372.0	356.4	8.9	6.7	2.3	82.9	147.5
新 疆	1293.1	811.5	578.2	14.5	218.9	9.0	204.4	268.2

7-3-1 中医类医疗机构出院人数

机构分类	2010	2015	2016	2017	2018	2019
中医类医疗机构出院人数	**14472356**	**26914631**	**29489766**	**32909642**	**35846857**	**38589419**
中医类医院	**12756660**	**23493099**	**25567342**	**28160546**	**30410418**	**32740411**
中医医院	11600936	20915263	22703628	24818618	26612919	28666239
中西医结合医院	912724	2020219	2275409	2599168	2879720	3114518
民族医医院	243000	557617	588305	742760	917779	959654
中医类门诊部	**2321**	**19150**	**20869**	**11977**	**7112**	**6022**
中医门诊部	1528	16340	14220	11030	6214	5030
中西医结合门诊部	788	2810	6049	947	898	992
民族医门诊部	5		600			
其他机构中医类临床科室	**1713375**	**3402382**	**3901555**	**4737119**	**5429327**	**5842986**
中医类出院人数占总出院人数的%	**10.3**	**12.9**	**13.1**	**13.6**	**14.1**	**14.6**

7-3-2 其他机构中医类临床科室出院人数

机构分类	2010	2015	2016	2017	2018	2019
出院人数	**1713375**	**3402382**	**3901555**	**4737119**	**5429327**	**5842986**
综合医院	1128717	1955243	2151774	2497745	2804286	2968186
专科医院	124738	220710	241611	289241	332329	344365
社区卫生服务中心（站）	43173	120778	125619	163791	191417	203104
乡镇卫生院	404581	1087064	1359696	1749695	2053437	2267987
其他机构	12166	18587	22855	36647	47858	59344
占同类机构出院人数的%						
综合医院	1.5	1.8	1.6	1.7	1.9	1.9
专科医院	1.7	1.6	1.6	1.7	1.8	1.7
社区卫生服务中心（站）	1.6	3.8	3.9	4.5	5.4	5.8
乡镇卫生院	1.1	3.0	3.6	4.3	5.2	5.8
其他机构	0.2	0.2	0.2	0.3	0.3	0.4

7-4-1 中医类医院出院人数

机构分类	2010	2015	2016	2017	2018	2019
中医医院合计	**11600936**	**20915263**	**22703628**	**24818618**	**26612919**	**28666239**
按医院等级分						
其中：三级医院	2627489	7726841	8627114	9363540	10266435	11688111
内：三甲医院	2183578	6392631	7041864	7615032	8330155	9499335
二级医院	7876588	12183571	13042630	14196420	14933157	15502153
一级医院	200912	352744	427684	511584	604484	663374
按登记注册类型分						
公立医院	11156555	19670638	21246412	22954282	24492834	26321981
民营医院	444381	1244625	1457216	1864336	2120085	2344258
按医院类别分						
中医综合医院	11149761	20099234	21813460	23818115	25499155	27502602
中医专科医院	451175	816029	890168	1000503	1113764	1163637
中西医结合医院	**912724**	**2020219**	**2275409**	**2599168**	**2879720**	**3114518**
民族医医院	**243000**	**557617**	**588305**	**742760**	**917779**	**959654**
蒙医	50199	175376	191340	310586	452352	439738
藏医	44032	95775	99449	107657	113422	128959
维医	114028	204896	214524	234876	263647	291872
傣医	1034	5717	5889	5853	5809	7086
其他	33707	75853	77103	83788	82549	91999

7-4-2 中医医院分科出院人数

科　　别	出院人数		构成（%）	
	2018	2019	2018	2019
总　计	**26612919**	**28666239**	**100.0**	**100.0**
内科	9425981	10254826	35.4	35.8
外科	3552100	3691265	13.4	12.9
妇科	2158630	2139873	8.1	7.5
儿科	1779678	1997948	6.7	7.0
骨伤科	3218622	3467376	12.1	12.1
肛肠科	782980	846735	2.9	3.0
针灸科	1208859	1277359	4.5	4.5
推拿科	332942	353262	1.3	1.2
皮肤科	172296	187507	0.7	0.7
眼科	431086	477363	1.6	1.7
耳鼻喉科	346983	386121	1.3	1.4
其他	3202762	3586604	12.0	12.5

7-4-3 2019年各地区中医类医疗机构出院人数

地区	总计	中医类医院	中医医院	中西医结合医院	民族医医院	中医类门诊部	其他机构中医类临床科室
总计	**38589419**	**32740411**	**28666239**	**3114518**	**959654**	**6022**	**5842986**
东部	13342442	11870063	10297227	1558396	14440	2192	1470187
中部	11793662	10118290	9428450	667392	22448	731	1674641
西部	13453315	10752058	8940562	888730	922766	3099	2698158
北京	535960	498388	309136	186814	2438		37572
天津	250095	234037	197630	36407			16058
河北	1727005	1551426	1300717	250709		292	175287
山西	623435	508982	442655	66327			114453
内蒙古	742125	664343	240786	20167	403390	439	77343
辽宁	693595	627672	575191	41985	10496	2	65921
吉林	514150	478299	429868	46274	2157	10	35841
黑龙江	794315	712358	690209	19326	2823		81957
上海	525324	444826	250462	194364			80498
江苏	2180449	1993408	1760370	233038			187041
浙江	1625053	1546400	1296500	249900			78653
安徽	1525886	1355189	1264724	90465			170697
福建	809162	707601	609709	96386	1506		101561
江西	1207272	1075153	1028401	46752			132119
山东	2537565	2125405	2039830	85575		1898	410262
河南	2846733	2400300	2268968	131332			446433
湖北	1868795	1551287	1348771	186390	16126	701	316807
湖南	2413076	2036722	1954854	80526	1342	20	376334
广东	2299965	2005221	1836078	169143			294744
广西	1611463	1262954	1073985	156082	32887		348509
海南	158269	135679	121604	14075			22590
重庆	1313186	1053568	920039	133529			259618
四川	3191703	2460708	2162653	269860	28195	478	730517
贵州	1321995	1006753	902685	98232	5836		315242
云南	1487871	1172650	1129424	33847	9379	2013	313208
西藏	48042	42390		900	41490		5652
陕西	1225527	1090619	1009956	80663			134908
甘肃	1221052	957046	854456	77539	25051	114	263892
青海	156974	133964	82420	3105	48439		23010
宁夏	208200	166265	159693	3573	2999		41935
新疆	925177	740798	404465	11233	325100	55	184324

7-5-1 中医医院病床使用及工作效率

	病床使用率（%）		平均住院日		医师日均担负诊疗人次		医师日均担负住院床日	
	2018	2019	2018	2019	2018	2019	2018	2019
中医医院合计	**84.8**	**83.5**	**9.8**	**9.3**	**7.3**	**7.3**	**2.4**	**2.3**
按医院等级分								
其中：三级医院	94.0	94.2	11.6	10.4	8.5	8.3	2.5	2.4
内：三甲医院	94.8	95.1	11.9	10.6	8.7	8.4	2.5	2.4
二级医院	83.1	80.6	8.9	8.6	6.6	6.7	2.4	2.4
一级医院	48.7	46.7	9.1	8.3	5.3	5.3	1.2	1.1
按登记注册类型分								
公立医院	88.0	87.2	9.9	9.4	7.6	7.6	2.4	2.4
民营医院	59.8	56.8	9.6	9.1	4.8	4.6	1.8	1.7
按医院类别分								
中医综合医院	85.6	84.4	9.7	9.2	7.4	7.4	2.3	2.3
中医专科医院	72.2	68.9	12.3	11.5	5.6	5.5	2.4	2.3

7-5-2 2019年各地区中医医院病床使用及工作效率

地区	病床使用率（%）	平均住院日	医师日均担负诊疗人次	医师日均担负住院床日
总计	**83.5**	**9.3**	**7.3**	**2.3**
北京	69.7	11.4	11.3	0.9
天津	76.6	11.1	10.8	1.3
河北	76.5	8.9	5.6	1.9
山西	69.4	10.4	4.7	1.8
内蒙古	57.0	9.3	4.8	1.7
辽宁	61.7	10.8	4.6	1.9
吉林	72.6	10.4	5.1	1.8
黑龙江	72.2	10.8	4.4	2.3
上海	98.3	8.5	19.4	1.7
江苏	89.3	9.0	9.7	2.1
浙江	86.8	9.7	12.0	2.0
安徽	86.2	8.7	6.7	2.7
福建	79.5	8.9	9.2	2.0
江西	84.6	9.2	5.7	2.6
山东	81.1	9.2	5.0	1.9
河南	86.4	10.0	6.4	2.6
湖北	90.8	9.8	6.3	3.0
湖南	87.3	9.1	3.9	2.7
广东	86.0	8.9	10.6	2.1
广西	87.6	8.5	7.3	2.5
海南	67.7	8.5	6.9	1.7
重庆	84.3	9.2	7.0	3.0
四川	94.4	10.0	7.6	3.2
贵州	86.1	8.1	5.6	2.9
云南	85.5	8.9	7.8	2.9
西藏				
陕西	80.2	9.3	6.0	2.8
甘肃	82.7	8.5	6.7	3.1
青海	87.1	9.3	6.9	2.4
宁夏	83.0	9.1	8.1	2.3
新疆	101.3	9.2	6.3	2.8

7-6 公立中医类医院病人医药费用

	次均门诊费用（元）	药费	门诊药费占门诊费用（%）	人均住院费用（元）	药费	住院药费占住院费用(%)
中医医院						
2010	137.1	82.2	60.0	4899.3	2238.0	45.7
2015	208.2	122.5	58.8	6715.9	2564.5	38.2
2016	218.4	125.9	57.6	7008.0	2505.3	35.7
2017	229.8	128.0	55.7	7197.6	2341.1	32.5
2018	243.0	132.8	54.6	7510.3	2231.2	29.7
2019	255.3	139.2	54.5	7867.2	2272.7	28.9
其中：三级医院						
2010	185.6	119.7	64.5	8842.5	3960.2	44.8
2015	254.3	158.9	62.5	10056.9	3851.0	38.3
2016	265.5	162.3	61.1	10235.1	3681.4	36.0
2017	282.5	166.4	58.9	10481.8	3384.0	32.3
2018	297.5	170.9	57.5	10770.8	3151.9	29.3
2019	311.6	177.0	56.8	10981.5	3121.2	28.4
二级医院						
2010	116.2	65.2	56.1	3660.3	1796.2	49.1
2015	163.3	86.2	52.8	4653.0	1770.5	38.1
2016	170.9	88.5	51.8	4896.0	1735.1	35.4
2017	177.0	89.3	50.5	5055.9	1662.6	32.9
2018	186.9	93.0	49.8	5291.0	1600.0	30.2
2019	194.8	98.0	50.3	5495.9	1621.3	29.5
中西医结合医院						
2010	166.4	100.4	60.3	6388.5	2841.8	44.5
2015	248.7	142.5	57.3	10688.5	4119.8	38.5
2016	260.3	145.1	55.7	11290.5	4086.7	36.2
2017	274.8	143.9	52.4	11881.1	3802.6	32.0
2018	290.3	146.7	50.5	12458.3	3623.5	29.1
2019	301.1	149.6	49.7	13031.2	3728.5	28.6
民族医医院						
2010	83.1	57.4	69.1	2523.4	1228.6	48.7
2015	156.6	88.5	56.5	4523.9	1741.0	38.5
2016	170.1	92.2	54.2	4806.6	1669.3	34.7
2017	175.8	91.3	51.9	5319.0	1655.4	31.1
2018	187.3	95.5	51.0	5649.4	1622.8	28.7
2019	201.7	97.4	48.3	5992.8	1629.8	27.2

7-7-1 中医类医疗卫生机构数（个）

机构名称	2010	2015	2016	2017	2018	2019
总计	**36714**	**46541**	**49527**	**54243**	**60738**	**65809**
中医类医院	**3232**	**3966**	**4238**	**4566**	**4939**	**5232**
中医医院	2778	3267	3462	3695	3977	4221
按登记注册类型分						
公立医院	2328	2335	2327	2303	2293	2311
民营医院	450	932	1135	1392	1684	1910
按医院级别分						
其中：三级医院	203	399	415	422	448	476
内：三甲医院	145	307	313	314	326	352
二级医院	1585	1756	1795	1818	1848	1906
一级医院	267	513	616	724	874	986
按医院类别分						
中医综合医院	2365	2752	2911	3093	3345	3570
中医专科医院	413	515	551	602	632	651
肛肠医院	42	65	77	88	88	81
骨伤医院	146	200	198	210	224	226
按摩医院	7	14	14	17	17	16
针灸医院	27	24	25	28	31	31
其他专科医院	191	212	237	259	272	297
中西医结合医院	256	446	510	587	650	699
民族医医院	198	253	266	284	312	312
蒙医医院	53	69	72	89	108	108
藏医医院	41	41	45	45	44	43
维医医院	73	96	99	98	112	116
傣医医院	1	1	1	1	1	1
其他民族医医院	30	46	49	51	47	44
中医类门诊部	**937**	**1640**	**1913**	**2418**	**2958**	**3267**
中医门诊部	734	1304	1539	2015	2495	2772
中西医结合门诊部	192	320	355	374	436	468
民族医门诊部	11	16	19	29	27	27
中医类诊所	**32496**	**40888**	**43328**	**47214**	**52799**	**57268**
中医诊所	24978	32968	35289	38882	43802	48289
中西医结合诊所	7159	7386	7513	7747	8389	8360
民族医诊所	359	534	526	585	608	619
中医类研究机构	**49**	**47**	**48**	**45**	**42**	**42**
中医（药）研究院（所）	36	35	36	36	33	33
中西医结合研究所	3	3	3	2	2	2
民族医（药）学研究所	10	9	9	7	7	7

7-7-2 设有中医类临床科室的医疗卫生机构数

机构名称	2010	2015	2016	2017	2018	2019
设立中医类临床科室的机构数（个）						
二级及以上公立综合医院	3706	3948	3948	3932	3986	4010
社区卫生服务中心	1834	3013	3154	3391	3630	3940
乡镇卫生院	9240	11886	12369	12985	13835	14654
设有中医类临床科室的机构占同类机构总数的%						
二级及以上公立综合医院	81.8	82.3	83.4	83.6	84.4	85.0
社区卫生服务中心	45.0	51.1	51.9	53.1	54.7	56.3
乡镇卫生院	25.4	33.4	34.9	36.6	39.1	41.7

注：本表不含分支机构。下表同。

7-7-3 提供中医服务的基层医疗卫生机构数

机构名称	2010	2015	2016	2017	2018	2019
社区卫生服务中心（个）	**4075**	**5899**	**6082**	**6387**	**6640**	**6995**
其中：提供中医服务的机构	3283	5718	5930	6274	6540	6878
所占比重（%）	80.6	96.9	97.5	98.2	98.5	98.3
社区卫生服务站（个）	**8806**	**9552**	**9806**	**10289**	**10880**	**11615**
其中：提供中医服务的机构	4080	7734	8164	8792	9490	9981
所占比重（%）	46.3	81.0	83.3	85.5	87.2	85.9
乡镇卫生院（个）	**36406**	**33070**	**35456**	**35509**	**35350**	**35154**
其中：提供中医服务的机构	20854	33052	33444	34095	34304	34148
所占比重（%）	57.3	93.0	94.3	96.0	97.0	97.1
村卫生室（个）	**593359**	**587472**	**587640**	**584851**	**577553**	**573186**
其中：提供中医服务的机构	185690	354113	369263	388518	398471	408588
所占比重（%）	31.3	60.3	62.8	66.4	69.0	71.3

注：① 2014 年之前按配备中医类别执业（助理）医师的社区卫生服务中心（站）、乡镇卫生院数及以中医、中西医结合、民族医为主的村卫生室统计；② 2015 年起按配备中医类别执业（助理）医师、有中草药收入、中医处方、开展中医医疗技术和中医药健康管理的社区卫生服务中心（站）、乡镇卫生院数及以中医、中西医结合、民族医为主、有中药柜、开展中医医疗技术和中医药健康管理的村卫生室统计；③本表不含分支机构。

7-7-4 2019年各地区中医类医疗卫生机构数（个）

地 区	总计	中医类医院	中医医院	中西医结合医院	民族医医院	中医类门诊部	中医类诊所	中医类研究机构
总 计	**65809**	**5232**	**4221**	**699**	**312**	**3267**	**57268**	**42**
东 部	26217	1869	1604	260	5	2058	22268	22
中 部	15808	1580	1366	203	11	742	13480	6
西 部	23784	1783	1251	236	296	467	21520	14
北 京	1040	206	162	42	2	170	655	9
天 津	416	58	55	3	0	125	230	3
河 北	3990	290	249	41	0	94	3606	0
山 西	3184	253	218	35	0	73	2857	1
内蒙古	2966	230	122	14	94	73	2662	1
辽 宁	2566	211	193	16	2	114	2240	1
吉 林	2031	127	114	10	3	108	1796	0
黑龙江	1715	185	169	11	5	122	1408	0
上 海	424	31	21	10	0	135	256	2
江 苏	2419	191	151	40	0	289	1939	0
浙 江	3306	217	179	38	0	445	2643	1
安 徽	1376	153	125	28	0	121	1101	1
福 建	1830	94	82	11	1	150	1585	1
江 西	1408	121	110	11	0	54	1232	1
山 东	5074	357	320	37	0	119	4594	4
河 南	1802	363	317	46	0	64	1373	2
湖 北	1642	152	126	24	2	145	1345	0
湖 南	2650	226	187	38	1	55	2368	1
广 东	4832	184	170	14	0	392	4255	1
广 西	1935	128	102	21	5	27	1777	3
海 南	320	30	22	8	0	25	265	0
重 庆	3067	187	128	59	0	83	2797	0
四 川	7004	317	247	35	35	82	6601	4
贵 州	1282	128	98	22	8	25	1128	1
云 南	1729	185	158	22	5	40	1502	2
西 藏	183	40	0	1	39	0	143	0
陕 西	2069	184	168	16	0	63	1821	1
甘 肃	1604	172	124	31	17	6	1424	2
青 海	401	58	14	7	37	41	302	0
宁 夏	349	33	29	2	2	7	309	0
新 疆	1195	121	61	6	54	20	1054	0

7-8-1　中医类医疗机构床位数

机构名称	2010	2015	2016	2017	2018	2019
总　计	**548726**	**957523**	**1033547**	**1135615**	**1234237**	**1328752**
中医类医院	**471289**	**819412**	**877313**	**951356**	**1021548**	**1091630**
中医医院	424244	715393	761755	818216	872052	932578
中西医结合医院	35234	78611	89074	99680	110579	117672
民族医医院	11811	25408	26484	33460	38917	41380
中医类门诊部	**596**	**585**	**461**	**494**	**548**	**536**
中医门诊部	407	370	294	409	423	402
中西医结合门诊部	185	197	141	72	112	124
民族医门诊部	4	18	26	13	13	10
其他医疗机构中医类临床科室	**76841**	**137526**	**155773**	**183765**	**212141**	**236586**

7-8-2　中医类医院床位数

机构名称	2010	2015	2016	2017	2018	2019
总　计	**471289**	**819412**	**877313**	**951356**	**1021548**	**1091630**
中医医院	**424244**	**715393**	**761755**	**818216**	**872052**	**932578**
按登记注册类型分						
公立医院	401022	654413	688389	725568	762845	808825
民营医院	23222	60980	73366	92648	109207	123753
按医院级别分						
其中：三级医院	109257	275734	294438	309116	331888	361544
内：三甲医院	89376	231582	244230	253520	272774	297379
二级医院	261440	385656	408810	439174	458579	484133
一级医院	11287	21278	26034	31070	37468	41572
按医院类别分						
中医综合医院	397213	672158	714936	765893	815208	873317
中医专科医院	27031	43235	46819	52323	56844	59261
肛肠医院	2153	4477	5945	6677	6621	6207
骨伤医院	13794	23935	24939	28105	30375	31818
针灸医院	370	1552	1848	2058	2115	2120
按摩医院	1170	1357	1440	1590	1819	1844
其他专科医院	9544	11914	12647	13893	15914	17272
中西医结合医院	**35234**	**78611**	**89074**	**99680**	**110579**	**117672**
民族医医院	**11811**	**25408**	**26484**	**33460**	**38917**	**41380**
蒙医医院	2622	8498	8935	13294	18043	18603
藏医医院	4839	7409	7984	8958	8933	10519
维医医院	2644	6159	6364	7198	7680	8001
傣医医院	49	214	214	214	212	200
其他民族医医院	1657	3128	2987	3796	4049	4057

7-8-3 其他医疗卫生机构中医类临床科室床位数

科　　别	其他医疗卫生机构中医类临床科室床位数（张）			占同类机构床位数的 %		
	2017	2018	2019	2017	2018	2019
总　计	**183765**	**212141**	**236586**			
综合医院	95069	106745	115551	2.3	2.4	2.5
专科医院	16208	18112	20743	1.7	1.7	1.8
社区卫生服务中心（站）	10264	12362	13678	4.7	5.3	5.8
乡镇卫生院	59571	71148	81846	4.6	5.3	6.0
其他医疗卫生机构	2653	3774	4768	0.6	0.7	0.9

7-8-4 中医医院分科床位及构成

科　　别	床位数（张）			构成（%）		
	2017	2018	2019	2017	2018	2019
总　计	**818216**	**872052**	**932578**	**100.0**	**100.0**	**100.0**
内科	271129	290400	311380	33.1	33.3	33.4
外科	112300	115244	117650	13.7	13.2	12.6
儿科	38890	40853	45001	4.8	4.7	4.8
妇产科	58548	58659	59418	7.2	6.7	6.4
眼科	10657	11260	11833	1.3	1.3	1.3
耳鼻喉科	9034	9645	10604	1.1	1.1	1.1
皮肤科	6200	6757	6997	0.8	0.8	0.8
骨伤科	116476	122330	129382	14.2	14.0	13.9
肛肠科	27250	29206	30267	3.3	3.4	3.3
针灸科	41107	44386	47704	5.0	5.1	5.1
推拿科	12494	14208	14902	1.5	1.6	1.6
其他	114131	129104	147440	14.0	14.8	15.8

7-8-5 2019年各地区中医类医疗机构床位数

地 区	总计	中医类医院	中医医院	中西医结合医院	民族医医院	中医类门诊部	其他机构中医类临床科室
总 计	**1328752**	**1091630**	**932578**	**117672**	**41380**	**536**	**236586**
东 部	471901	402570	344870	57100	600	155	69176
中 部	407592	340804	313017	26782	1005	176	66612
西 部	449259	348256	274691	33790	39775	205	100798
北 京	26967	25519	15115	10184	220		1448
天 津	11187	9783	8568	1215			1404
河 北	64107	54567	45697	8870		47	9493
山 西	30024	23327	19627	3700		33	6664
内蒙古	37067	31572	12711	1722	17139	65	5430
辽 宁	38187	32931	30145	2466	320	30	5226
吉 林	23633	20957	18638	2075	244	10	2666
黑龙江	35084	30417	29113	968	336	18	4649
上 海	13144	11007	6413	4594			2137
江 苏	66812	59050	50949	8101		30	7732
浙 江	54865	50671	41677	8994		20	4174
安 徽	48342	41214	37661	3553		9	7119
福 建	26579	22696	19697	2939	60		3883
江 西	38260	33289	31528	1761		11	4960
山 东	92518	72096	68121	3975		28	20394
河 南	98381	80709	75536	5173		29	17643
湖 北	58901	48033	41692	5956	385	26	10842
湖 南	74967	62858	59222	3596	40	40	12069
广 东	71311	59124	54074	5050			12187
广 西	47294	35861	29231	5392	1238		11433
海 南	6224	5126	4414	712			1098
重 庆	44154	35491	28954	6537		7	8656
四 川	102893	76514	66169	8667	1678	49	26330
贵 州	39459	27973	24425	3145	403		11486
云 南	46551	35849	33914	1575	360	6	10696
西 藏	2926	2568		50	2518		358
陕 西	41026	35199	32802	2397		10	5817
甘 肃	43317	31885	27608	3189	1088	7	11425
青 海	7386	6265	2687	271	3307	34	1087
宁 夏	7460	5688	5307	140	241		1772
新 疆	29726	23391	10883	705	11803	27	6308

7-9-1 中医药人员数

人员类别	2010	2015	2016	2017	2018	2019
中医药人员总数（万人）	**40.4**	**58.0**	**61.3**	**66.4**	**71.5**	**76.7**
中医类别执业（助理）医师	29.4	45.2	48.2	52.7	57.5	62.5
见习中医师	1.3	1.4	1.4	1.6	1.6	1.5
中药师（士）	9.7	11.4	11.7	12.0	12.4	12.7
占同类人员总数的%						
中医类别执业（助理）医师	12.2	14.9	15.1	15.6	16.0	16.2
见习中医师	9.9	6.4	6.6	7.7	7.6	7.9
中药师（士）	27.4	26.9	26.6	26.6	26.5	26.3

7-9-2 2019年各地区中医药人员数

地　区	合计	中医类别执业（助理）医师	见习中医师	中药师（士）
总　计	**767239**	**624783**	**15302**	**127154**
东　部	336875	272838	4919	59118
中　部	201599	162879	3135	35585
西　部	228765	189066	7248	32451
北　京	27252	21077	463	5712
天　津	12153	9660	150	2343
河　北	42470	36525	765	5180
山　西	21084	17730	157	3197
内蒙古	21471	16564	385	4522
辽　宁	21764	17001	258	4505
吉　林	14927	12379	155	2393
黑龙江	16166	12686	217	3263
上　海	11633	9645	28	1960
江　苏	40050	32304	703	7043
浙　江	41434	32340	735	8359
安　徽	20553	16961	331	3261
福　建	21859	17633	384	3842
江　西	18456	14487	413	3556
山　东	58046	47264	737	10045
河　南	49071	40917	913	7241
湖　北	25095	19259	489	5347
湖　南	36247	28460	460	7327
广　东	56900	46665	589	9646
广　西	23356	19250	1285	2821
海　南	3314	2724	107	483
重　庆	21158	18018	345	2795
四　川	64411	56168	1240	7003
贵　州	17470	13980	1419	2071
云　南	19737	16344	1060	2333
西　藏	2505	2158	73	274
陕　西	21220	15897	419	4904
甘　肃	17339	14458	449	2432
青　海	4094	3376	89	629
宁　夏	3908	2932	101	875
新　疆	12096	9921	383	1792

7-9-3　中医类医疗卫生机构人员数

机构类别	2010	2015	2016	2017	2018	2019
总　计	**700483**	**1044242**	**1129167**	**1226170**	**1321902**	**1421203**
中医类医院	**618106**	**940387**	**1015919**	**1094773**	**1169359**	**1250689**
中医医院	558110	824022	884394	943444	998777	1069481
中医综合医院	530505	781741	839306	892497	944007	1011178
中医专科医院	27605	42281	45088	50947	54770	58303
中西医结合医院	47480	93209	105358	118230	130085	138965
民族医医院	12516	23156	26167	33099	40497	42243
中医类门诊部	**12156**	**21434**	**25277**	**32731**	**40468**	**44868**
中医门诊部	9822	17848	21015	27845	34588	38341
中西医结合门诊部	2260	3482	4125	4692	5697	6340
民族医门诊部	74	104	137	194	183	187
中医类诊所	**67165**	**79314**	**85006**	**96111**	**109662**	**123116**
中医诊所	47386	60344	65409	75072	86846	99055
中西医结合诊所	19142	18185	18818	20110	21821	23075
民族医诊所	637	785	779	929	995	986
中医类研究机构	**3056**	**3107**	**2965**	**2555**	**2413**	**2530**
中医（药）研究院（所）	2409	2616	2634	2355	2239	2357
中西医结合研究所	67	87	88	89	84	87
民族医（药）学研究所	580	404	243	111	90	86

7-9-4　中医类医疗机构卫生技术人员数

机构类别	中医类别执业（助理）医师（人）		中药师（士）（人）		注册护士（人）		中医类别占同类机构执业（助理）医师总数的％		中药师（士）占同类机构药师（士）总数的％	
	2018	2019	2018	2019	2018	2019	2018	2019	2018	2019
总　计	**241281**	**265119**	**49538**	**51868**	**466819**	**510449**	**54.8**	**55.8**	**58.5**	**58.3**
中医类医院	**174596**	**188652**	**36338**	**37172**	**438590**	**477430**	**49.3**	**49.7**	**52.2**	**51.4**
中医医院	153148	165607	32162	32839	375744	409416	50.7	51.2	53.1	52.2
中医综合医院	144684	156711	30645	31253	356709	388303	50.5	51.1	53.1	52.2
中医专科医院	8464	8896	1517	1586	19035	21113	53.9	53.6	52.9	53.6
中西医结合医院	13557	14980	2350	2440	50995	55428	34.2	35.2	37.7	37.3
民族医医院	7891	8065	1826	1893	11851	12586	61.7	59.5	66.3	66.2
中医类门诊部	**14054**	**16105**	**2731**	**2990**	**7609**	**8619**	**78.4**	**79.2**	**79.0**	**80.1**
中医门诊部	13139	15089	2562	2817	5828	6537	85.2	86.0	82.6	83.5
中西医结合门诊部	849	954	164	166	1745	2040	35.1	35.2	46.7	47.4
民族医门诊部	66	62	5	7	36	42	76.7	73.8	100.0	87.5
中医类诊所	**52631**	**60362**	**10469**	**11706**	**20620**	**24400**	**77.2**	**79.9**	**89.8**	**90.3**
中医诊所	46214	53250	9678	10897	13518	16200	83.4	85.5	91.9	92.2
中西医结合诊所	5963	6656	714	736	6978	8079	49.1	52.7	67.7	69.1
民族医诊所	454	456	77	73	124	121	70.0	72.6	93.9	93.6

7-9-5　其他医疗卫生机构中医类人员数

机构类别	中医类别执业（助理）医师（人）		中药师（士）（人）		中医类别占同类机构执业（助理）医师总数的％		中药师（士）占同类机构药师（士）总数的％	
	2018	2019	2018	2019	2018	2019	2018	2019
总　计	**333599**	**359129**	**74297**	**75205**	**10.5**	**10.6**	**19.0**	**19.0**
综合医院	105817	114440	30921	31118	7.3	7.5	16.0	15.7
专科医院	20528	22189	5314	5485	8.4	8.5	15.8	15.4
社区卫生服务中心	31737	34541	8137	8354	19.7	20.3	25.9	25.6
社区卫生服务站	13286	14085	1698	1752	27.4	28.1	30.5	31.6
乡镇卫生院	78229	82985	19434	19121	16.3	16.5	25.1	24.3
门诊部	9933	11076	1814	1932	10.1	9.2	26.7	26.5
诊所	23078	25426	2581	2973	11.0	10.9	34.6	36.3
妇幼保健机构	6957	7874	2043	2193	5.1	5.5	13.3	13.5
专科疾病防治机构	1023	1012	401	380	6.7	6.7	15.1	14.6
村卫生室	31380	33698	–	–	18.6	15.8	–	–
其他医疗卫生机构	11631	11803	1954	1897	7.7	7.7	23.0	22.0

7-9-6　2019年各地区中医医院人员数

地区	合计	卫生技术人员							其他技术人员	管理人员	工勤技能人员
		小计	执业（助理）医师	执业医师	注册护士	药师（士）	技师（士）	其他			
总　计	**1069481**	**907640**	**323268**	**300602**	**409416**	**62885**	**47708**	**64363**	**44704**	**42802**	**74335**
东　部	445827	377482	142843	134220	164319	28005	18198	24117	20073	17439	30833
中　部	332938	282922	100073	91664	130327	19354	15884	17284	13927	13784	22305
西　部	290716	247236	80352	74718	114770	15526	13626	22962	10704	11579	21197
北　京	31410	24999	10727	10324	9491	2255	1279	1247	1362	2052	2997
天　津	13007	11113	4847	4717	4123	995	529	619	574	756	564
河　北	50507	41767	17707	15512	16597	2368	2190	2905	3079	2098	3563
山　西	21463	18150	7045	6386	7520	1330	1084	1171	1067	766	1480
内蒙古	12836	10685	3852	3481	4633	820	602	778	620	620	911
辽　宁	29442	24122	9464	8898	10138	1936	1283	1301	1438	1560	2322
吉　林	22886	18391	7219	6732	7938	1278	1045	911	1072	1504	1919
黑龙江	29136	23943	8861	8100	9771	1845	1313	2153	936	1805	2452
上　海	10435	8887	3504	3493	3749	794	476	364	535	622	391
江　苏	64239	55467	20616	20021	25727	3958	2425	2741	2833	2098	3841
浙　江	57798	48711	17577	16928	21454	3825	2398	3457	2390	1926	4771
安　徽	37881	32802	11260	10613	15686	2119	1741	1996	1612	1378	2089
福　建	24696	21170	7488	7134	9492	1716	1144	1330	1081	730	1715
江　西	32337	28228	9930	9313	12920	2152	1780	1446	1106	916	2087
山　东	83247	72071	27368	25100	32511	4531	3436	4225	4573	2518	4085
河　南	84808	70550	24814	21862	31434	4470	4405	5427	4296	3442	6520
湖　北	40636	35232	12194	11270	16423	2672	1898	2045	1610	1770	2024
湖　南	63791	55626	18750	17388	28635	3488	2618	2135	2228	2203	3734
广　东	74890	64144	21851	20478	28669	5228	2764	5632	2003	2795	5948
广　西	37991	32070	10134	9543	15521	2234	1665	2516	1212	1280	3429
海　南	6156	5031	1694	1615	2368	399	274	296	205	284	636
重　庆	27798	23484	7930	7372	11615	1393	1207	1339	889	1268	2157
四　川	65696	55579	19192	18216	26352	3531	2878	3626	2011	2684	5422
贵　州	25871	22302	7017	6510	10462	1090	1346	2387	1152	1088	1329
云　南	34347	30099	9734	8938	13964	1783	1375	3243	1453	753	2042
西　藏											
陕　西	40142	34478	9347	8604	15312	2155	2403	5261	417	2601	2646
甘　肃	23886	20346	6806	6083	9223	1177	1218	1922	1613	558	1369
青　海	3297	2877	907	858	1198	278	228	266	205	58	157
宁　夏	5960	5062	1768	1658	2236	458	254	346	338	170	390
新　疆	12892	10254	3665	3455	4254	607	450	1278	794	499	1345

7-9-7　2018年公立中医医院人员性别、年龄、学历及职称构成（%）

分类	卫生技术人员							其他技术人员	管理人员
	合计	执业（助理）医师	执业医师	注册护士	药师（士）	技师（士）	其他		
总　计	**100.0**	**100.0**	**100.0**	**100.0**	**100.0**	**100.0**	**100.0**	**100.0**	**100.0**
按性别分									
男	28.3	56.2	56.7	1.8	34.8	40.5	43.1	38.8	43.4
女	71.7	43.8	43.3	98.2	65.2	59.5	57.0	61.2	56.6
按年龄分									
25岁以下	5.1	0.1	0.0	8.6	2.0	4.2	8.4	2.4	1.2
25～34岁	43.4	24.7	24.2	53.8	35.6	42.1	63.0	37.8	25.9
35～44岁	26.7	35.9	35.6	22.1	25.8	27.9	18.0	29.7	26.0
45～54岁	17.3	25.4	25.6	12.3	24.9	18.3	7.4	22.3	30.9
55～59岁	4.7	7.6	7.9	2.7	8.3	5.2	1.9	5.4	11.3
60岁及以上	2.8	6.4	6.7	0.5	3.5	2.3	1.3	2.3	4.7
按工作年限分									
5年以下	18.0	9.6	9.5	20.0	10.9	17.1	41.2	15.8	10.7
5～9年	27.7	20.3	20.2	33.6	23.0	25.7	30.3	26.5	17.0
10～19年	23.4	26.0	25.8	23.9	20.3	22.6	15.9	22.5	18.4
20～29年	18.5	25.4	25.3	14.7	24.5	20.8	7.6	20.1	26.0
30年及以上	12.4	18.7	19.3	7.8	21.4	13.8	5.0	15.0	27.9
按学历分									
研究生	6.9	17.9	19.2	0.1	3.7	1.9	6.4	2.4	5.1
大学本科	34.0	50.5	53.0	19.7	33.5	33.1	44.0	33.4	38.8
大专	38.8	23.1	20.6	51.6	34.0	44.0	33.6	38.6	35.6
中专	19.2	7.8	6.5	28.0	23.0	19.3	14.1	17.5	13.4
高中及以下	1.2	0.8	0.7	0.5	5.8	1.7	1.9	8.0	7.2
按专业技术资格分									
正高	2.2	6.1	6.6	0.2	1.0	0.8	0.2	0.2	3.2
副高	6.9	15.8	17.0	2.7	4.6	4.2	0.7	2.2	8.4
中级	20.7	32.3	34.4	16.2	22.1	19.6	3.8	12.9	17.1
师级／助理	30.4	36.8	36.2	26.2	35.7	32.2	23.3	23.1	16.6
士级	30.4	4.6	1.6	47.0	27.8	32.5	41.1	35.3	15.3
不详	9.3	4.4	4.2	7.7	8.7	10.7	31.0	26.3	39.4
按聘任技术职务分									
正高	2.1	5.8	6.3	0.2	1.0	0.7	0.2	0.4	4.9
副高	6.9	15.9	17.1	2.6	4.6	4.2	0.8	2.2	11.7
中级	20.8	32.5	34.6	16.0	22.3	20.0	4.1	12.8	25.0
师级／助理	31.0	38.4	37.5	27.0	35.8	32.2	20.6	26.2	26.4
士级	29.4	4.7	2.1	46.3	27.5	31.7	34.2	33.0	20.5
待聘	9.9	2.6	2.5	7.9	8.9	11.3	40.2	25.5	11.5

7-9-8 2019年公立中医医院人员性别、年龄、学历及职称构成（%）

分类	卫生技术人员							其他技术人员	管理人员
	合计	执业（助理）医师	执业医师	注册护士	药师（士）	技师（士）	其他		
总　计	**100.0**	**100.0**	**100.0**	**100.0**	**100.0**	**100.0**	**100.0**	**100.0**	**100.0**
按性别分									
男	27.9	54.8	55.2	2.1	34.2	40.1	38.8	38.3	43.5
女	72.1	45.2	44.9	97.9	65.8	59.9	61.2	61.7	56.5
按年龄分									
25岁以下	5.3	0.1	0.0	8.7	2.2	4.8	15.6	3.0	1.5
25～34岁	44.5	31.8	30.7	55.2	36.0	43.7	52.5	38.9	27.4
35～44岁	26.3	33.3	33.3	21.8	26.2	26.7	17.7	29.1	26.1
45～54岁	16.7	22.3	22.7	11.7	24.4	17.8	10.0	21.8	30.0
55～59岁	4.6	7.1	7.6	2.3	8.0	4.9	2.7	5.1	10.9
60岁及以上	2.6	5.3	5.7	0.5	3.3	2.1	1.6	2.1	4.3
按工作年限分									
5年以下	19.6	15.0	14.7	21.6	11.8	19.1	42.2	18.7	12.7
5～9年	26.6	21.7	21.3	31.8	22.4	25.2	24.3	25.2	17.3
10～19年	24.7	25.3	25.1	25.8	22.5	23.0	17.0	23.2	19.5
20～29年	16.8	21.3	21.4	13.1	22.4	19.4	9.4	18.1	23.3
30年及以上	12.2	16.7	17.5	7.7	21.0	13.4	7.2	14.8	27.2
按学历分									
研究生	6.8	16.8	18.4	0.1	3.7	1.8	3.2	2.5	4.9
大学本科	33.5	52.0	56.2	18.5	34.2	32.7	33.4	33.6	39.8
大专	39.3	22.9	18.5	52.6	33.9	44.9	41.7	38.9	34.4
中专	19.4	7.7	6.3	28.5	23.5	19.2	18.7	17.6	13.9
高中及以下	1.0	0.6	0.6	0.4	4.9	1.5	3.0	7.4	7.0
按专业技术资格分									
正高	2.3	5.7	6.2	0.3	1.2	0.8	0.3	0.2	3.1
副高	7.3	14.6	16.0	2.9	5.0	4.6	1.1	2.3	8.3
中级	20.9	29.0	31.5	16.4	22.6	19.2	5.3	12.8	16.5
师级／助理	31.3	35.7	35.9	28.2	35.7	32.8	21.3	23.5	16.2
士级	30.2	8.8	4.6	45.6	28.0	33.6	44.8	38.4	15.3
不详	8.0	6.2	5.8	6.7	7.5	9.1	27.2	22.8	40.6
按聘任技术职务分									
正高	2.2	5.4	5.9	0.2	1.1	0.7	0.3	0.3	4.9
副高	7.3	14.7	16.1	2.8	5.0	4.5	1.2	2.4	11.9
中级	20.8	29.1	31.6	16.1	22.7	19.4	5.6	12.7	24.3
师级／助理	31.6	36.2	36.2	28.5	35.6	32.7	21.0	26.3	25.9
士级	28.9	7.8	4.1	45.0	26.8	32.1	35.9	34.6	20.6
待聘	9.3	6.8	6.0	7.5	8.8	10.7	36.0	23.7	12.5

八、妇幼保健与计划生育

简要说明

一、本章主要介绍全国及31个省、自治区、直辖市孕产妇保健、儿童保健、妇科病查治、婚前医学检查、计划生育手术及质量等情况。主要包括5岁以下儿童死亡率、孕产妇死亡率，产前检查及产后访视率、新法接生率、住院分娩率、孕产妇和3岁以下儿童保健系统管理率，查出各种妇科病及治疗情况，男女婚前医学检查及查出疾病情况，已婚育龄妇女避孕率等。

二、除新生儿死亡率、婴儿死亡率、5岁以下儿童死亡率、孕产妇死亡率系妇幼卫生监测地区数字外，其他数据来源于妇幼卫生统计年报。

三、妇幼卫生监测网：1990～1995年，原卫生部在30个省、自治区、直辖市建立两个妇幼卫生监测网（孕产妇死亡监测网，247个监测点；5岁以下儿童死亡监测网，81个监测点），动态监测全国孕产妇死亡和5岁以下儿童死亡情况。1996年起实行孕产妇死亡监测、5岁以下儿童死亡监测和出生缺陷监测三网合一，抽取116个监测点建立全国妇幼卫生监测网，2007年起全国妇幼卫生监测点扩大到336个。

四、因缺个别地区数字，部分历史年份计划生育手术数字变动较大。

主要指标解释

活产数 指年内妊娠满28周及以上（如孕周不清楚，可参考出生体重达1000克及以上），娩出后有心跳、呼吸、脐带搏动、随意肌收缩4项生命体征之一的新生儿数。

新生儿死亡率 指年内新生儿死亡数与活产数之比，一般以‰表示。新生儿死亡指出生至28天以内（即0～27天）死亡人数。

5岁以下儿童死亡率 指年内未满5岁儿童死亡人数与活产数之比，一般以‰表示。

孕产妇死亡率 指年内每10万名孕产妇的死亡人数。孕产妇死亡指从妊娠期至产后42天内，由于任何妊娠或妊娠处理有关原因导致的死亡，但不包括意外原因死亡者。按国际通用计算方法，“孕产妇总数”以“活产数”代替计算。

高危产妇比重 指高危产妇人数与活产数之比，一般用%表示。高危产妇是指在妊娠期有某种病理因素可能危害孕妇、胎儿、新生儿或导致难产的产妇人数。

孕产妇建卡率 指年内孕产妇中由保健人员建立的保健卡（册）人数与活产数之比，一般用%表示。

孕产妇系统管理率 指年内孕产妇系统管理人数与活产数之比，一般用%表示。孕产妇系统管理人数指按系统管理程序要求，妊娠至产后28天内接受过早孕检查、至少5次产前检查、新法接生和产后访视的产妇人数。

产前检查率 指年内产前接受过1次及以上产前检查的产妇人数与活产数之比，一般用%表示。

产后访视率 指年内产后接受过1次及以上产后访视的产妇人数与活产数之比，一般用%表示。

住院分娩率 指年内在取得助产技术资质的机构分娩的活产数与所有活产数之比，一般用%表示。

新法接生率 指年内住院分娩和非住院分娩新法接生人数之和与活产数之比，一般用%表示。新法接生指产包、接生者的手、产妇的外阴部、脐带四消毒，并由医生、助产士和受过培训并取得“家庭接生人员合格证”的初级卫生人员和接生员接生。

出生体重＜2500克婴儿比重 指年内出生体重低于2500克的婴儿数与活产数之比。

围产儿死亡率 指孕满28周或出生体重≥1000克的胎儿（含死胎、死产）至产后7天内新生儿死亡数与活产数（孕产妇）之比。一般以‰表示。

新生儿破伤风发病率 指年内新生儿破伤风发病数与活产数之比。一般1/万表示。新生儿破伤风指：①活产，生后2天内正常吸吮，哭叫；②出生后第3～28天内发病；③发病后不能吸吮，进食困难，强直，抽搐。必须符合上述三项标准者才可诊断为新生儿破伤风。

新生儿破伤风死亡率 指年内新生儿破伤风死亡数与活产数之比。一般1/万表示。

新生儿访视率 指接受1次及以上访视的新生儿人数与活产数之比。一般以%表示。

3岁以下儿童系统管理率 指年内3岁以下儿童系统管理人数与当地3岁儿童数之比，一般以%表示。3岁以下儿童系统管理是指3岁以下儿童按年龄接受生长监测或4∶2∶1（城市）或3∶2∶1（农村）体检检查（身高和体重）的人数。新生儿访视时的体检次数不包括在内。

7岁以下儿童保健管理率 指7岁以下儿童保健覆盖人数与7岁以下儿童数之比，一般以%表示。7岁以下儿童保健覆盖人数指7岁以下儿童中当年实际接受1次及以上体格检查（身高和体重）的人数。

5岁以下儿童中重度营养不良比重 包括低体重患病率和发育迟缓患病率两个指标。本资料指低体重患病率，即对照世界卫生组织各年龄段体重标准，5岁以下儿童体重低于同龄标准人群中位数减2个标准差的人数占5岁以下体检儿童总数的百分比。

节育手术总例数 指年内放（取）宫内节育器、输卵（精）管绝育术、人工流产和放（取）皮下埋植的例数之和。

人工流产例数 包括药物流产、负压吸引术、钳刮术和中期引产例数。

节育手术并发症例数 指节育手术中因各种原因造成的术中和术后生殖器官的损伤、感染等病症的例数。两种及以上并发症，只统计一种主要的疾病，如子宫穿孔后感染，只统计为子宫穿孔。

子宫穿孔例数 计划生育手术中将子宫壁损伤、穿破，含单纯子宫壁损伤及合并内脏如肠管、网膜等损伤的例数。

节育手术感染例数 指术前无生殖器炎症，术后2周内出现与手术有关的生殖器（绝育术后腹壁）感染。

妇女病应查人数 指年内常住人口中20～64岁妇女数。

妇女病检查率 指年内实际进行妇女病普查人数与20～64岁妇女数之比，一般用%表示。

查出妇女病率 指年内查出进行妇科病普查时查出的妇科病患病人数与实查人数之比，一般用%表示。

某种妇女病患病率 指查出某种妇女病病人数与实查人数之比。一般用%表示。

某种妇女病治疗率 指接受某种妇女病治疗人数与查出同种妇科病病人数之比，一般用%表示。

婚前检查率 指年内进行婚前医学检查人数与应查人数之比，一般用%表示。

指定传染病 是指《中华人民共和国传染病防治法》中规定的医学上认为影响结婚和生育的传染病。

严重遗传疾病 是指由于遗传因素先天形成，患者全部或部分散失自主生活能力，后代再现风险高，医学上认为不宜生育的遗传性疾病。

影响婚育疾病医学指导意见“合计” 是指检出疾病的人群中，医学上认为应暂缓结婚、不宜结婚等人数之和。

8-1 监测地区5岁以下儿童和孕产妇死亡率

年份	新生儿死亡率（‰）			婴儿死亡率（‰）			5 岁以下儿童死亡率（‰）			孕产妇死亡率（1/10 万）		
	合计	城市	农村	合计	城市	农村	合计	城市	农村	合计	城市	农村
2000	22.8	9.5	25.8	32.2	11.8	37.0	39.7	13.8	45.7	53.0	29.3	69.6
2001	21.4	10.6	23.9	30.0	13.6	33.8	35.9	16.3	40.4	50.2	33.1	61.9
2002	20.7	9.7	23.2	29.2	12.2	33.1	34.9	14.6	39.6	43.2	22.3	58.2
2003	18.0	8.9	20.1	25.5	11.3	28.7	29.9	14.8	33.4	51.3	27.6	65.4
2004	15.4	8.4	17.3	21.5	10.1	24.5	25.0	12.0	28.5	48.3	26.1	63.0
2005	13.2	7.5	14.7	19.0	9.1	21.6	22.5	10.7	25.7	47.7	25.0	53.8
2006	12.0	6.8	13.4	17.2	8.0	19.7	20.6	9.6	23.6	41.1	24.8	45.5
2007	10.7	5.5	12.8	15.3	7.7	18.6	18.1	9.0	21.8	36.6	25.2	41.3
2008	10.2	5.0	12.3	14.9	6.5	18.4	18.5	7.9	22.7	34.2	29.2	36.1
2009	9.0	4.5	10.8	13.8	6.2	17.0	17.2	7.6	21.1	31.9	26.6	34.0
2010	8.3	4.1	10.0	13.1	5.8	16.1	16.4	7.3	20.1	30.0	29.7	30.1
2011	7.8	4.0	9.4	12.1	5.8	14.7	15.6	7.1	19.1	26.1	25.2	26.5
2012	6.9	3.9	8.1	10.3	5.2	12.4	13.2	5.9	16.2	24.5	22.2	25.6
2013	6.3	3.7	7.3	9.5	5.2	11.3	12.0	6.0	14.5	23.2	22.4	23.6
2014	5.9	3.5	6.9	8.9	4.8	10.7	11.7	5.9	14.2	21.7	20.5	22.2
2015	5.4	3.3	6.4	8.1	4.7	9.6	10.7	5.8	12.9	20.1	19.8	20.2
2016	4.9	2.9	5.7	7.5	4.2	9.0	10.2	5.2	12.4	19.9	19.5	20.0
2017	4.5	2.6	5.3	6.8	4.1	7.9	9.1	4.8	10.9	19.6	16.6	21.1
2018	3.9	2.2	4.7	6.1	3.6	7.3	8.4	4.4	10.2	18.3	15.5	19.9
2019	3.5	2.0	4.1	5.6	3.4	6.6	7.8	4.1	9.4	17.8	16.5	18.6

8-2 监测地区孕产妇主要疾病死亡率及死因构成

	主要疾病死亡率（1/10 万）						占死亡总数 %					
	产科出血	妊娠期高血压疾病	心脏病	羊水栓塞	产褥感染	肝病	产科出血	妊娠期高血压疾病	心脏病	羊水栓塞	产褥感染	肝病
合计												
2010	8.3	3.7	3.3	2.8	0.4	0.9	27.8	12.3	10.9	9.2	1.2	3.1
2013	6.6	2.6	1.8	3.1	0.2	0.6	28.2	11.4	7.8	13.3	0.6	2.6
2014	5.7	2.0	2.5	3.2	0.2	1.0	26.3	9.1	11.4	14.9	1.1	4.6
2015	4.2	2.3	3.3	1.9	0.1	1.0	21.1	11.6	16.4	9.5	0.7	4.7
2016	4.7	1.6	2.0	2.2	0.2	0.7	23.5	7.8	10.2	10.9	1.0	3.8
2017	5.7	2.0	1.5	2.7	0.1	0.4	29.0	10.4	7.9	13.9	0.6	2.2
2018	4.2	1.7	1.8	2.3	0.2	0.7	23.2	9.5	10.0	12.3	0.9	3.8
2019	3.0	2.0	2.6	1.5	0.3	0.4	16.9	11.1	14.5	8.7	1.9	2.4
城市												
2010	8.0	1.9	2.8	2.5	0.3	0.9	27.1	6.3	9.4	8.3	1.0	3.1
2013	5.6	2.1	2.1	2.7	0.0	0.9	25.0	9.2	9.2	11.8	0.0	3.9
2014	4.3	1.4	2.3	2.7	0.2	0.8	21.2	7.1	11.1	13.1	1.0	4.0
2015	3.5	0.9	5.2	0.7	0.2	0.7	17.9	4.8	26.2	3.6	1.2	3.6
2016	4.0	0.5	2.4	1.6	0.3	0.3	20.3	2.7	12.2	8.1	1.4	1.4
2017	5.1	1.1	1.3	2.1	0.2	0.0	30.7	6.8	8.0	12.5	1.1	0.0
2018	3.8	1.4	2.1	1.9	0.5	0.2	24.2	9.1	13.6	12.1	3.0	1.5
2019	1.5	1.5	3.3	1.0	0.3	0.3	9.2	9.2	20.0	6.2	1.5	1.5
农村												
2010	8.4	4.3	3.4	2.8	0.4	0.9	28.0	14.2	11.3	9.4	1.3	3.1
2013	6.9	2.8	1.7	3.3	0.2	0.5	29.3	12.1	7.3	13.8	0.9	2.2
2014	6.3	2.2	2.6	3.4	0.3	1.1	28.3	10.0	11.6	15.5	1.2	4.8
2015	4.5	3.0	2.4	2.4	0.1	1.1	22.5	14.7	12.0	12.0	0.5	5.2
2016	4.9	1.9	1.9	2.4	0.2	0.9	24.7	9.6	9.6	11.9	0.9	4.6
2017	6.0	2.5	1.7	3.0	0.1	0.6	28.4	11.8	7.9	14.4	0.4	3.1
2018	4.5	1.9	1.6	2.5	0.0	1.0	22.8	9.7	8.3	12.4	0.0	4.8
2019	3.8	2.2	2.2	1.8	0.4	0.5	20.4	12.0	12.0	9.9	2.1	2.8

8-3 儿童保健情况

年份 地区	出生体重 ＜2500克婴 儿比重(%)	围产儿 死亡率 (‰)	5岁以下儿童 低体重患病率 (%)	新生儿 访视率 (%)	3岁以下 儿童系统 管理率(%)	7岁以下 儿童保健 管理率(%)
2010	2.34	7.02	1.55	89.6	81.5	83.4
2013	2.44	5.53	1.37	93.2	89.0	90.7
2014	2.61	5.37	1.48	93.6	89.8	91.3
2015	2.64	4.99	1.49	94.3	90.7	92.1
2016	2.73	5.05	1.44	94.6	91.1	92.4
2017	2.88	4.58	1.40	93.9	91.1	92.6
2018	3.13	4.26	1.43	93.7	91.2	92.7
2019	3.24	4.02	1.37	94.1	91.9	93.6
北　京	4.78	2.96	0.19	91.1	95.8	99.0
天　津	4.34	5.47	0.62	99.0	92.3	95.4
河　北	2.64	3.01	1.94	93.0	91.0	92.9
山　西	2.58	4.79	0.72	92.5	88.3	90.7
内蒙古	3.10	4.22	0.78	95.5	94.1	94.0
辽　宁	2.63	5.15	0.70	95.6	93.7	94.2
吉　林	3.23	5.38	0.26	97.7	91.7	93.3
黑龙江	2.41	5.01	0.95	94.8	93.6	93.7
上　海	5.06	1.80	0.21	97.1	98.0	99.5
江　苏	3.36	3.42	0.55	95.9	95.2	97.9
浙　江	4.14	3.48	0.43	98.7	96.6	97.5
安　徽	2.39	2.97	0.58	94.3	89.0	92.8
福　建	3.86	3.76	0.89	95.2	93.3	95.5
江　西	2.45	2.28	2.46	94.5	91.0	90.6
山　东	1.80	3.64	0.92	93.9	93.2	93.1
河　南	2.97	3.59	1.54	88.5	88.6	89.7
湖　北	2.88	3.60	1.22	95.3	92.3	93.5
湖　南	3.61	4.38	1.08	96.7	92.6	94.4
广　东	4.61	4.19	2.02	94.3	91.2	95.2
广　西	5.88	5.56	4.11	93.6	91.8	93.0
海　南	3.95	3.36	3.21	92.2	87.9	93.3
重　庆	1.85	3.54	0.89	94.4	91.4	93.2
四　川	2.59	3.18	1.11	95.9	95.0	95.2
贵　州	2.92	4.59	1.15	93.6	91.8	92.4
云　南	4.21	5.40	1.72	95.3	88.6	91.4
西　藏	2.58	12.64	2.84	71.1	71.9	73.4
陕　西	2.19	2.93	0.91	95.5	94.1	94.9
甘　肃	2.81	6.12	1.08	95.1	92.9	93.7
青　海	2.87	6.46	1.28	91.6	91.6	90.4
宁　夏	2.65	4.49	0.52	88.0	95.3	95.4
新　疆	3.57	8.10	1.66	94.8	92.9	95.6

8-4-1 孕产妇保健情况

年份	活产数	建卡率(%)	系统管理率(%)	产前检查率(%)	产后访视率(%)	住院分娩率(%)		
						合计	市	县
1980	…	…	…	…	…	…	…	…
1985	…	…	…	…	…	43.7	73.6	36.4
1990	14517207	…	…	…	…	50.6	74.2	45.1
1991	15293237	…	…	…	…	50.6	72.8	45.5
1992	11746275	76.6	…	69.7	69.7	52.7	71.7	41.2
1993	10170690	75.7	…	72.2	71.0	56.5	68.3	51.0
1994	11044607	79.1	…	76.3	74.5	65.6	76.4	50.4
1995	11539613	81.4	…	78.7	78.8	58.0	70.7	50.2
1996	11412028	82.4	65.5	83.7	80.1	60.7	76.5	51.7
1997	11286021	84.5	68.3	85.9	82.3	61.7	76.4	53.0
1998	10961516	86.2	72.3	87.1	83.9	66.2	79.0	58.1
1999	10698467	87.9	75.4	89.3	85.9	70.0	83.3	61.5
2000	10987691	88.6	77.2	89.4	86.2	72.9	84.9	65.2
2001	10690630	89.4	78.6	90.3	87.2	76.0	87.0	69.0
2002	10591949	89.2	78.2	90.1	86.7	78.7	89.4	71.6
2003	10188005	87.6	75.5	88.9	85.4	79.4	89.9	72.6
2004	10892614	88.3	76.4	89.7	85.9	82.8	91.4	77.1
2005	11415809	88.5	76.7	89.8	86.0	85.9	93.2	81.0
2006	11770056	88.2	76.5	89.7	85.7	88.4	94.1	84.6
2007	12506498	89.3	77.3	90.9	86.7	91.7	95.8	88.8
2008	13307045	89.3	78.1	91.0	87.0	94.5	97.5	92.3
2009	13825431	90.9	80.9	92.2	88.7	96.3	98.5	94.7
2010	14218657	92.9	84.1	94.1	90.8	97.8	99.2	96.7
2011	14507141	93.8	85.2	93.7	91.0	98.7	99.6	98.1
2012	15442995	94.8	87.6	95.0	92.6	99.2	99.7	98.8
2013	15108153	95.7	89.5	95.6	93.5	99.5	99.9	99.2
2014	15178881	95.8	90.0	96.2	93.9	99.6	99.9	99.4
2015	14544524	96.4	91.5	96.5	94.5	99.7	99.9	99.5
2016	18466561	96.6	91.6	96.6	94.6	99.8	100.0	99.6
2017	17578815	96.6	89.6	96.5	94.0	99.9	100.0	99.8
2018	15207729	92.5	89.9	96.6	93.8	99.9	99.9	99.8
2019	14551298	92.4	90.3	96.8	94.1	99.9	100.0	99.8

注：2016～2018年活产数均源自全国住院分娩月报，包括户籍和非户籍活产数；2015年及以前年份活产数源自全国妇幼卫生年报，仅包括户籍活产数。

8-4-2 2019年各地区孕产妇保健情况

地区	活产数	建卡率(%)	系统管理率(%)	产前检查率(%)	产后访视率(%)	住院分娩率(%)		
						合计	市	县
总　计	**14551298**	**92.4**	**90.3**	**96.8**	**94.1**	**99.9**	**100.0**	**99.8**
北　京	218421	91.9	90.4	98.5	90.8	100.0	100.0	
天　津	103050	98.8	94.4	98.2	97.6	100.0	100.0	
河　北	762376	91.5	89.1	96.8	92.6	100.0	100.0	100.0
山　西	359742	84.3	85.3	96.8	92.3	100.0	100.0	100.0
内蒙古	206495	96.1	93.7	97.7	95.0	100.0	100.0	100.0
辽　宁	281752	92.3	91.8	98.0	95.3	100.0	100.0	100.0
吉　林	146715	94.8	92.7	98.0	97.3	100.0	100.0	100.0
黑龙江	154672	94.2	92.3	98.1	94.6	100.0	100.0	100.0
上　海	171056	97.5	94.6	98.1	97.1	100.0	100.0	
江　苏	680873	86.1	86.9	98.3	95.3	100.0	100.0	100.0
浙　江	588367	97.9	96.3	98.6	98.1	100.0	100.0	100.0
安　徽	621458	91.8	88.9	95.7	94.0	100.0	100.0	100.0
福　建	463533	92.5	91.6	97.9	94.8	100.0	100.0	100.0
江　西	475967	95.2	92.5	97.1	95.1	100.0	100.0	100.0
山　东	1138710	94.9	92.5	95.7	93.6	100.0	100.0	100.0
河　南	1175008	86.8	83.8	93.7	88.6	100.0	100.0	100.0
湖　北	535497	95.6	92.8	97.3	95.1	99.9	100.0	99.8
湖　南	620917	96.1	94.5	97.4	96.0	100.0	100.0	100.0
广　东	1657629	93.1	92.9	97.3	95.2	100.0	100.0	100.0
广　西	649903	99.9	93.8	99.1	95.7	100.0	100.0	100.0
海　南	121846	92.9	87.8	97.3	91.8	99.9	99.9	99.9
重　庆	284248	95.0	91.6	98.0	93.8	99.9	100.0	99.9
四　川	776794	94.2	94.3	96.9	95.9	99.8	100.0	99.6
贵　州	575163	93.8	91.2	96.1	93.7	99.6	99.7	99.5
云　南	591465	81.6	76.4	98.1	94.4	99.8	99.9	99.8
西　藏	52151	66.8	56.4	77.3	71.4	95.3	99.7	94.8
陕　西	445082	95.7	93.2	97.3	94.9	100.0	100.0	100.0
甘　肃	307412	92.8	90.8	97.1	95.0	99.9	100.0	99.8
青　海	78272	88.8	91.9	96.1	93.4	98.9	100.0	98.4
宁　夏	100240	89.1	86.5	88.5	88.2	100.0	100.0	100.0
新　疆	206484	93.6	88.4	97.2	94.6	98.5	99.1	98.0

8-4-2 续表

孕产妇死亡率（1/10万）			孕产妇死因构成（%）				
合计	市	县	产科出血	妊娠高血压疾病	内科合并症	羊水栓塞	其他
10.3	**8.9**	**11.8**	**16.5**	**7.0**	**28.9**	**18.0**	**29.6**
2.9	2.9		0.0	0.0	75.0	0.0	25.0
5.1	5.1		25.0	25.0	0.0	0.0	50.0
8.4	9.1	7.8	12.3	5.3	35.1	21.1	26.3
12.5	6.9	18.0	15.0	7.5	27.5	20.0	30.0
12.7	12.4	13.2	12.0	4.0	32.0	24.0	28.0
14.9	12.7	24.3	20.5	7.7	30.8	7.7	33.3
12.5	12.0	14.5	23.5	5.9	23.5	5.9	41.2
18.4	16.5	22.5	7.1	14.3	21.4	14.3	42.9
3.1	3.1		0.0	0.0	100.0	0.0	0.0
7.3	7.6	6.5	11.6	9.3	25.6	20.9	32.6
4.1	2.5	8.2	12.5	12.5	25.0	18.8	31.3
11.3	12.0	10.9	19.4	4.2	27.8	19.4	29.2
8.1	8.9	7.3	21.2	6.1	21.2	9.1	42.4
7.4	9.0	6.3	15.8	7.9	42.1	13.2	21.1
8.2	7.7	8.8	2.5	12.7	26.6	17.7	40.5
9.2	9.2	9.2	6.2	13.4	38.1	21.7	20.6
7.1	6.5	8.3	21.1	5.3	39.5	10.5	23.7
9.5	9.7	9.4	15.0	3.3	16.7	23.3	41.7
7.3	6.8	9.3	14.0	2.2	21.5	38.7	23.7
11.5	12.8	10.5	22.9	0.0	27.1	25.7	24.3
9.6	11.6	5.7	10.0	0.0	30.0	30.0	30.0
10.7	8.3	15.1	17.9	0.0	32.1	14.3	35.7
10.9	8.1	12.8	20.0	8.8	30.0	6.3	35.0
16.5	15.1	17.3	18.7	5.5	36.3	15.4	24.2
14.5	13.3	15.0	24.4	6.4	25.6	19.2	24.4
63.7	17.7	68.8	52.8	8.3	16.7	5.6	16.7
9.8	11.5	8.4	11.1	8.3	33.3	22.2	25.0
12.9	15.2	11.6	14.3	8.6	28.6	11.4	37.1
28.4	13.6	34.6	14.3	14.3	14.3	14.3	42.9
17.6	13.9	22.2	18.8	12.5	31.3	12.5	25.0
18.9	10.2	26.7	20.0	5.7	31.4	8.6	34.3

8-5 妇女病查治情况

年份 地区	应查 人数	实查 人数	检查率 (%)	查出妇 女病率 (%)	滴虫性阴道炎 患病率 (%)	宫颈糜烂 患病率 (%)	尖锐湿疣 患病率 (1/10万)	宫颈癌 患病率 (1/10万)	乳腺癌 患病率 (1/10万)	卵巢癌 患病率 (1/10万)
2010	138883231	84946929	61.2	28.8	13.2	12.1	33.8	15.1	10.1	3.4
2013	156973213	107799764	68.7	27.4	13.6	11.3	20.7	16.4	12.2	3.1
2014	172359476	94989818	55.1	27.6	13.4	10.7	34.1	17.6	14.3	4.3
2015	165227057	101713169	61.6	26.3	12.9	10.0	28.5	15.8	13.2	3.5
2016	161277617	103940228	64.4	25.6	12.6	9.5	35.6	46.1	46.8	3.1
2017	155632099	104194268	66.9	24.2	12.3	7.5	28.1	45.6	51.2	3.2
2018	140908304	106357605	75.5	22.2	11.6	5.8	27.0	45.2	44.3	2.5
2019	133918115	111347266	83.1	20.6	11.0	4.8	19.2	43.3	43.4	2.3
北　京	1506307	1274224	84.6	34.4	8.5	3.3	4.9	8.0	22.5	0.9
天　津	1045879	952900	91.1	31.1	8.7	0.0	10.7	24.1	24.7	4.9
河　北	12310692	9493032	77.1	17.7	9.3	5.2	10.4	29.1	41.0	1.8
山　西	2442772	1956412	80.1	23.0	13.1	6.1	10.9	44.8	35.0	1.0
内蒙古	2355224	1898946	80.6	20.0	11.4	4.0	10.6	37.6	46.1	1.0
辽　宁	4265659	3461005	81.1	25.5	13.9	4.5	39.3	58.4	68.4	7.5
吉　林	2186637	1976159	90.4	17.5	8.3	4.7	27.5	52.5	103.8	1.0
黑龙江	3124639	2689511	86.1	16.8	10.1	4.3	20.2	50.2	45.1	2.6
上　海	768350	713099	92.8	34.0	1.1	2.5	2.7	11.8	33.8	2.5
江　苏	8394848	7264812	86.5	16.6	8.6	3.5	6.8	42.4	31.9	1.9
浙　江	4986037	4351997	87.3	22.5	9.4	3.4	8.3	31.4	47.4	0.8
安　徽	6436415	5149342	80.0	18.2	9.9	4.2	10.2	49.1	38.4	1.7
福　建	3237650	2936728	90.7	22.6	14.1	3.1	21.8	54.5	80.6	4.4
江　西	4170520	3629081	87.0	31.4	18.9	8.8	39.9	43.1	40.8	2.6
山　东	10289485	8809971	85.6	16.9	8.6	4.6	9.1	30.4	50.5	1.6
河　南	8750264	6654674	76.1	19.1	12.0	4.7	18.4	70.1	63.8	3.1
湖　北	5704119	4772245	83.7	25.2	14.2	8.4	23.7	106.5	62.9	5.7
湖　南	6261036	6111296	97.6	28.1	14.6	7.4	18.7	29.2	25.6	1.1
广　东	9040667	7411930	82.0	16.8	8.7	4.0	27.4	49.8	45.0	1.6
广　西	4839793	3906800	80.7	18.2	9.3	4.0	10.7	34.1	35.4	0.8
海　南	847968	441841	52.1	16.8	8.5	4.1	7.9	16.6	27.2	1.1
重　庆	3073909	2612247	85.0	12.9	8.3	2.8	46.7	114.8	73.0	5.7
四　川	8521400	7526243	88.3	15.4	8.7	3.2	35.1	41.9	38.3	1.8
贵　州	4213274	3490181	82.8	18.9	12.1	4.6	21.9	49.4	43.3	1.1
云　南	4314229	3409268	79.0	21.1	13.8	2.9	24.5	48.6	36.9	2.0
西　藏	663580	267862	40.4	13.6	9.0	3.3	70.9	28.2	13.2	0.4
陕　西	3965684	3300102	83.2	23.5	11.2	5.8	8.5	38.2	36.5	0.9
甘　肃	2455178	2062355	84.0	30.2	16.7	9.3	15.9	45.0	29.9	0.8
青　海	645059	452146	70.1	26.7	12.6	7.3	33.2	56.3	83.6	8.8
宁　夏	745334	627995	84.3	35.4	19.5	11.4	13.7	28.3	33.9	1.4
新　疆	2355507	1742862	74.0	29.7	14.6	7.7	35.1	82.2	82.5	3.2

注：① 2000 年妇女病查治包括艾滋病和 HIV 感染者、Ⅱ度以上子宫脱垂；② 2008 年起，滴虫性阴道炎调整为阴道炎，宫颈糜烂调整为宫颈炎；③ 2009 ～ 2010 年妇女病检查率根据各省（区、市）妇女病筛查频率进行了调整；④妇女常见病筛查率超过 100% 的省（区、市）均视为 100%。

8-6-1 婚前检查保健情况（合计）

年份 地区	应查人数	实查人数	检查率(%)	检出疾病人数	指定传染病	性病	严重遗传病	精神病	生殖系统疾病	内科系统疾病	影响婚育疾病接受医学指导意见人数
2010	20373786	6257617	31.0	629925	134015	17736	8099	1050	229697	200628	209098
2013	22484981	11722101	52.9	945631	237949	36239	7511	1791	321027	306159	346086
2014	21659134	12046543	55.3	957574	232845	41479	6512	3637	324908	323620	388880
2015	20391247	11815398	58.7	937389	236365	44747	7803	2099	303178	327777	366274
2016	19454089	11621213	59.7	934512	239508	44269	5576	1951	298325	319375	347458
2017	18038460	10953214	61.4	892876	217103	49050	9119	1883	277643	320962	345349
2018	16850892	10196029	61.1	860959	207218	42537	3666	1861	266480	326540	314558
2019	15420502	9532488	62.4	810997	183113	43157	3233	2061	239321	329886	282132
北　京	256840	50213	19.6	5016	233	23	369	23	2154	2274	281
天　津	90258	47894	53.1	6265	699	79	12	6	1913	3127	6265
河　北	746849	318014	42.6	9316	2763	211	14	21	2934	3243	1885
山　西	491462	26821	7.5	1296	312	60	7	6	602	369	452
内蒙古	231894	175383	75.6	8549	2169	619	27	16	3173	2943	1564
辽　宁	455728	87505	19.2	4089	525	293	13	2	2214	1147	592
吉　林	230278	116467	50.6	5548	1898	735	2	2	871	2941	1557
黑龙江	389233	122357	31.4	6024	2059	507	1	2	1587	1902	1212
上　海	174986	31924	18.2	2510	154	14	68	12	1370	972	184
江　苏	728413	608577	83.5	46882	3038	976	331	92	24502	18919	7037
浙　江	395544	341923	86.4	61817	3201	1023	72	106	18992	38542	8742
安　徽	940466	895375	95.2	96642	16656	2759	311	327	27883	43524	24381
福　建	394964	181366	45.9	23763	1251	434	170	50	9781	9288	22580
江　西	528361	508097	96.2	70564	8868	1948	178	216	15796	45053	15403
山　东	880578	706451	80.2	33911	7384	813	140	104	13363	13352	5563
河　南	1384128	1076125	77.7	60444	22737	2938	214	198	8149	20803	7630
湖　北	533762	302550	56.7	25243	8055	697	51	139	5936	8284	2973
湖　南	650420	574807	88.4	56449	22316	2325	203	191	14483	19457	23346
广　东	1237294	486975	39.4	38072	2235	971	201	27	15331	8022	13141
广　西	543698	539918	99.3	29233	3719	2313	199	223	18610	7416	15025
海　南	122924	32814	26.7	2564	609	111	4	1	809	337	325
重　庆	425604	94975	22.6	11710	2786	684	52	26	2042	5611	967
四　川	1025638	914787	89.2	103220	31733	8396	235	92	20195	42116	36667
贵　州	558354	25415	4.6	1230	174	40	18		491	417	1277
云　南	649234	492407	75.8	47573	13237	4048	165	51	15139	14178	10381
西　藏	63893	11711	19.5	550	180	40	5	2	50	174	33
陕　西	510719	247086	48.4	8986	2078	210	26	40	2305	3617	4335
甘　肃	295215	105263	35.7	7113	2094	127	73	21	2172	2753	2004
青　海	76342	26813	35.2	648	424	186			107	117	442
宁　夏	73270	57121	78.0	9769	1896	256	5	3	3541	4324	2597
新　疆	334153	325354	97.4	26001	17630	9321	67	62	2826	4664	63291

注：应查人数指结婚登记人数，实查人数指婚前医学检查人数。以下两表同。

8-6-2 婚前检查保健情况（男）

年份 地区	应查人数	实查人数	检查率(%)	检出疾病人数	指定传染病	性病	严重遗传病	精神病	生殖系统疾病	内科系统疾病	影响婚育疾病接受医学指导意见人数
2010	10201759	3122118	30.9	309820	77570	8186	3967	173	94596	106967	115790
2013	11243952	5857781	52.9	466971	135581	17031	3640	308	124281	166800	187973
2014	11078787	6023521	55.0	474111	132293	19807	2901	2013	129334	174654	209177
2015	10200514	5910776	58.8	460614	133455	21900	3305	482	122003	171057	193322
2016	9735299	5810845	59.7	460461	133374	21061	2181	363	121591	167009	183275
2017	9027653	5480772	61.4	430953	121863	24621	4333	346	107934	164152	180306
2018	8427496	5099443	61.1	404794	114379	19646	1315	348	95529	163696	158997
2019	7712205	4764238	62.4	382647	101348	20122	1206	340	87583	164963	142157
北京	128420	25730	20.0	2282	144	10	179	6	870	1112	186
天津	45129	23976	53.1	2174	366	41	7	3	200	1476	2174
河北	373391	159208	42.6	4364	1569	85	2	3	986	1677	868
山西	245731	12928	7.2	655	160	27	1		308	186	296
内蒙古	116033	87722	75.6	3994	1138	254	6		1199	1565	788
辽宁	227864	43755	19.2	1588	246	117	3		814	499	260
吉林	115139	58170	50.5	2963	940	275			572	1524	824
黑龙江	194637	61273	31.5	3061	1153	209	1	1	841	862	641
上海	87493	16039	18.3	1322	93	5	25	4	441	801	106
江苏	364304	304329	83.5	21282	1641	450	140	13	9462	10026	3714
浙江	197772	170218	86.1	29590	1747	391	32	18	4890	22220	4384
安徽	470283	447711	95.2	42964	9231	1127	107	41	11125	18503	12241
福建	197476	91046	46.1	9686	812	227	61	4	2993	4510	12431
江西	264184	254008	96.1	33844	5277	879	63	25	5388	22760	8707
山东	440271	352259	80.0	16118	4063	277	44	13	5217	6965	2766
河南	692611	537653	77.6	30598	12786	1442	56	45	3297	10112	3938
湖北	266969	151549	56.8	12630	4384	334	27	40	1613	4895	1577
湖南	325249	287116	88.3	27577	12417	937	80	38	4850	10060	10837
广东	618713	243904	39.5	17063	977	286	95	8	5518	4265	6678
广西	271849	270126	99.4	10121	1944	977	35	12	5427	2925	7213
海南	61462	16329	26.6	1084	366	58			85	144	169
重庆	212802	47163	22.5	6023	1628	340	9	9	905	2919	521
四川	513214	456307	88.9	58264	17589	4267	74	10	15684	20547	19635
贵州	279324	12515	4.5	458	90	15	9		74	223	634
云南	324617	246068	75.8	18901	7428	1975	77	4	2685	6720	4582
西藏	32182	6012	19.9	302	70	11	2	2	12	103	13
陕西	255359	123378	48.3	3661	1046	83	6	8	411	1682	1765
甘肃	147630	52634	35.7	3171	1185	60	26	4	656	1300	909
青海	38171	13464	35.3	169	155	68			4	15	118
宁夏	36648	28576	78.0	3795	1100	117	1		688	2009	1452
新疆	167278	163072	97.5	12943	9603	4778	38	29	368	2358	31730

8-6-3 婚前检查保健情况（女）

年份 地区	应查人数	实查人数	检查率(%)	检出疾病人数	指定传染病		严重遗传病	精神病	生殖系统疾病	内科系统疾病	影响婚育疾病接受医学指导意见人数
						性病					
2010	10172027	3135499	31.1	320105	56445	9550	4132	877	135101	93661	93308
2013	11241029	5864320	53.0	478660	102368	19208	3871	1483	196746	139359	158113
2014	10580347	6023022	57.6	483463	100552	21672	3611	1624	195574	148966	179703
2015	10190733	5904622	58.7	476775	102910	22847	4498	1617	181175	156720	172952
2016	9718790	5810368	59.8	474051	106134	23208	3395	1588	176734	152366	164183
2017	9010807	5472442	61.4	461923	95240	24429	4786	1537	169709	156810	165043
2018	8423396	5096586	61.1	456165	92839	22891	2351	1513	170951	162844	155561
2019	7708297	4768250	62.4	428350	81765	23035	2027	1721	151738	164923	139975
北　京	128420	24483	19.1	2734	89	13	190	17	1284	1162	95
天　津	45129	23918	53.0	4091	333	38	5	3	1713	1651	4091
河　北	373458	158806	42.5	4952	1194	126	12	18	1948	1566	1017
山　西	245731	13893	7.8	641	152	33	6	6	294	183	156
内蒙古	115861	87661	75.7	4555	1031	365	21	16	1974	1378	776
辽　宁	227864	43750	19.2	2501	279	176	10	2	1400	648	332
吉　林	115139	58297	50.6	2585	958	460	2	2	299	1417	733
黑龙江	194596	61084	31.4	2963	906	298		1	746	1040	571
上　海	87493	15885	18.2	1188	61	9	43	8	929	171	78
江　苏	364109	304248	83.6	25600	1397	526	191	79	15040	8893	3323
浙　江	197772	171705	86.8	32227	1454	632	40	88	14102	16322	4358
安　徽	470183	447664	95.2	53678	7425	1632	204	286	16758	25021	12140
福　建	197488	90320	45.7	14077	439	207	109	46	6788	4778	10149
江　西	264177	254089	96.2	36720	3591	1069	115	191	10408	22293	6696
山　东	440307	354192	80.4	17793	3321	536	96	91	8146	6387	2797
河　南	691517	538472	77.9	29846	9951	1496	158	153	4852	10691	3692
湖　北	266793	151001	56.6	12613	3671	363	24	99	4323	3389	1396
湖　南	325171	287691	88.5	28872	9899	1388	123	153	9633	9397	12509
广　东	618581	243071	39.3	21009	1258	685	106	19	9813	3757	6463
广　西	271849	269792	99.2	19112	1775	1336	164	211	13183	4491	7812
海　南	61462	16485	26.8	1480	243	53	4	1	724	193	156
重　庆	212802	47812	22.8	5687	1158	344	43	17	1137	2692	446
四　川	512424	458480	89.5	44956	14144	4129	161	82	4511	21569	17032
贵　州	279030	12900	4.6	772	84	25	9		417	194	643
云　南	324617	246339	75.9	28672	5809	2073	88	47	12454	7458	5799
西　藏	31711	5699	19.2	248	110	29	3		38	71	20
陕　西	255360	123708	48.4	5325	1032	127	20	32	1894	1935	2570
甘　肃	147585	52629	35.7	3942	909	67	47	17	1516	1453	1095
青　海	38171	13349	35.0	479	269	118			103	102	324
宁　夏	36622	28545	77.9	5974	796	139	4	3	2853	2315	1145
新　疆	166875	162282	97.2	13058	8027	4543	29	33	2458	2306	31561

8-7-1 2019年各地区计划生育手术情况

地区	节育手术总例数	放置节育器例数	子宫穿孔	感染	取出节育器例数	子宫穿孔	感染	输精管结扎人数	阴囊脓肿	感染
总　计	**16396601**	**3011378**	**94**	**179**	**3256502**	**137**	**72**	**4742**		**1**
北　京	190096	19049			29949	1		10		
天　津	129119	11847			25310					
河　北	711369	211304		24	116432			104		
山　西	307021	67031			69148			43		
内蒙古	294049	60116	1		64783			233		
辽　宁	446234	76811	1	13	137585	3	8	20		
吉　林	222023	43641			61924					
黑龙江	260546	53889			79729	1		21		
上　海	291185	35004	1		74498	3		68		
江　苏	1214329	157066	15	3	327971	5		29		
浙　江	1154198	157483	1		248857	2	2	235		
安　徽	534176	116333	1		136472	6	1	135		
福　建	505280	62246	13	8	76719	8	1	213		
江　西	504856	111863	18	19	78006	1	6	54		
山　东	1078996	167609	2		228839	30		1171		
河　南	797145	187008	8	32	121820		1	710		
湖　北	611928	99276	2	2	150851	2		88		
湖　南	676677	181065		3	114671	3		11		
广　东	1736446	207141	1	18	203654	7	4	421		1
广　西	637028	89886		1	81119	3	1	21		
海　南	131549	24516		1	15481	2	1			
重　庆	437645	70417	3		100691	3		65		
四　川	1199089	191218	10	7	261382	12	5	487		
贵　州	319358	92685	7	3	61977	3	1	50		
云　南	800351	178304	8	16	168321	36	3	190		
西　藏	45412	6488		16	3213		2	2		
陕　西	407164	76192		3	74108			104		
甘　肃	231396	44754		3	39020		33	9		
青　海	83310	23984		4	15761	2	3			
宁　夏	120133	26488	2		23691			1		
新　疆	318493	160664		3	64520	4		247		

8-7-1 续表

输卵管结扎人数	肠管损伤	膀胱损伤	感染	人工流产例数	子宫穿孔	人流不全	感染	节育手术构成(%) 放置节育器	取出节育器	输精管结扎	输卵管结扎	人工流产
237489	**1**	**2**	**16**	**9762045**	**398**	**14894**	**865**	**18.4**	**19.9**	**0.0**	**1.4**	**59.5**
482				140402	6	1		10.02	15.75	0.01	0.25	73.86
347				91418		16		9.18	19.60		0.27	70.80
12341				366156	14	543	9	29.70	16.37	0.01	1.73	51.47
5610				164992	4	200	56	21.83	22.52	0.01	1.83	53.74
2528				165935	1	144	3	20.44	22.03	0.08	0.86	56.43
467				230576	6	238	13	17.21	30.83	0.00	0.10	51.67
1370				114710		4		19.66	27.89		0.62	51.67
1472				121141	2	104		20.68	30.60	0.01	0.56	46.50
1412				174896		33		12.02	25.58	0.02	0.48	60.06
2983				725198	1	73	24	12.93	27.01	0.00	0.25	59.72
14168				731528	18	367	28	13.64	21.56	0.02	1.23	63.38
5321				269924	16	452	7	21.78	25.55	0.03	1.00	50.53
13763				350189	27	1517	75	12.32	15.18	0.04	2.72	69.31
8924		1	1	305787	10	418	34	22.16	15.45	0.01	1.77	60.57
6194				674184	17	2442	6	15.53	21.21	0.11	0.57	62.48
6904				472482	18	820	22	23.46	15.28	0.09	0.87	59.27
14616				345408	4	209	2	16.22	24.65	0.01	2.39	56.45
21276				357815	4	257	4	26.76	16.95	0.00	3.14	52.88
61230		1		1259468	110	2269	156	11.93	11.73	0.02	3.53	72.53
6911			1	456434	4	401		14.11	12.73	0.00	1.08	71.65
1256				90232	2	262	8	18.64	11.77		0.95	68.59
1792				262740	9	170	6	16.09	23.01	0.01	0.41	60.03
9018				726443	37	1893	24	15.95	21.80	0.04	0.75	60.58
6853			3	156207	37	333	8	29.02	19.41	0.02	2.15	48.91
7920	1		1	441191	29	912	69	22.28	21.03	0.02	0.99	55.12
1139			9	2883		22		14.29	7.08	0.00	2.51	6.35
2796				243346	2	217	3	18.71	18.20	0.03	0.69	59.77
7041				139415	1	205	12	19.34	16.86	0.00	3.04	60.25
1085			1	34651		31	2	28.79	18.92		1.30	41.59
906				68811	7	172	9	22.05	19.72	0.00	0.75	57.28
9364				77483	12	169	285	50.45	20.26	0.08	2.94	24.33

8-7-2　计划生育手术情况

年份	节育手术总例数	放置节育器		取出节育器		输精管结扎		输卵管结扎		人工流产	
		例数	%	例数	%	人数	%	人数	%	人数	%
1975	29462861	16743693	56.8	1702213	5.8	2652653	9.0	3280042	11.1	5084260	17.3
1980	28628437	11491871	40.1	2403408	8.4	1363508	4.8	3842006	13.4	9527644	33.3
1981	22760305	10344537	45.4	1513376	6.6	649476	2.9	1555971	6.8	8696945	38.2
1982	33702389	14069161	41.7	2056671	6.1	1230967	3.7	3925927	11.6	12419663	36.9
1983	58205572	17755736	30.5	5323354	9.1	4259261	7.3	16398378	28.2	14371843	24.7
1984	31734864	11751146	37.0	4383129	13.8	1293286	4.1	5417163	17.1	8890140	28.0
1985	25646972	9576980	37.3	2278892	8.9	575564	2.2	2283971	8.9	10931565	42.6
1986	28475506	10637909	37.4	2313157	8.1	1030827	3.6	2914900	10.2	11578713	40.7
1987	34597082	13448332	38.9	2411389	7.0	1752598	5.1	4407755	12.7	10489412	30.3
1988	31820664	12227219	38.4	2264969	7.1	1062161	3.3	3590469	11.3	12675839	39.8
1989	29031912	10854752	37.4	2066723	7.1	1509294	5.2	4221717	14.5	10379426	35.8
1990	34982328	12352110	35.3	2355128	6.7	1466442	4.2	5314722	15.2	13493926	38.6
1991	38135578	12289953	32.2	2623304	6.9	2382670	6.2	6753338	17.7	14086313	36.9
1992	28017605	10091391	36.0	2151223	7.7	858675	3.1	4500029	16.1	10416287	37.2
1993	25114685	9366096	37.3	2030421	8.1	641705	2.6	3580344	14.3	9496119	37.8
1994	27967575	10353790	37.0	2322221	8.3	671890	2.4	3726861	13.3	9467064	33.9
1995	22236012	8368242	37.6	1841903	8.3	464387	2.1	2315472	10.4	7476482	33.6
1996	22953599	8807090	38.4	2029474	8.8	546425	2.4	2736415	11.9	8834195	38.5
1997	20418688	7947709	38.9	1868727	9.2	436656	2.1	2340303	11.5	6589869	32.3
1998	19458072	7663447	39.4	2088129	10.7	329080	1.7	1993126	10.2	7384290	37.9
1999	18209721	7159823	39.3	2138951	11.7	318858	1.8	1827732	10.0	6764357	37.1
2000	17720620	6833181	38.6	2235434	12.6	312538	1.8	1680917	9.5	6658550	37.6
2001	17070650	6627130	38.8	2354747	13.8	254229	1.5	1549700	9.1	6284844	36.8
2002	17671279	6539550	37.0	2395709	13.6	209006	1.2	1372535	7.8	6812317	38.6
2003	18644537	6808186	36.5	2607231	14.0	272608	1.5	1478979	7.9	7215440	38.8
2004	18524918	6661851	36.0	2807888	15.2	192751	1.0	1466742	7.9	7140588	38.5
2005	19388510	6803959	35.1	2788035	14.4	199372	1.0	1418789	7.3	7105995	36.7
2006	19010352	6955904	36.6	2786171	14.7	259433	1.4	1422983	7.5	7308615	38.4
2007	19682051	7242095	36.8	2784691	14.2	206103	1.1	1576399	8.0	7632539	38.8
2008	22965823	7680893	33.4	2928735	12.8	214514	0.9	1606313	7.0	9173101	40.0
2009	22768853	7818040	34.3	3084561	13.6	219284	1.0	1775706	7.8	6111375	26.8
2010	22157408	7543621	34.0	2817209	12.7	218306	1.0	1699379	7.7	6361539	28.7
2011	21948224	7296642	33.2	2818858	12.8	196064	0.9	1595105	7.3	6631310	30.2
2012	21763821	7200416	33.1	2835480	13.0	173231	0.8	1561809	7.2	6690027	30.7
2013	20348829	6811831	33.5	2792446	13.7	157153	0.8	1373089	6.7	6237177	30.7
2014	24182908	8482706	35.1	3531477	14.6	180959	0.7	1467743	6.1	9621995	39.8
2015	23786065	8227879	34.6	3528728	14.8	149432	0.6	1230805	5.2	9851961	41.4
2016	20993376	5319423	25.3	4728595	22.5	35554	0.2	491109	2.3	9644724	45.9
2017	19043390	4639490	24.4	3935241	20.7	21525	0.1	405648	2.1	9626731	50.6
2018	18424866	3774318	20.5	3474467	18.9	53128	0.3	404212	2.2	9740004	52.9
2019	16396601	3011378	18.4	3256502	19.9	4742	0.0	237489	1.4	9762045	59.5

九、人民健康水平

简要说明

一、本章主要介绍全国人民健康水平和营养状况。包括人口出生率、死亡率、预期寿命、患病率、居民长期失能和残障情况、城乡青少年和儿童身体发育情况、居民营养状况等。

二、出生率、死亡率和预期寿命数据摘自《中国统计年鉴》；居民患病率、长期失能和残障情况数据来源于2008、2013、2018年国家卫生服务调查（调查情况介绍见第五部分医疗服务）；城乡性别年龄别平均身高和体重数据来源于2002、2012年居民营养与健康状况监测；居民营养状况数据来源于1982、1992年全国营养调查，2002、2012年居民营养与健康状况监测。

主要指标解释

出生率 又称粗出生率。指年内一定地区出生人数与同期平均人数之比，一般用‰表示。出生人数指活产数，年平均人数指年初和年底人口数的平均数，也可用年中人口数代替。

死亡率 又称粗死亡率。指年内一定地区的死亡人数与同期平均人数之比，一般用‰表示。

人口自然增长率 指年内一定地区的人口自然增加数（出生人数减死亡人数）与同期平均人数之比（或者人口自然增长率＝出生率－死亡率），一般用‰表示。

婴儿死亡率 指年内一定地区未满1岁婴儿死亡人数与同年出生的活产数之比，一般用‰表示。

预期寿命 某年某地区新出生的婴儿预期存活的平均年数，又称出生期望寿命、人均预期寿命，一般用“岁”表示。

两周患病率 即调查前两周内患病人数（或例数）/调查人数×1000。

慢性病患病率 两种定义：按人数计算的慢性病患病率，是指调查前半年内慢性病患病人数与调查人数之比；按例数计算的慢性病患病率，是指调查前半年内慢性病患病例数（含一人多次得病）与调查人数之比。“慢性病患病”是指：①调查前半年内经过医生诊断明确有慢性病（包括慢性感染性疾病如结核等和慢性非感染性疾病如冠心病和高血压等）；②半年以前经医生诊断有慢性病，在调查前半年内时有发作，并采取了治疗措施如服药、理疗等。二者有其一者，即认为患慢性病。

每千人患病天数 即调查前两周内病人患病天数之和/调查人数×1000。

每千人休工天数 即调查前两周内病人因病休工天数之和/调查人数×1000。

每千人休学天数 即调查前两周内学生因病休学天数之和/调查人数×1000。

每千人卧床天数 即调查前两周内病人因病卧床天数之和/调查人数×1000。

9-1-1 人口出生率、死亡率与自然增长率

年份	出生率（‰）	死亡率（‰）	自然增长率（‰）
1955	32.60	12.28	20.32
1960	20.86	25.43	-4.57
1965	37.88	9.50	28.38
1970	33.43	7.60	25.83
1975	23.01	7.32	15.69
1980	18.21	6.34	11.87
1985	21.04	6.78	14.26
1986	22.43	6.86	15.57
1987	23.33	6.72	16.61
1988	22.37	6.64	15.73
1989	21.58	6.54	15.04
1990	21.06	6.67	14.39
1991	19.68	6.70	12.98
1992	18.24	6.64	11.60
1993	18.09	6.64	11.45
1994	17.70	6.49	11.21
1995	17.12	6.57	10.55
1996	16.98	6.56	10.42
1997	16.57	6.51	10.06
1998	15.64	6.50	9.14
1999	14.64	6.46	7.58
2000	14.03	6.45	7.58
2001	13.38	6.43	6.95
2002	12.86	6.41	6.45
2003	12.41	6.40	6.01
2004	12.29	6.42	5.87
2005	12.40	6.51	5.89
2006	12.09	6.81	5.28
2007	12.10	6.93	5.17
2008	12.14	7.06	5.08
2009	11.95	7.08	4.87
2010	11.90	7.11	4.79
2011	11.93	7.14	4.79
2012	12.10	7.15	4.95
2013	12.08	7.16	4.92
2014	12.37	7.16	5.21
2015	12.07	7.11	4.96
2016	12.95	7.09	5.86
2017	12.43	7.11	5.32
2018	10.94	7.13	3.81
2019	10.48	7.14	3.34

资料来源：有关年份《中国统计年鉴》。

9-1-2 各地区人口出生率和死亡率

地区	出生率（‰）						死亡率（‰）					
	1990	2000	2005	2010	2015	2018	1990	2000	2005	2010	2015	2018
总　计	**21.06**	**14.03**	**12.40**	**11.90**	**12.07**	**10.94**	**6.67**	**6.45**	**6.51**	**7.11**	**7.11**	**7.13**
北　京	13.01	8.39	6.29	7.48	7.96	8.24	5.81	6.99	5.20	4.41	4.95	5.58
天　津	15.61	7.50	7.44	8.18	5.84	6.67	5.78	6.67	6.01	5.58	5.61	5.42
河　北	20.46	13.86	12.84	13.22	11.35	11.26	6.82	6.65	6.75	6.41	5.79	6.38
山　西	22.54	21.36	12.02	10.68	9.98	9.63	6.56	7.32	6.00	5.38	5.56	5.32
内蒙古	21.19	12.65	10.08	9.30	7.72	8.35	7.21	6.84	5.46	5.54	5.32	5.95
辽　宁	16.30	10.67	7.01	6.68	6.17	6.39	6.59	6.74	6.04	6.26	6.59	7.39
吉　林	19.49	10.31	7.89	7.91	5.87	6.62	6.56	5.85	5.32	5.88	5.53	6.26
黑龙江	18.11	10.54	7.87	7.35	6.00	5.98	6.35	5.48	5.20	5.03	6.60	6.67
上　海	10.31	6.02	7.04	7.05	7.52	7.20	6.64	7.17	6.08	5.07	5.07	5.40
江　苏	20.54	11.83	9.24	9.73	9.05	9.32	6.53	6.68	7.03	6.88	7.03	7.03
浙　江	15.33	13.90	11.10	10.27	10.52	11.02	6.31	6.61	6.08	5.54	5.50	5.58
安　徽	24.47	13.06	12.43	12.70	12.92	12.41	6.25	5.53	6.23	5.95	5.94	5.96
福　建	24.44	16.96	11.60	11.27	13.90	13.20	6.71	6.08	5.62	5.16	6.10	6.20
江　西	24.59	16.85	13.79	13.72	13.20	13.43	7.54	5.29	5.96	6.06	6.24	6.06
山　东	18.21	11.38	12.14	11.65	12.55	13.26	6.96	6.70	6.31	6.26	6.67	7.18
河　南	24.92	11.60	11.55	11.52	12.70	11.72	6.52	5.58	6.30	6.57	7.05	6.80
湖　北	21.60	8.55	8.74	10.36	10.74	11.54	7.30	5.75	5.69	6.02	5.83	7.00
湖　南	23.93	10.40	11.90	13.10	13.58	12.19	7.23	5.94	6.75	6.70	6.86	7.08
广　东	22.26	18.20	11.70	11.18	11.12	12.79	5.76	5.43	4.68	4.21	4.32	4.55
广　西	20.20	16.47	14.26	14.13	14.05	14.12	6.60	5.06	6.09	5.48	6.15	5.96
海　南	24.86	26.12	14.65	14.71	14.57	14.48	6.26	4.74	5.72	5.73	6.00	6.01
重　庆	}19.11	11.43	9.40	9.17	11.05	11.02	}7.66	7.98	6.40	6.40	7.19	7.54
四　川		10.16	9.70	8.93	10.30	11.05		6.73	6.80	6.62	6.94	7.01
贵　州	23.09	20.30	14.59	13.96	13.00	13.90	7.90	6.29	7.21	6.55	7.20	6.85
云　南	23.60	17.06	14.72	13.10	12.88	13.19	7.92	6.60	6.75	6.56	6.48	6.32
西　藏	23.98	17.70	17.94	15.80	15.75	15.22	7.55	6.60	7.15	5.55	5.10	4.58
陕　西	23.48	11.00	10.02	9.73	10.10	10.67	6.52	5.92	6.01	6.01	6.28	6.24
甘　肃	20.68	13.23	12.59	12.05	12.36	11.07	6.20	5.92	6.57	6.02	6.15	6.65
青　海	24.34	19.85	15.70	14.94	14.72	14.31	7.47	7.35	6.21	6.31	6.17	6.25
宁　夏	24.34	15.42	15.93	14.14	12.62	13.32	5.52	4.92	4.95	5.10	4.58	5.54
新　疆	26.44	14.50	16.42	15.99	15.59	10.69	7.82	5.17	5.04	5.43	4.51	4.56

注：①本表数字摘自《中国统计年鉴》；② 1981 年广东省出生率和死亡率包括海南数据。

9-2-1 婴儿死亡率与预期寿命

年份	婴儿死亡率（‰）	预期寿命（岁）		
		合计	男	女
解放前	200 左右	35.0	…	…
1973 ～ 1975	47.0	…	63.6	66.3
1981	34.7	67.9	66.4	69.3
1990	…	68.6	66.9	70.5
2000	32.2	71.4	69.6	73.3
2005	19.0	73.0	71.0	74.0
2010	13.1	74.8	72.4	77.4
2015	8.1	76.3	73.6	79.4
2016	7.5	76.5		
2017	6.8	76.7		
2018	6.1	77.0		
2019	5.6	77.3		

资料来源：① 1973 ～ 1975 年系全国 3 年肿瘤死亡回顾调查数字；② 1981 年、1990 年、2000 年、2010 年预期寿命系人口普查数，2005 年、2015 年系 1% 人口抽样调查数；③ 2000 年及以后年份婴儿死亡率系妇幼卫生监测地区数字；④ 2016 年、2017 年、2018 年、2019 年人均预期寿命系根据生命登记及人口普查数估算。

9-2-2 各地区预期寿命

地区	1990 年预期寿命（岁）合计	男	女	2000 年预期寿命（岁）合计	男	女	2010 年预期寿命（岁）合计	男	女
总　计	**68.55**	**66.84**	**70.47**	**71.40**	**69.63**	**73.33**	**74.83**	**72.38**	**77.37**
北　京	72.86	71.07	74.93	76.10	74.33	78.01	80.18	78.28	82.21
天　津	72.32	71.03	73.73	74.91	73.31	76.63	78.89	77.42	80.48
河　北	70.35	68.47	72.53	72.54	70.68	74.57	74.97	72.70	77.47
山　西	68.97	67.33	70.93	71.65	69.96	73.57	74.92	72.87	77.28
内蒙古	65.68	64.47	67.22	69.87	68.29	71.79	74.44	72.04	77.27
辽　宁	70.22	68.72	71.94	73.34	71.51	75.36	76.38	74.12	78.86
吉　林	67.95	66.65	69.49	73.10	71.38	75.04	76.18	74.12	78.44
黑龙江	66.97	65.50	68.73	72.37	70.39	74.66	75.98	73.52	78.81
上　海	74.90	72.77	77.02	78.14	76.22	80.04	80.26	78.20	82.44
江　苏	71.37	69.26	73.57	73.91	71.69	76.23	76.63	74.60	78.81
浙　江	71.38	69.66	74.24	74.70	72.50	77.21	77.73	75.58	80.21
安　徽	69.48	67.75	71.36	71.85	70.18	73.59	75.08	72.65	77.84
福　建	68.57	66.49	70.93	72.55	70.30	75.07	75.76	73.27	78.64
江　西	66.11	64.87	67.49	68.95	68.37	69.32	74.33	71.94	77.06
山　东	70.57	68.64	72.67	73.92	71.70	76.26	76.46	74.05	79.06
河　南	70.15	67.96	72.55	71.54	69.67	73.41	74.57	71.84	77.59
湖　北	67.25	65.51	69.23	71.08	69.31	73.02	74.87	72.68	77.35
湖　南	66.93	65.41	68.70	70.66	69.05	72.47	74.70	72.28	77.48
广　东	72.52	69.71	75.43	73.27	70.79	75.93	76.49	74.00	79.37
广　西	68.72	67.17	70.34	71.29	69.07	73.75	75.11	71.77	79.05
海　南	70.01	66.93	73.28	72.92	70.66	75.26	76.30	73.20	80.01
重　庆	}66.33	}65.06	}67.70	71.73	69.84	73.89	75.70	73.16	78.60
四　川				71.20	69.25	73.39	74.75	72.25	77.59
贵　州	64.29	63.04	65.63	65.96	64.54	67.57	71.10	68.43	74.11
云　南	63.49	62.08	64.98	65.49	64.24	66.89	69.54	67.06	72.43
西　藏	59.64	57.64	61.57	64.37	62.52	66.15	68.17	66.33	70.07
陕　西	67.40	66.23	68.79	70.07	68.92	71.3	74.68	72.84	76.74
甘　肃	67.24	66.35	68.25	67.47	66.77	68.26	72.23	70.60	74.06
青　海	60.57	59.29	61.96	66.03	64.55	67.7	69.96	68.11	72.07
宁　夏	66.94	65.95	68.05	70.17	68.71	71.84	73.38	71.31	75.71
新　疆	63.59	61.95	63.26	67.41	65.98	69.14	72.35	70.30	74.86

资料来源：1990 年、2000 年、2010 年人口普查数字。

9-3-1 调查地区居民两周患病率

指标名称	合计			城市			农村		
	2008	2013	2018	2008	2013	2018	2008	2013	2018
调查人数	177501	273688	256304	46510	133393	134080	130991	140295	122224
患病人次数	33473	66067	82563	10326	37660	31103	23147	28407	39337
两周患病率（‰）	18.9	24.1	32.2	22.2	28.2	23.2	17.7	20.2	32.2
分性别两周患病率（‰）									
男性	17.0	22.4	30.8	20.3	26.8	21.5	15.9	18.3	30.1
女性	20.7	25.9	33.6	24.0	29.6	24.9	19.4	22.2	34.2
年龄别两周患病率（‰）									
0～4岁	17.4	10.6	22.0	14.7	11.5	23.9	18.0	9.9	23.3
5～14岁	7.7	5.3	13.1	6.4	5.7	11.5	8.0	5.0	13.6
15～24岁	5.0	3.7	10.6	5.1	4.2	7.5	5.0	3.3	10.7
25～34岁	7.5	5.7	13.8	6.3	5.9	9.6	8.0	5.3	14.6
35～44岁	13.6	12.4	19.9	10.2	12.9	12.5	14.8	12.0	22.1
45～54岁	22.7	24.3	33.1	21.4	26.3	21.5	23.3	22.5	34.3
55～64岁	32.3	42.0	46.7	35.5	47.0	31.2	31.0	37.0	46.5
65岁及以上	46.6	62.2	58.4	58.1	73.6	43.6	39.8	48.8	55.7
文化程度别两周患病率（‰）									
文盲半文盲	33.8	42.1	49.8	42.7	52.4	42.8	32.5	37.4	48.4
小学	24.6	34.7	44.4	36.9	46.0	36.0	22.4	28.2	42.0
初中	15.5	23.1	33.8	24.0	31.0	24.6	12.9	16.6	30.2
高中、技校	14.3	22.2	29.5	17.6	25.0	20.2	10.9	16.7	26.6
中专	17.9	24.8	27.7	22.1	28.5	19.1	9.9	14.2	22.5
大专	16.1	17.6	20.8	18.1	19.0	13.9	8.1	11.2	17.9
大学及以上	14.3	15.1	18.9	15.5	16.3	12.6	5.9	7.4	16.5
医疗保障形式别两周患病率（‰）									
城镇职工基本医保	28.4	38.3	35.7	28.6	38.9	22.9	26.6	33.0	35.1
城镇居民基本医保	14.6	23.6	-	14.2	22.9	-	16.7	26.2	-
新型农村合作医疗	17.8	19.7	-	21.2	22.0	-	17.7	18.8	-
其他社会医疗保险	13.9	22.8	28.5	14.1	25.2	25.1	13.2	19.7	30.9
无医疗保险	14.8	13.1	22.2	14.4	13.3	13.9	15.3	12.4	25.5
就业状况别两周患病率（‰）									
在岗	16.8	18.7	27.5	11.5	17.3	15.8	17.9	19.8	31.4
离退休	46.3	63.2	55.5	47.2	64.4	37.2	39.9	53.9	55.4
学生	4.7	3.4	9.7	4.7	3.9	7.1	4.8	2.9	9.7
无业、失业、半失业	28.9	39.5	45.3	22.2	38.7	33.5	33.6	40.2	45.8

资料来源：国家卫生服务调查。2018年医保类型将城镇居民基本医保、新农合、城乡居民合作医疗等合并成城乡居民基本医保。

9-3-2 2018年调查地区居民两周患病率

指标名称	合计	城市				农村			
		小计	东	中	西	小计	东	中	西
调查人数	256304	134080	52826	40099	41155	122224	34675	41492	46057
患病人次数	82563	43226	17063	12770	13393	39337	11381	13157	14799
两周患病率 (%)	32.2	32.2	32.3	31.8	32.5	32.2	32.8	31.7	32.1
分性别两周患病率 (%)									
男性	30.8	31.4	31.6	31.6	31.0	30.1	31.1	29.9	29.7
女性	33.6	33.0	33.0	32.1	34.0	34.2	34.6	33.5	34.7
年龄别两周患病率 (%)									
0 ～ 4 岁	22.0	20.8	18.5	19.0	25.0	23.3	23.3	23.0	23.4
5 ～ 14 岁	13.1	12.4	11.4	11.0	14.8	13.6	12.6	13.0	14.7
15 ～ 24 岁	10.6	10.5	10.7	9.0	11.5	10.7	10.8	10.1	10.9
25 ～ 34 岁	13.8	13.3	11.9	13.2	15.5	14.6	14.0	14.3	15.2
35 ～ 44 岁	19.9	18.2	15.9	18.9	20.6	22.1	19.1	21.7	24.4
45 ～ 54 岁	33.1	31.9	31.4	30.4	34.0	34.3	33.5	32.7	36.4
55 ～ 64 岁	46.7	46.8	48.2	45.4	46.4	46.5	47.2	44.3	48.3
65 岁及以上	58.4	60.7	63.6	59.5	58.0	55.7	57.5	53.2	56.8
文化程度别两周患病率 (%)									
文盲半文盲	49.8	52.9	54.8	50.5	52.8	48.4	53.2	46.8	46.9
小学	44.4	48.0	49.9	46.2	47.5	42.0	45.2	41.3	40.4
初中	33.8	37.3	38.8	36.8	35.9	30.2	30.1	29.9	30.6
高中、技校	29.5	30.9	32.4	31.4	28.0	26.6	28.5	27.2	24.1
中专	27.7	29.7	28.5	31.7	29.1	22.5	19.8	24.3	23.7
大专	20.8	21.6	20.5	23.5	21.0	17.9	17.6	18.3	17.9
大学及以上	18.9	19.3	18.0	21.7	19.3	16.5	17.4	17.2	14.9
医疗保障形式别两周患病率 (%)									
城镇职工基本医保	35.7	35.7	34.6	39.3	33.7	35.1	32.6	37.7	38.8
城乡居民合作医疗	31.5	30.6	31.3	27.7	32.4	32.1	33.2	31.5	32.0
其他社会医疗保险	28.5	28.2	26.0	32.5	34.2	30.9	32.5	37.9	18.5
无社保	22.2	20.3	19.0	20.3	22.1	25.5	23.8	24.4	29.2
就业状况别两周患病率 (%)									
在岗	27.5	23.4	21.3	21.9	27.3	31.4	31.1	29.7	33.0
离退休	55.5	55.5	57.8	54.9	52.4	55.4	53.6	54.9	58.8
学生	9.7	9.7	9.1	9.8	10.3	9.7	10.5	8.9	9.9
失业	41.2	37.8	38.0	35.1	40.1	46.6	43.9	42.7	52.9
无业	45.6	45.5	49.9	41.5	44.7	45.8	47.3	45.9	44.3

资料来源：2018 年国家卫生服务调查。

9-4-1 调查地区居民疾病别两周患病率（‰）

指标名称	合计			城市			农村		
	2008	2013	2018	2008	2013	2018	2008	2013	2018
传染病计	2.1	1.0	1.3	1.7	0.9	1.4	2.2	1.0	1.2
寄生虫病计	0.1	0.1	0.1	0.0	0.0	0.1	0.1	0.1	0.0
恶性肿瘤计	1.4	1.7	2.8	2.2	2.2	3.2	1.1	1.3	2.5
良性肿瘤计	0.8	0.5	0.9	1.0	0.5	0.8	0.7	0.5	1.0
内分泌、营养和代谢疾病计	7.4	28.4	41.7	17.8	41.5	53.6	3.7	15.9	28.7
其中：糖尿病	6.0	26.5	36.5	15.5	38.8	47.1	2.6	14.8	24.9
血液、造血器官疾病	1.4	0.8	1.9	1.0	0.7	1.8	1.6	0.9	1.9
精神病小计	1.3	1.5	3.5	1.7	1.7	3.7	1.2	1.4	3.4
神经系病计	3.4	2.7	6.9	3.1	3.0	7.2	3.5	2.5	6.5
眼及附器疾病	1.6	1.3	3.0	2.0	1.5	3.4	1.4	1.1	2.7
耳和乳突疾病	0.5	0.4	1.1	0.6	0.4	1.2	0.5	0.3	1.1
循环系统疾病	50.3	116.8	154.3	91.7	144.2	168.0	35.6	90.7	139.3
其中：心脏病	10.7	10.2	19.2	20.4	12.8	20.6	7.2	7.7	17.7
高血压	31.4	98.9	117.7	60.8	123.2	131.6	20.9	75.8	102.4
脑血管病	5.8	6.1	13.0	7.7	6.3	11.4	5.2	5.9	14.8
呼吸系统疾病	47.8	41.3	74.6	40.5	42.4	68.8	50.4	40.2	80.9
其中：急上呼感染	38.0	34.4	61.6	30.8	35.3	56.0	40.6	33.6	67.7
肺炎	1.1	0.6	0.9	0.8	0.6	0.9	1.2	0.7	1.0
老慢支	4.1	2.7	4.0	3.3	2.4	3.6	4.4	2.9	4.5
消化系统疾病	26.4	15.0	35.8	20.6	14.1	31.4	28.5	15.8	40.8
其中：急性胃炎	13.6	7.5	17.4	8.6	6.9	14.8	15.4	8.0	20.3
肝硬化	0.6	0.4	1.1	0.8	0.5	1.1	0.6	0.3	1.1
胆囊疾病	2.8	1.6	2.7	2.4	1.6	2.2	3.0	1.7	3.3
泌尿生殖系病	6.6	5.2	10.3	5.7	5.6	9.6	6.9	4.9	11.1
妊娠、分娩病及产褥期并发症	0.1	0.1	0.4	0.1	0.1	0.4	0.1	0.1	0.4
皮肤皮下组织病	3.0	2.1	6.5	2.7	2.1	6.6	3.1	2.0	6.5
肌肉、骨骼结缔组织病	25.0	16.5	36.8	21.1	15.2	30.3	26.4	17.7	44.0
其中：类风湿性关节炎	7.6	4.1	6.3	4.8	3.5	4.9	8.6	4.6	7.9
先天异常	0.1	0.1	0.2	0.2	0.1	0.2	0.1	0.2	0.2
围生期疾病	0.0	0.0	0.0	0.0	0.0	0.1	0.0	0.0	0.0
损伤和中毒	5.6	4.2	4.1	4.4	3.9	3.4	6.0	4.5	4.8
其他	0.6	0.6	6.9	0.6	0.7	6.9	0.6	0.4	6.9
不详	3.1	1.1	3.5	3.5	1.4	3.4	2.9	0.9	3.7

资料来源：国家卫生服务调查。

9-4-2 2018年调查地区居民疾病别两周患病率（‰）

指标名称	合计	城市				农村			
		小计	东	中	西	小计	东	中	西
传染病计	1.3	1.4	1.4	1.1	1.6	1.2	1.4	0.9	1.4
寄生虫病计	0.1	0.1	0.0	0.0	0.1	0.0		0.1	0.1
恶性肿瘤计	2.8	3.2	3.5	3.1	2.8	2.5	2.9	3.0	1.7
良性肿瘤计	0.9	0.8	0.7	0.9	0.9	1.0	1.0	1.1	1.0
内分泌、营养和代谢疾病计	41.7	53.6	60.9	55.0	42.8	28.7	37.5	31.0	19.9
其中：糖尿病	36.5	47.1	53.7	49.3	36.5	24.9	33.0	27.5	16.5
血液、造血器官疾病计	1.9	1.8	1.5	1.4	2.6	1.9	1.6	2.0	2.0
精神病小计	3.5	3.7	3.7	3.6	3.7	3.4	4.0	3.0	3.3
神经系病计	6.9	7.2	6.9	7.8	6.9	6.5	6.1	6.2	7.2
眼及附器疾病	3.0	3.4	3.3	3.3	3.5	2.7	3.0	2.2	2.9
耳和乳突疾病	1.1	1.2	1.2	1.1	1.3	1.1	1.3	1.2	0.9
循环系统疾病	154.3	168.0	191.3	183.5	123.0	139.3	159.1	156.3	109.0
其中：心脏病	19.2	20.6	20.8	25.8	15.4	17.7	17.6	22.1	13.8
高血压	117.7	131.6	155.6	139.1	93.4	102.4	124.0	110.2	79.2
脑血管病	13.0	11.4	10.5	14.8	9.1	14.8	13.2	20.3	11.0
呼吸系统疾病	74.6	68.8	57.0	59.4	93.2	80.9	76.0	73.1	91.6
其中：急上呼感染	61.6	56.0	46.5	47.8	76.2	67.7	64.7	60.2	76.7
肺炎	0.9	0.9	0.9	0.8	1.0	1.0	0.8	1.1	1.2
老慢支	4.0	3.6	2.2	3.0	5.9	4.5	3.5	4.2	5.5
消化系统疾病	35.8	31.4	27.1	27.4	40.7	40.8	36.5	37.1	47.2
其中：急性胃炎	17.4	14.8	12.9	11.0	20.9	20.3	19.4	17.9	23.0
肝硬化	1.1	1.1	1.3	1.0	1.1	1.1	0.8	1.6	1.0
胆囊疾病	2.7	2.2	1.3	2.5	3.1	3.3	1.6	2.4	5.4
泌尿生殖系病	10.3	9.6	8.8	9.6	10.7	11.1	9.3	11.0	12.5
妊娠、分娩病及产褥期并发症	0.4	0.4	0.4	0.4	0.5	0.4	0.5	0.3	0.4
皮肤皮下组织病	6.5	6.6	6.1	6.5	7.4	6.5	6.6	6.2	6.6
肌肉、骨骼结缔组织病	36.8	30.3	25.5	29.5	37.1	44.0	36.3	37.8	55.4
其中：类风湿性关节炎	6.3	4.9	3.2	4.4	7.4	7.9	5.8	7.0	10.4
先天异常	0.2	0.2	0.2	0.2	0.2	0.2	0.3	0.3	0.1
围生期疾病	0.0	0.1	0.1	0.0	0.0	0.0	0.0		0.0
损伤和中毒	4.1	3.4	3.0	3.2	4.1	4.8	5.0	4.7	4.8
其他	6.9	6.9	6.1	6.0	8.7	6.9	5.1	6.4	8.6
不详	3.5	3.4	2.5	2.6	5.2	3.7	3.6	3.4	4.1

资料来源：2018 年国家卫生服务调查。

9-5-1 调查地区居民慢性病患病率（‰）

指标名称	合计			城市			农村		
	2008	2013	2018	2008	2013	2018	2008	2013	2018
慢性病患病率									
按人数计算	157.4	245.2	342.9	205.3	263.2	334.9	140.4	227.2	352.1
分性别慢性病患病率									
男性	177.3	310.0	336.1	266.2	355.2	336.0	147.0	266.2	336.3
女性	222.5	350.5	349.3	298.6	377.4	333.8	194.4	322.7	367.5
年龄别慢性病患病率									
0～4岁	6.4			7.9			6.1		
5～14岁	8.7			7.0			9.0		
15～24岁	20.2	14.4	36.6	15.1	17.0	34.5	21.7	12.2	38.7
25～34岁	51.3	38.3	70.7	35.6	38.4	62.0	57.5	38.2	82.9
35～44岁	121.7	115.0	150.6	105.0	111.6	128.5	127.3	118.4	180.0
45～54岁	259.5	235.4	312.6	272.7	241.6	291.5	254.0	230.0	332.9
55～64岁	419.9	389.0	483.9	522.5	410.5	481.5	379.7	367.8	486.5
65岁及以上	645.4	539.9	623.3	851.8	589.8	642.9	523.9	481.7	600.0
疾病别慢性病患病率									
传染病计	2.7	2.3	2.8	1.7	2.2	2.5	3.1	2.3	3.2
寄生虫病计	0.1	0.4	0.2	0.1	0.3	0.1	0.1	0.4	0.2
恶性肿瘤计	2.0	2.9	5.1	3.3	3.5	5.6	1.5	2.3	4.6
良性肿瘤计	1.2	1.1	1.9	1.8	1.2	1.8	1.0	1.0	2.1
内分泌、营养和代谢疾病计	12.9	39.1	62.5	31.4	54.6	77.1	6.3	23.6	45.6
其中：糖尿病	10.7	35.1	53.1	27.5	48.9	65.6	4.8	21.3	38.8
血液、造血器官疾病	2.0	2.1	3.9	1.6	1.9	3.4	2.2	2.2	4.4
精神病小计	2.1	3.0	6.2	2.3	3.1	5.6	2.0	3.0	6.8
神经系病计	4.2	4.3	8.4	4.0	4.5	8.6	4.2	4.2	8.1
眼及附器疾病	2.7	2.8	3.7	4.0	3.0	3.8	2.2	2.5	3.6
耳和乳突疾病	0.5	0.3	0.9	0.5	0.3	0.9	0.5	0.3	0.9
循环系统疾病	85.5	180.3	251.0	153.3	203.7	256.3	61.5	156.8	244.9
其中：心脏病	17.6	22.1	39.0	34.4	25.9	40.2	11.7	18.3	37.6
高血压	54.9	142.5	181.4	100.8	161.8	188.6	38.5	123.1	173.1
脑血管病	9.7	12.2	22.9	13.6	12.1	19.5	8.3	12.3	26.7
呼吸系统疾病	14.7	15.6	26.1	15.7	15.8	24.6	14.3	15.5	27.9
其中：老慢支	6.9	7.2	9.6	6.6	6.2	8.2	7.1	8.1	11.1
消化系统疾病	24.5	24.9	43.8	21.9	23.7	37.1	25.5	26.1	51.5
其中：急性胃炎	10.7	12.0	20.0	7.9	10.8	16.6	11.7	13.2	23.8
肝硬化	1.2	1.3	3.2	1.5	1.5	2.9	1.0	1.1	3.5
胆囊疾病	5.1	5.0	7.8	5.0	4.9	6.7	5.2	5.1	9.1
泌尿生殖系病	9.3	10.3	16.3	9.4	10.5	14.7	9.3	10.1	18.1
妊娠、分娩病及产褥期并发症	0.0	0.0	0.1	0.0	0.0	0.1	0.0	0.0	0.2
皮肤皮下组织	1.3	1.3	2.9	1.3	1.3	2.7	1.3	1.3	3.0
肌肉、骨骼结缔组织	31.0	37.3	58.6	27.4	34.3	45.9	32.3	40.3	73.3
其中：类风湿性关节炎	10.2	9.7	11.6	7.2	8.0	8.3	11.3	11.4	15.3
先天异常	0.4	0.4	0.5	0.5	0.3	0.4	0.4	0.5	0.5
围生期疾病	0.0	0.0	0.0			0.0	0.1	0.0	0.0
损伤和中毒	1.4	1.3	1.0	1.4	1.4	0.7	1.4	1.2	1.2
其他	0.3	1.0	3.5	0.2	1.1	3.4	0.3	1.0	3.5

资料来源：国家卫生服务调查。2013、2018年系15岁以上慢性病患病率。此表除疾病别慢性病患病率为按例数计算外，其他慢性病患病率均按人数计算。

9-5-2　2018年调查地区15岁及以上居民慢性病患病率（‰）

指标名称	合计	城市				农村			
		小计	东	中	西	小计	东	中	西
慢性病患病率									
按人数计算	342.9	334.9	328.1	346.8	331.8	352.1	338.9	375.0	341.5
分性别慢性病患病率									
男性	336.1	336.0	329.6	356.2	324.2	336.3	327.1	362.3	320.5
女性	349.3	333.8	326.7	338.1	338.8	367.5	350.4	387.0	362.6
年龄别慢性病患病率									
0～4岁									
5～14岁									
15～24岁	36.6	34.5	28.0	27.5	48.0	38.7	36.3	40.9	38.6
25～34岁	70.7	62.0	55.1	58.9	75.6	82.9	56.2	89.6	98.5
35～44岁	150.6	128.5	110.5	137.4	144.2	180.0	136.8	187.8	203.0
45～54岁	312.6	291.5	277.6	299.0	299.1	332.9	301.3	337.6	353.0
55～64岁	483.9	481.5	482.1	489.6	471.6	486.5	474.2	495.1	488.5
65岁及以上	623.3	642.9	650.8	646.3	628.7	600.0	594.9	614.3	588.8
疾病别慢性病患病率									
传染病计	2.8	2.5	1.7	1.8	4.1	3.2	1.9	3.3	4.3
寄生虫病计	0.2	0.1	0.0	0.4	0.0	0.2	0.0	0.5	0.1
恶性肿瘤计	5.1	5.6	6.0	5.6	5.0	4.6	5.5	5.5	3.2
良性肿瘤计	1.9	1.8	1.6	1.7	2.3	2.1	1.8	2.5	2.0
内分泌、营养、代谢及免疫	62.5	77.1	82.8	79.4	67.2	45.6	55.1	50.4	34.0
其中：糖尿病	53.1	65.6	70.0	68.9	56.3	38.8	48.2	43.0	27.8
血液、造血器官疾病计	3.9	3.4	2.4	3.0	5.2	4.4	2.5	4.5	5.7
精神病小计	6.2	5.6	4.9	5.5	6.8	6.8	6.4	7.3	6.8
神经系病计	8.4	8.6	8.0	9.2	8.7	8.1	7.1	9.4	7.8
眼及附器疾病	3.7	3.8	3.6	3.3	4.4	3.6	3.2	3.5	4.0
耳和乳突疾病	0.9	0.9	0.8	0.7	1.3	0.9	0.7	1.2	0.9
循环系统疾病	251.0	256.3	264.8	284.1	217.3	244.9	253.6	278.0	208.0
其中：心脏病	39.0	40.2	35.7	51.2	35.1	37.6	35.1	47.5	30.5
高血压	181.4	188.6	205.6	200.2	154.5	173.1	190.4	185.1	148.8
脑血管病	22.9	19.5	16.7	23.9	18.8	26.7	21.0	38.5	20.4
呼吸系统疾病	26.1	24.6	18.7	21.6	35.4	27.9	21.0	26.9	34.1
其中：老慢支	9.6	8.2	5.1	6.7	13.9	11.1	7.7	10.8	14.2
消化系统疾病	43.8	37.1	29.8	34.1	49.7	51.5	39.5	51.0	61.2
其中：急性胃炎	20.0	16.6	13.2	12.8	25.0	23.8	19.3	22.3	28.6
肝硬化	3.2	2.9	2.6	2.8	3.4	3.5	3.0	4.7	2.9
胆囊疾病	7.8	6.7	4.5	7.6	8.7	9.1	4.5	8.2	13.6
泌尿生殖系病	16.3	14.7	12.4	15.0	17.4	18.1	13.3	20.6	19.5
妊娠、分娩病及产褥期并发症	0.1	0.1	0.0	0.0	0.1	0.2	0.0	0.2	0.4
皮肤皮下组织	2.9	2.7	2.4	2.8	3.1	3.0	3.0	3.1	3.0
肌肉、骨骼结缔组织	58.6	45.9	35.0	44.7	61.4	73.3	49.4	75.3	89.9
其中：类关节炎	11.6	8.3	5.3	7.3	13.2	15.3	9.2	14.6	20.8
先天异常	0.5	0.4	0.4	0.5	0.5	0.5	0.4	0.7	0.5
围生期疾病	0.0	0.0	0.0			0.0	0.0		
损伤和中毒	1.0	0.7	0.5	0.9	1.0	1.2	1.0	1.4	1.2
其他	3.5	3.4	2.5	3.2	4.8	3.5	2.5	4.6	3.4

资料来源：2018年国家卫生服务调查。此表除疾病别慢性病患病率为按例数计算外，其他慢性病患病率均按人数计算。

9-6-1　城市7岁以下儿童身体发育情况

年龄	男性				女性			
	体重（千克）		身高（厘米）		体重（千克）		身高（厘米）	
	平均值	标准差	平均值	标准差	平均值	标准差	平均值	标准差
0～3天	3.33	0.39	50.4	1.7	3.24	0.39	49.7	1.7
1月	5.11	0.65	56.8	2.4	4.73	0.58	55.6	2.2
2月	6.27	0.73	60.5	2.3	5.75	0.68	59.1	2.3
3月	7.17	0.78	63.3	2.2	6.56	0.73	62.0	2.1
4月	7.76	0.86	65.7	2.3	7.16	0.78	64.2	2.2
5月	8.32	0.95	67.8	2.4	7.65	0.84	66.1	2.3
6月	8.75	1.03	69.8	2.6	8.13	0.93	68.1	2.4
8月	9.35	1.04	72.6	2.6	8.74	0.99	71.1	2.6
10月	9.92	1.09	75.5	2.6	9.28	1.01	73.8	2.7
12月	10.49	1.15	78.3	2.9	9.80	1.05	76.8	2.8
15月	11.04	1.23	81.4	3.1	10.43	1.14	80.2	3.0
18月	11.65	1.31	84.0	3.2	11.01	1.18	82.9	3.1
21月	12.39	1.39	87.3	3.4	11.77	1.30	86.0	3.3
2岁	13.19	1.48	91.2	3.8	12.60	1.48	89.9	3.8
2.5岁	14.28	1.64	95.4	3.9	13.73	1.63	94.3	3.8
3岁	15.31	1.75	98.9	3.8	14.80	1.69	97.6	3.8
3.5岁	16.33	1.97	102.4	4.0	15.83	1.86	101.3	3.8
4岁	17.37	2.03	106.0	4.1	16.84	2.02	104.9	4.1
4.5岁	18.55	2.27	109.5	4.4	18.01	2.22	108.7	4.3
5岁	19.90	2.61	113.1	4.4	18.93	2.45	111.7	4.4
5.5岁	21.16	2.82	116.4	4.5	20.27	2.73	115.4	4.5
6～7岁	22.51	3.21	120.0	4.8	21.55	2.94	118.9	4.6

资料来源：《2005年中国九市7岁以下儿童体格发育调查研究资料》。

9-6-2　农村7岁以下儿童身体发育情况

年龄	男性				女性			
	体重（千克）		身高（厘米）		体重（千克）		身高（厘米）	
	平均值	标准差	平均值	标准差	平均值	标准差	平均值	标准差
0～3天	3.32	0.40	50.4	1.7	3.19	0.39	49.8	1.7
1月	5.12	0.73	56.6	2.5	4.79	0.61	55.6	2.2
2月	6.29	0.75	60.5	2.4	5.75	0.72	59.0	2.4
3月	7.08	0.82	63.0	2.3	6.51	0.76	61.7	2.2
4月	7.63	0.89	65.0	2.2	7.08	0.83	63.6	2.3
5月	8.15	0.93	67.0	2.2	7.54	0.91	65.5	2.4
6月	8.57	1.01	69.2	2.5	7.98	0.94	67.6	2.5
8月	9.18	1.07	72.1	2.6	8.54	1.05	70.5	2.7
10月	9.65	1.10	74.7	2.8	9.00	1.04	73.2	2.7
12月	10.11	1.15	77.5	2.8	9.44	1.12	75.8	2.8
15月	10.59	1.20	80.2	3.1	9.97	1.13	78.9	3.1
18月	11.21	1.25	82.8	3.2	10.63	1.20	81.7	3.3
21月	11.82	1.36	85.8	3.4	11.21	1.27	84.4	3.3
2岁	12.65	1.43	89.5	3.8	12.04	1.38	88.2	3.7
2.5岁	13.81	1.60	93.7	3.8	13.18	1.52	92.4	3.7
3岁	14.65	1.65	97.2	3.9	14.22	1.66	96.2	3.9
3.5岁	15.51	1.77	100.5	4.0	15.09	1.82	99.5	4.2
4岁	16.49	1.95	103.9	4.4	15.99	1.89	103.1	4.1
4.5岁	17.47	2.18	107.4	4.3	16.84	2.07	106.2	4.5
5岁	18.46	2.32	110.7	4.5	17.85	2.35	109.7	4.6
5.5岁	19.58	2.72	113.6	4.7	18.83	2.49	112.7	4.7
6～7岁	20.79	2.89	117.4	5.0	20.11	2.87	116.5	5.0

资料来源：《2005年中国九市7岁以下儿童体格发育调查研究资料》。

9-6-3 青少年身体发育情况

年龄（岁）	男性				女性			
	平均体重（千克）		平均身高（厘米）		平均体重（千克）		平均身高（厘米）	
	2002	2012	2002	2012	2002	2012	2002	2012
城市								
7	24.8	26.2	124.0	126.0	23.2	24.5	122.6	124.4
8	27.2	29.7	129.0	131.4	26.0	28.0	128.3	130.5
9	30.4	33.1	134.4	136.1	28.6	31.4	133.5	136.0
10	33.8	37.3	139.6	141.7	32.8	34.5	139.9	141.4
11	37.4	41.8	144.9	147.5	36.7	40.1	145.8	148.5
12	40.5	45.2	149.5	153.3	40.5	43.9	150.5	152.8
13	44.9	50.6	156.6	160.0	44.5	47.5	154.5	156.6
14	49.4	56.2	162.0	165.6	47.2	50.5	157.2	158.6
15	55.2	57.7	167.6	167.7	50.8	51.5	158.3	158.8
16	57.2	60.4	168.4	170.1	52.2	52.9	158.8	159.6
17	58.7	61.7	170.2	171.0	51.9	52.7	158.6	159.3
18	60.9	63.6	170.8	169.5	51.9	54.9	158.8	159.9
19	61.2	65.3	170.4	171.3	51.8	55.8	159.6	161.8
农村								
7	21.7	24.9	119.6	123.9	20.6	23.7	118.2	122.6
8	23.9	27.4	124.6	128.7	22.9	26.6	123.8	128.0
9	26.1	30.8	129.1	133.3	25.4	29.0	128.8	133.1
10	28.6	34.0	134.2	138.4	28.2	33.1	134.3	139.2
11	31.9	37.8	139.2	144.0	31.8	36.3	140.0	144.4
12	35.4	41.8	144.5	149.6	35.8	41.0	145.4	149.8
13	39.3	46.3	149.9	155.9	40.5	44.8	150.1	153.5
14	45.1	50.7	157.2	161.3	44.1	47.7	153.2	156.0
15	48.6	54.0	161.4	165.2	46.7	50.0	154.8	156.9
16	53.0	56.3	165.2	166.8	49.2	50.8	156.0	157.5
17	54.9	58.0	166.3	168.3	51.2	51.6	157.0	158.1
18	56.8	59.0	167.2	167.9	51.7	52.6	157.5	157.2
19	58.8	61.8	168.3	167.2	52.3	52.6	157.0	156.9

资料来源：2002 年、2012 年中国居民营养与健康监测。

9-7-1 城乡居民每人每日营养素摄入量

营养素名称	合计			城市			农村		
	1992	2002	2012	1992	2002	2012	1992	2002	2012
能量（卡）	2328.3	2250.5	2172.1	2394.6	2134.0	2052.6	2294.0	2295.5	2286.4
蛋白质（克）	68.0	65.9	64.5	75.1	69.0	65.4	64.3	64.6	63.6
脂肪（克）	58.3	76.2	79.9	77.7	85.5	83.8	48.3	72.7	76.2
碳水化合物（克）	378.4	321.2	300.8	340.5	268.3	261.1	397.9	341.6	338.8
膳食纤维（克）	13.3	12.0	10.8	11.6	11.1	10.8	14.1	12.4	10.9
视黄醇当量（微克）	476.0	469.2	443.5	605.5	547.2	514.5	409.0	439.1	375.4
硫胺素（毫克）	1.2	1.0	0.9	1.1	1.0	0.9	1.2	1.0	1.0
核黄素（毫克）	0.8	0.8	0.8	0.9	0.9	0.8	0.7	0.7	0.7
维生素E（毫克）		35.6	35.9		37.3	37.5		35.0	34.3
钾（毫克）		1700.1	1616.9		1722.4	1660.7		1691.5	1574.3
钠（毫克）		6268.2	5702.7		6007.7	5858.8		6368.8	5554.6
钙（毫克）	405.4	388.8	366.1	457.9	438.6	412.4	378.2	369.6	321.4
铁（毫克）	23.4	23.2	21.5	25.5	23.7	21.9	22.4	23.1	21.2
锌（毫克）		11.3	10.7		11.5	10.6		11.2	10.8
硒（毫克）		39.9	44.6		46.5	47.0		37.4	42.2

资料来源：1992 年全国营养调查，2002、2012 年中国居民营养与健康监测。

9-7-2 城乡居民膳食结构（%）

食物分类	合计		城市		农村	
	2002	2012	2002	2012	2002	2012
能量的食物来源						
谷类	57.9	53.1	48.5	47.1	61.5	58.8
动物性食物类	12.6	15.0	17.6	17.6	10.7	12.5
其他	29.5	31.9	33.9	35.3	27.8	28.7
能量的营养素来源						
蛋白质	11.8	12.1	13.1	12.9	11.3	11.2
脂肪	29.6	32.9	35.0	36.1	27.5	29.7
碳水化合物	58.6	55.0	51.9	51.0	61.2	59.1
蛋白质的食物来源						
谷类	52.0	47.3	40.7	39.7	56.5	54.6
豆类	7.5	5.4	7.3	6.3	7.6	4.5
动物性食物类	25.1	30.7	35.8	36.2	21.0	25.4
其他	15.4	16.6	16.2	17.8	14.9	15.5
脂肪的食物来源						
动物性食物	39.2	35.9	36.2	34.3	40.4	37.4
植物性食物	60.8	64.1	63.8	65.7	59.6	62.6

资料来源：2002、2012年中国居民营养与健康监测。

9-7-3 城乡居民每人每日食物摄入量（克）

食物分类	合计			城市			农村		
	1992	2002	2012	1992	2002	2012	1992	2002	2012
米及其制品	226.7	238.3	177.7	223.1	217.8	130.8	255.8	246.2	222.7
面及其制品	178.7	140.2	142.8	165.3	131.9	134.7	189.1	143.5	150.4
其他谷类	34.5	23.6	16.8	17.0	16.3	15.9	40.9	26.4	17.6
薯类	86.6	49.1	35.8	46.0	31.9	28.4	108.0	55.7	42.8
干豆类	3.3	4.2	3.3	2.3	2.6	2.9	4.0	4.8	3.7
豆制品	7.9	11.8	10.9	11.0	12.9	12.4	6.2	11.4	9.4
深色蔬菜	102.0	90.8	89.4	98.1	88.1	104.8	107.1	91.8	74.7
浅色蔬菜	208.3	185.4	180.0	221.2	163.8	178.5	199.6	193.8	181.4
腌菜	9.7	10.2	3.9	8.0	8.4	4.8	10.8	10.9	3.1
水果	49.2	45.0	40.7	80.1	69.4	48.8	32.0	35.6	32.9
坚果	3.1	3.8	3.8	3.4	5.4	4.7	3.0	3.2	2.8
奶及其制品	14.9	26.5	24.7	36.1	65.8	37.8	3.8	11.4	12.1
蛋及其制品	16.0	23.7	24.3	29.4	33.2	29.5	8.8	20.0	19.4
畜禽类	58.9	78.6	89.7	100.5	104.5	98.5	37.6	68.7	81.2
鱼虾类	27.5	29.6	23.7	44.2	44.9	32.4	19.2	23.7	15.4
植物油	22.4	32.9	37.3	32.4	40.2	41.0	17.1	30.1	33.7
动物油	7.1	8.7	4.8	4.5	3.8	2.1	8.5	10.6	7.3
糕点类		9.2	7.4		17.2	8.3		6.2	6.6
淀粉及糖	4.7	4.4	6.4	7.7	5.2	7.0	3.0	4.1	5.9
食盐	13.9	12.0	10.5	13.3	10.9	10.3	13.9	12.4	10.7
酱油	12.6	8.9	7.9	15.9	10.6	9.1	10.6	8.2	6.8
酒类	2.2		2.1	2.9		2.2	1.8		2.0
其他	11.5			20.6			6.6		

资料来源：1992 年全国营养调查，2002、2012 年中国居民营养与健康监测。

十、疾病控制与公共卫生

简要说明

一、本章主要介绍全国及31个省、自治区、直辖市疾病控制与公共卫生情况，包括法定报告传染病发病率及死亡率，高血压病患病率和治疗率，恶性肿瘤死亡率，血吸虫病、寄生虫病和地方病防治情况，农村改水和改厕进展情况等。

二、传染病发病率、死亡率、病死率数据来源于法定报告传染病统计年报资料；血吸虫病、寄生虫和地方病防治情况来源于寄生虫和地方病统计年报资料；农村改厕情况来源于爱卫会农村改厕统计年报资料；高血压病患病率和治疗率来源于《2002年中国居民营养与健康状况调查报告》和《2015年中国居民营养与慢性病状况报告》；恶性肿瘤死亡率来源于1973～1975年、1990～1992年、2004～2005年《中国恶性肿瘤死亡抽样回顾调查》。

三、随着新的传染性疾病的出现和流行，甲、乙类法定报告传染病病种有所调整。1989年及以前法定报告传染病包括鼠疫、副霍乱、白喉、流脑、百日咳、猩红热、麻疹、流感、痢疾、伤寒和副伤寒、病毒性肝炎、脊髓灰质炎、乙脑、疟疾、黑热病、森林脑炎、恙虫病、出血热和钩端螺旋体病19种。根据1989年颁布的《中华人民共和国传染病防治法》，1990～1995年甲、乙类法定报告传染病包括鼠疫、霍乱、病毒性肝炎、痢疾、伤寒和副伤寒、艾滋病、淋病、梅毒、脊髓灰质炎、麻疹、百日咳、白喉、流脑、猩红热、流行性出血热、狂犬病、钩端螺旋体病、布鲁氏菌病、炭疽、流行性和地方性斑疹伤寒、流行性乙型脑炎、黑热病、疟疾、登革热25种。1996年乙类传染病增加新生儿破伤风和肺结核；2002年增加HIV感染者；2003年增加传染性非典型肺炎；2005年增加血吸虫病和人禽流感；2009年增加甲型H1N1流感；2013年乙类传染病增加人感染H7N9禽流感，甲型H1N1流感从乙类调整至丙类。

四、建国初期及20世纪60年代末至70年代初期，各地疫情报告系统不够健全，传染病发病和死亡漏报情况比较严重。

五、本章“农村总户数”仅用于计算农村卫生厕所普及率。

主要指标解释

甲乙类法定报告传染病发病率　是指某年某地区每10万人口中甲、乙类法定报告传染病发病数。即法定报告传染病发病率＝甲、乙类法定报告传染病发病数/人口数×100000。

甲乙类法定报告传染病死亡率　是指某年某地区每10万人口中甲、乙类法定报告传染病死亡数。即法定报告传染病死亡率＝甲、乙类法定报告传染病死亡数/人口数×100000。

1岁儿童免疫接种率　是指按照儿童免疫程序进行合格接种的人数占全部应接种人数的百分比。

大骨节病临床Ⅰ度以上病人数　是指年底实有Ⅰ度以上病人总数及病人总数中12岁以下病人数。

碘缺乏病消除县数　是指通过国家评估组评估达到消除标准的县数。

地方性砷中毒（水型）轻病区　0.05mg/L＜水砷含量≤0.2mg/L，患病率＜10%的病区村。

地方性砷中毒（水型）中病区　0.2mg/L＜水砷含量≤0.5mg/L，患病率在10%～30%的病区村。

地方性砷中毒（水型）重病区　水砷含量＞0.5mg/L以上，患病率＞30%的病区村。

卫生厕所普及率　是指符合农村户厕卫生标准的累计卫生厕所数占当地农村总户数的百分比。卫生厕所的标准是：厕所有墙、有顶，厕坑及贮粪池不渗漏，厕内清洁，无蝇蛆，基本无臭，贮粪池密闭有盖，粪便及时清除并进行无害化处理。

无害化卫生厕所普及率　即累计卫生厕所户数（“合计”－“其他”）/农村总户数×100%。

10-1-1　2019年甲乙类法定报告传染病发病数及死亡数排序

顺位	发　病		死　亡	
	疾病名称	发病人数	疾病名称	死亡人数
1	病毒性肝炎	1286691	艾滋病	20999
2	肺结核	775764	肺结核	2990
3	梅毒	535819	病毒性肝炎	575
4	淋病	117938	狂犬病	276
5	细菌性和阿米巴性痢疾	81075	流行性乙型脑炎	13
6	猩红热	81737	流行性出血热	44
7	艾滋病	71204	梅毒	42
8	布鲁氏菌病	44036	流行性脑脊髓膜炎	6
9	百日咳	30027	疟疾*	19
10	流行性出血热	9596	新生儿破伤风	5
11	伤寒和副伤寒	9274	炭疽	1
12	登革热	22188	百日咳	2
13	麻疹	2974	伤寒和副伤寒	0
14	疟疾*	2487	淋病	0
15	流行性乙型脑炎	416	细菌性和阿米巴性痢疾	1
16	狂犬病	290	登革热	3
17	炭疽	297	麻疹	0
18	钩端螺旋体病	214	钩端螺旋体病	2
19	血吸虫病	113	人感染 H7N9 禽流感	1
20	流行性脑脊髓膜炎	111	猩红热	0
21	新生儿破伤风	65	布鲁氏菌病	1
22	霍乱	16	血吸虫病	0
23	人感染 H7N9 禽流感	1	霍乱	0
24	鼠疫	5	鼠疫	1
25	传染性非典型肺炎	0	传染性非典型肺炎	0
26	脊髓灰质炎	0	脊髓灰质炎	0
27	人感染高致病性禽流感	0	人感染高致病性禽流感	0
28	白喉	0	白喉	0

注：* 疟疾数据系按照终审日期以及按照报告地区统计的中国籍病例。下表同。

10-1-2　2019年甲乙类法定报告传染病发病率、死亡率排序

顺位	发　病		死　亡	
	疾病名称	发病率（1/10万）	疾病名称	死亡率（1/10万）
1	病毒性肝炎	92.13	艾滋病	1.50
2	肺结核	55.55	肺结核	0.21
3	梅毒	38.37	病毒性肝炎	0.04
4	淋病	8.45	狂犬病	0.02
5	细菌性和阿米巴性痢疾	5.81	流行性乙型脑炎	0.00
6	猩红热	5.85	流行性出血热	0.00
7	艾滋病	5.10	梅毒	0.00
8	布鲁氏菌病	3.15	流行性脑脊髓膜炎	0.00
9	百日咳	2.15	疟疾*	0.00
10	流行性出血热	0.69	新生儿破伤风	0.00
11	伤寒和副伤寒	0.66	炭疽	0.00
12	登革热	1.59	淋病	
13	麻疹	0.21	细菌性和阿米巴性痢疾	0.00
14	疟疾*	0.18	百日咳	0.00
15	流行性乙型脑炎	0.03	伤寒和副伤寒	
16	狂犬病	0.02	登革热	0.00
17	炭疽	0.02	麻疹	
18	钩端螺旋体病	0.02	钩端螺旋体病	0.00
19	血吸虫病	0.01	人感染H7N9禽流感	0.00
20	流行性脑脊髓膜炎	0.01	鼠疫	0.00
21	新生儿破伤风	0.00	传染性非典型肺炎	
22	霍乱	0.00	脊髓灰质炎	
23	人感染H7N9禽流感	0.00	人感染高致病性禽流感	
24	鼠疫	0.00	白喉	
25	传染性非典型肺炎		猩红热	
26	脊髓灰质炎		布鲁氏菌病	0.00
27	人感染高致病性禽流感		血吸虫病	
28	白喉		霍乱	

注：新生儿破伤风的报告发病率和报告死亡率单位为‰。

10-1-3 甲乙类法定报告传染病发病率、死亡率

年份	总计		鼠疫		霍乱		病毒性肝炎	
	发病率（1/10万）	死亡率（1/10万）	发病率（1/10万）	死亡率（1/10万）	发病率（1/10万）	死亡率（1/10万）	发病率（1/10万）	死亡率（1/10万）
1950	163.37	6.70	0.68	0.25				
1955	2139.69	18.43	0.01					
1960	2448.35	7.47	0.01	0.01				0.16
1965	3501.36	18.71			0.01		61.84	0.23
1970	7061.86	7.73	0.01				32.23	0.15
1975	5070.27	7.40			0.07		85.15	0.22
1980	2079.79	3.76			4.16	0.03	111.47	0.18
1981	1884.43	3.51			3.84	0.04	106.01	0.21
1982	1532.85	3.16			1.40	0.01	91.57	0.21
1983	1302.95	2.68			1.78	0.01	72.44	0.18
1984	1043.22	2.59			1.63	0.01	67.87	0.20
1985	874.82	2.41			0.63	0.01	76.68	0.22
1986	725.91	1.97			1.04	0.01	97.27	0.20
1987	558.74	1.83			0.52		108.23	0.23
1988	465.89	1.49			0.67	0.01	132.47	0.19
1989	339.26	1.26			0.51		113.11	0.15
1990	297.24	1.17	0.01		0.06		117.57	0.16
1991	284.50	0.87			0.02		116.87	0.14
1992	235.91	0.55			0.04		109.12	0.11
1993	189.49	0.47			0.95	0.01	88.77	0.10
1994	196.12	0.46			2.96	0.03	73.52	0.09
1995	176.37	0.34			0.95	0.01	63.63	0.09
1996	166.10	0.33	0.01		0.31		63.41	0.08
1997	199.29	0.43			0.10		66.05	0.09
1998	204.39	0.41			0.97	0.02	65.78	0.07
1999	204.44	0.41			0.42		71.68	0.06
2000	192.59	0.36	0.02		0.15		64.91	0.07
2001	191.09	0.36	0.01		0.22		65.46	0.06
2002	182.25	0.39	0.01		0.05	0.00	66.10	0.08
2003	192.18	0.48			0.02		68.55	0.08
2004	244.66	0.55	0.00	0.00	0.02	0.00	88.69	0.08
2005	268.31	0.76	0.00	0.00	0.07	0.00	91.42	0.09
2006	266.83	0.81	0.00		0.01	0.00	102.09	0.10
2007	272.39	0.99	0.00		0.01		108.44	0.09
2008	268.01	0.94	0.00	0.00	0.01		106.54	0.08
2009	263.52	1.12	0.00	0.00	0.01		107.30	0.08
2010	238.69	1.07	0.00	0.00	0.01		98.74	0.07
2011	241.44	1.14	0.00	0.00	0.00		102.34	0.06
2012	238.76	1.24	0.00	0.00	0.01		102.48	0.06
2013	225.80	1.20			0.00	0.00	92.45	0.05
2014	226.98	1.19	0.00	0.00	0.00		90.25	0.04
2015	223.60	1.22			0.00		89.47	0.03
2016	215.68	1.31	0.00		0.00		89.11	0.04
2017	222.06	1.42	0.00	0.00	0.00		93.02	0.04
2018	220.51	1.67			0.00		92.15	0.04
2019	220.00	1.79	0.00	0.00	0.00	0.00	92.13	0.04

注：①2005年起，流行性和地方性斑疹伤寒、黑热病调整为丙类传染病；②2009年甲型H1N1流感纳入乙类传染病；③2013年11月1日起，人感染H7N9禽流感纳入法定乙类传染病，甲型H1N1流感从乙类调整至丙类，统一纳入流行性感冒进行监测。

10-1-3 续表1

年份	细菌性和阿米巴性痢疾		伤寒、副伤寒		艾滋病		HIV 感染者	
	发病率（1/10 万）	死亡率（1/10 万）	发病率（1/10 万）	死亡率（1/10 万）	发病率（1/10 万）	死亡率（1/10 万）	发病率（1/10 万）	死亡率（1/10 万）
1950	46.37	1.96	8.17	0.78				
1955	319.42	1.91	8.69	0.19				
1960	438.88	1.88	37.75	0.55				
1965	424.89	0.96	16.06	0.09				
1970	352.15	0.48	9.96	0.03				
1975	1000.70	1.44	9.61	0.03				
1980	568.99	0.52	11.94	0.04				
1981	671.37	0.56	12.72	0.04				
1982	617.23	0.36	14.25	0.04				
1983	482.80	0.30	11.24	0.03				
1984	376.75	0.21	9.75	0.25				
1985	316.72	0.23	8.35	0.02				
1986	299.84	0.25	9.76	0.04				
1987	230.67	0.24	13.02	0.04				
1988	190.06	0.21	14.01	0.03				
1989	132.47	0.14	10.83	0.04				
1990	127.44	0.17	10.32	0.02				
1991	115.58	0.10	10.45	0.03				
1992	79.55	0.06	7.91	0.01				
1993	54.50	0.04	7.51	0.01				
1994	74.84	0.02	7.75					
1995	73.30	0.04	6.10	0.01				
1996	66.31	0.03	5.61	0.01				
1997	59.65	0.03	4.83	0.01	0.01	0.01	0.15	
1998	55.34	0.03	4.80	0.01			0.10	
1999	48.30	0.02	4.08		0.02	0.01	0.18	
2000	40.79	0.01	4.19		0.02	0.01	0.20	
2001	39.86	0.01	5.07		0.04	0.02	0.30	
2002	36.23	0.02	4.47	0.00	0.06	0.02	0.33	
2003	34.52	0.02	4.17		0.08	0.03		
2004	38.30	0.01	3.80	0.00	0.23	0.06	1.02	0.00
2005	34.92	0.01	2.65	0.00	0.43	0.10		
2006	32.36	0.01	1.99	0.00	0.60	0.11	2.42	0.03
2007	27.99	0.01	1.55		0.82	0.30		
2008	23.43	0.00	1.18	0.00	1.10	0.45	3.14	0.24
2009	20.45	0.00	1.28	0.00	1.51	0.52	3.33	0.39
2010	18.90	0.00	1.05	0.00	2.56	0.71	3.42	0.49
2011	17.74	0.00	0.88	0.00	2.92	0.79	3.93	0.64
2012	15.40	0.00	0.89	0.00	3.11	0.86	4.33	0.85
2013	13.83	0.00	1.04	0.00	3.12	0.84		
2014	11.33	0.00	1.02		3.33	0.89	5.46	0.83
2015	10.20	0.00	0.85	0.00	3.69	0.94	6.00	0.89
2016	8.99	0.00	0.80	0.00	3.97	1.03	6.40	6.00
2017	7.93	0.00	0.78	0.00	4.15	1.11		
2018	6.56	0.00	0.78	0.00	4.62	1.35		
2019	5.81	0.00	0.66	0.00	5.10	1.50	7.40	1.53

注：从 2006 年起，艾滋病病死率定义为当年符合治疗标准的感染者和病人中死亡人数所占比例。

10-1-3 续表2

年份	淋病		梅毒		脊髓灰质炎		麻疹	
	发病率（1/10万）	死亡率（1/10万）	发病率（1/10万）	死亡率（1/10万）	发病率（1/10万）	死亡率（1/10万）	发病率（1/10万）	死亡率（1/10万）
1950							44.08	2.85
1955						0.02	701.23	12.24
1960					2.40	0.09	157.51	1.60
1965					4.06	0.08	1265.74	9.19
1970					2.56	0.03	450.47	1.83
1975					0.84	0.02	277.57	1.63
1980					0.76	0.02	114.88	0.50
1981	0.02				0.97	0.02	101.46	0.42
1982	0.05		0.01		0.77	0.02	88.96	0.51
1983	0.09		0.00		0.32	0.01	76.92	0.40
1984	0.18		0.01		0.16		60.42	0.28
1985	0.49		0.02		0.15	0.01	40.37	0.26
1986	2.03		0.03		0.17	0.02	18.97	0.08
1987	4.06		0.08		0.09		9.88	0.02
1988	5.72		0.12		0.06		8.90	0.05
1989	9.93		0.18		0.42	0.01	7.77	0.03
1990	9.49		0.23		0.46	0.01	7.71	0.02
1991	10.09		0.16		0.17	0.01	10.78	0.03
1992	11.53		0.17		0.10		12.10	0.03
1993	14.25		0.17		0.05		10.16	0.03
1994	16.77		0.39		0.02		7.33	0.02
1995	17.34		0.96		0.01		4.83	0.01
1996	17.26		1.81				6.27	0.01
1997	18.15		2.78				6.86	0.02
1998	24.31		4.37				4.54	0.01
1999	27.54		6.50				4.98	0.01
2000	22.92		6.43				5.93	0.01
2001	18.57		6.11				7.15	0.01
2002	16.14	0.00	5.80				4.76	0.01
2003	16.54		5.63		5.55	0.01	0.00	
2004	17.71	0.00	7.70	0.00			5.43	0.00
2005	14.27	0.00	10.96	0.01			9.42	0.00
2006	12.46	0.00	14.24	0.01			7.62	0.00
2007	11.33		17.16				8.29	0.01
2008	10.16	0.00	21.06	0.00			9.95	0.01
2009	9.19		24.66	0.00			3.95	0.00
2010	8.07	0.00	28.90	0.01			2.86	0.00
2011	7.61	0.00	32.04	0.01	0.00	0.00	0.74	0.00
2012	7.07	0.00	33.30	0.01			0.46	0.00
2013	7.61	0.00	32.86	0.01			2.04	0.00
2014	7.05	0.00	30.93	0.01			3.88	0.00
2015	7.36	0.00	31.85	0.00			3.11	0.00
2016	8.39	0.00	31.97	0.00			1.81	0.00
2017	10.06	0.00	34.49	0.00			0.43	0.00
2018	9.59	0.00	35.63	0.00				
2019	8.45	0.00	38.37	0.00	0.00	0.00	0.21	0.00

10-1-3 续表3

年份	百日咳		白喉		流行性脑脊髓膜炎		猩红热	
	发病率（1/10万）	死亡率（1/10万）	发病率（1/10万）	死亡率（1/10万）	发病率（1/10万）	死亡率（1/10万）	发病率（1/10万）	死亡率（1/10万）
1950			3.97	0.41	1.94	0.32	0.59	0.05
1955	133.82	0.99	9.74	1.25	1.94	0.37	8.72	0.24
1960	87.77	0.36	23.09	1.62	6.91	0.65	6.38	0.02
1965	188.79	0.51	13.69	1.35	71.59	4.33	13.75	0.02
1970	152.23	0.25	3.34	0.28	20.97	1.59	7.22	
1975	196.56	0.22	4.16	0.34	25.11	1.34	8.99	0.01
1980	62.82	0.05	1.00	0.09	23.44	0.91	10.95	0.01
1981	51.25	0.06	0.85	0.08	13.21	0.54	8.65	0.06
1982	42.07	0.05	0.65	0.07	8.65	0.43	6.68	
1983	32.62	0.03	0.71	0.07	7.81	0.39	5.14	
1984	21.06	0.03	0.33	0.04	11.69	0.58	5.76	
1985	14.22	0.02	0.14	0.08	10.73	0.59	5.95	
1986	8.02	0.01	0.08	0.01	7.56	0.44	4.84	
1987	5.61	0.01	0.04		3.21	0.21	4.36	
1988	3.06	0.01	0.03		2.00	0.15	3.98	
1989	2.46		0.03	0.01	1.33	0.10	4.14	
1990	1.80		0.04	0.01	0.89	0.07	2.70	
1991	0.93		0.02		0.69	0.05	2.78	
1992	0.97		0.01		0.61	0.04	3.62	
1993	0.79		0.01		0.48	0.03	3.38	
1994	0.67		0.01		0.55	0.03	2.07	
1995	0.50		0.01		0.52	0.03	1.35	
1996	0.43				0.52	0.03	1.11	
1997	0.75				0.41	0.02	1.22	
1998	0.59				0.31	0.02	1.24	
1999	0.50				0.24	0.01	1.23	
2000	0.46				0.19	0.01	1.08	
2001	0.51				0.18	0.01	0.94	
2002	0.49	0.00	0.00	0.00	0.19	0.01	1.14	0.00
2003	0.41				0.19	0.01	0.75	
2004	0.36	0.00	0.00		0.21	0.01	1.46	0.00
2005	0.29	0.00			0.18	0.02	1.92	0.00
2006	0.19	0.00			0.13	0.01	2.11	
2007	0.22				0.09	0.01	2.55	
2008	0.18	0.00			0.07	0.01	2.10	
2009	0.12	0.00			0.05	0.01	1.66	
2010	0.13	0.00			0.02	0.00	1.56	
2011	0.19	0.00			0.02	0.00	4.76	0.00
2012	0.16	0.00			0.01	0.00	3.45	0.00
2013	0.13				0.02	0.00	2.53	0.00
2014	0.25	0.00			0.01	0.00	4.00	
2015	0.49	0.00			0.01	0.00	5.01	0.00
2016	0.41	0.00			0.01	0.00	4.32	
2017	0.75				0.01	0.00	5.39	
2018	1.59	0.00			0.01	0.00	5.68	
2019	2.15	0.00	0.00	0.00	0.01	0.00	5.85	0.00

10-1-3　续表4

年份	流行性出血热		狂犬病		钩端螺旋体病		布鲁氏菌病	
	发病率（1/10万）	死亡率（1/10万）	发病率（1/10万）	死亡率（1/10万）	发病率（1/10万）	死亡率（1/10万）	发病率（1/10万）	死亡率（1/10万）
1950								
1955			0.32	0.07			0.23	
1960	0.10	0.01	0.03	0.02			0.33	
1965	0.43	0.05	0.14	0.10	19.73	0.08	0.66	
1970	0.41	0.05	0.18	0.13	11.14	0.09	0.99	
1975	2.02	0.16	0.25	0.20	17.77	0.13		
1980	3.12	0.20	0.69	0.68	3.67	0.09	0.17	
1981	4.26	0.24	0.71	0.71	4.33	0.10	0.11	
1982	6.15	0.30	0.61	0.61	6.55	0.12	0.08	
1983	8.40	0.30	0.53	0.52	6.33	0.12	0.11	
1984	8.87	0.29	0.59	0.59	3.62	0.07	0.20	
1985	10.02	0.30	0.40	0.40	2.57	0.05	0.09	
1986	11.06	0.25	0.41	0.41	4.28	0.07	0.03	
1987	6.14	0.14	0.54	0.54	12.69	0.12	0.07	
1988	4.78	0.12	0.45	0.45	3.22	0.06	0.05	
1989	3.66	0.10	0.47	0.47	3.09	0.06	0.09	
1990	3.66	0.10	0.32	0.32	2.59	0.05	0.07	
1991	4.32	0.12	0.18	0.18	2.57	0.05	0.07	
1992	4.03	0.07	0.09	0.09	1.23	0.03	0.04	
1993	3.94	0.06	0.04	0.04	2.53	0.07	0.03	
1994	5.14	0.07	0.03	0.03	1.84	0.06	0.05	
1995	5.30	0.05	0.02	0.02	1.10	0.03	0.07	
1996	3.65	0.03	0.01	0.01	1.15	0.03	0.21	
1997	3.60	0.04	0.02	0.02	0.87	0.03	0.11	
1998	3.77	0.04	0.02	0.02	0.94	0.03	0.09	
1999	3.93	0.04	0.03	0.03	0.94	0.02	0.14	
2000	3.05	0.03	0.04	0.04	0.32	0.01	0.17	
2001	2.83	0.02	0.07	0.07	0.30	0.01	0.23	
2002	2.46	0.02	0.09	0.09	0.19	0.01	0.41	
2003	1.68	0.01	0.15	0.15	0.13		0.48	
2004	1.93	0.02	0.20	0.20	0.11	0.00	0.88	0.00
2005	1.60	0.02	0.19	0.19	0.11	0.00	1.41	0.00
2006	1.15	0.01	0.25	0.25	0.05	0.00	1.45	
2007	0.84	0.01	0.25	0.25	0.07		1.50	
2008	0.68	0.01	0.19	0.18	0.07	0.00	2.10	
2009	0.66	0.01	0.17	0.16	0.04	0.00	2.70	
2010	0.71	0.01	0.15	0.15	0.05	0.00	2.53	0.00
2011	0.80	0.01	0.14	0.14	0.03	0.00	2.85	
2012	0.99	0.01	0.11	0.10	0.03	0.00	2.93	0.00
2013	0.95	0.01	0.09	0.08	0.03	0.00	3.21	
2014	0.85	0.01	0.07	0.06	0.04	0.00	4.22	0.00
2015	0.76	0.00	0.06	0.05	0.03	0.00	4.18	0.00
2016	0.65	0.00	0.05	0.04	0.03	0.00	3.44	0.00
2017	0.82	0.00	0.04	0.04	0.01		2.79	0.00
2018	0.86	0.01	0.03	0.03	0.01	0.00	2.73	
2019	0.69	0.00	0.02	0.02	0.02	0.00	3.15	0.00

10-1-3 续表5

年份	炭疽		斑疹伤寒		流行性乙型脑炎		黑热病	
	发病率（1/10万）	死亡率（1/10万）	发病率（1/10万）	死亡率（1/10万）	发病率（1/10万）	死亡率（1/10万）	发病率（1/10万）	死亡率（1/10万）
1950				0.11				0.01
1955	0.46	0.02	0.45	0.03	2.30	0.63	9.46	0.03
1960	0.21	0.02	2.08	0.02	2.18	0.36	0.23	
1965	0.39	0.02	2.91	0.02	13.36	1.79	0.40	
1970	0.23	0.01	0.50		18.02	2.15	0.30	
1975	0.46	0.01	0.58		9.67	1.11	0.11	
1980	0.43	0.01	2.17		3.31	0.32		
1981	0.34	0.01	1.24		4.01	0.42	0.01	
1982	0.37	0.01	1.09		3.18	0.39		
1983	0.31	0.01	1.40		2.39	0.24	0.01	
1984	0.30	0.01	1.28		2.56	0.23	0.01	
1985	0.23	0.01	1.17		2.81	0.24	0.01	
1986	0.23	0.01	0.90		1.73	0.15	0.02	
1987	0.17	0.01	0.35		2.30	0.21	0.03	
1988	0.22	0.01	0.54		2.33	0.20		
1989	0.22	0.03	0.45		1.64	0.12	0.02	
1990	0.21	0.01	0.31		3.43	0.24	0.02	
1991	0.24	0.01	0.38		2.13	0.10	0.03	
1992	0.15	0.01	0.33		1.73	0.06	0.02	
1993	0.15		0.27		1.54	0.06	0.02	
1994	0.11		0.33		1.59	0.07	0.01	
1995	0.09		0.29		1.32	0.05	0.01	
1996	0.09		0.25		0.87	0.03	0.01	
1997	0.10		0.33		0.83	0.03	0.01	
1998	0.10		0.45		1.00	0.04	0.01	
1999	0.05		0.48		0.69	0.03	0.01	
2000	0.05		0.49		0.95	0.03	0.01	
2001	0.06		0.48		0.77	0.02	0.01	
2002	0.06	0.00	0.39	0.00	0.65	0.02	0.01	0.00
2003	0.04		0.30		0.58	0.03	0.01	
2004	0.05	0.00	0.32	0.00	0.42	0.02	0.02	
2005	0.04	0.00			0.39	0.02		
2006	0.03	0.00			0.58	0.04		
2007	0.03				0.33	0.02		
2008	0.03	0.00			0.23	0.01		
2009	0.03	0.00			0.29	0.01		
2010	0.02	0.00			0.19	0.01		
2011	0.02	0.00			0.12	0.00		
2012	0.02	0.00			0.13	0.00		
2013	0.01	0.00			0.16	0.00		
2014	0.02	0.00			0.06	0.00		
2015	0.02	0.00			0.05	0.00		
2016	0.03	0.00			0.09	0.00		
2017	0.02	0.00			0.08	0.01		
2018	0.02	0.00			0.13	0.01		
2019	0.02	0.00	0.08	0.00	0.03	0.00	0.01	0.00

10-1-3　续表6

年份	疟疾		登革热		新生儿破伤风		肺结核	
	发病率（1/10万）	死亡率（1/10万）	发病率（1/10万）	死亡率（1/10万）	发病率（‰）	死亡率（‰）	发病率（1/10万）	死亡率（1/10万）
1950		0.63						
1955	1027.73	0.95						
1960	1553.85	0.06						
1965	905.24	0.03						
1970	2961.10	0.03						
1975	763.14	0.02						
1980	337.83	0.01						
1981	307.13	0.01						
1982	203.38	0.01						
1983	135.60							
1984	88.12							
1985	54.39							
1986	34.69							
1987	19.84							
1988	12.44	0.01						
1989	12.56	0.01						
1990	10.56		0.03					
1991	8.88		0.08					
1992	6.40		0.00					
1993	5.05		0.03					
1994	5.29							
1995	4.19		0.58					
1996	3.08				25.16	3.19		
1997	2.87		0.05		21.56	2.89	39.21	0.07
1998	2.67		0.04		18.76	2.48	34.69	0.07
1999	2.39	0.01	0.15		20.79	4.09	41.72	0.07
2000	2.02		0.03		19.82	3.76	43.75	0.03
2001	2.15		0.03		16.65	2.60	44.89	0.03
2002	2.65	0.00	0.12		0.19	0.03	43.58	0.08
2003	3.00		0.01		0.18	0.03	52.36	0.08
2004	2.89	0.00	0.02		2.46	0.25	74.64	0.11
2005	3.03	0.00	0.00	0.00	0.19	0.02	96.31	0.26
2006	4.60	0.00	0.08		0.15	0.02	86.23	0.26
2007	3.55		0.04		0.13	0.01	88.55	0.28
2008	1.99	0.00	0.02		0.10	0.01	88.52	0.21
2009	1.06	0.00	0.02		0.08	0.01	81.09	0.28
2010	0.55	0.00	0.02		0.06	0.00	74.27	0.22
2011	0.30	0.00	0.01		0.05	0.00	71.09	0.21
2012	0.18	0.00	0.04		0.05	0.00	70.62	0.20
2013	0.29	0.00	0.34		0.03	0.00	66.80	0.19
2014	0.22	0.00	3.46	0.00	0.03	0.00	65.63	0.17
2015	0.23	0.00	0.28		0.02	0.00	63.42	0.17
2016	0.23	0.00	0.15		0.01	0.00	61.00	0.18
2017	0.19	0.00	0.43	0.00	0.01	0.00	60.53	0.20
2018	0.18	0.00	0.37	0.00	0.01	0.00	59.27	0.23
2019	0.18	0.00	1.59	0.00	0.00	0.00	55.55	0.21

10-1-3 续表7

年份	甲型H1N1流感		血吸虫病		人禽流感		传染性非典型肺炎		人感染H7N9禽流感	
	发病率（1/10万）	死亡率（1/10万）	发病率（1/10万）	死亡率（1/10万）	发病率（1/10万）	死亡率（1/10万）	发病率（1/10万）	死亡率（1/10万）	发病率（1/10万）	死亡率（1/10万）
1950										
1955										
1960										
1965										
1970										
1975										
1980										
1981										
1982										
1983										
1984										
1985										
1986										
1987										
1988										
1989										
1990										
1991										
1992										
1993										
1994										
1995										
1996										
1997										
1998										
1999										
2000										
2001										
2002										
2003							0.40	0.03		
2004										
2005			0.24							
2006			0.23							
2007			0.21							
2008			0.22							
2009	9.17	0.05	0.27							
2010	0.53	0.01	0.32		0.00	0.00				
2011	0.70	0.01	0.33	0.00	0.00	0.00				
2012	0.08	0.00	0.36	0.00	0.00	0.00				
2013			0.42	0.00	0.00	0.00			0.00	0.00
2014			0.31		0.00	0.00			0.02	0.01
2015			2.51		0.00	0.00			0.01	0.01
2016			0.21	0.00	0.00	0.00			0.02	0.01
2017			0.09						0.04	0.02
2018			0.01						0.00	0.00
2019			0.01	0.00	0.00	0.00	0.00	0.00	0.00	0.00

10-1-3 续表8

年份	天花		流行性感冒		回归热		森林脑炎		恙虫病	
	发病率（1/10万）	死亡率（1/10万）	发病率（1/10万）	死亡率（1/10万）	发病率（1/10万）	死亡率（1/10万）	发病率（1/10万）	死亡率（1/10万）	发病率（1/10万）	死亡率（1/10万）
1950	11.22	2.37			2.11	0.05				
1955	0.43	0.07			0.16	0.01				
1960	0.01		91.02	0.04	0.02		0.23		0.02	
1965			559.59	0.19	0.02		0.40		0.01	
1970			3133.35	0.71	0.01		0.30			
1975			2689.53	0.54	0.06		0.10		0.01	
1980			817.74	0.07	0.15		0.01		0.07	
1981			591.74	0.04	0.17		0.02		0.09	
1982			438.96	0.03	0.14		0.01		0.10	
1983			455.88	0.05	0.10		0.02		0.10	
1984			382.03	0.02	0.09		0.03		0.15	
1985			328.96	0.03	0.05		0.03		0.15	
1986			224.78	0.01	0.03		0.03		0.15	
1987			140.49	0.02	0.01		0.02		0.21	
1988			86.60		0.01		0.02		0.24	
1989			43.74				0.01		0.23	
1990										
1991										
1992										
1993										
1994										
1995										
1996										
1997										
1998										
1999										
2000										
2001										
2002										
2003										
2004										
2005										
2006										
2007										
2008										
2009										
2010										
2011										
2012										
2013										
2014										
2015										
2016										
2017										
2018										
2019			253.36	0.02			0.01	0.01	1.90	1.93

10-1-4 2019年各地区甲乙类法定报告传染病发病率、死亡率

地区	总计		鼠疫		霍乱		病毒性肝炎	
	发病率（1/10万）	死亡率（1/10万）	发病率（1/10万）	死亡率（1/10万）	发病率（1/10万）	死亡率（1/10万）	发病率（1/10万）	死亡率（1/10万）
总计	**220.00**	**1.79**	**0.00**	**0.00**	**0.00**		**92.13**	**0.04**
北京	122.73	0.82			0.06		13.92	0.39
天津	148.71	0.38			0.01		21.44	0.01
河北	170.65	0.31					91.96	0.01
山西	241.92	0.48					141.29	0.02
内蒙古	269.25	0.47	0.02				101.95	0.09
辽宁	194.98	1.02					74.57	0.04
吉林	118.21	0.61					41.00	0.01
黑龙江	157.70	1.01					44.36	0.12
上海	177.16	0.40					68.40	0.08
江苏	115.99	0.45					27.80	0.01
浙江	175.02	0.75			0.00		35.34	0.02
安徽	246.83	0.71					129.14	0.02
福建	263.35	0.65					120.30	0.03
江西	232.46	1.23					98.67	0.01
山东	163.44	0.32					86.35	0.04
河南	178.84	1.50					86.41	0.06
湖北	239.82	0.95					135.26	0.02
湖南	293.11	2.05					134.92	0.02
广东	315.37	1.11					156.16	0.08
广西	290.90	8.20					133.03	0.05
海南	388.77	0.92					191.78	0.02
重庆	237.02	4.62					51.71	0.04
四川	212.59	4.99			0.00		69.72	0.04
贵州	250.02	4.74					67.01	0.01
云南	217.05	4.92					58.71	0.02
西藏	397.67	0.55					119.53	
陕西	180.23	0.76					60.81	0.02
甘肃	176.30	0.60	0.00	0.00			77.25	0.02
青海	438.02	1.13					200.59	0.03
宁夏	214.08	0.63					56.41	0.01
新疆	483.78	6.72					176.33	0.04

10-1-4 续表1

地区	其中									
	甲型肝炎		乙型肝炎		丙型肝炎		丁型肝炎		戊型肝炎	
	发病率（1/10万）	死亡率（1/10万）	发病率（1/10万）	死亡率（1/10万）	发病率（1/10万）	死亡率（1/10万）	发病率（1/10万）	死亡率（1/10万）	发病率（1/10万）	死亡率（1/10万）
总计	**1.38**	**0.00**	**71.77**	**0.03**	**16.02**	**0.01**	**0.03**		**2.02**	**0.00**
北京	0.51		8.71	0.33	3.33	0.05	0.01		1.29	0.02
天津	0.38		14.42	0.01	5.92				0.71	
河北	0.60		76.99	0.01	12.97	0.00	0.03		1.02	
山西	4.00		109.97	0.02	24.16	0.00	0.04		1.77	
内蒙古	0.92		72.09	0.06	27.95	0.02	0.03		0.62	
辽宁	5.70		43.49	0.03	20.55	0.00	0.01		2.37	0.00
吉林	0.93		23.96	0.01	15.29	0.01	0.00		0.69	
黑龙江	0.71		29.90	0.10	12.27	0.02	0.01		0.77	
上海	1.56	0.00	53.54	0.05	9.52	0.02	0.00		3.66	0.01
江苏	0.91		16.35	0.00	5.55	0.00	0.01		3.55	
浙江	0.89		24.80	0.01	5.46		0.01		3.20	
安徽	0.82		106.66	0.01	16.72	0.00	0.03		2.30	
福建	1.15		109.11	0.03	5.32		0.05		1.74	
江西	0.63	0.00	89.94	0.01	5.64	0.00	0.03		1.46	
山东	0.48		78.13	0.03	5.99		0.01		1.15	0.00
河南	0.22		63.04	0.04	22.37	0.02	0.01		0.62	0.00
湖北	1.41		110.57	0.02	17.46	0.00	0.03		4.43	
湖南	0.84		106.50	0.02	25.10	0.00	0.04		1.55	
广东	1.43		128.47	0.07	22.70	0.01	0.04		2.41	0.00
广西	1.60		107.70	0.04	18.79	0.01	0.04		3.07	
海南	0.71		160.91	0.02	23.40		0.03		5.45	
重庆	2.30	0.00	31.98	0.03	13.56	0.01	0.01		3.36	
四川	2.26		49.39	0.03	15.58	0.01	0.03		1.92	0.00
贵州	0.73		49.89	0.01	14.41	0.00	0.04		1.60	
云南	1.93		30.10	0.02	22.82	0.01	0.01		3.76	
西藏	2.94		112.06		2.41		0.03		0.09	
陕西	0.65		37.61	0.01	21.50	0.01	0.02		0.73	
甘肃	2.82		45.16	0.01	28.04	0.01	0.03		0.71	
青海	6.25		160.64	0.03	30.93		0.07		2.01	
宁夏	2.14		41.13		12.40	0.01			0.47	
新疆	4.23		133.77	0.03	36.04	0.00	0.08		1.64	0.00

10-1-4 续表2

地区	其中 未分型肝炎		痢疾		伤寒、副伤寒		艾滋病	
	发病率（1/10万）	死亡率（1/10万）	发病率（1/10万）	死亡率（1/10万）	发病率（1/10万）	死亡率（1/10万）	发病率（1/10万）	死亡率（1/10万）
总计	**0.93**	**0.00**	**5.81**	**0.00**	**0.66**		**5.10**	**1.50**
北京	0.07		27.09		0.04		3.17	0.37
天津	0.01		53.73		0.47		1.58	0.31
河北	0.35		7.20		0.43		1.31	0.18
山西	1.35		5.70		0.78		1.65	0.38
内蒙古	0.34		3.28		0.12		1.37	0.21
辽宁	2.45	0.00	6.19		0.19		2.70	0.51
吉林	0.13		1.88		0.05		2.28	0.48
黑龙江	0.70		4.96		0.06		1.96	0.38
上海	0.12		0.28		0.05		2.21	0.21
江苏	1.44		2.69		0.16		2.07	0.31
浙江	1.00	0.00	3.07		0.34		3.30	0.51
安徽	2.61	0.00	7.61	0.00	0.33		2.00	0.49
福建	2.93		0.69		1.81		2.96	0.51
江西	0.97		4.67		0.34		3.77	1.02
山东	0.59		2.84		0.07		1.04	0.15
河南	0.14		8.18		0.11		3.43	1.29
湖北	1.35		4.29		0.47		2.61	0.72
湖南	0.89		2.34		1.75		4.61	1.72
广东	1.10	0.00	1.39		1.12		4.01	0.90
广西	1.84	0.00	3.57		2.69		14.28	7.81
海南	1.28		2.06		1.01		2.17	0.62
重庆	0.50		11.82		0.30		12.58	4.10
四川	0.54		6.23		0.42		21.42	4.71
贵州	0.33		3.33		1.35		13.20	4.53
云南	0.10		6.50		3.19		11.79	4.62
西藏	2.01		36.05				0.90	0.20
陕西	0.31		7.05		0.13		2.86	0.52
甘肃	0.49		13.24		0.09		2.29	0.50
青海	0.70		9.17		0.10		3.32	0.71
宁夏	0.28		8.14		0.13		2.12	0.38
新疆	0.57		7.95		0.43		9.50	4.32

10-1-4 续表3

地区	淋病		梅毒		脊髓灰质炎		麻疹	
	发病率（1/10万）	死亡率（1/10万）	发病率（1/10万）	死亡率（1/10万）	发病率（1/10万）	死亡率（1/10万）	发病率（1/10万）	死亡率（1/10万）
总计	**8.45**		**38.37**	**0.00**			**0.21**	
北京	6.76		23.60	0.00			0.26	
天津	2.67		18.46				0.28	
河北	1.71		14.30	0.00			0.17	
山西	3.18		36.41	0.00			0.02	
内蒙古	6.31		40.10	0.02			0.30	
辽宁	4.17		36.09	0.00			0.05	
吉林	2.36		16.74				0.12	
黑龙江	2.61		22.80	0.01			0.12	
上海	12.97		50.40				0.21	
江苏	8.65		34.85	0.00			0.06	
浙江	24.88		53.53	0.00			0.19	
安徽	6.05		48.11	0.00			0.09	
福建	14.81		69.12	0.01			0.23	
江西	7.79		40.22				0.09	
山东	4.00		20.40				0.19	
河南	3.57		19.03	0.00			0.08	
湖北	5.06		24.77	0.01			0.21	
湖南	5.74		48.23	0.00			0.68	
广东	24.69		55.31	0.00			0.30	
广西	13.34		35.50				0.05	
海南	21.90		72.88				0.03	
重庆	8.78		64.99	0.01			0.21	
四川	3.45		44.80	0.00			0.13	
贵州	8.68		48.84				0.01	
云南	14.20		40.15				0.99	
西藏	2.76		50.87				0.67	
陕西	3.96		27.54	0.01			0.13	
甘肃	3.73		27.21				0.30	
青海	4.09		72.13				1.19	
宁夏	3.60		51.26				0.13	
新疆	4.71		86.22	0.01			0.14	

10-1-4 续表4

地区	百日咳		白喉		流行性脑脊髓膜炎		猩红热	
	发病率（1/10万）	死亡率（1/10万）	发病率（1/10万）	死亡率（1/10万）	发病率（1/10万）	死亡率（1/10万）	发病率（1/10万）	死亡率（1/10万）
总　计	**2.15**	**0.00**			**0.01**	**0.00**	**5.85**	
北　京	1.00				0.00		13.76	
天　津	3.73				0.01		20.28	
河　北	1.27				0.04	0.00	7.86	
山　西	1.30						8.73	
内蒙古	0.58				0.00		10.23	
辽　宁	0.04				0.00		10.81	
吉　林	0.23				0.01		7.64	
黑龙江	0.20						6.18	
上　海	0.59				0.02		14.83	
江　苏	0.32				0.00		7.06	
浙　江	1.28				0.01		4.60	
安　徽	0.52				0.01		3.28	
福　建	0.98				0.01		2.85	
江　西	1.27				0.00		0.31	
山　东	5.04				0.00		12.31	
河　南	0.55				0.01		2.51	
湖　北	0.97				0.01		2.68	
湖　南	6.18				0.01		3.80	
广　东	4.38	0.00			0.01	0.00	3.43	
广　西	1.12	0.00			0.01		1.82	
海　南	2.41				0.02		0.14	
重　庆	6.77				0.01		2.71	
四　川	2.73				0.01		2.17	
贵　州	2.79				0.01	0.00	1.71	
云　南	0.27				0.00		4.30	
西　藏	0.17						2.30	
陕　西	6.16						9.75	
甘　肃	1.71				0.02	0.00	6.10	
青　海	0.22						9.48	
宁　夏	1.06				0.01		21.70	
新　疆	1.73				0.02	0.00	11.29	

10-1-4 续表5

地区	流行性出血热		狂犬病		钩端螺旋体病		布鲁氏菌病	
	发病率（1/10万）	死亡率（1/10万）	发病率（1/10万）	死亡率（1/10万）	发病率（1/10万）	死亡率（1/10万）	发病率（1/10万）	死亡率（1/10万）
总计	**0.69**	**0.00**	**0.02**	**0.02**	**0.02**	**0.00**	**3.15**	**0.00**
北京	0.05		0.00	0.00			0.40	
天津	0.08						0.85	
河北	0.64	0.00	0.01	0.00	0.00		4.28	
山西	0.05		0.01	0.00	0.00		8.82	
内蒙古	0.66	0.01					54.38	
辽宁	1.97	0.01					5.24	0.00
吉林	1.75	0.00					4.09	
黑龙江	3.50	0.03	0.00	0.00			11.21	
上海	0.00						0.01	
江苏	0.35	0.00	0.02	0.02			0.17	
浙江	0.63	0.00	0.01	0.01	0.06	0.00	0.19	
安徽	0.40	0.01	0.04	0.04	0.01		0.22	
福建	0.94				0.04		0.37	
江西	1.40	0.00	0.02	0.02	0.02		0.13	
山东	0.75	0.01	0.00	0.00	0.00		2.47	
河南	0.24	0.00	0.04	0.03			2.30	
湖北	0.78	0.01	0.04	0.04	0.00		0.12	
湖南	0.98	0.00	0.08	0.08	0.08	0.00	0.30	
广东	0.25	0.00	0.01	0.01	0.03		0.38	
广西	0.03		0.05	0.05	0.03		0.31	
海南	0.03		0.01	0.01			0.15	
重庆	0.04		0.04	0.04	0.00		0.15	
四川	0.11		0.02	0.02	0.04		0.14	
贵州	0.11		0.06	0.06	0.01		0.07	
云南	0.56		0.03	0.03	0.01		0.64	
西藏	0.06						1.45	
陕西	3.01	0.01	0.03	0.03	0.00		2.85	
甘肃	1.21	0.00					6.49	
青海	0.05						2.12	
宁夏	0.15	0.01	0.01	0.01			31.96	
新疆					0.00		16.32	

10-1-4 续表6

地区	炭疽		流行性乙型脑炎		肺结核		疟疾		登革热	
	发病率（1/10万）	死亡率（1/10万）	发病率（1/10万）	死亡率（1/10万）	发病率（1/10万）	死亡率（1/10万）	发病率（1/10万）	死亡率（1/10万）	发病率（1/10万）	死亡率（1/10万）
总　计	**0.02**	**0.00**	**0.03**	**0.00**	**55.55**	**0.21**	**0.18**	**0.00**	**1.59**	**0.00**
北　京					32.22	0.05	0.18		0.22	
天　津					24.98	0.07	0.10		0.07	
河　北	0.02		0.00		39.24	0.11	0.12	0.00	0.07	
山　西			0.03	0.01	33.88	0.07	0.03		0.03	
内蒙古	0.04		0.00		49.86	0.14	0.04		0.00	
辽　宁	0.01				52.75	0.46	0.12		0.08	
吉　林					39.98	0.10	0.04	0.01	0.04	
黑龙江	0.07	0.00	0.01		59.57	0.47	0.05		0.06	
上　海			0.00		26.72	0.10	0.08	0.00	0.39	
江　苏					31.25	0.12	0.30	0.00	0.25	
浙　江			0.01		45.79	0.21	0.24		1.56	
安　徽			0.00		48.65	0.15	0.16	0.00	0.14	
福　建			0.00		43.86	0.09	0.29	0.01	4.10	
江　西			0.00		70.80	0.19	0.10		2.76	
山　东			0.02		27.67	0.12	0.23	0.00	0.06	
河　南	0.02		0.01		51.80	0.12	0.24	0.00	0.30	
湖　北			0.01		61.88	0.16	0.26		0.38	
湖　南			0.03		82.07	0.22	0.17		1.08	
广　东			0.01		58.40	0.12	0.14	0.00	5.33	0.00
广　西	0.01		0.02		81.12	0.29	0.37		3.55	
海　南					90.22	0.25	0.02		3.93	
重　庆			0.06		72.21	0.43	0.10	0.01	4.55	
四　川	0.09		0.10	0.00	60.35	0.21	0.24		0.42	
贵　州	0.01		0.06	0.00	102.51	0.13	0.08		0.16	
云　南	0.00		0.19	0.01	61.78	0.23	0.31		13.40	
西　藏	0.52				182.38	0.35				
陕　西	0.01		0.09	0.01	55.55	0.16	0.24	0.00	0.08	
甘　肃	0.15		0.19		36.18	0.08	0.08		0.05	
青　海	0.98				134.53	0.38	0.02		0.02	
宁　夏	0.26		0.04	0.01	36.86	0.19	0.13		0.09	
新　疆	0.04		0.00		169.05	2.35	0.05			

10-1-4 续表7

地区	血吸虫		新生儿破伤风		人禽流感		人感染H7N9禽流感	
	发病率(1/10万)	死亡率(1/10万)	发病率(‰)	死亡率(‰)	发病率(1/10万)	死亡率(1/10万)	发病率(1/10万)	死亡率(1/10万)
总计	**0.01**		**0.00**	**0.00**			**0.00**	**0.00**
北京	0.00							
天津								
河北			0.00					
山西								
内蒙古							0.00	0.00
辽宁								
吉林								
黑龙江								
上海								
江苏								
浙江			0.00	0.00				
安徽	0.06							
福建			0.01	0.00				
江西	0.09		0.00					
山东	0.00		0.00					
河南			0.00					
湖北	0.00							
湖南	0.04		0.00	0.00				
广东			0.01					
广西			0.01					
海南			0.02	0.01				
重庆								
四川	0.00		0.00					
贵州			0.02					
云南	0.00		0.01					
西藏								
陕西	0.01							
甘肃			0.01					
青海			0.01					
宁夏								
新疆								

10-2-1 我国居民高血压患病率（%）

分组	2002年			2012年		
	合计	城市	农村	合计	城市	农村
合计	**18.8**	**19.3**	**18.6**	**25.2**	**26.8**	**23.5**
男性	20.2	21.8	19.6	26.2	28.1	24.2
女性	18.0	17.9	18.0	24.1	25.4	22.8
18～44岁小计	9.1	9.4	9.0	10.6	11.3	10.0
男性	12.7	14.5	12.0	13.6	14.6	12.7
女性	6.7	6.1	6.9	7.3	7.6	6.9
45～59岁小计	29.3	32.8	28.0	35.7	36.6	34.7
男性	28.6	33.1	26.9	35.9	37.9	33.6
女性	30.0	32.6	29.1	35.5	35.2	35.9
60岁及以上小计	49.1	54.4	47.2	58.9	60.6	57.0
男性	48.1	54.0	46.0	56.5	57.6	55.3
女性	50.2	54.9	48.4	61.2	63.4	58.7

资料来源：2002年、2012年中国居民营养与健康监测。

10-2-2 我国居民高血压治疗率（%）

分组	2002年			2012年		
	合计	城市	农村	合计	城市	农村
合计	**24.7**	**35.1**	**17.4**	**41.1**	**47.9**	**33.4**
男性	21.6	31.2	14.7	37.4	44.7	29.3
女性	27.7	38.8	19.8	44.2	50.7	36.9
18～44岁小计	9.1	11.8	7.9	16.9	20.2	14.2
男性	6.9	9.7	5.4	14.1	17.2	11.4
女性	12.0	15.0	10.8	20.5	24.4	17.6
45～59岁小计	25.0	34.1	19.4	38.0	43.7	32.1
男性	20.6	28.6	15.7	33.7	40.6	26.2
女性	28.5	38.5	22.3	41.5	46.2	36.6
60岁及以上小计	32.2	43.1	21.3	48.8	55.8	39.9
男性	31.0	41.5	20.7	46.7	54.0	37.8
女性	33.3	44.7	21.9	50.7	57.3	41.8

10-3-1 前十位恶性肿瘤死亡率（合计）

顺位	2004 ～ 2005 年		1990 ～ 1992 年		1973 ～ 1975 年	
	疾病名称	死亡率（1/10 万）	疾病名称	死亡率（1/10 万）	疾病名称	死亡率（1/10 万）
1	肺癌	30.83	胃癌	25.16	胃癌	19.54
2	肝癌	26.26	肝癌	20.37	食管癌	18.83
3	胃癌	24.71	肺癌	17.54	肝癌	12.54
4	食管癌	15.21	食管癌	17.38	肺癌	7.09
5	结直肠癌	7.25	结直肠癌	5.30	子宫颈癌	5.23
6	白血病	3.84	白血病	3.64	结直肠癌	4.60
7	脑瘤	3.13	子宫颈癌	1.89	白血病	2.72
8	女性乳腺癌	2.90	鼻咽癌	1.74	鼻咽癌	2.32
9	胰腺癌	2.62	女性乳腺癌	1.72	女性乳腺癌	1.65
10	骨癌	1.70				
	恶性肿瘤总计	134.80	恶性肿瘤总计	108.26	恶性肿瘤总计	83.65

资料来源：1973 ～ 1975 年、1990 ～ 1992 年、2004 ～ 2005 年中国恶性肿瘤死亡抽样回顾调查。

10-3-2 前十位恶性肿瘤死亡率（男）

顺位	2004 ～ 2005 年		1990 ～ 1992 年		1973 ～ 1975 年	
	疾病名称	死亡率（1/10 万）	疾病名称	死亡率（1/10 万）	疾病名称	死亡率（1/10 万）
1	肺癌	41.34	胃癌	32.84	胃癌	25.12
2	肝癌	37.54	肝癌	29.01	食管癌	23.34
3	胃癌	32.46	肺癌	24.03	肝癌	17.60
4	食管癌	20.65	食管癌	22.14	肺癌	9.28
5	结直肠癌	8.19	结直肠癌	5.76	结直肠癌	4.85
6	白血病	4.27	白血病	3.96	白血病	3.00
7	脑瘤	3.50	鼻咽癌	2.34	鼻咽癌	2.94
8	胰腺癌	2.94				
9	膀胱癌	2.13				
10	鼻咽癌	2.05				
	恶性肿瘤总计	169.19	恶性肿瘤总计	134.91	恶性肿瘤总计	96.31

10-3-3 前十位恶性肿瘤死亡率（女）

顺位	2004 ～ 2005 年		1990 ～ 1992 年		1973 ～ 1975 年	
	疾病名称	死亡率（1/10 万）	疾病名称	死亡率（1/10 万）	疾病名称	死亡率（1/10 万）
1	肺癌	19.84	胃癌	17.02	食管癌	14.11
2	胃癌	16.59	食管癌	12.34	胃癌	13.72
3	肝癌	14.44	肝癌	11.21	子宫颈癌	10.70
4	食管癌	9.51	肺癌	10.66	肝癌	7.26
5	结直肠癌	6.26	结直肠癌	4.82	肺癌	4.79
6	女性乳腺癌	5.90	子宫颈癌	3.89	结直肠癌	4.33
7	白血病	3.41	女性乳腺癌	3.53	女性乳腺癌	3.37
8	宫颈癌	2.86	白血病	3.30	白血病	2.42
9	脑瘤	2.74	鼻咽癌	1.10	鼻咽癌	1.67
10	子宫癌	2.71				
	恶性肿瘤总计	98.97	恶性肿瘤总计	80.04	恶性肿瘤总计	70.43

10-3-4 前十位恶性肿瘤死亡率（城市）

顺位	2004～2005年		1990～1992年		1973～1975年	
	疾病名称	死亡率（1/10万）	疾病名称	死亡率（1/10万）	疾病名称	死亡率（1/10万）
1	肺癌	40.98	肺癌	27.50	胃癌	20.19
2	肝癌	24.93	肝癌	19.50	肝癌	14.05
3	胃癌	22.97	胃癌	19.44	食管癌	13.59
4	食管癌	10.97	食管癌	9.62	肺癌	12.61
5	结直肠癌	9.78	结直肠癌	6.98	子宫颈癌	5.81
6	胰腺癌	4.44	白血病	3.66	结直肠癌	5.29
7	白血病	4.17	女性乳腺癌	2.56	白血病	3.17
8	女性乳腺癌	3.98	鼻咽癌	1.93	鼻咽癌	2.60
9	脑瘤	3.27	子宫颈癌	1.58	女性乳腺癌	2.17
10	胆囊癌	2.13				
	恶性肿瘤总计	146.57	恶性肿瘤总计	92.77	恶性肿瘤总计	91.80

10-3-5 前十位恶性肿瘤死亡率（农村）

顺位	2004～2005年		1990～1992年		1973～1975年	
	疾病名称	死亡率（1/10万）	疾病名称	死亡率（1/10万）	疾病名称	死亡率（1/10万）
1	肝癌	26.93	胃癌	27.16	食管癌	20.81
2	肺癌	25.71	肝癌	20.67	胃癌	19.18
3	胃癌	25.58	食管癌	20.10	肝癌	12.02
4	食管癌	17.34	肺癌	14.05	肺癌	5.13
5	结直肠癌	5.96	结直肠癌	4.72	子宫颈癌	5.05
6	白血病	3.68	白血病	3.63	结直肠癌	4.35
7	脑瘤	2.80	子宫颈癌	2.00	白血病	2.55
8	女性乳腺癌	2.35	鼻咽癌	1.67	鼻咽癌	2.22
9	胰腺癌	1.70	女性乳腺癌	1.42	女性乳腺癌	1.45
10	骨癌	1.61				
	恶性肿瘤总计	128.63	恶性肿瘤总计	106.76	恶性肿瘤总计	80.79

10-4-1　2019年血吸虫病防治情况

地　区	流行县数（个）	流行乡数（个）	流行村人口数（万人）	达到传播控制标准县数（个）	达到传播阻断及以上标准县数（个）	现有病人数（人）	其中晚期病人数（人）	治疗及扩大化疗人数（人）
总　计	**450**	**3369**	**7067**	**21**	**429**	**30175**	**30170**	**1036640**
上　海	8	80	259.9		8			
江　苏	64	469	1389.5		64	2680	2680	3199
浙　江	54	467	942.9		54	933	932	1233
安　徽	50	354	714.5	9	41	5329	5329	120848
福　建	16	73	88.1		16			
江　西	39	292	502.3	11	28	5740	5736	115186
湖　北	63	521	999.6		63	7642	7642	337621
湖　南	41	281	693.6	1	40	5761	5761	198696
广　东	14	35	45.4		14			
广　西	20	69	94.2		20			
四　川	63	654	1142.9		63	1526	1526	182104
云　南	18	74	194.0		18	564	564	77753

10-4-2　2019年血吸虫病查灭螺情况

地区	实际钉螺情况			年内查螺情况				灭螺总面积（万平方米）	
	有螺乡数（个）	有螺村数（个）	实有钉螺面积（万平方米）	年内查螺乡数（个）	年内查出有螺乡数（个）	查出钉螺面积（万平方米）	内：新发现有螺面积（万平方米）		环改灭螺面积（万平方米）
总　计	**1580**	**8213**	**362368**	**2963**	**1434**	**174270**	**64**	**128754**	**2847**
上　海	8	13	12.6	65	6	0.4	0.25	232.1	3.0
江　苏	96	255	2371.3	466	95	2313.0	24.75	10721.0	361.9
浙　江	88	294	69.0	406	77	36.7	0.1	1779.8	3.0
安　徽	211	1024	26286.9	311	207	20059.2	38.9	9768.8	32.9
福　建	8	12	9.4	35	8	8.9		19.2	0.0
江　西	149	662	83530.5	224	128	27585.0		12451.3	75.6
湖　北	346	2644	67433.6	481	335	48717.3		36615.4	1996.7
湖　南	155	663	173027.3	254	141	69762.7		24019.9	309.1
广　东	2	2	11.8	35	2	11.8		71.7	40.2
广　西	6	8	6.5	46	6	5.6		17.9	
四　川	456	2382	8509.3	569	376	4733.5	0.2	22141.0	11.9
云　南	55	254	1099.8	71	53	1036.3		10916.3	12.7

10-5-1 2019年克山病防治情况

地区	病区县		病区乡镇		已控制县数（个）	消除县数（个）	现症病人数（人）	
	个数	人口数（万人）	个数	人口数（万人）			潜在型	慢型
总 计	**330**	**14148.61**	**2617**	**5617.27**	**330**	**330**	**2739**	**2103**
河 北	11	351.81	73	87.74	11	11	80	15
山 西	11	114.7	17	22.92	11	11	116	14
内蒙古	12	459.57	75	124.69	12	12	287	250
辽 宁	4	118,9	46	85.39	4	4	66	5
吉 林	38	1260.66	319	685.99	38	38	911	322
黑龙江	66	2123.2	234	418.93	66	66	64	103
山 东	19	1690	185	1067.07	19	19		233
河 南	3	166.21	20	48.09	3	3	5	16
湖 北	1	90.28	1	4.75	1	1		
四 川	55	3428.76	854	1061.75	55	55	196	117
贵 州	1	145.44	7	28.87	1	1		
云 南	42	1695.39	220	780.81	42	42	132	188
西 藏	1	4.87	2	0.85	1	1	4	2
重 庆	9	810.66	141	395.77	9	9	2	39
陕 西	29	748.14	174	347.9	29	29	717	290
甘 肃	28	1058.92	249	455.75	28	28	159	509

10-5-2 2019年大骨节病防治情况

地区	病区县		病区乡镇		已控制县数（个）	消除县数（个）	临床Ⅰ度及以上病人（人）
	个数	人口数（万人）	个数	人口数（万人）			
总 计	**379**	**10426.81**	**2068**	**3618.33**	**379**	**364**	**176672**
河 北	7	247.20	49	57.10	7	7	575
山 西	35	767.01	117	144.76	35	35	2589
内蒙古	18	548.29	108	211.48	18	18	15080
辽 宁	5	130.50	60	118.50	5	5	786
吉 林	40	1467.35	311	713.04	40	40	7885
黑龙江	80	2545.03	367	828.35	80	80	22206
山 东	1	94.50	4	20.00	1	1	310
河 南	5	234.56	34	70.48	5	5	1991
四 川	32	860.72	142	76.39	32	32	34858
西 藏	54	141.20	178	47.79	54	39	9122
陕 西	62	2123.23	311	612.64	62	62	58994
甘 肃	37	1246.47	381	712.84	37	37	22027
青 海	3	20.75	6	4.95	3	3	249

10-5-3　2019年地方性氟中毒（水型）防治情况

地区	病区县数（个）	控制县数（个）	病区村（个）	病区村人口数（万人）	已改水		现症病人数（人）	
					村数（个）	受益人口（万人）	氟斑牙	氟骨症
总　计	**1044**	**770**	**73715**	**6009.2**	**70002**	**5796.6**	**12406687**	**642350**
北　京	9	9	212	35.4	212	35.4	14160	970
天　津	10	2	2059	284.0	1706	232.3	57274	57274
河　北	97	66	8476	857.6	7804	792.8	1608913	286176
山　西	62	37	3916	439.0	3910	438.6	1180988	19712
内蒙古	85	37	9526	406.7	7724	366.1	304673	12223
辽　宁	55	40	2496	166.7	2279	156.9	473146	2667
吉　林	16	8	2983	67.5	2945	66.7	578982	14746
黑龙江	24	22	2091	90.8	2085	90.7	302848	1322
江　苏	26	18	2029	294.1	2026	293.6	1950193	43689
浙　江	33	33	295	1.7	295	1.7	8769	122
安　徽	25	4	1725	368.1	1526	354.4	696886	35657
福　建	36	35	153	2.8	153	2.8	612	147
江　西	21	21	33	5.6	33	5.6	1919	106
山　东	111	87	9475	927.4	9372	917.8	1845996	24683
河　南	112	68	17508	1240.7	17356	1232.6	1968566	82145
湖　北	31	31	195	30.9	195	30.9	16570	265
湖　南	9	9	22	3.8	22	3.8	8946	57
广　东	40	40	377	92.2	377	92.2	11385	612
广　西	15	13	191	12.3	188	11.8	36432	152
重　庆	6	6	6	1.4	6	1.4	1849	11
四　川	12	6	99	15.7	90	14.8	17013	997
云　南	12	9	129	8.4	127	8.3	11361	245
西　藏	7	7	35	3.0	35	3.0	1160	162
陕　西	61	44	3557	402.6	3422	392.4	70163	54416
甘　肃	48	44	2004	75.5	1991	74.7	211247	2768
青　海	21	20	326	28.0	326	28.0	1416	247
宁　夏	19	15	3198	98.7	3198	98.7	5462	594
新　疆	41	39	599	48.8	599	48.8	1019758	185

10-5-4　2019年地方性氟中毒（燃煤污染型）防治情况

地区	病区县数（个）	基本控制县数（个）	消除县数（个）	病区村（个）	病区村人口数（万人）	病区户数	已改炉改灶		现症病人数（人）	
							户数	受益人口（万人）	氟斑牙	氟骨症
总计	**171**	**16**	**153**	**32299**	**3282.7**	**9827400**	**9810209**	**3276.6**	**13466929**	**216503**
山西	20		20	3287	226.7	731900	731754	226.6	314755	535
辽宁	2		2	2	0.1	200	200	0.1	21	8
江西	7		7	409	65.9	154400	154138	65.8	25757	
河南	3		3	83	13.7	35400	35400	13.7	60340	
湖北	15		15	717	101.6	304300	304148	101.6	319575	249
湖南	28	1	27	2123	271.1	721300	721228	271.1	695357	26
广西	2		2	55	22.1	50100	50100	22.1	83734	5846
四川	23	4	19	1736	261.5	691500	688665	260.4	374361	25991
贵州	37	8	29	7709	1653.3	5325000	5318610	1651.3	8790000	89926
云南	13	1	10	14158	359.5	871000	866384	357.6	2190080	78143
重庆	13	2	11	653	98.9	338700	338700	98.9	597175	13257
陕西	8		8	1367	208.3	603600	600884	207.4	15774	2522

10-5-5　2019年地方性砷中毒（水型）防治情况

地区	病区县		病区村（个）	病区村人口数（万人）	已改水		病人数（人）
	个数	人口数（万人）			村数（个）	受益人口（万人）	
总计	**117**	**4786.3**	**2555**	**145.5**	**2507**	**144.7**	**4865**
山西	16	640.3	157	21.4	157	21.4	1215
内蒙	27	496.7	1174	27.6	1135	26.9	2249
吉林	7	333.2	327	11.8	320	11.7	132
江苏	5	393.9	34	6.8	34	6.8	0
安徽	13	1072.2	95	11.5	95	11.5	9
河南	6	531.6	26	4.9	26	4.9	0
湖北	2	193.0	53	7.7	53	7.7	8
云南	9	308.7	42	3.4	42	3.4	28
陕西	3	109.2	13	1.0	13	1.0	426
甘肃	8	161.3	69	2.1	69	2.1	150
青海	4	37.3	22	1.7	22	1.7	395
宁夏	6	213.6	156	3.0	156	3.0	148
新疆	11	295.2	387	42.8	385	42.7	105

10-5-6　2019年地方性砷中毒（燃煤污染型）防治情况

地区	病区县		病区村（个）	病区村人口数（万人）	病区户数（户）	已改炉改灶		病人数（人）
	个数	人口数（万人）				户数	受益人口（万人）	
总计	**12**	**554.6**	**1393**	**214.7**	**621080**	**618364**	**213.7**	**3930**
贵州	4	299.4	26	6.4	17501	17501	6.4	736
陕西	8	255.2	1367	208.3	603579	600863	207.4	3194

10-5-7 2019年碘缺乏病防治情况

地区	工作县		现症病人数（人）		居民户碘盐监测		
	个数	人口数（万人）	Ⅱ度甲肿	克汀病	碘盐份数	合格碘盐份数	非碘盐份数
总　计	**2813**	**135899.0**	**54581**	**7998**	**802942**	**760039**	**26938**
北　京	16	2154.2	39		4434	4110	451
天　津	16	1026.9	936		4121	3151	1360
河　北	162	7058.5	849	108	42788	40143	4652
山　西	118	3683.7	3376	594	34809	32422	637
内蒙古	103	2470.2	1159	128	29931	28381	642
辽　宁	100	4395.3	2397	1551	29720	28714	517
吉　林	60	2607.8	2832	568	18041	17407	22
黑龙江	132	3819.7	3182	97	34700	33142	957
上　海	16	2423.8			3359	2673	1475
江　苏	96	7868.4	93		28646	27280	577
浙　江	89	4925.0	96	9	24000	22304	4709
安　徽	104	6382.8	664	108	31018	30345	53
福　建	84	3736.6	216	19	24957	24423	1190
江　西	100	4747.4	568	45	29885	28825	124
山　东	118	8045.5	46	17	32136	28933	4029
河　南	156	10328.0	2947	98	44384	40166	2131
湖　北	103	6149.6	831	324	30705	28992	197
湖　南	123	7055.2	231	76	36507	34735	126
广　东	123	9317.0	27	2	36417	35753	521
广　西	110	5579.1	388	4	32550	30659	747
海　南	21	931.4	112		6204	6002	147
重　庆	39	3102.0	1		11688	11086	91
四　川	185	8641.0	4	1	54458	52067	333
贵　州	89	4286.2	19	47	26674	25290	65
云　南	129	4733.5	1318	6	38940	37408	200
西　藏	66	303.0	13		4877	4839	8
陕　西	109	3924.5	25743	1680	34217	33230	47
甘　肃	87	2761.4	4249	2062	25943	23916	234
青　海	43	557.6	482	43	12774	11691	221
宁　夏	22	688.1	62	120	6323	5683	282
新　疆	94	2195.7	1701	291	27736	26269	193

10-6 2019年健康教育专业机构服务情况

地区	健康教育服务情况				传播材料制作				主办网站（个）	健康教育培训人次数
	技术咨询与政策建议（次）	公众健康教育活动（次）	与媒体合办栏目（个）	与媒体合作播放信息（次）	平面材料（万份）	音像制品（万份）	手机短信（万条）	实物（万个）		
总　计	**10217**	**72728**	**4124**	**312280**	**39407**	**132**	**11608**	**4883**	**1015**	**1476942**
北　京	115	205	22	505	294			33	7	18263
天　津	54	427	42	1326	356			43	4	8394
河　北	244	2706	158	6954	638		141	152	29	74599
山　西	40	1149	159	23936	1148	14	254	221	3	51202
内蒙古	284	6427	235	19549	1384	3	286	271	53	85380
辽　宁	88	2716	64	2625	1032	1	56	116	13	32260
吉　林	168	1284	29	616	437	1	8	77	12	11892
黑龙江	226	1759	128	704	648	1	37	98	22	33043
上　海	41	484	18	1115	649		225	178	11	26105
江　苏	43	2547	64	859	2399		2	82	50	18928
浙　江	677	2885	192	6952	1640	1	803	160	30	29567
安　徽	116	1581	138	7138	1241	1	469	167	36	25256
福　建	221	1366	69	2513	436		547	85	17	11929
江　西	959	2968	215	10940	1315	2	637	185	61	120212
山　东	819	3278	402	15073	2351	13	611	251	82	115170
河　南	974	5418	194	14912	2399	4	694	267	44	144155
湖　北	272	2715	214	17867	2469	1	437	91	59	41760
湖　南	758	3893	289	17648	2630	15	1452	246	81	125419
广　东	394	3515	169	8775	3351	3	470	82	33	80500
广　西	139	876	74	5406	804	11	541	117	23	38268
海　南	108	392	44	4782	724		37	31	20	11607
重　庆	98	650	88	7272	1427		830	81	8	16124
四　川	1458	5184	339	20914	2641	17	1067	439	105	77691
贵　州	70	2236	125	44674	756	1	189	93	50	19590
云　南	94	1849	125	19340	2364	1	232	516	20	25900
西　藏	24	603	26	4114	214	14	88	64	7	6474
陕　西	349	4565	184	12399	1709	17	586	312	57	40787
甘　肃	794	5373	136	16778	850	4	381	116	43	72123
青　海	334	1830	65	7986	415	1	120	108	17	72193
宁　夏	47	455	56	3741	188	1	155	84	7	27244
新　疆	209	1392	61	4867	497	3	255	118	11	14898

注：平面材料包括传单／折页、小册子／书籍、宣传画；与媒体合办栏目包括电视台、广播电台、报刊。

十一、居民病伤死亡原因

简要说明

一、本章主要介绍我国居民病伤死亡原因，内容包括城市、农村地区居民粗死亡率及死因顺位，分性别、疾病别、年龄别死亡率。

二、本章数据来源于居民病伤死亡原因年报。

三、资料范围

2000年城市地区包括北京、天津、长春、沈阳、大连、鞍山、上海、南京、杭州、武汉、广州、成都、重庆

和西安14个大城市，苏州、徐州、合肥、安庆、马鞍山、铜陵、厦门、福州、平顶山、信阳、宜昌、黄石、长沙、湘潭、衡阳、常德、佛山、自贡、桂林和乌鲁木齐20个中小城市；农村地区包括北京、天津、上海市全部市辖县和江苏、浙江、安徽、福建、河南、湖北、湖南、广东、重庆、四川、贵州、甘肃15个省（直辖市）90个县（县级市）。

2005年城市地区包括北京、天津、上海、哈尔滨、长春、沈阳、大连、鞍山、南京、杭州、郑州、武汉、广州、重庆、成都、昆明、西安17个大城市，苏州、徐州、合肥、安庆、蚌埠、马鞍山、铜陵、福州、厦门、宜昌、黄石、长沙、衡阳、常德、湘潭、佛山、中山、三明、桂林、自贡、乌鲁木齐21个中小城市；农村地区包括北京、天津、上海市全部市辖县和江苏、浙江、安徽、福建、河南、湖北、湖南、广东、重庆、四川、贵州、甘肃15个省（直辖市）78个县（县级市）。

2010年城市地区包括北京、沈阳、大连、鞍山、哈尔滨、上海、广州、成都、昆明、西安10个大城市，徐州、合肥、蚌埠、马鞍山、铜陵、安庆、常德、佛山、自贡等9个中小城市；农村地区包括北京、天津、上海市全部市辖县和江苏、安徽、河南、湖北、广东、四川9个省（直辖市）34个县（县级市）。

2019年包括全国31个省的157个区（城市地区）和355个县或县级市（农村地区）。

四、2000年采用ICD-9国际疾病分类统计标准。2002年起采用ICD-10国际疾病分类统计标准。

主要指标解释

性别年龄别死亡率 指分性别年龄别计算的死亡率。计算公式：男（女）性某年龄别死亡率＝男（女）性某年龄别死亡人数／男（女）性同年龄平均人口数。

11-1-1　2005年城市居民主要疾病死亡率及构成

疾病名称	合计			男			女		
	死亡率（1/10万）	构成（%）	位次	死亡率（1/10万）	构成（%）	位次	死亡率（1/10万）	构成（%）	位次
传染病（不含呼吸道结核）	3.61	0.66	13	4.86	0.79	11	2.32	0.48	14
呼吸道结核	2.84	0.52	15	4.16	0.68	15	1.46	0.30	17
寄生虫病	0.06	0.01	20	0.07	0.01	19	0.05	0.01	20
恶性肿瘤	124.86	22.74	1	159.77	26.05	1	88.51	18.36	3
血液、造血器官及免疫疾病	0.93	0.17	18	0.83	0.13	17	1.04	0.21	18
内分泌、营养和代谢疾病	13.75	2.50	7	11.81	1.92	7	15.77	3.27	6
精神障碍	5.19	0.95	10	4.85	0.79	12	5.55	1.15	10
神经系统疾病	4.60	0.84	11	4.87	0.79	13	4.32	0.90	11
心脏病	98.22	17.89	3	99.49	16.22	3	96.88	20.09	2
脑血管病	111.02	20.22	2	116.63	19.01	2	105.19	21.82	1
呼吸系统疾病	69.00	12.57	4	75.88	12.37	4	61.85	12.83	4
消化系统疾病	18.10	3.30	6	22.54	3.68	6	13.46	2.79	8
肌肉骨骼和结缔组织疾病	1.16	0.21	17	0.77	0.13	18	1.57	0.33	16
泌尿生殖系统疾病	8.58	1.56	9	8.92	1.45	9	8.21	1.70	9
妊娠、分娩和产褥期并发症	0.28	0.05	19				0.50	0.10	19
起源于围生期某些情况	3.50	0.64	14	3.68	0.60	14	3.23	0.67	13
先天畸形、变形和染色体异常	1.85	0.34	16	2.04	0.33	16	1.65	0.34	15
诊断不明	4.09	0.74	12	4.82	0.79	10	3.33	0.69	12
其他疾病	11.98	2.18	8	9.14	1.49	8	14.94	3.10	7
损伤和中毒外部原因	45.28	8.25	5	56.84	9.27	5	33.22	6.89	5

11-1-2　2010年城市居民主要疾病死亡率及构成

疾病名称	合计			男			女		
	死亡率（1/10万）	构成（%）	位次	死亡率（1/10万）	构成（%）	位次	死亡率（1/10万）	构成（%）	位次
传染病（不含呼吸道结核）	4.44	0.72	11	5.79	0.82	11	3.04	0.57	12
呼吸道结核	2.32	0.38	14	3.47	0.49	13	1.13	0.21	18
寄生虫病	0.13	0.02	18	0.15	0.02	19	0.10	0.02	20
恶性肿瘤	162.87	26.33	1	201.99	28.77	1	122.35	22.99	2
血液、造血器官及免疫疾病	1.50	0.24	17	1.48	0.21	17	1.52	0.29	17
内分泌、营养和代谢疾病	18.13	2.93	6	16.63	2.37	7	19.69	3.70	6
精神障碍	2.90	0.47	13	2.82	0.40	14	2.98	0.56	13
神经系统疾病	5.84	0.94	10	6.33	0.90	10	5.34	1.00	10
心脏病	129.19	20.88	2	135.15	19.25	3	123.02	23.12	1
脑血管病	125.15	20.23	3	137.30	19.55	2	112.56	21.15	3
呼吸系统疾病	68.32	11.04	4	78.06	11.12	4	58.22	10.94	4
消化系统疾病	16.96	2.74	7	20.76	2.96	6	13.03	2.45	7
肌肉骨骼和结缔组织疾病	1.61	0.26	16	1.21	0.17	18	2.02	0.38	14
泌尿生殖系统疾病	7.20	1.16	9	7.98	1.14	8	6.40	1.20	9
妊娠、分娩产褥期并发症	0.11	0.02	18				0.22	0.04	19
围生期疾病	2.03	0.33	15	2.34	0.33	15	1.70	0.32	16
先天畸形、变形和染色体异常	2.02	0.33	15	2.12	0.30	16	1.92	0.36	15
诊断不明	4.12	0.67	12	4.99	0.71	12	3.21	0.60	11
其他疾病	9.58	1.55	8	7.61	1.08	9	11.63	2.19	8
损伤和中毒外部原因	38.09	6.16	5	48.43	6.90	5	27.38	5.15	5

11-1-3 2015年城市居民主要疾病死亡率及构成

疾病名称	合计			男			女		
	死亡率（1/10万）	构成（%）	位次	死亡率（1/10万）	构成（%）	位次	死亡率（1/10万）	构成（%）	位次
传染病（含呼吸道结核）	6.78	1.09	9	9.31	1.31	8	4.18	0.79	10
寄生虫病	0.04	0.01	17	0.07	0.01	16	0.02	0.00	17
恶性肿瘤	164.35	26.44	1	207.22	29.11	1	120.56	22.77	2
血液、造血器官及免疫疾病	1.22	0.20	15	1.21	0.17	15	1.23	0.23	15
内分泌、营养和代谢疾病	19.25	3.10	6	18.47	2.59	6	20.04	3.79	6
精神障碍	2.79	0.45	11	2.73	0.38	11	2.86	0.54	11
神经系统疾病	6.90	1.11	8	7.16	1.01	10	6.64	1.25	8
心脏病	136.61	21.98	2	141.01	19.81	3	132.11	24.95	1
脑血管病	128.23	20.63	3	141.54	19.89	2	114.64	21.65	3
呼吸系统疾病	73.36	11.80	4	84.98	11.94	4	61.49	11.62	4
消化系统疾病	14.27	2.30	7	17.62	2.47	7	10.84	2.05	7
肌肉骨骼和结缔组织疾病	1.79	0.29	12	1.37	0.19	14	2.23	0.42	12
泌尿生殖系统疾病	6.52	1.05	10	7.48	1.05	9	5.54	1.05	9
妊娠、分娩产褥期并发症	0.07	0.01	16				0.15	0.03	16
围生期疾病	1.70	0.27	14	2.03	0.28	12	1.37	0.26	14
先天畸形、变形和染色体异常	1.73	0.28	13	1.93	0.27	13	1.53	0.29	13
损伤和中毒外部原因	37.63	6.05	5	49.01	6.89	5	26.01	4.91	5
诊断不明	2.26	0.36		3.00	0.42		1.52	0.29	
其他疾病	6.15	0.99		4.92	0.69		7.41	1.40	

11-1-4 2019年城市居民主要疾病死亡率及构成

疾病名称	合计			男			女		
	死亡率（1/10万）	构成（%）	位次	死亡率（1/10万）	构成（%）	位次	死亡率（1/10万）	构成（%）	位次
传染病（含呼吸道结核）	6.01	0.96	10	8.27	1.16	9	3.68	0.68	10
寄生虫病	0.07	0.01	16	0.07	0.01	16	0.06	0.01	17
恶性肿瘤	161.56	25.73	1	203.01	28.37	1	118.95	22.13	2
血液、造血器官及免疫疾病	1.35	0.21	13	1.37	0.19	13	1.33	0.25	13
内分泌、营养和代谢疾病	21.44	3.42	6	21.08	2.95	6	21.82	4.06	6
精神障碍	3.10	0.49	11	2.91	0.41	11	3.30	0.61	11
神经系统疾病	9.14	1.45	8	9.21	1.29	8	9.06	1.68	8
心脏病	148.51	23.65	2	153.46	21.44	2	143.42	26.68	1
脑血管病	129.41	20.61	3	142.84	19.96	3	115.60	21.50	3
呼吸系统疾病	65.02	10.36	4	77.68	10.85	4	52.00	9.67	4
消化系统疾病	14.86	2.37	7	17.79	2.49	7	11.84	2.20	7
肌肉骨骼和结缔组织疾病	2.42	0.39	12	1.87	0.26	12	2.98	0.55	12
泌尿生殖系统疾病	6.60	1.05	9	7.49	1.05	10	5.67	1.05	9
妊娠、分娩产褥期并发症	0.06	0.01	17	0.00	0.00		0.11	0.02	16
围生期疾病	1.14	0.18	15	1.34	0.19	13	0.92	0.17	15
先天畸形、变形和染色体异常	1.17	0.19	14	1.28	0.18	15	1.06	0.20	14
损伤和中毒外部原因	36.06	5.74	5	45.02	6.29	5	26.85	4.99	5
诊断不明	3.05	0.49		4.14	0.58		1.92	0.36	
其他疾病	6.45	1.03		5.23	0.73		7.69	1.43	

11-2-1　2019年城市居民年龄别疾病别死亡率（1/10万）（合计）

疾病名称（ICD-10）	合计	不满1岁	1～	5～	10～	15～	20～	25～
总计	627.86	221.81	26.34	15.02	17.54	25.18	26.02	28.16
一、传染病和寄生虫病小计	6.07	5.05	0.74	0.40	0.16	0.46	0.52	0.93
其中：传染病计	6.01	5.05	0.74	0.40	0.16	0.46	0.50	0.93
内：痢疾	0.00							
肠道其他细菌性传染病	0.08	0.30	0.05			0.02	0.02	0.01
呼吸道结核	1.57		0.03		0.02	0.17	0.22	0.24
破伤风	0.02	0.10	0.03					
脑膜炎球菌感染	0.09	0.59	0.21	0.05	0.07	0.02	0.04	0.01
败血症	0.49	3.27	0.18	0.07	0.05	0.05	0.02	
性传播疾病	0.02							0.01
狂犬病	0.01							0.01
流行性乙型脑炎	0.00							0.01
病毒性肝炎	2.47			0.02		0.05	0.04	0.12
艾滋病	0.52	0.10				0.05	0.15	0.40
寄生虫病计	0.07						0.02	
内：血吸虫病	0.04							
二、肿瘤小计	163.38	4.65	3.55	3.04	3.42	4.00	3.28	4.89
其中：恶性肿瘤计	161.56	3.76	3.39	2.88	3.28	3.88	3.21	4.77
内：鼻咽癌	1.41						0.02	0.07
食管癌	9.99					0.02	0.02	0.04
胃癌	17.45					0.10	0.09	0.42
结肠、直肠和肛门癌	14.27					0.12	0.18	0.32
内：结肠癌	6.98					0.07	0.07	0.11
直肠癌	6.97					0.05	0.11	0.18
肝癌	21.28	0.20	0.16		0.14	0.12	0.15	0.65
胆囊癌	1.36							0.01
胰腺癌	7.05	0.10			0.02	0.02	0.04	0.11
肺癌	48.65					0.12	0.17	0.27
乳腺癌	4.67						0.02	0.23
宫颈癌	2.37						0.06	0.17
卵巢癌	1.79				0.07		0.06	0.12
前列腺癌	2.45							
膀胱癌	2.32		0.03					
脑及神经系统恶性肿瘤	3.74	0.89	0.92	1.17	0.62	0.71	0.39	0.59
白血病	3.69	1.78	1.45	1.10	1.39	1.41	1.07	0.74
良性肿瘤计	0.41	0.59		0.02	0.05	0.05	0.04	0.04
三、血液、造血器官及免疫疾病小计	1.35	1.88	0.39	0.26	0.28	0.34	0.18	0.27
其中：贫血	0.89	0.40	0.21	0.14	0.21	0.22	0.11	0.13
四、内分泌、营养和代谢疾病小计	21.44	2.77	0.47	0.21	0.18	0.32	0.33	0.53
其中：甲状腺疾患	0.12					0.02	0.07	0.06
糖尿病	18.81		0.05	0.02	0.09	0.22	0.18	0.32
五、精神和行为障碍小计	3.10	0.30	0.03	0.07	0.05	0.15	0.20	0.24
其中：痴呆	1.28							
六、神经系统疾病小计	9.14	7.13	2.11	1.54	1.92	1.66	1.46	1.31
其中：脑膜炎	0.09	1.19	0.13	0.19				0.04
帕金森病	1.38							0.01
七、循环系统疾病小计	286.31	3.76	0.63	0.56	0.88	2.61	2.97	4.18
其中：心脏病计	148.51	3.66	0.63	0.35	0.55	1.83	2.08	2.83
内：慢性风湿性心脏病	3.13						0.06	0.06
高血压性心脏病	13.82						0.06	0.01
冠心病	121.59				0.07	0.76	1.07	1.58
内：急性心肌梗死	60.20				0.02	0.54	0.87	1.31
其他高血压病	5.19					0.02	0.04	0.04

11-2-1 续表1

30～	35～	40～	45～	50～	55～	60～	65～	70～	75～	80～	85岁及以上
44.56	68.76	108.40	186.96	270.30	487.86	746.95	1294.15	2145.40	3840.66	6619.27	19451.27
1.63	1.99	3.04	4.93	5.66	7.35	8.86	13.98	19.93	29.85	38.19	89.68
1.62	1.99	3.01	4.92	5.62	7.32	8.79	13.81	19.66	29.47	37.33	88.25
	0.01										
0.01	0.01	0.03		0.03	0.03	0.03	0.17	0.10	0.34	0.93	2.86
0.44	0.40	0.71	1.07	1.32	1.67	2.24	3.61	5.42	9.21	11.84	24.47
	0.01		0.05	0.02	0.02	0.02	0.04	0.03	0.10	0.20	
0.08	0.04	0.01	0.06	0.08	0.05	0.10	0.06	0.26	0.24	0.47	1.17
0.06	0.03	0.11	0.20	0.19	0.40	0.42	0.97	1.06	2.67	4.26	15.88
	0.01		0.01	0.01	0.05	0.05	0.04	0.07	0.05		0.13
	0.01		0.01	0.02		0.03	0.06	0.10			
		0.01									
0.35	0.73	1.36	2.62	3.02	3.70	4.40	6.72	8.63	10.76	12.38	23.82
0.39	0.59	0.62	0.65	0.53	0.78	0.83	0.88	1.29	1.50	0.80	0.78
0.01		0.03	0.01	0.03	0.03	0.07	0.17	0.26	0.39	0.86	1.43
			0.01	0.01		0.02	0.09	0.23	0.29	0.80	1.30
10.51	19.42	33.43	66.32	105.01	203.34	315.71	510.82	709.29	1003.32	1297.63	2188.24
10.26	19.15	33.06	65.61	103.88	201.48	312.65	506.29	703.11	993.44	1280.53	2150.88
0.28	0.43	0.68	1.29	1.63	2.72	3.56	4.36	4.86	5.23	4.86	7.42
0.03	0.10	0.38	1.68	4.66	11.15	19.50	34.07	50.80	70.61	89.76	137.32
0.86	1.64	2.67	5.44	9.36	17.31	32.69	54.48	83.61	123.19	153.04	241.06
0.64	1.30	2.15	4.11	6.92	14.65	25.25	40.82	58.86	92.27	137.73	274.90
0.30	0.69	1.00	1.55	2.90	6.92	12.12	19.85	26.74	45.36	71.13	150.07
0.34	0.53	1.12	2.42	3.78	7.40	12.62	20.04	30.50	45.02	64.01	119.88
2.02	4.00	8.45	16.15	21.75	35.63	44.08	65.50	79.22	101.92	120.70	195.63
0.04	0.06	0.08	0.26	0.61	1.28	2.41	4.34	6.11	9.11	13.24	25.64
0.21	0.49	0.97	2.23	3.93	8.87	15.61	22.79	31.66	46.09	57.69	86.95
1.05	2.72	4.97	11.61	23.74	56.25	99.04	170.10	236.10	331.82	408.21	619.95
0.68	1.66	2.73	5.27	6.41	9.40	9.99	11.62	11.77	14.20	21.56	42.43
0.42	0.99	1.77	3.04	3.38	5.11	4.52	5.99	5.82	8.38	9.32	11.06
0.14	0.26	0.83	1.74	2.29	3.15	4.17	5.26	6.64	7.12	8.98	8.85
0.01	0.01	0.03	0.04	0.20	0.74	1.45	4.98	9.55	18.95	38.39	86.56
	0.06	0.08	0.26	0.40	1.18	2.36	4.49	10.51	17.79	28.21	76.53
1.07	1.43	1.46	2.52	3.27	5.00	6.75	10.83	13.98	17.79	18.03	32.41
1.05	1.31	1.40	1.99	2.77	4.52	5.75	10.61	12.66	18.22	21.89	31.76
0.08	0.12	0.10	0.23	0.37	0.46	0.73	1.14	1.39	1.65	3.06	7.03
0.23	0.33	0.37	0.63	0.61	0.99	1.48	2.49	3.67	7.51	13.57	33.97
0.10	0.24	0.24	0.41	0.44	0.66	0.96	1.59	2.15	5.19	9.32	24.60
0.96	1.67	2.43	4.81	7.75	16.61	24.78	46.32	81.43	148.49	236.61	639.86
0.01	0.12	0.01	0.08	0.08	0.16	0.15	0.19	0.17	0.58	0.53	2.86
0.77	1.30	2.12	4.30	6.96	15.55	23.24	43.24	76.11	138.31	211.26	487.19
0.37	0.81	1.07	1.16	1.19	1.43	1.61	3.33	6.61	13.33	36.06	151.64
0.01		0.03		0.06	0.13	0.22	0.69	2.31	6.30	19.63	84.99
1.02	1.12	1.54	2.23	2.41	4.80	6.10	12.37	23.76	49.82	107.86	364.58
0.03	0.04	0.07	0.06	0.06	0.06	0.05	0.17	0.23	0.34	0.40	0.52
		0.04	0.01	0.12	0.40	0.98	2.64	6.54	12.79	21.36	38.79
8.90	16.96	32.39	58.33	88.88	167.79	265.37	497.68	931.61	1861.21	3501.37	10957.99
5.62	10.14	17.86	29.93	44.55	84.50	127.90	234.13	434.49	887.30	1797.46	6335.51
0.09	0.17	0.24	0.64	1.25	1.86	3.54	6.49	12.59	21.76	33.07	103.74
0.15	0.37	0.71	1.40	2.51	4.23	8.09	16.86	40.88	83.16	181.78	703.90
3.65	7.43	14.00	23.06	35.33	69.72	104.89	194.09	355.54	732.90	1481.27	5209.76
2.70	5.54	10.27	16.46	23.71	43.03	63.08	111.38	198.49	378.20	693.26	2088.67
0.13	0.29	0.71	1.33	1.62	3.51	4.80	9.37	15.24	30.10	61.61	210.47

11-2-1　续表2

疾病名称（ICD-10）	合计	不满1岁	1～	5～	10～	15～	20～	25～
脑血管病计	129.41			0.19	0.30	0.71	0.77	1.24
内：脑出血	44.45			0.19	0.21	0.61	0.59	0.98
脑梗死	43.51				0.05	0.02	0.07	0.12
中风（未特指出血或梗死）	4.58					0.05	0.06	0.04
八、呼吸系统疾病小计	65.02	15.84	2.66	1.12	0.49	0.51	0.68	0.68
其中：肺炎	15.11	13.36	2.11	0.80	0.37	0.29	0.44	0.30
慢性下呼吸道疾病	43.14					0.05	0.07	0.13
内：慢性支气管肺炎	5.84							0.01
肺气肿	2.46					0.02		
尘肺	0.68							0.01
九、消化系统疾病小计	14.86	3.66	0.58	0.12	0.12	0.27	0.35	0.41
其中：胃和十二指肠溃疡	2.15	0.10					0.06	0.02
阑尾炎	0.07			0.05		0.02		0.01
肠梗阻	1.08	0.89	0.18		0.02		0.02	0.01
肝疾病	5.40	0.30	0.05	0.02	0.02	0.05	0.15	0.15
内：肝硬化	4.74				0.02	0.02	0.07	0.10
十、肌肉骨骼和结缔组织疾病小计	2.42	0.20	0.05	0.09	0.21	0.24	0.17	0.23
其中：系统性红斑狼疮	0.34			0.02	0.14	0.20	0.17	0.13
十一、泌尿生殖系统疾病小计	6.60	0.40	0.24	0.14	0.23	0.37	0.24	0.45
其中：肾小球和肾小管间质疾病	3.86	0.20	0.24	0.09	0.23	0.24	0.18	0.24
肾衰竭	2.10	0.10		0.05		0.10	0.06	0.19
前列腺增生	0.12							
十二、妊娠、分娩和产褥期并发症小计	0.06					0.05	0.07	0.11
其中：直接产科原因计	0.05					0.02	0.07	0.11
内：流产	0.00							
妊娠高血压综合征	0.01						0.02	0.02
产后出血	0.02						0.04	0.01
产褥期感染	0.01						0.02	0.05
间接产科原因计	0.00					0.02		
十三、起源于围生期的情况小计	1.14	106.21						
其中：早产儿和未成熟儿	0.26	24.15						
新生儿产伤和窒息	0.18	17.02						
十四、先天畸形、变形和染色体异常小计	1.17	48.70	3.00	1.17	1.20	0.88	0.59	0.36
其中：先天性心脏病	0.76	27.12	2.05	1.01	0.92	0.73	0.42	0.28
先天性脑畸形	0.04	2.08	0.16	0.05	0.05	0.02	0.02	0.01
十五、诊断不明小计	3.05	4.06	0.92	0.07	0.28	0.61	0.72	0.80
十六、其他疾病小计	6.45	2.57	0.55	0.19	0.23	0.20	0.13	0.19
十七、损伤和中毒小计	36.06	14.25	10.37	5.99	7.88	12.53	14.08	12.55
其中：机动车辆交通事故	10.61	1.29	2.63	2.29	2.01	3.92	4.68	4.72
内：行人与机动车发生的交通事故	5.07	0.59	1.61	1.36	1.11	1.83	2.05	1.73
机动车与机动车发生的交通事故	1.34	0.20	0.29	0.14	0.16	0.49	0.55	0.85
机动车以外的运输事故	0.02			0.02				0.01
意外中毒	1.78	0.30	0.34	0.30	0.35	0.56	1.07	1.08
意外跌落	11.18	1.29	1.71	0.63	0.83	1.46	1.49	1.32
火灾	0.44		0.16	0.16	0.07	0.05	0.04	0.16
溺水	2.24	0.40	3.37	1.78	2.47	2.29	1.81	1.29
意外的机械性窒息	0.44	5.74	0.24	0.12	0.14	0.24	0.22	0.12
砸死	0.44	0.10	0.05	0.16		0.10	0.20	0.24
触电	0.35				0.14	0.12	0.28	0.32
自杀	4.16			0.02	1.23	2.78	2.93	2.23
被杀	0.25	0.10	0.26	0.16	0.09	0.17	0.31	0.23

11-2-1 续表3

30～	35～	40～	45～	50～	55～	60～	65～	70～	75～	80～	85岁及以上
2.94	6.09	12.93	25.85	41.11	77.15	128.76	247.52	471.47	924.13	1610.89	4314.91
2.41	4.82	9.52	17.37	25.88	41.84	59.98	104.25	175.26	299.01	439.42	1014.46
0.24	0.63	1.71	4.44	7.83	18.19	34.07	74.59	152.22	326.20	600.64	1670.99
0.06	0.19	0.42	0.75	1.15	1.89	3.37	6.32	14.71	32.13	60.82	191.59
0.88	1.68	2.91	5.40	9.12	18.54	42.13	91.30	204.14	449.01	883.29	2953.84
0.39	0.78	1.06	1.81	2.45	4.98	9.29	17.81	32.78	77.64	188.70	819.87
0.21	0.46	1.12	2.55	4.97	10.79	27.66	63.18	151.56	330.42	615.21	1828.22
0.01	0.03	0.11	0.25	0.69	1.31	3.57	7.97	18.97	42.89	78.32	276.46
0.04	0.03	0.08	0.17	0.45	0.85	1.86	3.50	8.72	20.74	35.46	91.50
		0.13	0.15	0.23	0.38	0.55	1.12	2.08	5.57	9.71	22.26
1.64	2.65	5.03	7.29	9.39	14.84	19.21	27.24	46.07	81.47	144.45	418.33
0.15	0.16	0.48	0.46	0.72	1.15	2.06	3.82	6.78	15.90	25.88	74.32
0.01		0.01	0.01	0.03	0.05	0.02	0.11	0.26	0.19	0.73	3.64
0.06	0.03	0.06	0.14	0.23	0.40	0.88	1.12	2.81	7.03	16.10	46.99
0.77	1.70	3.08	5.06	5.91	9.69	10.30	12.82	17.55	22.68	33.20	54.28
0.63	1.60	2.71	4.67	5.35	8.90	9.06	11.11	15.33	19.19	27.68	46.60
0.48	0.37	0.49	0.90	0.94	1.54	2.41	3.76	4.92	11.05	23.35	108.42
0.39	0.26	0.34	0.38	0.23	0.46	0.68	0.75	0.43	1.07	0.80	1.04
0.81	1.35	1.58	2.58	3.53	6.33	8.91	15.06	23.83	41.14	63.01	155.67
0.56	0.85	0.88	1.73	2.36	3.64	5.53	9.09	14.21	24.33	35.20	81.74
0.20	0.48	0.62	0.79	1.01	2.24	2.84	4.98	7.30	12.89	20.69	48.42
				0.01	0.06	0.03	0.13	0.26	0.97	1.40	6.38
0.18	0.24	0.08	0.01								
0.16	0.23	0.08	0.01								
	0.01	0.03	0.01								
0.01	0.04										
0.04	0.12	0.01									
0.05	0.04	0.03									
0.01	0.01										
0.45	0.48	0.40	0.50	0.39	0.38	0.37	0.45	0.43	0.97	1.13	1.43
0.34	0.37	0.24	0.31	0.22	0.27	0.20	0.30	0.36	0.73	0.86	0.91
0.05		0.01		0.02							
1.02	1.38	1.96	2.36	2.63	4.18	3.92	4.79	6.35	9.45	18.16	69.90
0.21	0.33	0.38	0.65	0.96	0.83	1.68	2.60	5.62	10.52	45.25	579.08
15.13	17.91	21.16	28.67	31.68	38.69	44.18	61.63	77.37	122.56	207.27	729.02
6.18	6.91	7.88	11.10	13.04	15.95	18.43	24.23	26.04	30.82	26.62	36.31
2.44	2.72	3.29	5.22	5.56	7.17	8.21	12.14	14.18	18.13	17.57	22.52
1.34	1.50	1.31	1.41	1.91	1.79	2.38	2.96	2.28	1.84	1.66	1.04
	0.04	0.01	0.05	0.01	0.03	0.03	0.04		0.10		
1.22	1.44	1.75	1.94	2.19	2.42	2.41	2.69	3.87	4.65	5.46	10.28
1.74	2.43	3.40	5.27	5.52	7.13	9.07	14.76	23.50	47.54	112.72	474.04
0.13	0.20	0.21	0.32	0.38	0.37	0.38	0.67	1.09	1.74	3.86	10.28
0.87	1.25	1.30	1.64	1.65	2.10	2.46	3.85	4.76	7.51	7.12	14.19
0.15	0.26	0.44	0.46	0.47	0.43	0.37	0.45	0.69	0.97	2.00	3.12
0.28	0.40	0.51	0.81	0.91	0.85	0.57	0.69	0.30	0.24	0.13	0.26
0.47	0.48	0.49	0.71	0.47	0.40	0.30	0.39	0.26	0.19	0.20	
2.66	2.59	2.84	3.66	3.98	6.23	6.25	7.97	9.65	15.27	15.97	24.60
0.29	0.27	0.27	0.31	0.24	0.21	0.35	0.30	0.20	0.39	0.27	0.13

11-2-2　2019年城市居民年龄别疾病别死亡率（1/10万）（男）

疾病名称（ICD-10）	合计	不满1岁	1～	5～	10～	15～	20～	25～
总计	715.65	251.28	30.15	16.09	20.10	31.34	35.33	37.49
一、传染病和寄生虫病小计	8.34	6.06	0.71	0.57	0.22	0.69	0.71	1.46
其中：传染病计	8.27	6.06	0.71	0.57	0.22	0.69	0.67	1.46
内：痢疾								
肠道其他细菌性传染病	0.07	0.19	0.05			0.05		
呼吸道结核	2.44		0.05		0.04	0.18	0.28	0.35
破伤风	0.02	0.19						
脑膜炎球菌感染	0.13	0.76	0.25	0.04	0.09	0.05	0.07	0.02
败血症	0.59	3.79	0.15	0.09	0.04	0.09	0.04	
性传播疾病	0.02							0.02
狂犬病	0.02							0.02
流行性乙型脑炎	0.00							0.02
病毒性肝炎	3.25			0.04		0.09	0.04	0.19
艾滋病	0.87	0.19				0.09	0.25	0.69
寄生虫病计	0.07						0.04	
内：血吸虫病	0.04							
二、肿瘤小计	204.89	4.36	3.84	3.07	3.92	4.48	4.43	4.98
其中：恶性肿瘤计	203.01	3.41	3.79	2.94	3.75	4.43	4.29	4.88
内：鼻咽癌	2.09						0.04	0.09
食管癌	14.85					0.05		0.07
胃癌	23.59					0.18	0.07	0.46
结肠、直肠和肛门癌	16.76					0.05	0.25	0.23
内：结肠癌	7.87					0.05	0.07	0.07
直肠癌	8.52						0.18	0.14
肝癌	30.66	0.38	0.15		0.17	0.18	0.18	0.95
胆囊癌	1.06							
胰腺癌	7.87	0.19			0.04			0.07
肺癌	67.51					0.18	0.28	0.30
乳腺癌	0.12							
宫颈癌								
卵巢癌								
前列腺癌	4.82							
膀胱癌	3.52		0.05					
脑及神经系统恶性肿瘤	4.15	0.95	1.06	1.32	0.73	0.69	0.43	0.72
白血病	4.19	0.95	1.72	1.05	1.47	1.64	1.63	0.83
良性肿瘤计	0.34	0.76			0.09		0.07	0.05
三、血液、造血器官及免疫疾病小计	1.37	2.84	0.56	0.31	0.39	0.41	0.18	0.28
其中：贫血	0.88	0.57	0.25	0.13	0.26	0.23	0.11	0.16
四、内分泌、营养和代谢疾病小计	21.08	2.08	0.51	0.18	0.13	0.23	0.28	0.72
其中：甲状腺疾患	0.11						0.04	0.09
糖尿病	18.76			0.04	0.09	0.18	0.18	0.39
五、精神和行为障碍小计	2.91	0.38	0.05	0.09		0.18	0.32	0.25
其中：痴呆	1.13							
六、神经系统疾病小计	9.21	8.90	2.28	1.49	2.24	2.24	2.16	1.64
其中：脑膜炎	0.10	1.33	0.20	0.13				0.05
帕金森病	1.52							0.02
七、循环系统疾病小计	305.66	5.30	0.81	0.61	0.91	3.43	3.94	5.65
其中：心脏病计	153.46	5.11	0.81	0.26	0.56	2.51	2.80	3.75
内：慢性风湿性心脏病	2.70						0.04	0.02
高血压性心脏病	12.81						0.07	0.02
冠心病	126.40				0.09	1.10	1.49	2.34
内：急性心肌梗死	66.35				0.04	0.73	1.31	2.01
其他高血压病	5.63					0.05	0.04	0.07

11-2-2 续表1

30～	35～	40～	45～	50～	55～	60～	65～	70～	75～	80～	85岁及以上
62.75	97.04	152.51	258.85	373.77	696.75	1042.99	1767.59	2806.52	4778.69	7603.12	20758.42
2.51	3.28	4.97	8.19	9.02	11.78	13.10	19.24	27.39	38.77	51.98	117.06
2.48	3.28	4.94	8.16	8.98	11.78	13.00	19.07	26.97	38.46	51.10	115.50
	0.03	0.03		0.02	0.06	0.03	0.22	0.14	0.31	0.88	2.50
0.61	0.63	1.17	1.89	2.23	2.99	3.88	6.15	8.76	14.07	19.88	38.71
	0.03		0.09	0.05	0.03	0.03		0.07			
0.08	0.06	0.03	0.12	0.09	0.06	0.17	0.04	0.48	0.31	0.88	2.19
0.10	0.03	0.20	0.33	0.34	0.51	0.66	1.15	1.45	3.96	5.15	17.79
			0.02	0.02	0.06	0.07	0.09	0.14			
	0.03			0.05		0.07	0.13	0.14			
0.61	1.15	2.26	4.32	4.78	5.70	5.87	8.36	10.28	11.99	15.32	28.09
0.72	1.12	1.06	1.05	0.80	1.31	1.33	1.46	2.35	2.81	1.47	1.87
0.03		0.03	0.02	0.05		0.10	0.18	0.41	0.31	0.88	1.56
			0.02				0.04	0.34	0.10	0.88	1.25
11.63	21.06	37.00	76.46	130.79	272.15	439.35	717.32	993.61	1356.93	1671.13	2851.24
11.37	20.89	36.69	75.85	129.85	269.79	435.53	712.32	986.09	1345.15	1651.10	2812.84
0.36	0.69	1.06	1.98	2.42	4.30	5.57	6.86	7.86	7.92	7.51	8.74
0.05	0.17	0.73	2.75	8.54	20.44	34.70	57.46	79.05	105.58	126.50	179.80
0.64	1.47	2.82	6.48	12.67	25.15	49.39	83.47	128.65	181.46	216.92	317.78
0.87	1.27	2.18	4.50	8.73	18.69	33.70	54.81	78.64	116.94	164.34	330.89
0.38	0.75	1.06	1.63	3.58	8.75	15.46	25.57	33.53	55.76	82.76	174.18
0.49	0.46	1.12	2.75	4.78	9.52	17.55	28.00	42.98	58.68	79.23	150.46
3.30	6.91	14.31	27.22	35.86	58.35	69.39	99.26	112.99	140.81	156.10	245.67
0.03	0.06	0.14	0.12	0.34	1.21	2.22	3.94	5.73	7.19	10.16	19.67
0.31	0.63	1.23	2.80	5.35	11.68	19.94	27.96	37.73	51.90	56.70	94.58
1.33	3.34	6.08	14.74	32.92	83.82	153.32	263.95	368.29	493.20	556.65	867.17
	0.09		0.12	0.11	0.19	0.17	0.35	0.55	0.42	0.74	2.81
0.03	0.03	0.06	0.07	0.39	1.46	2.89	10.26	19.94	40.75	84.97	207.58
	0.09	0.11	0.44	0.68	2.01	4.01	7.65	17.18	28.66	48.30	131.42
1.38	1.61	1.56	2.73	3.60	6.18	8.39	12.56	16.00	20.01	21.06	36.52
1.20	1.47	1.53	2.40	2.98	5.00	6.83	12.83	14.83	20.85	28.72	44.64
0.05	0.06	0.06	0.09	0.25	0.54	0.63	0.93	1.17	1.56	3.68	5.93
0.26	0.46	0.42	0.68	0.57	1.24	1.49	2.88	4.21	7.71	13.11	36.83
0.08	0.32	0.28	0.44	0.41	0.83	1.00	1.77	2.41	5.21	9.28	25.91
1.15	2.48	3.66	6.62	10.64	23.24	30.38	52.99	85.54	146.75	226.64	618.69
0.03	0.14	0.03	0.12	0.09	0.25	0.13	0.27	0.21	0.10	0.29	2.50
0.95	1.96	3.18	5.97	9.50	21.81	28.49	49.23	79.47	137.68	200.57	490.40
0.56	1.12	1.40	1.59	1.32	1.78	2.09	3.63	7.73	11.99	37.99	138.29
0.03		0.06		0.07	0.19	0.20	0.71	3.04	5.94	22.09	79.60
1.33	1.44	2.04	2.82	3.24	6.24	7.03	15.88	27.39	58.47	111.77	353.05
0.05	0.09	0.11	0.05	0.09	0.06	0.03	0.22	0.14	0.31	0.29	1.25
		0.06		0.16	0.48	1.16	3.41	8.28	15.95	25.33	45.89
13.85	27.49	50.84	90.08	132.11	254.10	375.39	666.36	1158.27	2188.97	3775.50	10966.37
8.92	16.39	28.32	47.37	68.01	130.14	180.88	309.11	523.64	1012.88	1859.77	6160.10
0.10	0.09	0.28	0.72	1.23	2.10	3.42	5.00	12.28	20.85	30.78	99.58
0.31	0.58	1.17	2.08	3.65	6.33	10.88	20.61	47.94	97.66	176.27	620.26
5.80	12.42	22.27	36.92	54.53	108.39	150.69	260.99	432.79	833.92	1538.44	5112.50
4.42	9.25	16.52	26.59	37.30	66.88	90.42	150.84	245.37	430.98	747.06	2114.86
0.26	0.49	1.06	1.94	2.37	5.44	6.73	12.65	19.45	35.85	72.31	207.58

11-2-2 续表2

疾病名称（ICD-10）	合计	不满1岁	1～	5～	10～	15～	20～	25～
脑血管病计	142.84			0.31	0.35	0.78	0.99	1.74
内：脑出血	51.54			0.31	0.26	0.64	0.71	1.34
脑梗死	46.35				0.04	0.05	0.14	0.16
中风（未特指出血或梗死）	4.67					0.05	0.04	0.07
八、呼吸系统疾病小计	77.68	17.23	2.88	1.10	0.56	0.64	0.85	0.86
其中：肺炎	17.08	14.01	2.28	0.79	0.47	0.37	0.53	0.42
慢性下呼吸道疾病	52.29					0.05	0.11	0.14
内：慢性支气管肺炎	6.58							
肺气肿	3.14					0.05		
尘肺	1.27							0.02
九、消化系统疾病小计	17.79	4.92	0.86	0.13	0.13	0.37	0.35	0.58
其中：胃和十二指肠溃疡	2.45	0.19					0.07	0.02
阑尾炎	0.08			0.04		0.05		0.02
肠梗阻	1.08	0.95	0.25		0.04			
肝疾病	7.49	0.38	0.05		0.04	0.05	0.18	0.23
内：肝硬化	6.71				0.04		0.11	0.16
十、肌肉骨骼和结缔组织疾病小计	1.87	0.38		0.09	0.13	0.14		0.16
其中：系统性红斑狼疮	0.11				0.04	0.09		0.02
十一、泌尿生殖系统疾病小计	7.49	0.57	0.35	0.26	0.13	0.37	0.25	0.51
其中：肾小球和肾小管间质疾病	4.39	0.19	0.35	0.18	0.13	0.27	0.18	0.32
肾衰竭	2.30	0.19		0.09		0.09	0.07	0.19
前列腺增生	0.23							
十二、妊娠、分娩和产褥期并发症小计								
其中：直接产科原因计								
内：流产								
妊娠高血压综合征								
产后出血								
产褥期感染								
间接产科原因计								
十三、起源于围生期的情况小计	1.34	121.76						
其中：早产儿和未成熟儿	0.29	26.13						
新生儿产伤和窒息	0.20	18.37						
十四、先天畸形、变形和染色体异常小计	1.28	53.78	3.39	1.40	1.34	0.78	0.71	0.35
其中：先天性心脏病	0.81	29.54	2.38	1.23	0.99	0.69	0.53	0.25
先天性脑畸形	0.04	1.89	0.15	0.04	0.04	0.05	0.04	
十五、诊断不明小计	4.14	3.79	0.91		0.30	0.64	1.14	1.23
十六、其他疾病小计	5.23	3.22	0.56	0.09	0.30	0.23	0.21	0.16
十七、损伤和中毒小计	45.02	15.15	12.39	6.71	9.36	16.54	19.69	18.65
其中：机动车辆交通事故	14.83	1.33	3.04	2.37	2.59	5.80	6.49	7.38
内：行人与机动车发生的交通事故	6.81	0.57	1.87	1.58	1.42	2.70	2.87	2.64
机动车与机动车发生的交通事故	1.99	0.19	0.40	0.09	0.17	0.69	0.74	1.32
机动车以外的运输事故	0.03							0.02
意外中毒	2.54	0.57	0.46	0.39	0.22	0.41	1.35	1.64
意外跌落	12.41	1.70	2.07	0.66	0.86	1.60	2.27	2.11
火灾	0.61		0.05	0.26	0.13		0.07	0.21
溺水	2.77	0.38	4.10	2.19	3.11	3.43	2.63	1.78
意外的机械性窒息	0.63	6.25	0.25	0.13	0.17	0.37	0.25	0.16
砸死	0.76		0.05	0.09		0.14	0.35	0.44
触电	0.63				0.26	0.18	0.50	0.56
自杀	5.02				1.21	3.29	3.80	2.89
被杀	0.28		0.25	0.22	0.09	0.23	0.35	0.16

11-2-2 续表3

30～	35～	40～	45～	50～	55～	60～	65～	70～	75～	80～	85岁及以上
4.45	9.91	19.92	38.93	59.17	114.73	182.51	335.70	601.38	1115.54	1807.93	4494.43
3.66	7.84	14.73	26.15	35.89	60.96	83.52	137.79	216.95	354.48	497.16	1084.74
0.33	1.04	2.51	6.51	12.19	27.44	48.79	101.08	195.36	394.19	661.06	1721.54
0.10	0.32	0.70	1.05	1.46	2.58	4.64	8.49	19.04	39.19	65.97	178.24
1.28	2.30	4.16	7.65	13.22	28.11	62.26	133.01	290.41	632.34	1161.31	3693.13
0.64	1.04	1.51	2.38	3.60	7.19	13.33	25.04	44.98	102.77	234.15	997.65
0.26	0.58	1.62	3.71	7.06	16.65	41.00	92.41	216.81	471.63	820.69	2307.77
0.03		0.17	0.37	0.93	1.88	4.81	11.24	25.80	57.53	98.08	323.71
0.03	0.03	0.11	0.26	0.73	1.40	3.05	5.18	13.87	31.48	48.74	113.94
		0.25	0.30	0.41	0.73	1.09	2.12	4.21	11.57	19.73	49.32
2.79	4.44	8.43	12.46	15.11	23.78	28.46	36.80	58.50	97.45	155.21	435.46
0.23	0.29	0.75	0.82	1.09	1.72	3.35	5.35	9.93	19.39	27.98	76.79
0.03		0.03	0.02	0.05	0.03		0.13	0.34	0.21	0.88	3.43
0.05		0.08	0.16	0.36	0.45	1.29	1.55	2.83	8.34	16.49	49.01
1.38	3.08	5.39	8.93	9.98	16.49	15.99	17.21	21.80	26.99	35.93	58.06
1.18	2.88	4.77	8.37	9.27	15.44	14.50	15.31	18.90	21.78	30.48	50.26
0.13	0.17	0.39	0.79	0.98	1.21	1.56	2.96	4.76	10.32	21.94	96.77
0.05	0.09	0.11	0.09	0.07	0.13	0.20	0.27	0.14	0.63	0.59	1.25
1.23	2.07	1.93	3.57	4.35	8.31	11.21	19.91	26.08	48.57	72.60	191.98
0.87	1.35	1.12	2.45	2.96	4.74	7.10	12.25	15.59	27.20	39.91	95.83
0.31	0.69	0.75	1.10	1.28	3.06	3.55	6.33	7.11	15.32	22.38	54.63
				0.02	0.13	0.07	0.27	0.55	2.08	3.09	15.30
0.56	0.52	0.45	0.54	0.39	0.41	0.36	0.40	0.34	0.42	0.59	0.94
0.38	0.37	0.28	0.28	0.21	0.29	0.17	0.31	0.28	0.42	0.44	0.62
0.05				0.05							
1.66	2.33	3.43	3.71	4.40	7.19	6.30	7.21	8.62	12.51	22.53	75.54
0.33	0.52	0.59	0.84	1.34	1.05	2.22	3.45	7.17	11.78	49.63	491.02
23.26	27.29	32.59	42.50	46.00	55.77	61.53	85.02	105.96	154.57	228.99	680.19
9.64	10.37	12.00	16.09	18.05	21.77	25.94	34.59	37.94	44.61	36.82	52.75
3.60	3.80	4.94	7.39	7.72	9.58	11.01	16.77	19.73	24.70	22.97	32.15
2.20	2.36	1.84	2.17	2.67	2.55	3.58	4.87	3.66	2.71	2.65	1.87
	0.09		0.07		0.06	0.03	0.04		0.21		
1.94	2.28	2.99	3.15	3.58	4.14	3.25	3.67	5.52	5.11	5.89	11.86
3.04	4.03	5.58	8.72	8.73	11.49	13.50	21.01	31.11	58.05	118.10	436.71
0.23	0.32	0.28	0.56	0.57	0.60	0.70	0.84	1.66	2.61	5.60	14.67
1.15	1.93	1.67	2.08	2.10	2.90	3.12	4.25	5.52	8.23	8.10	14.67
0.26	0.43	0.73	0.79	0.75	0.70	0.56	0.84	0.97	1.35	2.50	4.37
0.49	0.69	0.92	1.47	1.55	1.59	0.96	1.24	0.62	0.42	0.29	0.62
0.84	0.86	0.86	1.33	0.84	0.73	0.53	0.66	0.48	0.21	0.29	
3.66	3.31	3.63	4.27	4.92	7.51	7.43	10.04	12.49	18.76	19.44	33.40
0.31	0.35	0.36	0.37	0.27	0.22	0.43	0.27	0.21	0.52	0.15	

11-2-3　2019年城市居民年龄别疾病别死亡率（1/10万）（女）

疾病名称（ICD-10）	合计	不满1岁	1～	5～	10～	15～	20～	25～
总计	537.60	189.54	22.21	13.80	14.59	18.14	15.96	17.89
一、传染病和寄生虫病小计	3.74	3.94	0.77	0.20	0.10	0.21	0.31	0.36
其中：传染病计	3.68	3.94	0.77	0.20	0.10	0.21	0.31	0.36
内：痢疾	0.00							
肠道其他细菌性传染病	0.09	0.41	0.05				0.04	0.03
呼吸道结核	0.68					0.16	0.15	0.13
破伤风	0.02		0.05					
脑膜炎球菌感染	0.05	0.41	0.16	0.05	0.05			
败血症	0.39	2.70	0.22	0.05	0.05			
性传播疾病	0.01							
狂犬病	0.00							
流行性乙型脑炎	0.00							
病毒性肝炎	1.67						0.04	0.05
艾滋病	0.16						0.04	0.08
寄生虫病计	0.06							
内：血吸虫病	0.05							
二、肿瘤小计	120.70	4.98	3.24	3.01	2.84	3.45	2.03	4.79
其中：恶性肿瘤计	118.95	4.15	2.96	2.81	2.74	3.24	2.03	4.64
内：鼻咽癌	0.71							0.05
食管癌	4.99						0.04	
胃癌	11.14						0.12	0.38
结肠、直肠和肛门癌	11.70					0.21	0.12	0.41
内：结肠癌	6.05					0.10	0.08	0.15
直肠癌	5.38					0.10	0.04	0.23
肝癌	11.62		0.16		0.10	0.05	0.12	0.33
胆囊癌	1.67							0.03
胰腺癌	6.20					0.05	0.08	0.15
肺癌	29.26					0.05	0.04	0.23
乳腺癌	9.34						0.04	0.48
宫颈癌	4.80						0.12	0.36
卵巢癌	3.63				0.15		0.12	0.25
前列腺癌								
膀胱癌	1.08							
脑及神经系统恶性肿瘤	3.32	0.83	0.77	1.00	0.50	0.73	0.35	0.46
白血病	3.18	2.70	1.15	1.15	1.29	1.15	0.46	0.64
良性肿瘤计	0.49	0.41		0.05		0.10		0.03
三、血液、造血器官及免疫疾病小计	1.33	0.83	0.22	0.20	0.15	0.26	0.19	0.25
其中：贫血	0.91	0.21	0.16	0.15	0.15	0.21	0.12	0.10
四、内分泌、营养和代谢疾病小计	21.82	3.53	0.44	0.25	0.25	0.42	0.38	0.33
其中：甲状腺疾患	0.12					0.05	0.12	0.03
糖尿病	18.87		0.11		0.10	0.26	0.19	0.23
五、精神和行为障碍小计	3.30	0.21		0.05	0.10	0.10	0.08	0.23
其中：痴呆	1.44							
六、神经系统疾病小计	9.06	5.18	1.92	1.61	1.54	0.99	0.69	0.94
其中：脑膜炎	0.08	1.04	0.05	0.25				0.03
帕金森病	1.23							
七、循环系统疾病小计	266.41	2.07	0.44	0.50	0.85	1.67	1.92	2.57
其中：心脏病计	143.42	2.07	0.44	0.45	0.55	1.05	1.30	1.81
内：慢性风湿性心脏病	3.58						0.08	0.10
高血压性心脏病	14.86						0.04	
冠心病	116.63				0.05	0.37	0.61	0.74
内：急性心肌梗死	53.88					0.31	0.38	0.54
其他高血压病	4.74						0.04	

11-2-3 续表1

30～	35～	40～	45～	50～	55～	60～	65～	70～	75～	80～	85岁及以上
26.80	40.50	63.16	112.74	163.58	276.43	449.65	847.15	1537.34	3025.46	5808.32	18516.44
0.77	0.69	1.06	1.57	2.19	2.87	4.60	9.02	13.07	22.10	26.83	70.10
0.77	0.69	1.03	1.57	2.16	2.80	4.56	8.85	12.94	21.65	25.98	68.76
	0.03										
0.02		0.03		0.05		0.03	0.13	0.06	0.36	0.97	3.13
0.27	0.17	0.23	0.22	0.38	0.32	0.60	1.21	2.35	4.98	5.22	14.29
							0.08		0.18	0.36	
0.07	0.03			0.07	0.03	0.03	0.08	0.06	0.18	0.12	0.45
0.02	0.03	0.03	0.07	0.02	0.29	0.17	0.79	0.70	1.54	3.52	14.51
	0.03				0.03	0.03			0.09		0.22
			0.02					0.06			
		0.03									
0.10	0.32	0.43	0.87	1.20	1.68	2.93	5.18	7.11	9.69	9.95	20.76
0.07	0.06	0.17	0.24	0.26	0.26	0.33	0.33	0.32	0.36	0.24	
		0.03		0.02	0.06	0.03	0.17	0.13	0.45	0.85	1.34
				0.02		0.03	0.13	0.13	0.45	0.73	1.34
9.43	17.79	29.76	55.86	78.43	133.69	191.55	315.87	447.80	696.02	989.76	1714.08
9.18	17.41	29.33	55.04	77.09	132.33	189.25	311.77	442.85	687.77	975.07	1677.47
0.20	0.17	0.29	0.58	0.82	1.13	1.53	2.00	2.09	2.90	2.67	6.47
	0.03	0.03	0.58	0.66	1.74	4.23	11.99	24.81	40.22	59.48	106.93
1.07	1.81	2.52	4.36	5.95	9.38	15.92	27.11	42.19	72.55	100.38	186.19
0.42	1.32	2.12	3.71	5.05	10.57	16.76	27.61	40.67	70.83	115.80	234.85
0.22	0.63	0.94	1.47	2.21	5.06	8.76	14.45	20.49	36.32	61.54	132.83
0.20	0.60	1.12	2.07	2.75	5.25	7.66	12.53	19.03	33.15	51.47	98.00
0.77	1.09	2.43	4.72	7.19	12.63	18.65	33.62	48.15	68.12	91.52	159.84
0.05	0.06	0.03	0.41	0.89	1.35	2.60	4.72	6.47	10.78	15.78	29.91
0.12	0.35	0.72	1.64	2.47	6.03	11.26	17.92	26.08	41.03	58.51	81.48
0.77	2.10	3.83	8.38	14.27	28.36	44.54	81.48	114.52	191.58	285.86	443.14
1.35	3.22	5.52	10.59	12.90	18.72	19.85	22.26	22.08	26.18	38.72	70.77
0.82	1.99	3.58	6.19	6.86	10.28	9.06	11.65	11.17	15.67	16.99	18.98
0.27	0.52	1.69	3.54	4.65	6.35	8.36	10.23	12.75	13.32	16.39	15.18
	0.03	0.06	0.07	0.12	0.35	0.70	1.50	4.38	8.33	11.65	37.28
0.77	1.24	1.34	2.31	2.94	3.80	5.10	9.19	12.12	15.85	15.54	29.47
0.90	1.15	1.26	1.57	2.54	4.03	4.66	8.52	10.66	15.94	16.27	22.55
0.10	0.17	0.14	0.36	0.49	0.39	0.83	1.34	1.59	1.72	2.55	7.81
0.20	0.20	0.31	0.58	0.66	0.74	1.47	2.13	3.17	7.34	13.96	31.92
0.12	0.17	0.20	0.39	0.47	0.48	0.93	1.42	1.90	5.16	9.35	23.66
0.77	0.86	1.17	2.94	4.77	9.89	19.15	40.01	77.66	150.00	244.83	655.00
	0.09		0.05	0.07	0.06	0.17	0.13	0.13	1.00	0.73	3.13
0.60	0.63	1.03	2.58	4.35	9.22	17.96	37.59	73.03	138.86	220.07	484.89
0.17	0.49	0.74	0.72	1.06	1.06	1.13	3.05	5.58	14.49	34.47	161.18
				0.05	0.06	0.23	0.67	1.65	6.61	17.60	88.85
0.72	0.81	1.03	1.61	1.55	3.35	5.16	9.06	20.43	42.30	104.63	372.82
		0.03	0.07	0.02	0.06	0.07	0.13	0.32	0.36	0.49	
		0.03	0.02	0.07	0.32	0.80	1.92	4.95	10.05	18.09	33.71
4.06	6.45	13.48	25.55	44.28	80.43	154.87	338.42	723.15	1576.36	3275.41	10951.99
2.39	3.89	7.13	11.92	20.35	38.31	74.69	163.34	352.50	778.17	1746.10	6460.95
0.07	0.26	0.20	0.55	1.27	1.61	3.66	7.89	12.88	22.55	34.96	106.71
	0.17	0.23	0.70	1.34	2.09	5.30	13.32	34.39	70.56	186.32	763.72
1.55	2.45	5.52	8.74	15.54	30.58	58.90	130.93	284.49	645.11	1434.14	5279.31
1.02	1.84	3.86	6.00	9.68	18.88	35.61	74.13	155.38	332.34	648.92	2069.93
	0.09	0.34	0.70	0.85	1.55	2.86	6.26	11.36	25.09	52.80	212.53

11-2-3 续表2

疾病名称（ICD-10）	合计	不满1岁	1～	5～	10～	15～	20～	25～
脑血管病计	115.60			0.05	0.25	0.63	0.54	0.69
内：脑出血	37.16			0.05	0.15	0.57	0.46	0.59
脑梗死	40.59				0.05			0.08
中风（未特指出血或梗死）	4.48					0.05	0.08	
八、呼吸系统疾病小计	52.00	14.31	2.41	1.15	0.40	0.37	0.50	0.48
其中：肺炎	13.09	12.65	1.92	0.80	0.25	0.21	0.35	0.18
慢性下呼吸道疾病	33.73					0.05	0.04	0.13
内：慢性支气管肺炎	5.09							0.03
肺气肿	1.76							
尘肺	0.08							
九、消化系统疾病小计	11.84	2.28	0.27	0.10	0.10	0.16	0.35	0.23
其中：胃和十二指肠溃疡	1.84						0.04	0.03
阑尾炎	0.07			0.05				
肠梗阻	1.09	0.83	0.11				0.04	0.03
肝疾病	3.25	0.21	0.05	0.05		0.05	0.12	0.05
内：肝硬化	2.71					0.05	0.04	0.03
十、肌肉骨骼和结缔组织疾病小计	2.98		0.11	0.10	0.30	0.37	0.35	0.31
其中：系统性红斑狼疮	0.58			0.05	0.25	0.31	0.35	0.25
十一、泌尿生殖系统疾病小计	5.67	0.21	0.11		0.35	0.37	0.23	0.38
其中：肾小球和肾小管间质疾病	3.33	0.21	0.11		0.35	0.21	0.19	0.15
肾衰竭	1.89					0.10	0.04	0.20
前列腺增生								
十二、妊娠、分娩和产褥期并发症小计	0.11					0.10	0.15	0.23
其中：直接产科原因计	0.11					0.05	0.15	0.23
内：流产	0.01							
妊娠高血压综合征	0.02						0.04	0.05
产后出血	0.03						0.08	0.03
产褥期感染	0.03						0.04	0.10
间接产科原因计	0.01					0.05		
十三、起源于围生期的情况小计	0.92	89.17						
其中：早产儿和未成熟儿	0.23	21.98						
新生儿产伤和窒息	0.16	15.55						
十四、先天畸形、变形和染色体异常小计	1.06	43.13	2.58	0.90	1.05	0.99	0.46	0.38
其中：先天性心脏病	0.70	24.47	1.70	0.75	0.85	0.78	0.31	0.31
先天性脑畸形	0.04	2.28	0.16	0.05	0.05			0.03
十五、诊断不明小计	1.92	4.35	0.93	0.15	0.25	0.57	0.27	0.33
十六、其他疾病小计	7.69	1.87	0.55	0.30	0.15	0.16	0.04	0.23
十七、损伤和中毒小计	26.85	13.27	8.17	5.17	6.18	7.94	8.02	5.84
其中：机动车辆交通事故	6.28	1.24	2.19	2.21	1.34	1.78	2.72	1.78
内：行人与机动车发生的交通事故	3.27	0.62	1.32	1.10	0.75	0.84	1.15	0.74
机动车与机动车发生的交通事故	0.67	0.21	0.16	0.20	0.15	0.26	0.35	0.33
机动车以外的运输事故	0.01			0.05				
意外中毒	1.00		0.22	0.20	0.50	0.73	0.77	0.46
意外跌落	9.92	0.83	1.32	0.60	0.80	1.31	0.65	0.46
火灾	0.26		0.27	0.05		0.10		0.10
溺水	1.69	0.41	2.58	1.30	1.74	0.99	0.92	0.74
意外的机械性窒息	0.25	5.18	0.22	0.10	0.10	0.10	0.19	0.08
砸死	0.11	0.21	0.05	0.25		0.05	0.04	0.03
触电	0.07					0.05	0.04	0.05
自杀	3.27			0.05	1.25	2.20	1.99	1.50
被杀	0.23	0.21	0.27	0.10	0.10	0.10	0.27	0.31

11-2-3 续表3

30～	35～	40～	45～	50～	55～	60～	65～	70～	75～	80～	85岁及以上
1.47	2.27	5.75	12.35	22.47	39.12	74.79	164.26	351.99	757.79	1448.47	4186.53
1.20	1.81	4.18	8.31	15.56	22.49	36.34	72.59	136.91	250.82	391.83	964.20
0.15	0.23	0.89	2.31	3.34	8.83	19.29	49.57	112.55	267.12	550.84	1634.83
0.02	0.06	0.14	0.43	0.82	1.19	2.10	4.26	10.72	26.00	56.56	201.14
0.50	1.07	1.63	3.08	4.89	8.86	21.92	51.91	124.80	289.67	654.14	2425.12
0.15	0.52	0.60	1.23	1.27	2.74	5.23	10.98	21.57	55.80	151.24	692.73
0.17	0.35	0.60	1.35	2.82	4.87	14.26	35.58	91.55	207.70	445.84	1485.25
	0.06	0.06	0.12	0.45	0.74	2.33	4.89	12.69	30.16	62.03	242.67
0.05	0.03	0.06	0.07	0.16	0.29	0.67	1.92	4.00	11.41	24.52	75.46
				0.05	0.03		0.17	0.13	0.36	1.46	2.90
0.52	0.86	1.55	1.95	3.50	5.80	9.93	18.21	34.64	67.57	135.59	406.08
0.07	0.03	0.20	0.10	0.33	0.58	0.77	2.38	3.87	12.86	24.16	72.55
				0.02	0.06	0.03	0.08	0.19	0.18	0.61	3.80
0.07	0.06	0.03	0.12	0.09	0.35	0.47	0.71	2.79	5.89	15.78	45.54
0.17	0.32	0.72	1.06	1.72	2.80	4.60	8.69	13.64	18.93	30.95	51.57
0.10	0.32	0.60	0.84	1.29	2.29	3.60	7.14	12.05	16.94	25.37	43.98
0.82	0.58	0.60	1.01	0.89	1.87	3.26	4.51	5.08	11.68	24.52	116.76
0.72	0.43	0.57	0.67	0.40	0.81	1.17	1.21	0.70	1.45	0.97	0.89
0.40	0.63	1.23	1.57	2.68	4.32	6.60	10.48	21.76	34.69	55.11	129.71
0.25	0.35	0.63	0.99	1.74	2.51	3.96	6.10	12.94	21.83	31.32	71.66
0.10	0.26	0.49	0.48	0.73	1.42	2.13	3.72	7.49	10.78	19.30	43.98
0.35	0.49	0.17	0.02								
0.32	0.46	0.17	0.02								
	0.03	0.06	0.02								
0.02	0.09										
0.07	0.23	0.03									
0.10	0.09	0.06									
0.02	0.03										
0.35	0.43	0.34	0.46	0.40	0.35	0.37	0.50	0.51	1.45	1.58	1.79
0.30	0.37	0.20	0.34	0.24	0.26	0.23	0.29	0.44	1.00	1.21	1.12
0.05		0.03									
0.40	0.43	0.46	0.96	0.80	1.13	1.53	2.51	4.25	6.79	14.57	65.86
0.10	0.14	0.17	0.46	0.56	0.61	1.13	1.80	4.19	9.42	41.63	642.05
7.21	8.55	9.44	14.40	16.90	21.40	26.75	39.55	51.07	94.75	189.36	763.95
2.82	3.45	3.66	5.95	7.87	10.05	10.89	14.45	15.10	18.84	18.21	24.56
1.30	1.64	1.60	2.99	3.34	4.74	5.40	7.77	9.07	12.41	13.11	15.63
0.50	0.63	0.77	0.63	1.13	1.03	1.17	1.17	1.02	1.09	0.85	0.45
		0.03	0.02	0.02		0.03	0.04				
0.52	0.60	0.49	0.70	0.75	0.68	1.57	1.75	2.35	4.26	5.10	9.15
0.47	0.83	1.17	1.71	2.21	2.71	4.63	8.85	16.50	38.41	108.27	500.74
0.02	0.09	0.14	0.07	0.19	0.13	0.07	0.50	0.57	1.00	2.43	7.14
0.60	0.58	0.92	1.18	1.20	1.29	1.80	3.47	4.06	6.88	6.31	13.84
0.05	0.09	0.14	0.12	0.19	0.16	0.17	0.08	0.44	0.63	1.58	2.23
0.07	0.12	0.09	0.12	0.26	0.10	0.17	0.17		0.09		
0.10	0.09	0.11	0.07	0.09	0.06	0.07	0.13	0.06	0.18	0.12	
1.70	1.87	2.03	3.03	3.01	4.93	5.06	6.01	7.04	12.23	13.11	18.31
0.27	0.20	0.17	0.24	0.21	0.19	0.27	0.33	0.19	0.27	0.36	0.22

11-3-1 2005年农村居民主要疾病死亡率及构成

疾病名称	合计			男			女		
	死亡率（1/10万）	构成（%）	位次	死亡率（1/10万）	构成（%）	位次	死亡率（1/10万）	构成（%）	位次
传染病（不含呼吸道结核）	3.18	0.60	13	3.93	0.70	12	2.29	0.38	14
呼吸道结核	2.89	0.55	14	3.81	0.67	14	1.78	0.27	16
寄生虫病	0.10	0.02	20	0.12	0.02	19	0.06	0.01	20
恶性肿瘤	105.99	20.08	3	130.26	23.05	1	76.99	11.80	3
血液、造血器官及免疫疾病	0.59	0.11	18	0.56	0.10	18	0.63	0.10	19
内分泌、营养和代谢疾病	6.19	1.17	9	5.14	0.91	9	7.45	1.09	9
精神障碍	2.34	0.44	15	2.11	0.37	15	2.62	0.35	15
神经系统疾病	4.75	0.90	11	4.92	0.87	11	4.55	0.79	11
心脏病	62.13	11.77	4	58.50	10.35	4	66.46	8.56	4
脑血管病	111.74	21.17	2	116.46	20.60	3	106.11	14.38	2
呼吸系统疾病	123.79	23.45	1	119.81	21.20	2	128.53	16.93	1
消化系统疾病	17.11	3.24	6	21.75	3.85	6	11.56	1.72	6
肌肉骨骼和结缔组织疾病	0.91	0.17	17	0.60	0.11	17	1.28	0.24	17
泌尿生殖系统疾病	6.98	1.32	8	7.18	1.27	8	6.73	1.01	10
妊娠、分娩产褥期并发症	0.40	0.08	19				0.73	0.12	18
起源于围生期某些情况	4.19	0.79	12	3.77	0.67	13	4.03	1.59	7
先天畸形、变形和染色体异常	2.07	0.39	16	2.00	0.35	16	2.16	0.71	13
诊断不明	4.85	0.92	10	5.02	0.89	10	4.64	0.72	12
其他疾病	9.00	1.70	7	7.37	1.30	7	10.95	1.17	8
损伤和中毒外部原因	44.71	8.47	5	55.89	9.89	5	31.36	5.54	5

11-3-2 2010年农村居民主要疾病死亡率及死因构成

疾病名称	合计			男			女		
	死亡率（1/10万）	构成（%）	位次	死亡率（1/10万）	构成（%）	位次	死亡率（1/10万）	构成（%）	位次
传染病（不含呼吸道结核）	4.13	0.66	11	5.30	0.74	10	2.92	0.55	13
呼吸道结核	2.12	0.34	16	2.99	0.42	13	1.22	0.23	16
寄生虫病	0.02	0.00	20	0.01	0.00	18	0.03	0.01	20
恶性肿瘤	144.11	23.11	2	187.25	26.14	1	99.00	18.81	3
血液、造血器官及免疫疾病	0.90	0.14	17	0.98	0.14	16	0.81	0.15	18
内分泌营养和代谢疾病	10.33	1.66	8	8.99	1.25	8	11.74	2.23	7
精神障碍	2.99	0.48	13	2.79	0.39	14	3.19	0.61	12
神经系统疾病	3.84	0.62	12	3.98	0.56	12	3.69	0.70	11
心脏病	111.34	17.86	3	115.54	16.13	3	106.95	20.32	2
脑血管病	145.71	23.37	1	159.27	22.23	2	131.54	24.99	1
呼吸系统疾病	88.25	14.15	4	95.36	13.31	4	80.82	15.36	4
消化系统疾病	14.76	2.37	6	19.26	2.69	6	10.05	1.91	8
肌肉骨骼和结缔组织疾病	0.88	0.14	18	0.72	0.10	17	1.05	0.20	17
泌尿生殖系统疾病	6.31	1.01	9	7.31	1.02	9	5.27	1.00	9
妊娠分娩产褥期并发症	0.13	0.02	19				0.27	0.05	19
围生期疾病	2.51	0.40	14	2.99	0.42	13	2.01	0.38	14
先天畸形、变形和染色体异常	2.14	0.34	15	2.48	0.35	15	1.79	0.34	15
诊断不明	4.57	0.73	10	5.10	0.71	11	4.01	0.76	10
其他疾病	12.64	2.03	7	10.55	1.47	7	14.83	2.82	6
损伤和中毒外部原因	52.93	8.49	5	71.75	10.02	5	33.25	6.32	5

11-3-3 2015年农村居民主要疾病死亡率及死因构成

疾病名称	合计			男			女		
	死亡率（1/10万）	构成（%）	位次	死亡率（1/10万）	构成（%）	位次	死亡率（1/10万）	构成（%）	位次
传染病（含呼吸道结核）	7.72	1.16	8	10.55	1.39	8	4.78	0.85	10
寄生虫病	0.07	0.01	17	0.08	0.01	16	0.05	0.01	17
恶性肿瘤	153.94	23.22	1	198.07	26.07	1	108.20	19.24	3
血液、造血器官及免疫疾病	1.16	0.18	15	1.19	0.16	15	1.13	0.20	15
内分泌营养和代谢疾病	14.28	2.15	6	12.52	1.65	7	16.11	2.86	6
精神障碍	2.83	0.43	11	2.66	0.35	11	3.01	0.54	11
神经系统疾病	6.51	0.98	10	6.64	0.87	10	6.37	1.13	8
心脏病	144.79	21.84	3	148.22	19.51	3	141.22	25.11	1
脑血管病	153.63	23.17	2	169.27	22.28	2	137.43	24.43	2
呼吸系统疾病	79.96	12.06	4	88.47	11.64	4	71.13	12.65	4
消化系统疾病	14.16	2.14	7	18.20	2.39	6	9.98	1.77	7
肌肉骨骼和结缔组织疾病	1.54	0.23	14	1.27	0.17	14	1.83	0.33	12
泌尿生殖系统疾病	7.20	1.09	9	8.39	1.10	9	5.96	1.06	9
妊娠分娩产褥期并发症	0.10	0.02	16				0.21	0.04	16
围生期疾病	2.19	0.33	12	2.61	0.34	12	1.75	0.31	13
先天畸形、变形和染色体异常	1.78	0.27	13	2.03	0.27	13	1.53	0.27	14
损伤和中毒外部原因	53.49	8.07	5	72.12	9.49	5	34.17	6.08	5
诊断不明	2.41	0.36		2.72	0.36		2.10	0.37	
其他疾病	6.17	0.93		5.15	0.68		7.22	1.28	

11-3-4 2019年农村居民主要疾病死亡率及死因构成

疾病名称	合计			男			女		
	死亡率（1/10万）	构成（%）	位次	死亡率（1/10万）	构成（%）	位次	死亡率（1/10万）	构成（%）	位次
传染病（含呼吸道结核）	6.94	1.00	10	9.72	1.23	8	4.06	0.69	10
寄生虫病	0.07	0.01	17	0.08	0.01	16	0.05	0.01	17
恶性肿瘤	160.96	23.27	2	206.64	26.18	1	113.78	19.26	3
血液、造血器官及免疫疾病	1.32	0.19	15	1.35	0.17	15	1.28	0.22	13
内分泌营养和代谢疾病	17.80	2.57	6	16.12	2.04	7	19.52	3.31	6
精神障碍	2.86	0.41	11	2.72	0.34	11	2.99	0.51	11
神经系统疾病	8.60	1.24	8	8.61	1.09	9	8.58	1.45	8
心脏病	164.66	23.81	1	167.63	21.23	3	161.59	27.36	1
脑血管病	158.63	22.94	3	175.18	22.19	2	141.54	23.96	2
呼吸系统疾病	74.61	10.79	4	85.39	10.82	4	63.47	10.75	4
消化系统疾病	14.49	2.10	7	18.49	2.34	6	10.36	1.75	7
肌肉骨骼和结缔组织疾病	2.04	0.30	12	1.68	0.21	12	2.42	0.41	12
泌尿生殖系统疾病	7.28	1.05	9	8.53	1.08	10	5.99	1.01	9
妊娠分娩产褥期并发症	0.07	0.01	16	0.00	0.00		0.14	0.02	16
围生期疾病	1.35	0.19	14	1.63	0.21	13	1.05	0.18	15
先天畸形、变形和染色体异常	1.36	0.20	13	1.48	0.19	14	1.24	0.21	14
损伤和中毒外部原因	51.08	7.39	5	66.49	8.42	5	35.17	5.96	5
诊断不明	2.26	0.33		2.93	0.37		1.56	0.26	
其他疾病	6.21	0.90		4.92	0.62		7.54	1.28	

11-4-1 2019年农村居民年龄别疾病别死亡率（1/10万）（合计）

疾病名称（ICD-10）	合计	不满1岁	1～	5～	10～	15～	20～	25～
总计	691.66	248.16	31.42	19.46	21.79	30.18	37.72	46.80
一、传染病和寄生虫病小计	7.00	5.77	1.10	0.59	0.43	0.62	1.05	1.23
其中：传染病计	6.94	5.77	1.10	0.59	0.43	0.62	1.04	1.21
内：痢疾	0.00	0.05	0.02		0.01			
肠道其他细菌性传染病	0.15	0.90	0.17	0.04	0.01	0.02	0.03	0.02
呼吸道结核	1.97	0.09	0.01	0.02	0.02	0.16	0.41	0.41
破伤风	0.05	0.05		0.01				0.01
脑膜炎球菌感染	0.12	0.57	0.21	0.10	0.14	0.11	0.07	0.05
败血症	0.44	2.98	0.25	0.11	0.04	0.03	0.07	0.08
性传播疾病	0.01	0.14						0.01
狂犬病	0.03		0.02	0.03	0.01			0.01
流行性乙型脑炎	0.00				0.01			
病毒性肝炎	2.88		0.03	0.02	0.02	0.03	0.09	0.21
艾滋病	0.56		0.01	0.03		0.02	0.16	0.28
寄生虫病计	0.07						0.01	0.02
内：血吸虫病	0.05						0.01	
二、肿瘤小计	162.49	4.26	3.64	3.59	3.74	4.63	5.74	8.45
其中：恶性肿瘤计	160.96	4.02	3.45	3.43	3.63	4.51	5.57	8.31
内：鼻咽癌	1.73				0.01	0.03	0.10	0.23
食管癌	12.99	0.05				0.01	0.01	0.02
胃癌	20.40	0.05				0.04	0.29	0.64
结肠、直肠和肛门癌	10.95			0.01	0.04	0.10	0.30	0.51
内：结肠癌	4.10				0.03	0.07	0.16	0.26
直肠癌	6.50			0.01	0.01	0.03	0.14	0.24
肝癌	25.82	0.24	0.16	0.05	0.13	0.25	0.48	1.41
胆囊癌	1.00					0.01		0.01
胰腺癌	5.36	0.05				0.01	0.04	0.11
肺癌	46.29		0.01		0.02	0.10	0.34	0.62
乳腺癌	3.46						0.09	0.31
宫颈癌	2.79					0.01	0.06	0.20
卵巢癌	1.18	0.05		0.01	0.01	0.04	0.09	0.11
前列腺癌	1.55				0.01	0.01		0.01
膀胱癌	1.90		0.02	0.01			0.02	0.01
脑及神经系统恶性肿瘤	4.02	0.66	0.98	0.97	0.96	0.75	0.77	0.96
白血病	3.78	1.89	1.52	1.63	1.58	1.98	1.62	1.55
良性肿瘤计	0.46	0.09	0.06	0.06	0.08	0.06	0.07	0.05
三、血液、造血器官及免疫疾病小计	1.32	2.60	0.65	0.30	0.34	0.31	0.36	0.27
其中：贫血	0.89	0.95	0.27	0.20	0.24	0.21	0.18	0.18
四、内分泌、营养和代谢疾病小计	17.80	2.51	0.25	0.18	0.16	0.27	0.51	0.60
其中：甲状腺疾患	0.08	0.09	0.01		0.02		0.01	0.04
糖尿病	15.30			0.04	0.05	0.12	0.28	0.38
五、精神和行为障碍小计	2.86	0.09	0.02	0.08	0.07	0.23	0.32	0.35
其中：痴呆	1.30			0.02		0.02		0.01
六、神经系统疾病小计	8.60	5.49	2.34	1.92	2.06	2.44	1.98	1.48
其中：脑膜炎	0.14	1.09	0.27	0.12	0.08	0.06	0.10	0.07
帕金森病	0.70							
七、循环系统疾病小计	330.61	3.92	0.65	0.64	1.06	2.59	4.41	7.33
其中：心脏病计	164.66	3.31	0.63	0.48	0.85	1.57	2.89	4.69
内：慢性风湿性心脏病	3.90				0.01	0.04	0.08	0.13
高血压性心脏病	20.62			0.01	0.03	0.03	0.06	0.22
冠心病	130.14			0.02	0.09	0.70	1.54	3.11
内：急性心肌梗死	78.24			0.02	0.07	0.49	1.20	2.49
其他高血压病	4.38			0.01	0.01	0.01	0.03	0.05

11-4-1　续表1

30～	35～	40～	45～	50～	55～	60～	65～	70～	75～	80～	85岁及以上
70.86	96.45	146.37	226.76	376.42	570.55	838.69	1439.09	2660.35	4704.96	7668.76	19718.49
1.97	3.16	4.59	5.54	7.16	9.24	11.25	16.54	24.77	37.35	42.23	72.13
1.94	3.15	4.58	5.53	7.09	9.17	11.20	16.42	24.46	36.86	41.70	70.75
			0.01					0.02			0.15
0.03	0.02	0.05	0.07	0.08	0.13	0.17	0.19	0.45	0.59	1.56	4.14
0.51	0.72	0.90	1.13	1.61	2.17	2.99	5.26	8.64	13.77	14.57	20.10
0.01		0.05	0.05	0.05	0.06	0.07	0.18	0.15	0.24	0.19	0.44
0.07	0.07	0.06	0.07	0.05	0.05	0.12	0.17	0.19	0.27	0.50	1.23
0.06	0.16	0.15	0.18	0.30	0.28	0.45	0.86	1.17	2.38	3.93	9.87
0.02	0.01	0.01	0.01	0.02		0.03	0.02	0.02	0.03	0.04	0.15
0.02		0.02	0.03	0.04	0.03	0.05	0.11	0.12	0.13		
			0.01	0.01				0.03			
0.44	1.13	2.05	2.91	3.74	5.01	5.40	7.30	9.98	14.20	14.73	22.13
0.56	0.81	0.99	0.81	0.75	0.78	0.88	0.86	1.10	1.10	0.99	0.58
0.04	0.01	0.02	0.01	0.08	0.07	0.05	0.13	0.31	0.48	0.53	1.38
			0.01	0.03	0.04	0.03	0.06	0.29	0.46	0.50	1.31
15.41	24.75	44.11	76.77	138.35	219.87	322.17	505.80	774.96	1067.87	1188.15	1624.53
15.19	24.32	43.55	76.03	136.89	217.93	319.66	501.47	768.34	1058.31	1177.09	1607.41
0.43	0.77	1.15	1.58	2.62	3.32	4.09	5.04	5.64	6.24	5.91	8.06
0.08	0.22	0.73	2.59	6.80	13.92	25.10	43.25	73.31	103.20	122.19	161.54
1.15	1.91	3.32	6.53	12.92	21.78	38.24	64.12	110.64	159.38	175.33	239.99
1.09	1.23	2.40	4.30	7.90	12.29	19.28	32.08	52.02	78.95	101.55	149.42
0.49	0.52	0.96	1.57	2.95	4.62	7.26	11.05	19.92	28.93	36.97	61.32
0.57	0.67	1.36	2.54	4.76	7.27	11.32	19.96	30.53	47.61	60.81	83.96
3.67	6.60	13.33	20.55	32.49	45.49	55.27	76.98	101.78	127.61	131.72	176.13
0.07	0.11	0.11	0.23	0.65	0.92	1.86	3.30	5.26	7.56	9.16	13.50
0.23	0.70	0.97	2.26	4.34	7.36	11.27	17.62	28.02	36.70	37.96	49.93
1.41	2.99	6.52	14.14	31.23	58.91	96.75	158.97	245.53	341.11	362.59	467.93
0.80	1.67	2.84	4.35	6.77	7.45	7.14	8.37	8.33	9.56	10.72	17.34
0.53	0.74	1.77	3.19	4.63	5.62	5.57	6.91	9.20	11.76	11.52	14.88
0.08	0.35	0.56	1.35	1.95	2.42	2.88	3.41	4.10	4.29	3.47	4.57
0.01	0.02	0.04	0.08	0.15	0.58	1.22	3.02	7.70	17.31	23.61	42.31
0.05	0.07	0.15	0.29	0.66	1.16	1.97	4.29	8.88	16.88	27.20	47.75
1.22	1.68	2.23	3.23	4.25	6.39	7.53	11.01	13.92	17.31	17.93	24.67
1.75	2.02	2.08	2.50	3.42	4.62	6.23	9.23	12.94	16.24	15.87	16.62
0.08	0.16	0.21	0.22	0.52	0.62	0.64	1.28	2.04	2.30	3.05	5.08
0.26	0.34	0.40	0.52	0.80	1.08	1.24	2.57	4.61	6.24	12.32	32.15
0.16	0.25	0.29	0.34	0.59	0.80	0.82	1.87	3.43	4.74	8.93	18.65
0.83	1.75	2.56	4.42	8.84	16.50	23.33	43.93	82.26	132.75	191.20	434.69
0.02	0.05	0.05	0.07	0.12	0.17	0.08	0.21	0.17	0.38	0.34	0.94
0.65	1.37	2.22	3.98	8.13	15.51	22.02	42.04	78.30	123.00	163.08	266.33
0.62	0.53	0.96	1.10	1.27	1.57	1.72	3.44	7.46	16.40	34.41	129.75
0.02	0.01	0.02	0.01	0.09	0.15	0.27	0.95	2.85	8.28	20.07	86.94
1.67	1.92	1.95	2.42	3.01	3.89	5.36	9.75	20.83	46.03	102.77	370.32
0.05	0.04	0.12	0.10	0.08	0.15	0.11	0.17	0.31	0.24	0.38	1.23
	0.02	0.06	0.08	0.16	0.43	0.75	1.64	3.79	7.74	9.16	13.35
14.67	23.96	41.87	70.37	126.71	204.55	321.18	608.33	1267.31	2468.23	4381.57	11698.95
8.61	12.97	21.35	35.12	59.80	94.38	145.71	269.27	567.59	1138.28	2187.47	6727.31
0.16	0.38	0.55	0.89	1.67	2.92	4.00	7.14	14.07	26.28	48.18	146.73
0.40	0.55	1.06	1.77	3.80	5.80	11.48	26.18	66.14	149.23	320.10	1028.38
6.22	10.01	16.87	28.96	49.29	78.14	120.81	220.74	456.18	902.01	1708.14	5188.11
4.89	7.83	12.77	21.72	36.38	55.78	84.08	147.88	287.03	534.62	946.86	2778.75
0.20	0.30	0.54	0.96	1.62	2.82	4.36	6.97	16.61	31.45	57.37	168.14

11-4-1 续表2

疾病名称（ICD-10）	合计	不满1岁	1～	5～	10～	15～	20～	25～
脑血管病计	158.63	0.24		0.10	0.18	0.98	1.41	2.39
内：脑出血	63.29	0.14		0.08	0.11	0.80	1.18	1.80
脑梗死	51.21				0.01	0.08	0.10	0.32
中风（未特指出血或梗死）	5.52					0.01	0.02	0.07
八、呼吸系统疾病小计	74.61	21.00	2.60	0.80	0.72	0.76	0.79	1.03
其中：肺炎	9.62	18.02	1.99	0.50	0.35	0.50	0.48	0.56
慢性下呼吸道疾病	60.24	0.05	0.03	0.05	0.08	0.08	0.14	0.24
内：慢性支气管肺炎	9.17			0.02	0.01	0.01	0.02	0.02
肺气肿	3.94					0.01	0.01	0.03
尘肺	0.76							0.02
九、消化系统疾病小计	14.49	4.82	0.63	0.20	0.22	0.36	0.55	1.06
其中：胃和十二指肠溃疡	2.53					0.06	0.05	0.13
阑尾炎	0.09			0.01	0.02		0.04	0.02
肠梗阻	0.84	1.04	0.09	0.02	0.04	0.03	0.05	0.06
肝疾病	5.51	0.24	0.05	0.02	0.04	0.11	0.18	0.44
内：肝硬化	4.67	0.05	0.01	0.01	0.03	0.05	0.11	0.32
十、肌肉骨骼和结缔组织疾病小计	2.04	0.09	0.03	0.13	0.16	0.25	0.48	0.47
其中：系统性红斑狼疮	0.27			0.06	0.10	0.13	0.30	0.34
十一、泌尿生殖系统疾病小计	7.28	0.19	0.13	0.14	0.25	0.50	0.54	0.95
其中：肾小球和肾小管间质疾病	4.94	0.19	0.04	0.14	0.20	0.37	0.43	0.65
肾衰竭	1.79		0.06		0.05	0.09	0.11	0.28
前列腺增生	0.11							
十二、妊娠、分娩和产褥期并发症小计	0.07					0.02	0.17	0.21
其中：直接产科原因计	0.07					0.02	0.17	0.17
内：流产	0.01					0.01	0.01	0.03
妊娠高血压综合征	0.01						0.03	0.05
产后出血	0.02						0.04	0.02
产褥期感染	0.02						0.07	0.05
间接产科原因计	0.00							0.04
十三、起源于围生期的情况小计	1.35	116.04						
其中：早产儿和未成熟儿	0.32	27.66						
新生儿产伤和窒息	0.24	20.57						
十四、先天畸形、变形和染色体异常小计	1.36	53.39	3.20	1.32	1.39	1.03	0.77	0.62
其中：先天性心脏病	0.91	32.11	2.42	0.97	1.02	0.78	0.57	0.52
先天性脑畸形	0.08	2.65	0.16	0.11	0.17	0.15	0.09	0.02
十五、诊断不明小计	2.26	3.55	0.90	0.30	0.29	0.41	0.56	0.80
十六、其他疾病小计	6.21	2.74	0.60	0.28	0.26	0.23	0.27	0.30
十七、损伤和中毒小计	51.08	21.56	14.58	9.00	10.60	15.53	19.19	21.60
其中：机动车辆交通事故	16.35	1.84	4.00	2.95	3.06	5.19	7.52	8.69
内：行人与机动车发生的交通事故	6.56	0.52	2.11	1.64	1.19	1.89	2.62	2.78
机动车与机动车发生的交通事故	3.13	0.43	0.43	0.35	0.52	0.77	1.50	2.11
机动车以外的运输事故	0.04		0.01		0.01	0.02	0.02	0.04
意外中毒	3.20	0.57	0.48	0.55	0.43	0.79	1.50	1.72
意外跌落	12.92	1.80	1.51	0.85	1.06	1.26	1.67	2.08
火灾	0.71	0.14	0.19	0.10	0.11	0.11	0.12	0.14
溺水	3.67	1.18	5.57	3.09	3.93	3.45	2.37	2.00
意外的机械性窒息	0.70	9.50	0.50	0.31	0.08	0.16	0.23	0.35
砸死	0.67		0.09	0.12	0.04	0.05	0.21	0.18
触电	0.68	0.05	0.21	0.07	0.17	0.27	0.54	0.78
自杀	7.04			0.04	1.05	2.98	3.56	3.81
被杀	0.38	0.76	0.17	0.23	0.12	0.26	0.32	0.34

11-4-1 续表3

30～	35～	40～	45～	50～	55～	60～	65～	70～	75～	80～	85岁及以上
5.54	10.19	19.19	33.06	63.56	104.62	167.53	325.91	671.70	1279.34	2106.02	4721.57
4.28	7.93	14.11	23.20	40.62	61.06	85.06	149.08	267.83	470.32	690.59	1413.28
0.65	1.21	2.68	5.48	12.60	23.85	45.05	96.95	218.02	435.79	749.41	1762.41
0.18	0.27	0.51	0.78	1.41	2.55	3.86	8.55	19.49	42.33	78.58	237.45
1.87	2.10	4.40	6.84	13.46	22.58	48.00	104.86	257.10	579.12	1150.19	3333.97
0.70	0.59	1.29	1.64	2.69	3.65	5.92	10.01	24.08	52.97	126.35	505.81
0.56	0.90	2.00	3.69	8.25	15.36	36.92	87.19	218.47	499.34	972.00	2642.75
0.05	0.09	0.25	0.49	1.15	1.93	5.35	12.19	30.34	69.90	149.23	444.92
0.08	0.12	0.23	0.41	0.75	1.30	2.90	6.60	16.09	32.90	59.28	153.27
0.08	0.12	0.33	0.63	1.15	1.39	1.91	2.02	2.42	3.32	4.08	6.31
2.15	3.74	6.12	8.82	12.18	15.02	19.42	28.44	49.07	86.24	142.83	338.90
0.21	0.23	0.55	0.75	1.18	1.79	2.70	4.85	10.06	18.11	33.91	75.04
0.04	0.02	0.03	0.01	0.05	0.07	0.08	0.10	0.24	0.59	1.22	2.83
0.08	0.11	0.17	0.13	0.26	0.36	0.71	1.18	2.79	5.47	13.24	30.19
1.22	2.39	4.04	6.09	8.01	9.12	10.51	13.09	17.83	24.51	27.81	39.91
1.09	2.08	3.63	5.48	6.93	7.88	9.02	11.15	14.77	19.99	22.13	31.13
0.44	0.37	0.66	0.90	1.00	1.59	2.14	3.65	7.10	12.65	20.29	63.57
0.27	0.21	0.31	0.32	0.30	0.40	0.35	0.24	0.60	0.43	0.42	0.58
1.35	1.99	2.66	3.64	5.68	8.45	10.47	16.97	29.34	47.45	64.89	131.06
0.93	1.38	1.89	2.41	4.00	5.80	7.43	11.95	20.36	32.04	43.07	80.19
0.36	0.54	0.72	1.08	1.54	2.28	2.62	4.23	7.04	11.57	14.88	28.01
			0.01	0.01		0.01	0.07	0.22	0.94	1.53	6.82
0.27	0.22	0.13	0.02								
0.26	0.22	0.13	0.01								
0.02	0.02	0.01									
0.02	0.03	0.03									
0.07	0.07	0.04									
0.07	0.07	0.02	0.01								
0.01											
0.61	0.50	0.52	0.41	0.53	0.33	0.24	0.28	0.41	0.16	0.38	0.73
0.43	0.35	0.37	0.29	0.33	0.21	0.15	0.20	0.22	0.11	0.15	0.36
0.02	0.05	0.04	0.02	0.02			0.01				
0.91	1.22	1.52	1.76	2.07	2.42	2.28	2.78	4.59	7.80	13.58	65.31
0.38	0.43	0.61	0.68	0.97	1.02	1.68	2.21	4.73	12.46	45.28	592.96
27.38	29.30	33.11	42.35	54.13	62.28	68.01	89.26	125.17	183.20	276.80	823.66
11.52	12.55	13.74	17.01	21.78	26.07	28.46	34.85	40.55	44.69	41.20	50.87
3.95	4.41	4.79	5.73	7.61	9.84	11.31	15.05	18.87	22.99	23.42	30.12
2.46	3.01	2.70	4.05	4.96	5.18	5.79	6.11	6.15	6.16	3.78	3.77
0.02	0.07	0.05	0.05	0.05	0.07	0.10	0.06	0.02	0.05		0.07
2.17	2.86	3.12	3.43	4.05	4.13	4.82	5.78	7.80	9.73	12.78	18.29
3.14	3.52	4.74	6.69	9.69	11.02	12.17	17.75	30.34	59.85	123.52	506.17
0.24	0.25	0.36	0.42	0.50	0.55	0.66	1.34	2.07	4.02	6.90	16.47
1.96	1.73	1.84	2.38	2.69	2.96	3.30	5.45	8.45	13.21	15.76	29.32
0.42	0.43	0.63	0.78	0.91	0.81	0.66	0.73	1.17	1.13	1.41	3.63
0.60	0.56	1.00	1.30	1.42	1.58	0.95	0.84	0.62	0.46	0.38	0.80
0.92	0.98	0.87	1.03	1.04	1.02	0.79	0.61	0.53	0.59	0.31	0.44
3.80	3.55	3.79	5.59	7.31	9.23	11.26	15.02	23.34	31.75	38.61	56.39
0.37	0.46	0.48	0.47	0.46	0.32	0.36	0.37	0.55	0.78	0.57	1.38

11-4-2 2019年农村居民年龄别疾病别死亡率（1/10万）（男）

疾病名称（ICD-10）	合计	不满1岁	1～	5～	10～	15～	20～	25～
总计	789.44	288.24	35.61	22.03	24.40	38.39	51.31	65.26
一、传染病和寄生虫病小计	9.81	7.04	1.18	0.75	0.47	0.71	1.27	1.86
其中：传染病计	9.72	7.04	1.18	0.75	0.47	0.71	1.27	1.83
内：痢疾	0.01		0.02					
肠道其他细菌性传染病	0.17	0.72	0.18	0.05	0.02	0.04	0.04	0.03
呼吸道结核	2.94	0.18		0.03		0.17	0.47	0.61
破伤风	0.07	0.09		0.02				0.01
脑膜炎球菌感染	0.15	0.63	0.26	0.12	0.17	0.13	0.09	0.07
败血症	0.51	3.88	0.24	0.12	0.05	0.04	0.11	0.09
性传播疾病	0.02	0.27						
狂犬病	0.04		0.04	0.05				0.01
流行性乙型脑炎	0.01				0.02			
病毒性肝炎	3.98		0.04	0.02	0.02	0.02	0.09	0.37
艾滋病	0.91		0.02	0.05		0.02	0.19	0.47
寄生虫病计	0.08							0.03
内：血吸虫病	0.05							
二、肿瘤小计	208.26	4.06	3.83	4.16	4.09	5.16	6.59	10.01
其中：恶性肿瘤计	206.64	4.06	3.59	3.99	4.04	5.04	6.36	9.81
内：鼻咽癌	2.50				0.02	0.04	0.13	0.29
食管癌	19.13	0.09					0.02	0.03
胃癌	27.85						0.34	0.56
结肠、直肠和肛门癌	13.02			0.02	0.05	0.15	0.40	0.60
内：结肠癌	4.70				0.03	0.11	0.21	0.29
直肠癌	7.92			0.02	0.02	0.04	0.19	0.31
肝癌	37.59	0.27	0.18	0.07	0.12	0.32	0.63	2.21
胆囊癌	0.83					0.02		0.01
胰腺癌	6.12	0.09					0.06	0.10
肺癌	63.97		0.02			0.17	0.46	0.78
乳腺癌	0.11						0.02	
宫颈癌								
卵巢癌								
前列腺癌	3.06				0.02	0.02		0.01
膀胱癌	3.00		0.04				0.02	0.01
脑及神经系统恶性肿瘤	4.45	0.72	0.96	1.06	1.08	0.78	0.85	1.19
白血病	4.39	1.89	1.58	1.94	1.77	2.31	1.90	1.92
良性肿瘤计	0.44		0.08	0.09	0.05	0.08	0.11	0.09
三、血液、造血器官及免疫疾病小计	1.35	3.34	0.84	0.36	0.30	0.31	0.47	0.23
其中：贫血	0.91	1.26	0.36	0.27	0.21	0.21	0.21	0.18
四、内分泌、营养和代谢疾病小计	16.12	3.61	0.26	0.22	0.16	0.23	0.40	0.69
其中：甲状腺疾患	0.06	0.09			0.02			0.04
糖尿病	13.99			0.03	0.03	0.10	0.21	0.45
五、精神和行为障碍小计	2.72	0.09	0.04	0.07	0.12	0.21	0.40	0.45
其中：痴呆	1.04			0.02		0.02		
六、神经系统疾病小计	8.61	6.95	2.79	2.16	2.26	3.36	2.73	1.98
其中：脑膜炎	0.17	1.53	0.30	0.15	0.10	0.08	0.13	0.07
帕金森病	0.75							
七、循环系统疾病小计	350.71	4.60	0.76	0.50	1.20	3.29	6.09	10.42
其中：心脏病计	167.63	3.70	0.72	0.41	0.92	1.93	3.81	6.59
内：慢性风湿性心脏病	3.27					0.02	0.09	0.09
高血压性心脏病	19.17				0.03	0.02	0.06	0.26
冠心病	134.12			0.02	0.09	0.96	2.05	4.64
内：急性心肌梗死	83.85			0.02	0.07	0.65	1.59	3.82
其他高血压病	4.60				0.02		0.06	0.03

11-4-2 续表1

30～	35～	40～	45～	50～	55～	60～	65～	70～	75～	80～	85岁及以上
103.96	141.51	213.69	320.44	528.11	789.63	1135.70	1911.08	3346.86	5705.92	9355.03	21024.66
3.15	5.24	7.75	9.25	11.63	14.36	16.36	23.64	33.31	51.40	59.84	98.67
3.09	5.23	7.73	9.22	11.50	14.27	16.30	23.49	32.92	50.73	59.05	97.03
			0.01					0.03			0.36
0.06	0.02	0.08	0.11	0.13	0.14	0.21	0.17	0.66	0.78	1.76	4.56
0.83	1.25	1.46	1.86	2.74	3.45	4.85	7.98	12.41	20.75	25.29	35.02
0.02		0.09	0.06	0.08	0.12	0.12	0.32	0.14	0.34	0.18	0.18
0.08	0.08	0.06	0.12	0.08	0.07	0.19	0.19	0.28	0.28	0.62	1.28
0.08	0.20	0.21	0.25	0.38	0.39	0.55	1.28	1.47	2.68	4.41	10.94
0.03	0.02		0.02	0.03		0.05	0.04	0.03	0.06	0.09	0.36
0.03		0.03	0.06	0.05	0.05	0.05	0.15	0.14	0.17		
			0.01	0.01				0.07			
0.76	2.03	3.62	5.04	6.02	7.69	7.48	9.95	12.41	17.90	17.45	27.90
0.83	1.29	1.74	1.33	1.24	1.39	1.28	1.51	1.85	2.01	1.94	1.28
0.06	0.02	0.02	0.02	0.13	0.09	0.07	0.15	0.38	0.67	0.79	1.64
			0.01	0.05	0.04	0.02	0.04	0.35	0.67	0.79	1.46
19.15	30.46	54.81	95.67	180.46	295.85	441.85	705.23	1064.23	1452.64	1673.09	2209.56
18.90	30.00	54.16	94.96	178.90	293.78	438.96	700.10	1056.79	1441.23	1661.19	2189.68
0.51	1.25	1.86	2.39	3.93	5.00	5.91	7.72	8.70	9.17	8.64	11.67
0.11	0.34	1.31	4.52	12.37	24.65	41.89	70.13	111.70	152.75	180.48	229.07
1.17	2.23	3.93	8.31	18.43	31.46	57.72	97.40	164.16	232.29	258.48	323.55
1.27	1.36	2.88	5.17	9.99	15.06	25.37	42.26	65.78	99.34	127.78	192.41
0.62	0.66	1.11	1.94	3.51	5.52	8.94	14.27	24.36	33.84	43.89	80.07
0.62	0.69	1.74	3.02	6.21	9.02	15.53	26.64	39.60	62.53	78.96	107.42
6.34	11.62	22.59	34.76	53.92	73.02	84.85	115.44	142.07	173.50	185.60	235.46
0.06	0.10	0.17	0.15	0.48	0.77	1.63	3.22	4.86	6.10	8.28	12.40
0.26	0.92	1.45	2.96	5.71	9.82	13.54	20.35	32.54	42.17	46.00	58.00
2.06	3.80	8.43	18.73	44.67	86.90	141.76	238.87	362.89	496.07	545.59	672.63
	0.03	0.02	0.07	0.09	0.16	0.26	0.35	0.73	0.45	0.79	2.01
0.02	0.05	0.08	0.15	0.31	1.16	2.42	6.14	15.69	36.13	54.55	106.33
0.08	0.08	0.21	0.40	1.07	2.01	3.24	7.22	14.75	28.41	50.58	91.01
1.64	2.00	2.86	3.75	4.90	7.26	8.74	13.00	15.10	18.79	20.89	27.17
2.30	2.26	2.36	2.83	3.83	5.50	7.52	11.05	15.94	19.02	21.50	24.62
0.09	0.20	0.26	0.19	0.52	0.59	0.71	1.12	1.89	2.52	3.08	5.29
0.26	0.41	0.47	0.58	0.89	1.41	1.19	2.88	4.93	6.60	14.28	33.19
0.17	0.29	0.35	0.45	0.66	1.07	0.88	2.14	3.56	4.98	9.87	18.24
1.08	2.33	3.36	5.97	11.37	19.20	24.12	42.62	74.90	119.53	176.34	410.18
0.02	0.03	0.03	0.06	0.12	0.12	0.05	0.11	0.10	0.17	0.35	0.55
0.85	1.92	2.97	5.41	10.43	17.99	22.51	40.29	70.49	109.91	147.00	265.91
0.80	0.84	1.37	1.61	1.80	2.08	2.01	4.09	8.28	16.89	35.16	112.89
0.02		0.02	0.01	0.09	0.20	0.31	1.15	2.94	7.89	20.45	75.69
2.10	2.47	2.66	3.04	4.00	4.82	6.32	12.11	24.64	49.11	114.12	355.28
0.05	0.03	0.21	0.11	0.14	0.20	0.10	0.17	0.45	0.28	0.53	2.01
		0.05	0.08	0.17	0.50	0.73	2.10	4.89	9.01	11.10	13.68
22.44	37.59	65.36	104.97	182.64	284.44	427.43	774.49	1508.59	2815.51	5061.22	11892.05
13.06	19.98	33.81	53.47	88.22	132.80	192.29	336.82	653.88	1249.44	2421.11	6596.95
0.20	0.43	0.62	0.94	1.55	2.47	3.52	6.49	13.07	24.28	49.97	132.04
0.53	0.80	1.55	2.46	5.12	7.49	14.72	32.48	74.76	157.06	343.96	972.10
9.69	15.86	27.08	44.82	73.82	112.15	161.53	277.54	526.94	996.79	1891.73	5129.87
7.65	12.52	20.58	34.16	55.32	80.24	113.55	189.11	337.51	600.95	1066.60	2780.05
0.26	0.49	0.82	1.36	2.30	3.77	5.66	8.80	19.47	36.52	67.24	171.62

11-4-2 续表2

疾病名称（ICD-10）	合计	不满1岁	1～	5～	10～	15～	20～	25～
脑血管病计	175.18	0.36		0.05	0.24	1.32	2.11	3.59
内：脑出血	72.38	0.18		0.03	0.14	1.03	1.82	2.75
脑梗死	55.25				0.02	0.13	0.13	0.44
中风（未特指出血或梗死）	5.58					0.02	0.02	0.10
八、呼吸系统疾病小计	85.39	24.81	2.89	0.69	0.73	0.96	1.02	1.35
其中：肺炎	10.33	21.65	2.31	0.43	0.33	0.63	0.59	0.79
慢性下呼吸道疾病	69.11		0.04	0.05	0.07	0.11	0.19	0.28
内：慢性支气管肺炎	10.10			0.03	0.02	0.02	0.02	0.01
肺气肿	4.78					0.02		0.03
尘肺	1.44							0.01
九、消化系统疾病小计	18.49	5.50	0.54	0.22	0.19	0.42	0.65	1.60
其中：胃和十二指肠溃疡	3.04					0.10	0.02	0.18
阑尾炎	0.09			0.02			0.08	0.01
肠梗阻	0.93	0.99	0.08		0.05	0.06	0.06	0.10
肝疾病	8.28	0.09	0.04	0.03	0.03	0.08	0.21	0.70
内：肝硬化	7.23	0.09		0.02	0.02	0.04	0.15	0.57
十、肌肉骨骼和结缔组织疾病小计	1.68	0.09	0.02	0.14	0.07	0.19	0.28	0.29
其中：系统性红斑狼疮	0.10			0.05	0.02	0.02	0.08	0.12
十一、泌尿生殖系统疾病小计	8.53	0.18	0.14	0.15	0.24	0.61	0.59	1.16
其中：肾小球和肾小管间质疾病	5.64	0.18	0.02	0.15	0.21	0.46	0.47	0.85
肾衰竭	2.09		0.10		0.02	0.11	0.11	0.31
前列腺增生	0.21							
十二、妊娠、分娩和产褥期并发症小计								
其中：直接产科原因计								
内：流产								
妊娠高血压综合征								
产后出血								
产褥期感染								
间接产科原因计								
十三、起源于围生期的情况小计	1.63	136.68						
其中：早产儿和未成熟儿	0.39	32.75						
新生儿产伤和窒息	0.29	24.09						
十四、先天畸形、变形和染色体异常小计	1.48	59.81	3.03	1.44	1.29	1.03	0.76	0.70
其中：先天性心脏病	0.96	35.64	2.31	1.01	0.94	0.73	0.57	0.59
先天性脑畸形	0.09	3.07	0.10	0.10	0.19	0.17	0.11	0.01
十五、诊断不明小计	2.93	3.79	1.02	0.24	0.40	0.59	0.70	1.13
十六、其他疾病小计	4.92	3.34	0.68	0.29	0.38	0.29	0.38	0.40
十七、损伤和中毒小计	66.49	24.18	17.45	10.64	12.44	21.02	28.90	32.88
其中：机动车辆交通事故	23.74	1.80	4.15	3.43	3.57	7.30	11.77	13.44
内：行人与机动车发生的交通事故	9.03	0.63	2.27	1.88	1.51	2.60	3.78	4.10
机动车与机动车发生的交通事故	4.77	0.36	0.40	0.46	0.52	1.18	2.49	3.32
机动车以外的运输事故	0.07		0.02		0.02	0.04	0.04	0.06
意外中毒	4.56	0.72	0.48	0.53	0.31	0.90	2.13	2.42
意外跌落	15.06	1.89	2.03	0.99	1.31	1.85	2.60	3.51
火灾	0.90	0.18	0.18	0.09	0.10	0.11	0.17	0.23
溺水	4.57	1.53	7.14	4.04	5.12	5.04	3.81	3.00
意外的机械性窒息	0.99	10.28	0.56	0.33	0.10	0.23	0.36	0.57
砸死	1.18		0.12	0.14	0.05	0.08	0.38	0.34
触电	1.23		0.30	0.09	0.26	0.44	0.91	1.46
自杀	8.17			0.03	0.89	3.31	4.59	5.18
被杀	0.41	0.81	0.24	0.21	0.10	0.31	0.40	0.38

11-4-2 续表3

30～	35～	40～	45～	50～	55～	60～	65～	70～	75～	80～	85岁及以上
8.62	16.34	29.54	48.29	89.64	144.37	224.98	420.68	822.20	1507.62	2533.30	5037.76
6.83	12.93	21.92	33.70	56.47	83.23	112.37	190.22	324.09	546.02	833.42	1531.65
0.88	1.80	3.96	8.13	18.35	33.97	61.30	125.71	268.77	512.80	901.98	1874.16
0.26	0.36	0.78	1.17	1.93	3.65	5.16	11.05	23.42	50.06	88.22	227.25
2.64	3.10	6.62	9.87	19.84	33.39	69.65	148.87	345.10	766.79	1533.50	3924.32
1.00	1.00	1.92	2.52	3.89	5.05	8.54	14.01	30.93	65.72	158.10	550.06
0.73	1.18	2.77	4.84	11.70	22.41	52.85	123.24	293.48	664.10	1303.84	3158.31
0.03	0.11	0.33	0.76	1.66	2.60	7.29	17.13	39.77	87.54	198.64	513.41
0.08	0.18	0.35	0.63	1.18	2.12	4.26	9.39	23.07	46.09	79.31	193.69
0.17	0.20	0.65	1.25	2.25	2.71	3.72	4.04	4.65	6.77	8.90	15.14
3.59	6.41	10.53	15.12	20.08	23.97	28.87	40.92	63.43	106.05	176.78	381.18
0.29	0.36	0.81	1.31	1.95	2.67	3.95	7.09	13.35	23.16	42.83	82.62
0.08	0.03	0.05	0.01	0.06	0.11	0.10	0.13	0.31	0.56	1.06	3.10
0.11	0.16	0.21	0.20	0.28	0.50	1.04	1.69	3.43	6.54	16.13	35.38
2.13	4.29	7.34	10.81	13.86	15.18	16.42	20.07	24.26	32.67	37.81	55.26
1.93	3.82	6.62	9.86	12.21	13.40	14.41	17.65	20.62	27.41	31.29	44.68
0.36	0.20	0.56	0.76	0.82	1.30	2.10	3.24	6.54	12.92	20.62	54.71
0.11	0.02	0.14	0.06	0.04	0.09	0.17	0.13	0.52	0.28	0.44	0.18
1.81	2.77	3.76	4.72	6.95	10.50	12.54	20.20	34.57	59.12	87.86	178.01
1.25	1.90	2.72	3.11	4.79	6.99	8.80	14.08	23.94	39.04	55.52	95.20
0.49	0.80	0.99	1.42	1.93	3.08	3.13	5.06	8.18	13.59	19.74	35.75
			0.01	0.01		0.02	0.15	0.45	1.96	3.53	17.14
0.60	0.54	0.58	0.45	0.50	0.37	0.24	0.32	0.38	0.17	0.18	0.73
0.37	0.41	0.41	0.31	0.25	0.23	0.12	0.22	0.24	0.06	0.09	0.55
0.03	0.02	0.03	0.01	0.03			0.02				
1.44	2.05	2.48	2.84	3.61	4.16	3.50	4.11	6.36	10.01	16.57	66.57
0.51	0.64	0.91	0.86	1.38	1.46	2.15	2.70	5.94	12.70	50.67	505.75
43.94	46.16	52.18	64.37	81.69	92.01	96.99	125.21	164.75	225.19	332.86	795.00
18.96	20.35	21.48	25.66	32.43	38.74	41.11	50.71	59.07	64.32	64.51	78.97
6.35	7.03	7.49	8.56	10.95	14.11	15.62	19.98	25.48	30.37	35.43	44.14
4.02	5.16	4.20	6.17	7.49	7.99	8.71	9.52	9.75	10.40	7.05	5.84
0.05	0.11	0.08	0.09	0.10	0.12	0.16	0.13		0.06		0.18
3.51	4.80	5.36	5.81	6.68	6.23	7.07	8.33	10.21	11.58	14.81	24.07
5.49	5.92	8.13	11.14	16.69	18.35	18.79	26.73	38.76	68.85	136.51	457.05
0.31	0.38	0.58	0.63	0.76	0.78	0.94	1.73	2.94	5.71	9.61	20.97
3.06	2.70	2.50	3.11	3.30	3.67	4.00	6.42	9.75	13.76	17.27	29.55
0.66	0.69	1.11	1.40	1.57	1.28	1.06	1.12	1.57	1.23	1.67	2.55
1.11	1.07	1.83	2.40	2.63	2.83	1.63	1.43	0.98	0.62	0.53	0.91
1.81	1.84	1.66	1.91	1.94	1.82	1.49	0.99	0.84	1.06	0.53	0.73
5.18	4.23	4.73	6.51	8.27	10.87	13.21	17.84	27.47	38.03	51.73	73.50
0.29	0.39	0.49	0.47	0.60	0.36	0.54	0.41	0.70	0.62	0.53	1.09

11-4-3　2019年农村居民年龄别疾病别死亡率（1/10万）（女）

疾病名称（ICD-10）	合计	不满1岁	1～	5～	10～	15～	20～	25～
总计	590.64	204.01	26.77	16.45	18.70	20.64	22.65	27.29
一、传染病和寄生虫病小计	4.11	4.37	1.00	0.40	0.39	0.51	0.80	0.56
其中：传染病计	4.06	4.37	1.00	0.40	0.39	0.51	0.78	0.56
内：痢疾	0.00	0.10	0.02		0.02			
肠道其他细菌性传染病	0.13	1.09	0.16	0.02			0.02	
呼吸道结核	0.96		0.02		0.04	0.16	0.34	0.19
破伤风	0.03							
脑膜炎球菌感染	0.09	0.50	0.16	0.08	0.10	0.09	0.04	0.02
败血症	0.37	1.99	0.27	0.10	0.02	0.02	0.02	0.06
性传播疾病	0.00							0.02
狂犬病	0.02				0.02			
流行性乙型脑炎								
病毒性肝炎	1.74		0.02	0.02	0.02	0.04	0.08	0.05
艾滋病	0.20					0.02	0.13	0.08
寄生虫病计	0.05						0.02	
内：血吸虫病	0.04						0.02	
二、肿瘤小计	115.20	4.47	3.42	2.91	3.33	4.02	4.79	6.79
其中：恶性肿瘤计	113.78	3.97	3.29	2.77	3.14	3.88	4.69	6.73
内：鼻咽癌	0.94					0.02	0.06	0.15
食管癌	6.65					0.02		
胃癌	12.70	0.10				0.09	0.23	0.73
结肠、直肠和肛门癌	8.82				0.02	0.04	0.19	0.42
内：结肠癌	3.49				0.02	0.02	0.11	0.22
直肠癌	5.03					0.02	0.08	0.17
肝癌	13.66	0.20	0.13	0.02	0.14	0.16	0.32	0.56
胆囊癌	1.17							
胰腺癌	4.58					0.02	0.02	0.11
肺癌	28.03				0.04	0.02	0.21	0.45
乳腺癌	6.92						0.17	0.63
宫颈癌	5.67					0.02	0.13	0.42
卵巢癌	2.41	0.10		0.02	0.02	0.09	0.19	0.22
前列腺癌								
膀胱癌	0.77			0.02			0.02	
脑及神经系统恶性肿瘤	3.57	0.60	1.00	0.86	0.82	0.71	0.67	0.71
白血病	3.14	1.89	1.44	1.27	1.36	1.60	1.30	1.16
良性肿瘤计	0.48	0.20	0.04	0.04	0.12	0.04	0.02	0.02
三、血液、造血器官及免疫疾病小计	1.28	1.79	0.44	0.22	0.39	0.31	0.23	0.31
其中：贫血	0.86	0.60	0.18	0.12	0.27	0.20	0.15	0.19
四、内分泌、营养和代谢疾病小计	19.52	1.29	0.24	0.12	0.16	0.31	0.63	0.51
其中：甲状腺疾患	0.11	0.10	0.02		0.02		0.02	0.03
糖尿病	16.65			0.04	0.06	0.16	0.36	0.29
五、精神和行为障碍小计	2.99	0.10		0.10		0.24	0.23	0.25
其中：痴呆	1.56			0.02		0.02		0.02
六、神经系统疾病小计	8.58	3.88	1.84	1.65	1.83	1.38	1.14	0.96
其中：脑膜炎	0.10	0.60	0.24	0.08	0.04	0.04	0.06	0.06
帕金森病	0.65							
七、循环系统疾病小计	309.85	3.18	0.53	0.80	0.90	1.78	2.54	4.05
其中：心脏病计	161.59	2.88	0.53	0.56	0.76	1.15	1.87	2.69
内：慢性风湿性心脏病	4.56				0.02	0.07	0.06	0.17
高血压性心脏病	22.12			0.02	0.02	0.04	0.06	0.17
冠心病	126.03			0.02	0.10	0.40	0.97	1.49
内：急性心肌梗死	72.44			0.02	0.06	0.31	0.76	1.08
其他高血压病	4.16			0.02		0.02		0.06

11-4-3 续表1

30～	35～	40～	45～	50～	55～	60～	65～	70～	75～	80～	85岁及以上
38.40	51.07	78.21	132.28	226.28	350.01	537.22	983.72	1999.67	3784.73	6381.67	18855.32
0.82	1.06	1.40	1.80	2.74	4.08	6.06	9.70	16.55	24.43	28.79	54.60
0.80	1.06	1.39	1.80	2.72	4.03	6.03	9.60	16.31	24.12	28.45	53.39
	0.02	0.02	0.02	0.04	0.13	0.14	0.21	0.24	0.41	1.41	3.86
0.20	0.18	0.32	0.39	0.49	0.88	1.11	2.63	5.01	7.35	6.39	10.24
		0.02	0.04	0.01		0.02	0.04	0.17	0.15	0.20	0.60
0.06	0.07	0.06	0.02	0.03	0.04	0.05	0.15	0.10	0.26	0.40	1.21
0.05	0.13	0.09	0.11	0.22	0.16	0.35	0.46	0.87	2.11	3.57	9.16
		0.02		0.01							
				0.03		0.05	0.06	0.10	0.10		
0.12	0.21	0.46	0.76	1.49	2.31	3.29	4.74	7.64	10.80	12.65	18.32
0.29	0.31	0.23	0.30	0.26	0.16	0.47	0.23	0.37	0.26	0.27	0.12
0.02		0.02		0.03	0.05	0.04	0.10	0.24	0.31	0.34	1.21
				0.01	0.05	0.04	0.08	0.24	0.26	0.27	1.21
11.73	18.99	33.27	57.69	96.65	143.38	200.68	313.39	496.56	714.14	818.01	1237.92
11.55	18.60	32.81	56.93	95.30	141.57	198.57	309.83	490.74	706.28	807.58	1222.62
0.35	0.30	0.43	0.76	1.32	1.63	2.25	2.46	2.69	3.55	3.83	5.66
0.06	0.10	0.14	0.63	1.29	3.12	8.07	17.32	36.36	57.64	77.69	116.91
1.12	1.58	2.71	4.74	7.47	12.04	18.47	32.00	59.13	92.35	111.86	184.77
0.91	1.09	1.91	3.41	5.84	9.51	13.10	22.26	38.78	60.21	81.52	121.01
0.36	0.38	0.82	1.19	2.41	3.73	5.55	7.95	15.64	24.43	31.68	48.93
0.52	0.66	0.99	2.05	3.32	5.50	7.05	13.52	21.80	33.89	46.95	68.46
1.05	1.55	3.96	6.22	11.28	17.77	25.24	39.87	63.00	85.41	90.61	136.92
0.08	0.12	0.06	0.30	0.82	1.07	2.09	3.38	5.65	8.90	9.82	14.22
0.20	0.48	0.49	1.55	2.98	4.87	8.96	14.98	23.68	31.68	31.82	44.59
0.77	2.18	4.59	9.50	17.93	30.74	51.06	81.89	132.59	198.64	222.92	332.65
1.58	3.32	5.70	8.67	13.38	14.80	14.11	16.11	15.64	17.95	18.30	27.48
1.05	1.49	3.56	6.40	9.22	11.29	11.21	13.58	18.06	22.57	20.31	24.71
0.17	0.69	1.12	2.71	3.88	4.86	5.80	6.70	8.04	8.23	6.12	7.59
0.02	0.07	0.08	0.17	0.26	0.30	0.69	1.46	3.23	6.27	9.35	19.16
0.80	1.35	1.59	2.70	3.61	5.52	6.29	9.10	12.78	15.94	15.67	23.02
1.21	1.78	1.79	2.16	3.01	3.74	4.92	7.47	10.06	13.68	11.57	11.33
0.08	0.13	0.17	0.25	0.53	0.66	0.56	1.44	2.19	2.11	3.03	4.94
0.26	0.26	0.32	0.47	0.70	0.75	1.28	2.27	4.31	5.91	10.83	31.46
0.15	0.21	0.23	0.23	0.53	0.54	0.76	1.61	3.30	4.53	8.21	18.92
0.59	1.17	1.74	2.87	6.33	13.78	22.52	45.19	89.34	144.91	202.53	450.89
0.03	0.07	0.06	0.07	0.12	0.21	0.11	0.31	0.24	0.57	0.34	1.21
0.45	0.83	1.46	2.54	5.85	13.01	21.51	43.73	85.80	135.03	175.36	266.60
0.44	0.23	0.55	0.59	0.74	1.06	1.42	2.82	6.66	15.94	33.83	140.89
0.03	0.02	0.02		0.09	0.11	0.23	0.75	2.76	8.64	19.78	94.37
1.24	1.35	1.23	1.79	2.04	2.96	4.39	7.47	17.15	43.19	94.10	380.26
0.06	0.05	0.03	0.08	0.03	0.11	0.12	0.17	0.17	0.21	0.27	0.72
	0.03	0.08	0.08	0.15	0.36	0.77	1.19	2.72	6.58	7.67	13.14
7.05	10.23	18.09	35.49	71.36	124.13	213.34	448.03	1035.10	2148.96	3862.81	11571.33
4.24	5.91	8.74	16.62	31.66	55.72	98.43	204.11	484.55	1036.09	2009.13	6813.45
0.12	0.33	0.48	0.84	1.79	3.37	4.48	7.76	15.04	28.13	46.82	156.44
0.27	0.30	0.57	1.07	2.50	4.10	8.19	20.09	57.85	142.03	301.88	1065.57
2.82	4.13	6.53	12.96	25.02	43.89	79.47	165.95	388.09	814.88	1568.01	5226.61
2.18	3.10	4.85	9.18	17.64	31.15	54.17	108.09	238.44	473.64	855.47	2777.88
0.14	0.12	0.26	0.55	0.95	1.86	3.04	5.20	13.86	26.79	49.84	165.84

11-4-3 续表2

疾病名称（ICD-10）	合计	不满1岁	1～	5～	10～	15～	20～	25～
脑血管病计	141.54	0.10		0.16	0.10	0.58	0.63	1.13
内：脑出血	53.89	0.10		0.14	0.08	0.53	0.46	0.79
脑梗死	47.04					0.02	0.06	0.20
中风（未特指出血或梗死）	5.46						0.02	0.03
八、呼吸系统疾病小计	63.47	16.79	2.29	0.94	0.70	0.53	0.53	0.70
其中：肺炎	8.89	14.01	1.64	0.58	0.37	0.36	0.36	0.32
慢性下呼吸道疾病	51.07	0.10	0.02	0.04	0.10	0.04	0.08	0.20
内：慢性支气管肺炎	8.21						0.02	0.03
肺气肿	3.06						0.02	0.03
尘肺	0.04							0.02
九、消化系统疾病小计	10.36	4.07	0.73	0.18	0.25	0.29	0.44	0.50
其中：胃和十二指肠溃疡	2.01					0.02	0.08	0.08
阑尾炎	0.08				0.04			0.02
肠梗阻	0.74	1.09	0.11	0.04	0.02		0.04	0.02
肝疾病	2.64	0.40	0.07		0.04	0.16	0.15	0.17
内：肝硬化	2.02		0.02		0.04	0.07	0.06	0.06
十、肌肉骨骼和结缔组织疾病小计	2.42	0.10	0.04	0.12	0.27	0.31	0.69	0.65
其中：系统性红斑狼疮	0.44			0.06	0.21	0.27	0.55	0.57
十一、泌尿生殖系统疾病小计	5.99	0.20	0.11	0.12	0.27	0.38	0.48	0.73
其中：肾小球和肾小管间质疾病	4.23	0.20	0.07	0.12	0.18	0.27	0.38	0.45
肾衰竭	1.48		0.02		0.08	0.07	0.11	0.25
前列腺增生								
十二、妊娠、分娩和产褥期并发症小计	0.14					0.04	0.36	0.43
其中：直接产科原因计	0.14					0.04	0.36	0.36
内：流产	0.01					0.02	0.02	0.06
妊娠高血压综合征	0.02						0.06	0.09
产后出血	0.03						0.08	0.05
产褥期感染	0.04						0.15	0.09
间接产科原因计	0.01							0.08
十三、起源于围生期的情况小计	1.05	93.31						
其中：早产儿和未成熟儿	0.25	22.06						
新生儿产伤和窒息	0.19	16.69						
十四、先天畸形、变形和染色体异常小计	1.24	46.31	3.40	1.18	1.50	1.02	0.78	0.53
其中：先天性心脏病	0.85	28.22	2.56	0.92	1.11	0.84	0.57	0.45
先天性脑畸形	0.07	2.19	0.22	0.12	0.14	0.13	0.06	0.02
十五、诊断不明小计	1.56	3.28	0.76	0.36	0.16	0.20	0.40	0.45
十六、其他疾病小计	7.54	2.09	0.51	0.26	0.12	0.16	0.15	0.20
十七、损伤和中毒小计	35.17	18.68	11.40	7.07	8.43	9.17	8.43	9.67
其中：机动车辆交通事故	8.72	1.89	3.82	2.39	2.47	2.73	2.82	3.67
内：行人与机动车发生的交通事故	4.00	0.40	1.93	1.35	0.80	1.07	1.35	1.39
机动车与机动车发生的交通事故	1.43	0.50	0.47	0.22	0.51	0.29	0.40	0.82
机动车以外的运输事故	0.01							0.02
意外中毒	1.79	0.40	0.49	0.58	0.58	0.67	0.80	0.99
意外跌落	10.70	1.69	0.93	0.68	0.76	0.58	0.63	0.56
火灾	0.50	0.10	0.20	0.12	0.12	0.11	0.06	0.05
溺水	2.74	0.79	3.82	1.97	2.53	1.60	0.78	0.94
意外的机械性窒息	0.39	8.65	0.42	0.28	0.06	0.09	0.08	0.11
砸死	0.15		0.07	0.10	0.02	0.02	0.02	0.02
触电	0.12	0.10	0.11	0.06	0.06	0.07	0.13	0.06
自杀	5.88			0.04	1.23	2.60	2.42	2.37
被杀	0.36	0.70	0.09	0.26	0.14	0.20	0.23	0.29

11-4-3 续表3

30～	35～	40～	45～	50～	55～	60～	65～	70～	75～	80～	85岁及以上
2.52	3.99	8.71	17.70	37.75	64.60	109.21	234.49	526.87	1069.47	1779.89	4512.61
1.77	2.90	6.21	12.61	24.93	38.73	57.34	109.39	213.69	400.73	581.57	1335.07
0.42	0.61	1.39	2.79	6.92	13.65	28.55	69.20	169.19	364.99	632.96	1688.57
0.09	0.18	0.23	0.39	0.90	1.45	2.55	6.13	15.71	35.22	71.23	244.19
1.12	1.09	2.14	3.77	7.15	11.70	26.03	62.40	172.42	406.59	857.63	2943.85
0.41	0.18	0.65	0.75	1.50	2.24	3.27	6.15	17.49	41.24	102.11	476.56
0.39	0.61	1.22	2.52	4.84	8.28	20.76	52.41	146.28	347.87	718.72	2302.05
0.08	0.07	0.17	0.23	0.65	1.25	3.37	7.43	21.26	53.68	111.52	399.66
0.08	0.07	0.11	0.19	0.32	0.48	1.53	3.92	9.38	20.77	43.99	126.55
	0.03			0.06	0.07	0.07	0.06	0.27	0.15	0.40	0.48
0.74	1.06	1.65	2.46	4.37	6.00	9.83	16.40	35.25	68.03	116.91	310.96
0.12	0.10	0.29	0.19	0.41	0.90	1.44	2.69	6.90	13.47	27.11	70.03
	0.02	0.02	0.01	0.03	0.04	0.05	0.06	0.17	0.62	1.35	2.65
0.06	0.05	0.12	0.06	0.23	0.21	0.37	0.69	2.19	4.47	11.03	26.76
0.32	0.48	0.71	1.34	2.22	3.03	4.52	6.36	11.64	17.02	20.18	29.77
0.26	0.33	0.60	1.06	1.70	2.33	3.55	4.88	9.15	13.16	15.13	22.18
0.52	0.54	0.76	1.04	1.18	1.88	2.18	4.05	7.64	12.39	20.04	69.42
0.42	0.41	0.49	0.59	0.55	0.72	0.53	0.35	0.67	0.57	0.40	0.84
0.89	1.20	1.56	2.54	4.43	6.38	8.37	13.85	24.32	36.72	47.35	100.04
0.62	0.86	1.05	1.70	3.21	4.60	6.05	9.89	16.92	25.61	33.57	70.27
0.23	0.28	0.45	0.73	1.15	1.47	2.09	3.42	5.95	9.72	11.17	22.90
0.53	0.45	0.26	0.04								
0.52	0.45	0.26	0.02								
0.03	0.03	0.02									
0.05	0.07	0.06									
0.14	0.15	0.08									
0.14	0.13	0.03	0.01								
0.02											
0.62	0.46	0.46	0.37	0.55	0.29	0.23	0.23	0.44	0.15	0.54	0.72
0.49	0.28	0.32	0.26	0.41	0.20	0.18	0.19	0.20	0.15	0.20	0.24
0.02	0.08	0.05	0.02	0.01							
0.39	0.38	0.54	0.67	0.54	0.66	1.04	1.50	2.89	5.76	11.30	64.48
0.26	0.21	0.31	0.50	0.56	0.57	1.21	1.73	3.57	12.24	41.17	650.60
11.14	12.33	13.81	20.14	26.85	32.35	38.60	54.58	87.08	144.60	234.01	842.60
4.21	4.70	5.90	8.30	11.23	13.31	15.63	19.55	22.74	26.64	23.41	32.30
1.59	1.77	2.06	2.88	4.32	5.54	6.94	10.29	12.51	16.20	14.26	20.85
0.94	0.84	1.19	1.92	2.45	2.35	2.83	2.82	2.69	2.26	1.28	2.41
	0.02	0.02	0.01		0.02	0.04		0.03	0.05		
0.86	0.91	0.85	1.03	1.45	2.02	2.55	3.32	5.48	8.02	11.23	14.46
0.83	1.11	1.31	2.20	2.77	3.64	5.45	9.10	22.23	51.58	113.61	538.63
0.18	0.13	0.14	0.21	0.23	0.32	0.39	0.96	1.24	2.47	4.84	13.50
0.88	0.76	1.17	1.65	2.09	2.24	2.58	4.51	7.20	12.70	14.60	29.17
0.18	0.17	0.14	0.16	0.27	0.34	0.26	0.35	0.77	1.03	1.21	4.34
0.09	0.05	0.15	0.19	0.22	0.32	0.26	0.27	0.27	0.31	0.27	0.72
0.05	0.12	0.08	0.14	0.15	0.21	0.09	0.23	0.24	0.15	0.13	0.24
2.46	2.87	2.84	4.67	6.37	7.58	9.28	12.29	19.37	25.97	28.59	45.08
0.45	0.53	0.48	0.47	0.33	0.29	0.18	0.33	0.40	0.93	0.61	1.57

十二、食品安全与卫生健康监督

简要说明

一、本章反映我国食品安全监测、食品安全标准、卫生健康监督、监测及行政执法情况。主要包括食源性疾病暴发、食品安全监测和国家标准制定情况，公共场所卫生、生活饮用水卫生、职业卫生、放射卫生等监督、监测、行政执法情况及传染病防治、医疗卫生、采供血卫生监督执法情况。

二、本章数据来源于食品安全风险监测和卫生健康监督统计年报。

三、除在表下方标明所缺省份外，其他数据包括全国31个省、自治区、直辖市数据。

主要指标解释

食源性疾病　指食品中致病因素进入人体引起的感染性、中毒性等疾病。

监督户次　即卫生监督的生产、经营企业的户次数。

监测合格率　即卫生抽样监测合格件数/监测件数×100%。

12-1-1 各类致病因素食源性疾病暴发报告情况

致病因素	事件数（个）		事件构成（%）		患者数（个）		患者构成（%）	
	2018	2019	2018	2019	2018	2019	2018	2019
动植物及毒蘑菇	2555	2543	39.1	39.8	11208	10709	26.9	27.6
其中：毒蘑菇	1643	1606	25.1	25.1	6070	5882	14.5	15.2
菜豆	373	336	5.7	5.3	2529	2066	6.1	5.3
乌头	64	85	1.0	1.3	317	379	0.8	1.0
桐油果	48	53	0.7	0.8	365	417	0.9	1.1
野菜	76	77	1.2	1.2	294	299	0.7	0.8
苦瓠瓜子苷	40	46	0.6	0.7	250	173	0.6	0.5
发芽马铃薯	15	19	0.2	0.3	99	76	0.2	0.2
河鲀鱼	14	8	0.2	0.1	46	24	0.1	0.1
微生物	816	856	12.5	13.4	12226	12738	29.3	32.8
其中：沙门菌	224	212	3.4	3.3	3457	3623	8.3	9.3
副溶血性弧菌	268	279	4.1	4.4	4041	3853	9.7	9.9
金黄色葡萄球菌及其毒素	93	91	1.4	1.4	991	1023	2.4	2.6
蜡样芽孢杆菌	56	46	0.9	0.7	908	799	2.2	2.1
大肠埃希菌	53	32	0.8	0.5	762	537	1.8	1.4
化学物	203	168	3.1	2.6	1291	944	3.1	2.4
其中：亚硝酸盐	107	85	1.6	1.3	743	540	1.8	1.4
农药	66	47	1.0	0.7	297	189	0.7	0.5
寄生虫								
混合因素	6		0.1		25	0	0.1	
不明原因	2957	2818	45.2	44.1	17000	14306	40.7	36.9

注：①包括胰蛋白酶抑制剂（含在未煮熟豆浆中）；② 2018 年为真菌和其他因素。

12-1-2 各类场所食源性疾病暴发报告情况

发生场所	事件数（个）		事件构成（%）		患者数（个）		患者构成（%）	
	2018	2019	2018	2019	2018	2019	2018	2019
合计	**6537**	**6390**	**100.0**	**100.0**	**41750**	**38797**	**100.0**	**100.0**
餐饮服务单位	3586	3192	54.9	50.0	30886	27516	74.0	70.9
宾馆饭店	1245	988	19.1	15.5	11029	8143	26.4	21.0
单位食堂	406	354	6.2	5.5	4212	4012	10.1	10.3
学校食堂	272	236	4.2	3.7	4317	3507	10.3	9.0
快餐店 1	498	326	7.6	5.1	2347	1663	5.6	4.3
农村宴席	193	174	3.0	2.7	3189	3349	7.6	8.6
街头摊点 2	716	641	11.0	10.0	3116	2676	7.5	6.9
小餐馆	98	299	1.5	4.7	462	1495	1.1	3.9
送餐	126	116	1.9	1.8	1851	2106	4.4	5.4
其他 3	32	58	0.5	0.9	363	565	0.9	1.5
学校（不包括学校食堂）	32	49	0.5	0.8	323	474	0.8	1.2
家庭	2725	3035	41.7	47.5	9430	10152	22.6	26.2
其他 4	194	114	3.0	1.8	1111	655	2.7	1.7

注：①包括食品超市、食品零售点、小吃店、熟食店、糕点坊、大排档；②包括农贸市场；③包括种养殖场、食品公司和饮水公司；④指除集体食堂、宾馆饭店、家庭、街头摊点、快餐店和送餐之外的饮食场所。

12-1-3 各地区食源性疾病暴发报告情况

监测地区	事件数（个）		患者数（个）	
	2018	2019	2018	2019
总 计	**6537**	**6390**	**41750**	**38797**
东 部	2732	2577	18993	16962
中 部	1581	1326	9309	7998
西 部	2224	2487	13448	13837
北 京	47	40	841	485
天 津	118	60	1137	522
河 北	101	75	894	649
山 西	225	156	1164	869
内蒙古	111	143	934	1031
辽 宁	42	30	502	300
吉 林	131	132	867	1048
黑龙江	98	54	734	456
上 海	14	23	234	265
江 苏	187	148	2790	1908
浙 江	170	188	1417	1726
安 徽	155	171	1194	1047
福 建	236	172	1341	1265
江 西	214	177	1123	951
山 东	1563	1589	7771	6784
河 南	94	84	885	922
湖 北	59	49	495	494
湖 南	605	503	2847	2211
广 东	167	167	1477	2493
广 西	139	145	1175	1567
海 南	87	85	589	565
重 庆	306	43	1769	505
四 川	51	317	618	1756
贵 州	466	422	2076	1625
云 南	858	1192	4887	5866
西 藏				
陕 西	96	66	933	548
甘 肃	101	95	568	552
青 海	12	9	68	56
宁 夏	54	25	266	187
新 疆	30	30	154	144

12-2　2019年食品中微生物、化学污染物及有害因素监测情况

	化学污染物和有害因素					微生物				
	采样单位（个）	检测单位（个）	数据上报单位（个）	完成样本数（份）	监测数据量（个）	采样单位（个）	检测单位（个）	数据上报单位（个）	完成样本数（份）	监测数据量（个）
总　计	**896**	**697**	**697**	**52533**	**545772**	**758**	**639**	**619**	**58430**	**253195**
省级	21	21	24	14245	162403	16	27	21	5515	14915
地市级	314	322	331	33970	348050	325	326	328	40243	175785
区县级	561	354	319	4318	35319	417	286	270	12672	62495

注：2018 年化学污染物和有害因素采样涉及 2548 个区县，微生物采样涉及 2098 个区县。

12-3　食品安全国家标准制定公布情况

年　　份	2014	2015	2016	2017	2018	2019
总　计	**80**	**204**	**530**	**11**	**36**	**13**
食品安全基础标准	1		2	2		3
食品产品标准	12	22	14		7	
营养与特殊膳食食品标准	1				11	
理化检验方法标准	28	23	204			
食品生产经营规范标准	1	1	19	9	4	
食品添加剂标准	37	155	160		5	
食品相关产品标准		3	11			
微生物检验方法标准			18			
农药残留限量			106		9	2
兽药残留限量						9

12-4 2019年建设项目卫生审查情况

专业类别	建设项目数（个）				设计卫生审查		竣工验收	
	合计	新建	改建	扩建	同意	不同意	通过	未通过
总 计	**18516**	**15045**	**3129**	**342**	**14573**	**22**	**12856**	**10**
公共场所卫生	11673	10915	649	109	9841	10	8998	1
生活饮用水卫生	413	380	28	5	251		357	1
放射卫生	5534	3016	2386	132	4105	11	2919	7
其他	896	734	66	96	376	1	582	1

12-5-1 2019年公共场所卫生被监督单位情况

指 标	总计	住宿场所	沐浴场所	游泳场所	美容美发场所	候车（机/船）场所	其他
单位数	1349236	361315	109943	18412	748207	2566	108793
从业人员数（人）	7143826	2319365	601409	142240	1649350	73216	2358246
持健康合格证明人数（人）	6959236	2267882	592602	136781	1638005	64264	2259702
有集中空调通风系统	63987	22465	3771	2022	11290	499	23940
有效卫生许可证（份）	1349236	361315	109943	18412	748207	2566	108793
卫生许可证发放情况（份）	444444	106104	39319	7420	257590	766	33245
新发	333285	65683	30760	5030	210619	383	20810
变更	21139	7968	1858	682	6854	102	3675
延续	73790	29577	4566	1502	30744	272	7129
注销	16230	2876	2135	206	9373	9	1631
量化分级管理等级评定情况							
合计	1052234	289037	89724	16892	588473	1460	66648
A级	16696	7599	857	1411	5370	44	1415
B级	282821	80752	24304	7670	150640	443	19012
C级	706956	193122	58714	7057	417814	622	29627
不予评级	45761	7564	5849	754	14649	351	16594

12-5-2 2019年公共场所经常性卫生监督监测情况

指标	总计	住宿场所	沐浴场所	游泳场所	美容美发场所	候车（机/船）场所	其他
卫生监督户次数	1777377	538497	143558	37047	921649	3561	133065
卫生监测样品数	1994800	1116767	139878	110536	531572	5658	90389
卫生监测合格率（%）	98.29	98.55	98.33	95.02	98.32	99.58	98.82

12-5-3 2019年公共场所卫生监督处罚案件（件）

指标	总计	住宿场所	沐浴场所	游泳场所	美容美发场所	候车（机/船）场所	其他
案件数	104529	37394	9203	4161	46968	124	6679
结案数	102982	36760	9208	4069	46179	125	6641
违法事实							
违反卫生管理有关规定	68267	21089	6340	3742	31553	51	5492
违反设施设备和公共卫生间有关规定	3527	2172	245	135	855	2	118
违反通风系统有关规定	596	314	26	21	36	3	196
违反公共用品用具有关规定	31198	14099	2312	222	13976		589
违反预防性卫生审查有关规定	17	9	2	3	2		1
违反危害健康事故处置有关规定	1592	666	185	21	336	59	325
处罚程序							
简易程序	40854	14235	2939	1166	20647	62	1805
一般程序	63643	23153	6259	2991	26305	62	4873
其中：听证	332	90	32	20	148		42
行政强制及其他措施							
行政强制及其他措施	38520	13706	2974	1677	17732	26	2405
处罚决定							
警告	98937	35754	8679	3510	44892	83	6019
罚款	70044	24935	7031	3189	29235	97	5557
罚款金额（万元）	10851	3550	1062	1016	3893	12	1318
停业整顿	100	22	10	20	42		6
吊销卫生许可证	31	7	2	8	13		1

12-6-1　2019年饮用水卫生（供水）被监督单位情况

单位类别	单位数（户）	从业人员（人）	持健康合格证明人数（人）
总　计	**83952**	**599520**	**554560**
集中式供水单位	24956	181257	162196
城市公共供水	4327	84170	72384
乡镇公共供水	13361	45482	41427
自建设施供水	6066	47646	45464
分质供水	1202	3959	2921
二次供水单位	58996	418263	392364

12-6-2　2019年饮用水卫生（涉水产品）被监督单位情况

单位类别	单位数（户）	产品品种数
总　计	**5494**	**7741**
输配水设备单位	2430	4701
防护材料单位	61	81
水处理材料单位	252	543
化学处理剂单位	251	385
水质处理器单位	648	2025
与饮用水接触的新材料、新工艺和新化学物质	3	6

12-6-3　2019年饮用水经常性卫生监督监测情况

单位类别	卫生监督户次数	卫生监测合计样品数	卫生监测合格率（%）
合　计	**131002**	**83529**	**97.27**
集中式供水	46585	50554	96.26
城市公共供水	10903	25238	98.15
乡镇公共供水	24703	23788	94.40
自建设施供水	9269	1277	93.03
分质供水	1710	251	98.80
二次供水	78467	32778	98.82
涉水产品生产企业	5950	197	99.49

12-6-4 2019年饮用水卫生监督处罚案件（件）

指标	总计	集中式供水					二次供水	涉水产品生产企业	涉水产品经营单位
		合计	城市公共供水	乡镇公共供水	自建设施供水	分质供水			
案件数	5428	3194	328	1575	1192	99	1915	228	91
结案数	5295	3161	326	1544	1192	99	1815	232	87
违法事实									
违反饮用水工程项目验收的有关规定	83	35	6	13	13	3	48		
违反供水单位卫生许可的有关规定	1762	1162	62	387	676	37	599		1
违反供、管水人员健康管理的有关规定	562	383	64	250	56	13	177		2
违反生活饮用水卫生标准的有关规定	1727	1481	212	1034	183	52	240		6
违反集中式供水单位水源保护的有关规定	28	28	5	10	9	4			
生产和销售的涉及饮用水卫生安全产品违反卫生许可的有关规定	294	20	2	15	3				72
处罚程序									
简易程序	1662	1103	74	204	821	4	554	4	1
一般程序	3760	2089	254	1369	371	95	1357	224	90
其中：听证	15	9	1	4		4	2	1	3
相关行政措施									
责令限期改进	1572	1181	164	846	124	47	322	55	44
处罚决定									
罚款	4138	2353	320	1547	387	99	14466	228	91
罚款金额（万元）	1240.8	558.1	97.2	337.2	130.0	23.7	426.2	175.2	51.3
其他	1618	943	17	51	873	2	671	0	4

12-7-1 2019年消毒产品被监督单位产品情况

产品种类	合计	消毒剂	消毒器械	卫生用品						
				合计	排泄物卫生用品	湿巾／卫生湿巾	抗（抑）菌制剂	纸巾（纸）	卫生棉／化妆棉	其他
总计	19650	3733	2746	13171	2502	1465	4646	3456	387	715
第一类消毒产品	2401	1574	827							
第二类消毒产品	8724	2159	1919	4646			4646			
第三类消毒产品	8525			8525	2502	1465		3456	387	715

12-7-2 2019年消毒产品经常性卫生监督监测情况

指标	卫生监测			
	合计	消毒剂	消毒器械	卫生用品
监测样品数	5718	757	416	4545
合格率（%）	98.0	97.9	99.5	97.9

12-8　2019年职业卫生技术机构被监督单位情况

指　　标	合计	职业健康检查机构	职业病诊断机构	放射卫生技术服务机构
机构数（个）	3939	3133	433	373
业务人员数（人）	340684	255291	76838	8555
其中：专业技术人数（人）	69305	57591	8085	3629
内：取得相应资格人数（人）	43987	39041	4946	-
有效资质证数（份）	3939	3133	433	373
机构资质证发放情况（份）	93	10	18	65
新发	31	0	5	26
变更	14	0	1	13
延续	35	0	10	25
注销	13	0	2	1

12-9-1　2019年放射卫生被监督单位情况

指标	数量	指标	数量
单位数（户）	65888	放射诊疗许可证发放情况（份）	16483
其中：X射线影像诊断	65677	新发	7637
介入放射学	1662	变更	4064
核医学	1120	延续	4531
放射治疗	2997	注销	251
放射工作人员职业监护健康档案人数（人）	296073		
建立放射工作人员个人剂量监测档案人数（人）	309098	在岗期间职业健康检查应检人数（人）	282820
有效放射诊疗许可证（份）	65888	实检人数	275904
个人剂量应监测人数（人）	319346	其中：检出疑似放射病病人数	1411
实监测人数	309861	检出职业禁忌人数	628
其中：超标人数	15391		

12-9-2　2019年放射卫生监督处罚案件（件）

指　　标	数量
案件数	7014
结案数	6909
违法事实	
放射诊疗许可不符合有关规定	2940
放射诊疗建设项目不符合有关规定	860
放射诊疗场所及其防护措施不符合有关规定	735
放射诊疗设备不符合有关规定	599
放射工作人员管理不符合有关规定	1889
开展放射诊疗的人员条件不符合有关规定	199
对患者、受检者及其他非放射工作人员的保护不符合有关规定	1161
放射事件预防处置不符合有关规定	0
职业病人管理不符合有关规定	4
档案管理与体系建设不符合有关规定	453
核医学诊疗过程不符合有关规定	0
放射性同位素管理不符合有关规定	2
放射治疗过程不符合有关规定	5
拒绝卫生行政部门监督检查	4
处罚程序	
简易程序	2450
一般程序	4560
其中：听证	30
行政强制及其他措施	
责令限期改正	2605
处罚决定	
警告	6483
罚款	4459
罚款金额（万元）	2870.12
其他	29

12-10 2019年血液安全监督处罚案件（件）

指　　标	合计	医疗机构	采供血机构
案件数	90	60	30
结案数	86	57	29
违法事实			
单采血浆站违反相关管理规定的	12		12
血站违反采供血相关管理规定的	5		5
医疗机构临床用血不符合相关管理规定的	63	63	
非法采集、制作、供应、买卖血液（血液制品）的	1	1	
处罚程序			
简易程序	33	25	8
一般程序	57	35	22
其中：听证	2	1	1
行政强制及其他措施			
责令改正	36	26	10
处罚决定			
警告	77	51	26
罚款	55	33	22
罚款金额（万元）	45.8	23.5	22.3

12-11-1　2019年传染病防治监督处罚案件（件）

指　　标	总计	疾病预防控制机构	医疗机构	采供血机构	其他
案件数	58328	80	57739		509
结案数	58419	83	57837		499
违法事实					
违反预防接种相关规定的行为	742	8	729		5
违反传染病疫情报告相关规定的行为	926	2	845		79
违反传染病疫情控制相关规定的行为	253	1	242		10
违反消毒隔离相关规定的行为	21132	12	20970		150
违反医疗废物处置相关规定的行为	40468	66	40169		233
违反病原微生物实验室生物安全管理相关规定的行为	746	9	729		8
其他违法行为	160		115		45
处罚程序					
简易程序	24194	37	23987		170
一般程序	34106	43	33725		338
其中：听证	216		215		1
处罚决定					
警告	40300	70	39888		342
罚款	39786	36	39417		333
罚款金额（万元）	9154.3	10.6	9068.6		75.1
没收违法所得	31	1	27		3
没收金额（万元）	31.6	0.9	30.2		0.5
暂扣或吊销许可证	2		2		
吊销执业证书	9		9		
其他	113	1	111		1

12-11-2 2019年消毒产品监督处罚案件（件）

指　　标	总计	生产企业	在华责任单位	经营单位	使用单位
案件数	2518	763	118	1596	41
结案数	2499	755	120	1581	43
违法事实					
违反消毒产品及生产企业卫生许可资质相关法规的行为	122	122			
违法生产条件、生产过程相关法规的行为	2	2			
违反使用原材料卫生质量相关法规的行为	0	0			
违反消毒产品安全评价相关规定的行为	287	282	5		
违反标签（铭牌）、说明书相关法规的行为	0	0		0	0
违反消毒产品卫生质量相关法规的行为	0	0		0	0
违反新消毒产品卫生许可文件相关法规的行为	0		0		
违反消毒产品卫生质量相关法规的行为	3		3		
违反消毒产品进货检查验收制度相关法规的行为	20			19	1
违反索证相关法规的行为	248			241	7
处罚程序					
简易程序	159	26	4	126	3
一般程序	2355	736	113	1468	38
其中：听证	19	7	0	12	0
处罚决定	0				
罚款	2472	761	117	1553	41
罚款金额（万元）	744.2	391.9	22.5	322.4	7.4
没收违法所得	25	16		9	
没收金额（万元）	21.6	19.2		2.4	
其他	61	8		51	2

12-12　2019年无证行医监督处罚案件（件）

指　　标	总计	非医疗机构	个人非法行医
案件数	23277	5194	18083
结案数	23157	5108	18049
违法事实			
未取得《医疗机构执业许可证》开展诊疗活动	16119	4976	11143
未取得医生执业资格的非法行医情形	11162	845	10317
取得《医师资格证书》，因本人原因未经注册从事医疗活动的	253	26	227
被依法吊销医师执业证书期间从事医疗活动	15	0	15
未取得乡村医生执业证书从事乡村医疗活动	125	6	119
家庭接生员实施家庭接生以外的医疗行为	4	2	2
处罚程序			
简易程序	812	170	642
一般程序	22465	5024	17441
其中：听证	449	86	363
处罚决定			
罚款	22889	5133	17756
罚款金额（万元）	19502.0	2779.9	16722.1
没收违法所得	8058	2079	5979
没收金额（万元）	5385.3	1705.7	3679.6
没收药品器械	11916	2249	9667
移送司法机关案件数	146	19	127

12-13　2019年医疗卫生监督处罚案件（件）

指　　标	总计	医　　疗					
		合计	医院	妇　幼 保健院	社区卫生 服务机构	卫生院	疗养院
案件数	39223	35281	7359	217	1282	2042	4
结案数	38945	35044	7290	218	1305	2056	4
违法事实							
违反医疗机构资质管理相关规定的	16010	15934	3641	93	628	975	2
违反医务人员管理相关规定的	6494	4637	939	21	144	215	1
违反药品和医疗器械管理相关规定的	6766	6631	795	39	261	331	
违反医疗技术管理相关规定的	172	155	35	6	4	12	
违反医疗文书相关管理规定的	9906	8016	1870	40	312	424	2
违反质量管理相关规定的	2549	2447	869	35	57	210	
违反精神卫生法相关管理规定的	30	30	17	1			
违反中医机构相关管理规定的	233	180	15		6	3	
其他（含违反医疗广告有关规定等）的	597	575	152	2	13	25	
处罚程序							
简易程序	11917	9914	1234	55	358	421	1
一般程序	27225	25299	6090	161	921	1617	3
其中：听证	405	350	128	3	7	14	
处罚决定							
警告	24191	21054	4174	144	747	1174	1
罚款	26073	25561	6013	162	914	1691	3
罚款金额（万元）	15075.8	14556.9	4942.6	124.0	377.8	777.9	0.9
没收违法所得	643	532	118	1	15	11	
没收金额（万元）	870.5	812.6	442.5	0.2	49.3	3.2	
没收药品器械	278	164	22		5	3	
吊销执业许可证（证书）	232	232	39		4	2	
吊销诊疗科目	129	129	79	1	2	1	
责令暂停执业活动	779	270	100	3	6	16	
其他	219	173	40	1	8	9	

12-13 续表

机构				卫生技术人员					
门诊部	诊所	村卫生室	其他	合计	医师	药师	护士	医技	乡村医生
3640	13174	7151	412	3942	3410	137	124	19	252
3537	13087	7147	396	3901	3382	123	122	23	251
1783	6766	1869	177	76	60	1	5	1	9
703	1816	720	78	1857	1568	31	86	9	163
288	1885	2962	70	135	105	23	2		5
26	51	20	1	17	15	1	1		
1075	2834	1375	84	1890	1739	76	22	7	46
209	567	459	41	102	89	2	10		1
2	6	1	3						
16	111	20	9	53	33	7	1		12
54	207	118	4	22	18		2		2
537	3596	3642	70	2003	1766	68	39	4	126
3093	9572	3505	337	1926	1634	69	82	15	126
39	132	21	6	55	45	2	6	1	1
1797	7424	5371	222	3137	2778	114	72	7	166
2952	9640	3883	303	512	339	26	43	10	94
2495.1	4539.1	1090.1	209.4	518.9	395.5	17.2	34.1	9.9	62.2
72	230	75	10	111	67	7	5	1	31
95.3	159.9	14.9	47.3	57.9	50.2	3.4	0.6	0.5	3.2
10	57	66	1	114	74	9	4	1	26
52	127	8							
26	13	3	4						
13	88	44		509	461	6	20	5	17
32	77	5	1	46	43		2	1	

12-14 2019年计划生育监督处罚案件（件）

指　　标	总计				
		合计	医院	妇幼保健机构	妇幼保健计划生育技术服务中心
案件数	1160	907	464	51	24
结案数	1160	905	460	52	24
违法事实					
从事技术服务机构许可不符合相关规定	410	363	206	14	9
从事技术服务人员资质不符合相关规定	156	110	28	9	5
存在“两非”违法行为	289	157	72	9	2
擅自扩大技术服务项目	59	56	39	3	1
违法开展人类辅助生殖技术服务	2	1	1		
违法开展人类精子库技术服务	9	9	7		
买卖、出借、出租、变造、伪造相关证明文件	6	6	1		
逾期不校验技术服务许可证书	10	10	4	2	1
违法收取技术服务费用	2	0			
其他违法行为	245	224	118	19	6
处罚程序					
简易程序	213	195	109	24	3
一般程序	945	711	354	27	21
其中：听证	28	16	10		1
处罚决定					
警告	951	777	425	48	22
罚款	810	635	324	25	18
罚款金额（万元）	1615.3	1367.5	906.2	24.1	35.4
没收违法所得	440	363	212	8	4
没收金额（万元）	797.7	390.5	308.5	2.3	5.8
没收药品器械	29	16	3		
责令暂停执业活动	18	12	7		
吊销执业许可证（证书）	13	7	3		
其他	24	8	4	1	

12-14 续表

医疗机构								个人
社区卫生服务机构	卫生院	门诊部	诊所	村卫生室	医学检验实验室	医学影像诊断中心	其他	
14	109	43	34	12	1		155	253
16	108	42	33	12	1		157	255
11	22	36	26	9	1		29	47
1	26	2	3				36	46
1	27	1	4	2			39	132
1	7		1	2			2	3
								1
							2	
	4	1						
1	2							
								2
2	24	2					53	21
2	36	2	1				18	18
12	73	41	33	12	1		137	234
1	1		1	1			1	12
14	80	41	30	11	1		105	174
12	58	41	32	12	1		112	175
17.5	33.6	131.1	48.5	11.0	2.2		157.9	247.8
7	19	37	22	5	1		48	77
2.6	4.7	35.0	4.1	0.2	0.7		26.6	407.2
		3	3	2			5	13
		2	1				2	6
			3				1	6
	2			1				16

十三、医疗保障

简要说明

一、本章反映我国推行新型农村合作医疗制度、城镇职工和城镇居民基本医疗保险制度、政府医疗救助情况。2019年起，城镇居民医保和新农合整合为统一的城乡居民医保。主要包括参保人数、参保率、基金收入和支出、医疗救助人次和救助金额等。

二、新型农村合作医疗数据来源于新型农村合作医疗年报，城镇职工和城镇居民基本医疗保险数据来源于人力资源与社会保障部，医疗救助数据摘自民政部《社会服务统计年报》。2019年起，城镇职工和城乡居民基本医疗保障数据，医疗救助数据摘自国家医疗保障局《2019年全国基本医疗保障事业发展统计公报》。

主要指标解释

参保人数　指报告期末按国家有关规定参加职工基本医疗保险和城乡居民基本医疗保险人员的合计。

新农合当年基金支出　指本年度实际从新农合基金账户中支出用于新农合补偿的金额。

新农合本年度筹资总额　指为本年度筹集的、实际进入新农合专用账户的基金数额。包括本年度中央及地方财政配套资金、农民个人缴纳资金（含民政部门及其他相关部门代缴的救助资金）、新农合基金本年度产生的全部利息收入及其他渠道实际筹集到的新农合基金额。筹资数额以进入新农合专用账户的基金数额为准，不含上年结转资金。

新农合补偿支出受益人次　指年内新农合参合人员因病就医获得补偿的人次数，包括住院、家庭账户形式、门诊、特殊病种大额门诊、住院正常分娩、体检和其他补偿人次之和。

城镇职工基本医疗保险基金收入　指根据国家有关规定，由纳入基本医疗保险范围的缴费单位和个人，按国家规定的缴费基数和缴费比例缴纳的基金，以及通过其他方式取得的形成基金来源的款项，包括单位缴纳的社会统筹基金收入、个人缴纳的个人账户基金收入、财政补贴收入、利息收入、其他收入。

城镇职工基本医疗保险基金支出　指按照国家政策规定的开支范围和开支标准从社会统筹基金中支付给参加基本医疗保险的职工和退休人员的医疗保险待遇支出和从个人账户基金中支付给参加基本医疗保险的职工和退休人员的医疗费用支出，以及其他支出。包括住院医疗费用支出、门急诊医疗费用支出、个人账户基金支出和其他支出。

城镇职工基本医疗保险累计结余　指截至报告期末基本医疗保险的社会统筹和个人账户基金累计结余金额。包括银行存款、财政专户、债券投资和其他。

生育保险参保人数　指报告期末依据有关规定参加生育保险的职工人数。

生育保险基金收入　指根据国家有关规定，由参加生育保险的单位按照国家规定的缴费基数和缴费比例缴纳的生育保险基金，以及通过其他方式取得的形成基金来源的款项，包括单位缴纳的基金收入、利息收入和其他收入。

生育保险基金支出　指按照国家政策规定的开支范围和开支标准，从生育保险基金中支付给参加生育保险的职工，因妊娠、分娩和计划生育手术而享受的待遇及其他支出。包括生育津贴、医疗费用支出及其他支出。

生育保险基金累计结余　指截至报告期末生育保险基金累计结余金额。包括银行存款、财政专户、债券投资和其他。

13-1-1　城乡居民基本医保筹资

年份	筹资总额（亿元）			人均筹资（元）		
	城镇居民医保	城乡居民医保	新农合	城镇居民医保	城乡居民医保	新农合
2014	1494.5*		3074.90	453.3*		417.20
2015	2085.1*		3197.50	530.7*		483.60
2016	696.4	2220.6	3230.6	570.2	620.4	551.4
2017	282.6	5472.3	999.8	647.0	646.1	612.9
2018	200.4	6653.1	695.4	695.7	723.2	654.6
2019		8575.0			781.0	

注：本表系医改监测数据，* 含城乡居民医保整合的部分。

13-1-2　2019年全国基本医保收支情况

指标	参保人数（亿人）	收入（亿元）	支出（亿元）	基金累计结存（亿元）	其中统筹基金
合计	13.54	24421	20854	27697	19270
职工医保	3.29	10005	7939	–	14128
城乡医保	10.25	8575	8191	5143	–

注：本表数据来源于《2019 年全国基本医疗保障事业发展统计公报》。

13-2 各地区城乡居民和职工基本医疗保险情况

年份 地区	参保人数（万人）					职工基本医保收支（亿元）		
	合计	城乡居民 基本医保	职工 基本医保	在职职工	退休人员	基金收入	基金支出	累计结存
2018	134459	102778	31681	23308	8373	13537.8	10706.6	18749.8
2019	135407	102483	32925	24224	8700	15845.0	12663.0	14128.0
东　部	53747	35071	18677	14312	4365	8321	6573	11982
中　部	42545	35781	6765	4569	2196	2461	2005	3097
西　部	38166	31927	6239	4427	1812	2755	2129	3671
北　京	2018.1	389.2	1628.9	1332.0	296.9	1209.0	974.7	805.9
天　津	1116.7	541.5	575.3	367.8	207.5	308.1	277.9	242.8
河　北	6914.3	5884.1	1030.2	705.6	324.7	416.9	334.1	688.5
山　西	3266.9	2580.3	686.6	479.4	207.2	246.5	211.8	331.2
内蒙古	2164.4	1659.0	505.3	351.7	153.6	215.6	175.9	280.2
辽　宁	3968.8	2400.9	1567.9	945.1	622.8	492.6	460.0	439.2
吉　林	2607.3	2031.4	576.0	366.1	209.9	175.5	148.5	273.0
黑龙江	2908.6	2052.3	856.2	498.0	358.2	308.3	268.6	360.3
上　海	1866.1	342.8	1523.3	1020.6	502.7	1119.3	809.5	2389.4
江　苏	7721.7	4969.1	2752.6	2029.5	723.1	1141.4	911.1	1583.9
浙　江	5368.7	3091.7	2277.0	1830.7	446.4	1011.2	786.5	1708.0
安　徽	6105.1	5250.5	854.6	607.3	247.3	309.5	229.2	405.2
福　建	3804.7	2951.7	853.1	692.0	161.0	325.0	249.4	610.2
江　西	4797.5	4223.7	573.7	376.4	197.3	214.2	154.9	289.8
山　东	9437.1	7364.9	2072.1	1560.1	512.0	873.4	720.2	933.6
河　南	10435.7	9170.6	1265.1	903.8	361.3	414.2	352.6	558.0
湖　北	5586.2	4532.2	1054.0	732.0	321.9	429.0	365.1	402.4
湖　南	6838.0	5939.5	898.5	605.9	292.6	364.0	274.0	476.9
广　东	10615.8	6445.1	4170.7	3665.4	505.3	1345.6	997.6	2455.4
广　西	5136.7	4548.2	588.5	421.0	167.5	234.3	171.9	333.7
海　南	915.4	689.7	225.7	162.9	62.9	78.9	52.0	124.9
重　庆	3265.3	2587.0	678.3	485.9	192.4	288.7	271.0	235.2
四　川	8637.1	6969.5	1667.7	1186.3	481.4	667.4	486.9	1070.5
贵　州	4233.6	3801.6	432.0	316.2	115.7	185.8	133.9	193.5
云　南	4520.9	4014.0	506.9	356.6	150.3	289.3	219.1	369.3
西　藏	342.7	298.8	43.9	34.1	9.8	37.6	19.1	81.7
陕　西	3885.9	3211.5	674.4	476.8	197.6	290.3	207.2	382.6
甘　肃	2546.7	2215.1	331.6	220.8	110.8	125.9	107.5	135.5
青　海	555.3	455.9	99.4	65.3	34.2	72.9	52.5	99.7
宁　夏	626.2	494.3	131.9	95.6	36.3	63.9	48.0	80.7
新　疆	2250.9	1671.5	579.4	416.7	162.7	283.7	235.8	408.6

注：①本表 2019 年数据来源于《2019 年全国基本医疗保障事业发展统计公报》；②各地区系 2018 年数字。

13-3 各地区生育保险情况

年份 地区	年末参加 生育保险人数 （万人）	享受待遇人数 （万人）	基金收支（亿元）		
			基金收入	基金支出	累计结存
2010	12335.9	210.7	159.6	109.9	261.4
2014	17038.7	613.4	446.1	368.1	592.7
2015	17771.0	641.9	501.7	411.5	684.4
2016	18451.0	913.7	521.9	530.6	675.9
2017	19300.0	1112.8	642.5	743.5	564.5
2018	20434.0	…	781.1	762.4	581.7
2019	21417.0	1136.4	…	…	…
东　部	12678.4	731.6	548.2	545.0	318.1
中　部	3946.1	171.1	107.7	101.1	148.3
西　部	3809.7	185.8	125.2	116.3	115.3
北　京	1104.0	61.4	76.1	82.6	22.6
天　津	330.4	25.0	12.1	18.0	4.8
河　北	774.2	31.4	22.8	21.4	17.7
山　西	481.9	14.2	11.5	10.0	21.1
内蒙古	319.5	11.0	10.6	8.3	20.7
辽　宁	777.8	40.5	18.9	15.3	18.0
吉　林	370.3	15.3	8.6	7.4	13.9
黑龙江	350.2	8.4	7.5	5.4	17.4
上　海	984.9	32.2	88.9	64.9	66.1
江　苏	1694.5	166.8	78.1	76.3	29.2
浙　江	1477.3	72.3	62.1	69.6	29.1
安　徽	586.3	25.8	12.3	11.5	12.4
福　建	651.9	24.0	17.1	19.3	14.9
江　西	290.1	10.9	9.4	9.5	7.5
山　东	1235.4	81.6	64.1	58.6	28.7
河　南	755.4	29.3	24.7	24.1	27.8
湖　北	540.0	36.1	17.6	18.4	22.7
湖　南	571.8	31.2	16.2	14.7	25.5
广　东	3495.3	189.3	103.7	113.7	83.1
广　西	366.2	19.1	13.4	14.4	12.7
海　南	152.6	7.0	4.3	5.2	3.9
重　庆	439.5	26.9			
四　川	878.2	34.1	32.2	27.8	17.8
贵　州	325.9	23.5	12.1	10.1	9.9
云　南	339.5	17.3	14.0	14.6	3.8
西　藏	32.4	2.0	2.2	1.8	3.0
陕　西	401.9	14.3	10.3	10.4	12.9
甘　肃	202.9	13.5	8.9	6.9	8.4
青　海	58.1	4.0	2.5	2.7	3.1
宁　夏	88.1	5.7	5.2	4.9	2.3
新　疆	357.5	14.4	13.7	14.5	20.7

注：①本表2019年数据来源于《2019年全国基本医疗保障事业发展统计公报》；②各地区系2018年数字；③2019年生育保险基金并入职工基本医疗保险基金核算，不再单列生育保险基金收入，在职工基本医疗保险统筹基金待遇支出中设置生育待遇支出项目。

13-4 各地区医疗救助情况

年份 地区	资助参加医疗保险人次数（万人）	门诊和住院医疗救助人次数（万人次）	资助参加医疗保险支出（万元）	门诊和住院医疗救助支出（万元）
2010	6076.7	1479.3	215670	1042328
2015	6213.0	2515.9	544835	2145715
2016	5560.4	2696.1	633541	2327458
2017	5621.0	3517.1	739969	2660890
2018	6692.3	5361.0	1026749	2970237
2019	8751.0	7050.0	…	…
东　部	1280.7	2918.1	302492	1048511
中　部	2044.1	1145.8	268077	913827
西　部	3367.6	1297.1	456180	1007900
北　京	10.3	12.5	2200	23966
天　津	39.7	69.3	13741	35034
河　北	118.5	289.7	22003	66060
山　西	113.4	37.1	17124	76672
内蒙古	131.9	66.0	13774	83545
辽　宁	110.7	106.8	280	66970
吉　林	161.1	63.7	17416	52581
黑龙江	219.0	67.0	39529	96280
上　海	8.4	205.8	3995	40697
江　苏	211.1	809.6	52932	209347
浙　江	129.0	733.2	82227	197735
安　徽	446.7	290.6	94365	174874
福　建	118.5	289.7	22003	66060
江　西	177.7	213.4	1988	119086
山　东	225.6	137.9	44734	116133
河　南	531.7	154.1	35844	128578
湖　北	202.0	169.9	37031	134302
湖　南	192.4	150.1	24780	131454
广　东	265.3	198.5	50403	211969
广　西	184.2	33.2	23699	51231
海　南	43.4	65.1	7974	14541
重　庆	175.3	495.3	30159	129442
四　川	361.1	200.1	19694	175765
贵　州	305.0	54.7	18812	82173
云　南	666.6	185.6	64911	98822
西　藏	12.8	6.5	283	21285
陕　西	158.5	106.9	129767	121813
甘　肃	865.3	46.1	68883	96338
青　海	55.8	16.6	13260	36088
宁　夏	80.7	44.3	6772	21097
新　疆	370.6	41.8	66166	90301

注：①本表2019年数据来源于《2019年全国基本医疗保障事业发展统计公报》；②各地区系2018年数字。

十四、人口指标

简要说明

一、本章反映五次人口普查及历年人口方面的基本情况，包括全国及31个省、自治区、直辖市的主要人口指标，如全国人口总数及增长率、城乡人口、性比例、人口年龄结构、人口密度、老少抚养比和受教育程度等。

二、本章资料主要摘自《中国统计年鉴》。

三、1964、1982、1990、2000、2010年人口数系人口普查数，其他年份人口数系人口抽样调查推算数。

四、1964年文盲人口为13岁及以上不识字人口，1982、1990、2000年文盲人口为15岁及以上不识字或识字很少人口。

主要指标解释

人口数　指一定时点、一定范围内有生命的个人的总和。年度统计的年末人口数指每年12月31日24时的人口数。年度统计的全国人口总数不包括台湾省和港澳同胞以及海外华侨人数。

城镇人口和乡村人口　其定义有三种口径。第一种口径（按行政建制）：城镇人口是指市辖区内和县辖镇的全部人口；乡村人口指县辖乡人口。第二种口径（按常住人口划分）：城镇是指设区的市的区人口，不设区的市的街道人口和不设区的市所辖镇的居民委员会人口，县辖镇的居民委员会人口；乡村人口指上述人口以外的全部人口。第三种口径：按国家统计局1999年发布的《关于统计上划分城乡的规定（试行）》计算的。1952～1980年为第一种口径的数据，1981～1999年为第二种口径的数据，2000～2011年按第三种口径计算。

性比例　即男性人数与女性人数之比。计算公式：性比例＝男性人数/女性人数×100。

人口密度　是指一定时期单位土地面积上的人口数。计算公式：人口密度＝某地区人口数/该地区土地面积（人/平方公里）。

总抚养比　又称总负担系数，指人口总体中非劳动年龄人口数与劳动年龄人口数之比。通常用%表示。说明每100名劳动年龄人口大致要负担多少名非劳动年龄人口。用于从人口角度反映人口与经济发展的基本关系。计算公式：负担老年系数＝（0～14岁人口＋65岁以上人口）/（15～64岁人口）×100%。

少年儿童抚养比　又称少年儿童抚养系数，指某一人口中少年儿童人口数与劳动年龄人口数之比。通常用%表示。以反映每100名劳动年龄人口要负担多少名少年儿童。计算公式：负担少年系数＝0～14岁人口/15～64岁人口×100%。

老年人口抚养比　又称老年人口抚养系数，指某一人口中老年人口数与劳动年龄人口数之比。通常用百分比表示。用以表明每100名劳动年龄人口要负担多少名老年人。老年人口抚养比是从经济角度反映人口老化社会后果的指标之一。计算公式：负担老年系数＝65岁以上人口/（15～64岁人口）×100%。

文盲率　指15周岁（或12周岁）及以上不识字或识字很少的人数与15周岁（或12周岁）及以上人口之比。

14-1 人口数及构成

年 份	年末总人口（万人）	按城乡分（万人）		城镇人口（%）	按性别分（万人）		性比例
		城镇	乡村		男性	女性	
1955	61465	8285	53180	13.5	31809	29656	107.3
1960	66207	13073	53134	19.8	34283	31924	107.4
1965	72538	13045	59493	18.0	37128	35410	104.9
1970	82992	14424	6868	17.4	42686	40306	105.9
1975	92420	16030	76390	17.3	47564	44856	106.0
1980	98705	19140	79565	19.4	50785	47920	106.0
1985	105851	25094	80757	23.7	54725	51126	107.0
1990	114333	30195	84138	26.4	58904	55429	106.3
1995	121121	35174	85947	29.0	61808	59313	104.2
2000	126743	45906	80837	36.2	65437	61306	106.7
2001	127627	48064	79563	37.7	65672	61955	106.0
2002	128453	50212	78241	39.1	66115	62338	106.1
2003	129227	52376	76851	40.5	66556	62671	106.2
2004	129988	54283	75705	41.8	66976	63012	106.3
2005	130756	56212	74544	43.0	67375	63381	106.3
2006	131448	58288	73160	44.3	67728	63720	106.3
2007	132129	60633	71496	45.9	68048	64081	106.2
2008	132802	62403	70399	47.0	68357	64445	106.1
2009	133450	64512	68938	48.3	68647	64803	105.9
2010	134091	66978	67113	49.9	68748	65343	105.2
2011	134735	69079	65656	51.3	69068	65667	105.2
2012	135404	71182	64222	52.6	69395	66009	105.1
2013	136072	73111	62961	53.7	69728	66344	105.1
2014	136782	74916	61866	54.8	70079	66703	105.1
2015	137462	77116	60346	56.1	70414	67048	105.0
2016	138271	79298	58973	57.4	70815	67456	105.0
2017	139008	81347	57661	58.5	71137	67871	104.8
2018	139538	83137	56401	59.6	71351	68187	104.6
2019	140005	84843	55162	60.6	71527	68478	104.5

注：人口数摘自《中国统计年鉴》《中国统计摘要》。

14-2 流动人口数

年 份	人户分离人口（亿人）	流动人口（亿人）
2010	2.61	2.21
2011	2.71	2.30
2012	2.79	2.36
2013	2.89	2.45
2014	2.98	2.53
2015	2.94	2.47
2016	2.92	2.45
2017	2.91	2.44
2018	2.86	2.41
2019	2.80	2.36

14-3　人口基本情况

指　　标	单位	2000	2005	2010	2015	2016	2017	2018	2019
总人口	万人	126743	130756	134091	137462	138271	139008	139538	140005
按性别分									
男性人口	万人	65437	67375	68748	70414	70815	71137	71351	71527
女性人口	万人	61306	63381	65343	67048	67456	67871	68187	68478
按城乡分									
城镇人口	万人	45906	56212	66978	77116	79298	81347	83137	84843
农村人口	万人	80837	74544	67113	60346	58973	57661	56401	55162
性别比重									
男性人口	%	51.6	51.5	51.3	51.2	51.2	51.2	51.1	51.1
女性人口	%	48.4	48.5	48.7	48.8	48.8	48.8	48.9	48.9
城乡比重									
城镇人口	%	36.2	43.0	49.9	56.1	57.4	58.5	59.6	60.6
农村人口	%	63.8	57.0	50.1	43.9	42.7	41.5	40.4	39.4
出生率	‰	14.0	12.4	11.9	12.1	13.0	12.4	10.9	10.5
死亡率	‰	6.5	6.5	7.1	7.1	7.1	7.1	7.1	7.1
自然增长率	‰	7.6	5.9	4.8	5.0	5.9	5.3	3.8	3.3
人口年龄构成*									
0～15岁人口	%	22.9	20.3	16.6	17.6	17.7	17.8	17.8	17.8
16～59岁人口	%	70.1	72.0	74.5	66.3	65.6	64.9	64.3	64.0
60岁及以上人口	%	7.0	7.7	8.9	16.1	16.7	17.3	17.9	18.1
人口总抚养比	%	42.7	38.9	34.2	37.0	37.9	39.2	40.4	41.5
少年儿童抚养比	%	32.7	28.2	22.3	22.6	22.9	23.4	23.7	23.8
老年人口抚养比	%	10.0	10.7	11.9	14.3	15.0	15.9	16.8	17.8
受教育程度人口占6岁及以上人口比重									
小学	%	35.7	31.2	26.8	26.2	25.6	25.2	25.3	
初中	%	34.0	35.8	38.8	38.3	38.8	38.1	37.8	
高中及中职	%	11.1	11.5	14.0	16.4	16.9	17.6	17.6	
大专及以上	%	3.6	5.2	8.9	13.3	12.9	13.9	14.0	
文盲人口及文盲率									
文盲人口	万人	8507		5466	6220	6091	5609	5732	
文盲率	%	6.7		4.1	5.4	5.3	4.9	4.9	4.9

注：①总人口包括中国人民解放军现役军人数，不包括香港、澳门特别行政区和台湾省人口；②城镇人口中包括中国人民解放军现役军人；③文化程度及文盲率根据抽样调查数据计算，2015年抽样比为1.55%，2016年为0.837‰；④文盲人口指15岁及以上不识字或识字很少的人口；⑤*：2000～2012年份年龄分组为0～14岁、15～64岁、65岁及以上。

14-4 各地区总人口（万人）

地 区	2000	2005	2010	2014	2015	2016	2017	2018	2019
总 计	**126743**	**130756**	**134091**	**136782**	**137462**	**138271**	**139008**	**139538**	**140005**
东 部	47684	50609	55039	56560	56901	57329	57733	58109	58516
中 部	42182	41738	42276	42847	43054	43241	43406	43588	43688
西 部	36192	35976	36070	36839	37507	37414	37695	37956	38180
北 京	1357	1538	1961	2152	2171	2173	2171	2154	2154
天 津	1001	1043	1299	1517	1547	1562	1557	1560	1562
河 北	6674	6851	7194	7384	7425	7470	7520	7556	7592
山 西	3248	3355	3574	3648	3664	3682	3702	3718	3729
内蒙古	2372	2386	2472	2505	2511	2520	2529	2534	2540
辽 宁	4184	4221	4375	4391	4382	4378	4369	4359	4352
吉 林	2682	2716	2747	2752	2753	2733	2717	2704	2691
黑龙江	3807	3820	3833	3833	3812	3799	3789	3773	3751
上 海	1641	1778	2303	2426	2415	2420	2418	2424	2428
江 苏	7327	7475	7869	7960	7976	7999	8029	8051	8070
浙 江	4596	4898	5447	5508	5539	5590	5657	5737	5850
安 徽	6286	6120	5957	6083	6144	6196	6255	6324	6366
福 建	3410	3535	3693	3806	3839	3874	3911	3941	3973
江 西	4149	4311	4462	4542	4566	4592	4622	4648	4666
山 东	8998	9248	9588	9789	9847	9947	10006	10047	10070
河 南	9488	9380	9405	9436	9480	9532	9559	9605	9640
湖 北	5960	5710	5728	5816	5852	5885	5902	5917	5927
湖 南	6562	6326	6570	6737	6783	6822	6860	6899	6918
广 东	7707	9194	10441	10724	10849	10999	11169	11346	11521
广 西	4750	4660	4610	4754	4796	4838	4885	4926	4960
海 南	789	828	869	903	911	917	926	934	945
重 庆	3092	2798	2885	2991	3017	3048	3075	3102	3124
四 川	8602	8212	8045	8140	8204	8262	8302	8341	8375
贵 州	3756	3730	3479	3508	3530	3555	3580	3600	3623
云 南	4241	4450	4602	4714	4742	4771	4801	4830	4858
西 藏	258	277	301	318	324	331	337	344	351
陕 西	3644	3720	3735	3775	3793	3813	3835	3864	3876
甘 肃	2557	2594	2560	2591	2600	2610	2626	2637	2647
青 海	517	543	563	583	588	593	598	603	608
宁 夏	554	596	633	662	668	675	682	688	695
新 疆	1849	2010	2185	2298	2360	2398	2445	2487	2523

注：① 2000 年、2010 年系人口普查数，2005 ～ 2009 年、2011 ～ 2016 年系推算数；②各地区人口不含现役军人数。

14-5 各地区市县人口及城乡人口

地区	2018年市县人口（万人）		2019年城乡人口（万人）		2019年城镇人口比重(%)
	市	县	城镇	乡村	
总计	**77169.6**	**62099.3**	**84843**	**55162**	**60.6**
东部	40747.0	17061.6	40063	18454	68.5
中部	20594.1	22812.5	25006	18682	57.2
西部	15828.5	22225.1	20688	17491	54.2
北京	2170.7	0.0	1865	289	86.6
天津	1556.9	0.0	1304	258	83.5
河北	3026.8	4492.8	4373	3219	57.6
山西	1581.8	2120.5	2221	1508	59.6
内蒙古	1136.1	1403.0	1609	930	63.4
辽宁	3360.4	1008.4	2964	1388	68.1
吉林	1967.5	749.9	1568	1123	58.3
黑龙江	2431.4	1357.3	2285	1467	60.9
上海	2344.0	74.3	2144	284	88.3
江苏	6223.2	1806.1	5697	2373	70.6
浙江	4182.4	1474.6	4095	1755	70.0
安徽	2562.6	3692.2	3552	2814	55.8
福建	2389.6	1521.4	2642	1331	66.5
江西	1621.4	3000.7	2678	1988	57.4
山东	6073.7	3932.1	6193	3877	61.5
河南	3831.8	5727.3	5128	4511	53.2
湖北	3952.0	1950.0	3615	2312	61.0
湖南	2645.7	4214.4	3959	2960	57.2
广东	8719.4	2449.6	8226	3295	71.4
广西	2246.7	2638.3	2574	2386	51.9
海南	700.0	302.2	559	385	59.2
重庆	1957.5	1117.6	2087	1037	66.8
四川	3407.0	4895.0	4506	3869	53.8
贵州	1131.7	2448.3	1776	1847	49.0
云南	1471.7	3328.8	2376	2482	48.9
西藏	47.1	290.0	111	240	31.5
陕西	1546.9	2288.6	2304	1573	59.4
甘肃	997.2	1676.7	1284	1364	48.5
青海	210.0	388.5	337	270	55.5
宁夏	396.0	285.7	416	279	59.9
新疆	1280.4	1464.8	1309	1214	51.9

注：①市县人口数系公安部统计的户籍人口数；②城镇、乡村人口系根据2018年度人口抽样调查推算。

14-6　各年龄段人口数

年龄组	2000 年人口数（万人）			2010 年人口数（万人）			2018 年人口数（人）		
	合计	男	女	合计	男	女	合计	男	女
总　计	**126743**	**65437**	**61306**	**133281**	**68233**	**65048**	**1144648**	**585299**	**559349**
0～4 岁	6898	3765	3133	7553	4106	3447	67393	35887	31506
5～9 岁	9015	4830	4185	7088	3846	3242	63322	34279	29043
10～14 岁	12540	6535	6005	7491	4027	3464	62248	33775	28473
15～19 岁	10303	5288	5015	9989	5190	4798	58258	31552	26706
20～24 岁	9457	4794	4664	12741	6401	6340	68050	36085	31965
25～29 岁	11760	6023	5737	10101	5084	5018	92977	47710	45268
30～34 岁	12731	6536	6195	9714	4952	4762	93201	46843	46358
35～39 岁	10915	5614	5301	11803	6039	5763	81886	41517	40370
40～44 岁	8124	4224	3900	12475	6361	6115	83574	42557	41017
45～49 岁	8552	4394	4158	10559	5378	5182	102384	52108	50276
50～54 岁	6330	3280	3050	7875	4036	3839	96850	48939	47911
55～59 岁	4637	2406	2231	8131	4108	4023	69844	35208	34636
60～64 岁	4170	2168	2003	5867	2983	2883	68014	34092	33923
65～69 岁	3478	1755	1723	4111	2075	2036	54799	26974	27825
70～74 岁	2557	1244	1314	3297	1640	1657	34810	16905	17905
75～79 岁	1593	718	875	2385	1128	1257	22799	10745	12054
80～84 岁	799	320	479	1337	592	746	14845	6457	8389
85～89 岁	303	106	197	563	220	343	6902	2870	4033
90～94 岁（人）	783594	229758	553836	1578307	530872	1047435	2031	665	1365
95～99 岁（人）	169756	51373	118383	369979	117716	252263	} 458	} 131	} 327
100 岁及以上（人）	17877	4635	13242	35934	8852	27082			

注：2000 年、2010 年系人口普查数字，2018 年系全国人口变动情况抽样调查样本数据，抽样比为 0.820‰。

14-7 各地区人口年龄结构

地区	年龄别人口						年龄构成（%）					
	2010（万人）			2018（人）			2010			2018		
	0～14岁	15～64岁	65岁及以上	0～14岁	15～64岁	65岁及以上	0～14岁	15～64岁	65岁及以上	0～14岁	15～64岁	65岁及以上
总　计	**22246**	**99843**	**11883**	**192963**	**815039**	**136645**	**16.6**	**74.5**	**8.9**	**16.9**	**71.2**	**11.9**
东　部	7959	42107	4928	73131	344308	58983	14.8	75.2	10.0	15.4	72.3	12.4
中　部	7371	31167	3713	63320	251834	42031	17.3	73.3	9.4	17.7	70.5	11.8
西　部	6822	25981	3229	56511	218896	35632	19.3	71.1	9.6	18.2	70.4	11.5
北　京	169	1622	171	1850	13834	1989	8.6	82.7	8.7	10.5	78.3	11.3
天　津	127	1057	110	1314	10083	1397	9.8	81.7	8.5	10.3	78.8	10.9
河　北	1209	5384	592	11440	42612	7854	16.8	74.9	8.2	18.5	68.8	12.7
山　西	611	2690	271	4753	22580	3147	17.1	75.3	7.6	15.6	74.1	10.3
内蒙古	348	1936	187	2759	15976	2047	14.1	78.3	7.6	13.3	76.9	9.8
辽　宁	500	3424	451	3628	26763	5353	11.4	78.3	10.3	10.2	74.9	15.0
吉　林	329	2187	230	2725	16705	2743	12.0	79.6	8.4	12.3	75.3	12.4
黑龙江	458	3054	319	3267	23899	3780	12.0	79.7	8.3	10.6	77.2	12.2
上　海	199	1870	233	1955	14950	2972	8.6	81.3	10.1	9.8	75.2	15.0
江　苏	1023	5986	857	9061	47499	9435	13.0	76.1	10.9	13.7	72.0	14.3
浙　江	719	4216	508	6441	34485	6108	13.2	77.5	9.3	13.7	73.3	13.0
安　徽	1070	4275	606	9631	35341	6840	18.0	71.8	10.2	18.6	68.2	13.2
福　建	571	2828	291	5402	23842	3065	15.5	76.7	7.9	16.7	73.8	9.5
江　西	975	3143	339	7725	26648	3707	21.9	70.5	7.6	20.3	70.0	9.7
山　东	1507	7129	943	14842	55071	12495	15.7	74.4	9.8	18.0	66.8	15.2
河　南	1975	6642	786	16761	53220	8698	21.0	70.6	8.4	21.3	67.6	11.1
湖　北	796	4407	520	7445	34995	6059	13.9	77.0	9.1	15.4	72.2	12.5
湖　南	1157	4769	642	11013	38446	7057	17.6	72.6	9.8	19.5	68.0	12.5
广　东	1762	7965	704	15729	69608	7687	16.9	76.4	6.8	16.9	74.8	8.3
广　西	999	3178	425	8821	27486	4046	21.7	69.1	9.2	21.9	68.1	10.0
海　南	173	626	68	1469	5561	629	20.0	72.2	7.8	19.2	72.6	8.2
重　庆	490	2061	333	4303	17435	3678	17.0	71.5	11.6	16.9	68.6	14.5
四　川	1364	5797	881	11185	46915	10244	17.0	72.1	11.0	16.4	68.6	15.0
贵　州	876	2300	298	6558	19585	3344	25.2	66.2	8.6	22.2	66.4	11.3
云　南	953	3293	351	7157	28637	3790	20.7	71.6	7.6	18.1	72.3	9.6
西　藏	73	212	15	663	1994	160	24.4	70.5	5.1	23.5	70.8	5.7
陕　西	549	2865	318	4555	23592	3536	14.7	76.8	8.5	14.4	74.5	11.2
甘　肃	464	1883	211	3802	15366	2446	18.2	73.6	8.2	17.6	71.1	11.3
青　海	118	409	35	967	3603	375	20.9	72.8	6.3	19.6	72.9	7.6
宁　夏	135	454	40	1131	4000	507	21.5	72.1	6.4	20.1	70.9	9.0
新　疆	453	1593	135	4610	14307	1458	20.8	73.0	6.2	22.6	70.2	7.2

注：2010年系人口普查数字，2018年系全国人口变动情况抽样调查样本数据，抽样比为0.820‰。

14-8　各地区性别比、人口密度与抚养比

地　区	性别比（女=100）			人口密度（人/千米²）	少年儿童抚养比（%）			老年人口抚养比（%）		
	2000	2010	2018	2000	2000	2010	2018	2000	2010	2018
总　计	**106.7**	**105.2**	**104.6**	**132**	**32.7**	**22.3**	**23.7**	**10.0**	**12.0**	**16.8**
北　京	109.0	106.8	98.8	823	17.4	10.4	13.4	10.8	10.5	14.4
天　津	104.0	114.5	115.7	886	22.4	12.0	13.0	11.1	10.4	13.9
河　北	103.7	102.8	101.7	359	32.5	22.5	26.9	9.8	11.0	18.4
山　西	107.3	105.6	104.7	211	38.0	22.7	21.1	9.1	10.1	13.9
内蒙古	107.2	108.1	104.3	20	29.0	18.0	17.3	7.3	9.7	12.8
辽　宁	104.0	102.5	100.4	290	23.7	14.6	13.6	10.5	13.2	20.0
吉　林	104.9	102.7	102.0	146	25.2	15.1	16.3	7.8	10.5	16.4
黑龙江	104.6	103.2	102.9	81	25.0	15.0	13.7	7.2	10.4	15.8
上　海	105.7	106.2	106.6	2657	16.0	10.6	13.1	15.1	12.5	19.9
江　苏	102.6	101.5	103.4	725	27.5	17.1	19.1	12.2	14.3	19.9
浙　江	105.6	105.7	108.0	459	24.7	17.1	18.7	12.1	12.1	17.7
安　徽	106.6	103.4	106.1	429	38.1	24.7	27.3	11.1	14.2	19.4
福　建	106.4	106.0	108.4	286	32.7	20.2	22.7	9.3	10.3	12.9
江　西	108.3	107.5	105.8	248	38.3	31.1	29.0	9.0	10.8	13.9
山　东	102.5	102.3	100.8	579	29.3	21.2	27.0	11.3	13.2	22.7
河　南	106.6	102.1	102.5	554	38.7	29.7	31.5	10.4	11.8	16.3
湖　北	108.6	105.6	106.2	324	32.3	18.1	21.3	8.9	11.8	17.3
湖　南	109.0	105.8	101.5	304	31.4	24.3	28.7	10.3	13.5	18.4
广　东	103.8	109.0	117.3	486	34.6	22.1	22.6	8.7	8.9	11.0
广　西	112.7	108.3	108.5	190	39.4	31.4	32.1	10.7	13.4	14.7
海　南	109.8	110.9	104.7	232	41.6	27.4	26.4	10.0	11.2	11.3
重　庆	108.0	102.4	100.4	375	31.3	23.9	24.7	11.3	16.5	21.1
四　川	107.0	103.1	98.7	172	32.4	23.5	23.8	10.6	15.2	21.8
贵　州	110.1	106.9	109.4	200	47.4	38.3	33.5	9.1	13.2	17.1
云　南	110.1	107.8	107.7	109	38.3	28.9	25.0	8.8	10.6	13.2
西　藏	102.6	105.7	99.0	2.1	48.8	34.6	33.2	7.1	7.2	8.0
陕　西	108.4	106.9	100.5	175	36.2	19.2	19.3	8.6	11.1	15.0
甘　肃	107.6	104.4	103.7	56	39.7	24.7	24.7	7.3	11.2	15.9
青　海	107.1	107.4	108.3	7.2	38.5	28.8	26.8	6.1	8.7	10.4
宁　夏	105.3	105.1	98.3	108	42.4	29.6	28.3	6.6	8.9	12.7
新　疆	107.3	105.3	99.8	12	40.1	28.0	32.2	6.6	8.9	10.2

注：2000年、2010年系人口普查数字，2018年系全国人口变动情况抽样调查样本数据，抽样比为0.820‰。

14-9 每十万人口平均在校学生数

	学前教育	小　学	初中阶段	高中阶段	高等教育
2000	1782	10335	4969	2000	723
2005	1676	8358	4781	3070	1613
2010	2230	7448	3955	3504	2189
2011	2554	7403	3779	3495	2253
2012	2736	7196	3535	3411	2335
2013	2876	6913	3279	3227	2418
2014	2977	6946	3222	3100	2488
2015	3118	7086	3152	2965	2524
2016	3211	7211	3150	2887	2530
2017	3327	7300	3213	2861	2576
2018	3350	7438	3347	2828	2658
2019	3378	7569	3459	2850	2857
北　京	2076	4206	1285	1151	5268
天　津	1689	4324	1800	1752	4150
河　北	3194	8761	3765	2885	2457
山　西	2668	6172	3073	2919	2383
内蒙古	2439	5306	2517	2449	1984
辽　宁	2091	4474	2255	2195	2866
吉　林	1543	4424	2431	2076	3131
黑龙江	1378	3481	2462	2079	2405
上　海	2363	3309	1789	1082	3517
江　苏	3183	6980	2812	2323	3143
浙　江	3419	6374	2854	2581	2370
安　徽	3313	7304	3344	3065	2245
福　建	4306	8218	3291	2659	2355
江　西	3490	9113	4478	3242	2771
山　东	3074	7255	3455	2723	2588
河　南	4582	10405	4727	3631	2653
湖　北	2949	6211	2690	2153	3088
湖　南	3283	7609	3505	2891	2610
广　东	4021	8849	3335	2917	2542
广　西	4499	9760	4353	3756	2602
海　南	4040	8983	3810	3362	2305
重　庆	3132	6814	3400	3268	3081
四　川	3142	6691	3154	2799	2409
贵　州	4328	10384	5051	4379	2254
云　南	2981	7905	3877	3147	2166
西　藏	3660	9684	3840	2508	1616
陕　西	3685	6926	2830	2894	3562
甘　肃	3596	7222	3313	2954	2258
青　海	3590	8128	3726	3697	1426
宁　夏	3542	8526	4259	3330	2379
新　疆	6371	9926	3781	3631	1954

注：本表摘自《中国统计年鉴》，分省数据系 2018 年数据。

14-10 各地区文盲人口和文盲率

地区	文盲人口			文盲率（%）		
	2000（万人）	2010（万人）	2018（人）	2000	2010	2018
总　计	**8507**	**5466**	**47007**	**6.7**	**4.1**	**4.9**
北　京	59	33	268	4.2	1.7	1.7
天　津	49	27	159	4.9	2.1	1.4
河　北	448	188	1994	6.7	2.6	4.0
山　西	138	76	636	4.2	2.1	2.5
内蒙古	217	101	825	9.1	4.1	4.6
辽　宁	202	84	499	4.8	1.9	1.6
吉　林	125	53	545	4.6	1.9	2.8
黑龙江	188	79	648	5.1	2.1	2.3
上　海	90	63	426	5.4	2.7	2.4
江　苏	469	300	3285	6.3	3.8	5.8
浙　江	330	306	2002	7.1	5.6	4.9
安　徽	602	497	2847	10.1	8.3	6.8
福　建	250	90	1808	7.2	2.4	6.7
江　西	214	139	1253	5.2	3.1	4.1
山　东	768	476	4757	8.5	5.0	7.0
河　南	543	399	2990	5.9	4.3	4.8
湖　北	431	262	1976	7.2	4.6	4.8
湖　南	299	175	1419	4.7	2.7	3.1
广　东	332	204	2065	3.8	2.0	2.7
广　西	170	125	1002	3.8	2.7	3.2
海　南	55	35	246	7.0	4.1	4.0
重　庆	215	124	808	7.0	4.3	3.8
四　川	636	438	4282	7.6	5.4	7.5
贵　州	490	304	2276	13.9	8.7	9.9
云　南	488	277	2639	11.4	6.0	8.1
西　藏	85	73	759	32.5	24.4	35.2
陕　西	263	140	1345	7.3	3.7	5.0
甘　肃	367	222	1844	14.3	8.7	10.4
青　海	93	58	407	18.0	10.2	10.2
宁　夏	75	39	416	13.4	6.2	9.2
新　疆	107	52	580	5.6	2.4	3.7

注：2000、2010 年系人口普查数字，2018 年系全国人口变动情况抽样调查样本数据，抽样比为 0.820‰。

附录一　主要社会经济指标

简要说明

一、本章反映我国及31个省、自治区、直辖市主要社会和经济情况。内容包括行政区划、国内生产总值、国民总收入、财政收支、价格指数、城乡居民家庭收支、就业和工资、农村居民贫困状况等。

二、本章资料主要摘自《中国统计年鉴》，2019年数据摘自《2020中国统计摘要》。国家统计局调整了个别年份数据，历史数据以最近年鉴数据为准。

主要指标解释

地级区划数　包括地级市、地区、自治州、自治盟。

县级区划数　包括县（自治县、旗）、县级市和市辖区数。

国内生产总值（GDP）　指一个国家或地区所有常住单位在一定时期内生产活动的最终成果。

国民总收入　即国民生产总值。指一个国家或地区所有常住单位在一定时期内收入初次分配的最终结果。它等于国内生产总值加上来自国外的净要素收入。与国内生产总值不同，国民总收入是收入概念，而国内生产总值是个生产概念。

一般公共预算收支　指政府凭借国家政治权力，以社会管理者身份筹集以税收为主体的财政收入，用于保障和改善民生、维持国家机构正常运转、保障国家安全等方面的各项收支。全国一般公共预算收入与支出决算由中央级决算和地方总决算组成。省（自治区、直辖市）级决算及其所属市（州）、县（区）总决算汇总组成省（自治区、直辖市）总决算；各省（自治区、直辖市）总决算汇总成地方总决算。中央级决算、省（自治区、直辖市）级决算和市（州）、县（区）总决算，由同级主管部门汇总的行政事业单位决算、企业财务决算、基本建设财务决算和金库年报、税收年报等组成。

商品零售价格指数　是反映城乡商品零售价格变动趋势的一种经济指数。零售价格的调整变动直接影响到城市居民的生活支出和国家的财政收入，影响居民购买力和市场供需平衡，影响消费与积累的比例。因此，计算零售价格指数，可以从一个侧面对上述经济活动进行观察和分析。

居民消费价格指数　是反映一定时期内城乡居民所购买的生活消费品价格和服务项目价格变动趋势和程度的相对数。是对城市居民消费价格指数和农村居民消费价格指数进行综合汇总计算的结果。利用居民消费价格指数，可以观察和分析消费品的零售价格和服务价格变动对城乡居民实际生活费支出的影响程度。

三次产业　是根据社会生产活动历史发展的顺序对产业结构的划分，产品直接取自自然界的部门称为第一产业，对初级产品进行再加工的部门称为第二产业，为生产和消费提供各种服务的部门称为第三产业。我国的三次产业的划分是：第一产业：农业（包括种植业、林业、牧业和渔业）；第二产业：工业（采掘业，制造业，电力、煤气及水的生产和供应业）和建筑业；第三产业：除第一、第二产业以外的其他各业。第三产业分为流通部门和服务部门，具体又分为四个层次，即：第一层次：流通部门（包括交通运输、仓储及邮电通信业，批发和零售贸易、餐饮业）；第二层次：为生产和生活服务部门（包括金融、保险业务，地质勘查业、水利管理业，房地产业务，社会服务业，农林牧副渔服务业，交通运输辅助业，综合技术服务业等）；第三层次：为提高科学文化水平和居民素质服务部门（包括教育、文化艺术及广播电影电视业，卫生、体育和社会福利业，科学研究业等）；第四层次：为社会公共需要服务部门（包括国家机关、政党机关和社会团体以及军队、警察等)。

就业人员 即从业人员。指在各级国家机关、政党机关、社会团体及企业、事业单位中工作，取得工资或其他形式的劳动报酬的全部人员。包括在岗职工、再就业的离退休人员、民办教师以及在各单位中工作的外方人员和港澳台方人员、兼职人员、借用的外单位人员和第二职业者。不包括离开本单位仍保留劳动关系的职工。各单位的从业人员反映了各单位实际参加生产或工作的全部劳动力。

城镇登记失业人员 指有非农业户口，在一定的劳动年龄内，有劳动能力，无业而要求就业，并在当地就业服务机构进行求职登记的人员。

城镇登记失业率 城镇失业率指城镇登记失业人数同城镇从业人数与城镇登记失业人数之和的比。计算公式为：城镇登记失业率＝城镇登记失业人数/(城镇从业人数＋城镇登记失业人数)×100%。城镇登记失业率是指城镇登记失业人员与城镇单位从业人员(扣除使用的农村劳动力、聘用的离退休人员、港澳台及外方人员)、城镇单位中的不在岗职工、城镇私营业主、个体户主、城镇私营企业和个体从业人员、城镇登记失业人员之和的比。

恩格尔系数 指食物支出在生活消费总支出中所占的比例。即食物支出/生活消费总支出×100%。

附录1-1-1 全国行政区划（2019年底）

地区	地级区划数（个）		县级区划数（个）				
		地级市	合计	市辖区	县级市	县	
							自治县
全国	**333**	**293**	**2846**	**965**	**387**	**1494**	**117**
北京			16	16			
天津			16	16			
河北	11	11	168	47	21	100	6
山西	11	11	117	26	11	80	
内蒙古	12	9	103	23	11	69	
辽宁	14	14	100	59	16	25	8
吉林	9	8	60	21	20	19	3
黑龙江	13	12	121	54	21	46	1
上海			16	16			
江苏	13	13	96	55	22	19	
浙江	11	11	90	37	20	33	1
安徽	16	16	105	44	9	52	
福建	9	9	85	29	12	44	
江西	11	11	100	27	11	62	
山东	16	16	137	57	27	53	
河南	17	17	158	53	22	83	
湖北	13	12	103	39	25	39	2
湖南	14	13	122	36	18	68	7
广东	21	21	122	65	20	37	3
广西	14	14	111	41	9	61	12
海南	4	4	23	8	5	10	6
重庆			38	26		12	4
四川	21	18	183	54	18	111	4
贵州	9	6	88	15	9	64	11
云南	16	8	129	17	17	95	29
西藏	7	6	74	8		66	
陕西	10	10	107	30	6	71	
甘肃	14	12	86	17	5	64	7
青海	8	2	44	7	4	33	7
宁夏	5	5	22	9	2	11	
新疆	14	4	106	13	26	67	6
香港特别行政区							
澳门特别行政区							
台湾省							

注：县包括县、自治县、旗、自治旗、1个特区和1个林区（未列出旗、自治旗、特区和林区）。

附录1-1-2 城乡基层组织情况

年份 地区	街道数（个）	乡镇数（个）			村委会数（个）
		合计	乡	镇	
2010	6923	33981	14571	19410	594658
2015	7957	31830	11315	20515	580575
2016	8105	31755	10872	20883	559166
2017	8243	31645	10529	21116	554202
2018	8393	31550	10253	21297	542238
2019	8515	29090	9222	20988	533194
北　京	152	181	38	143	3891
天　津	119	129	3	126	3543
河　北	308	1946	790	1156	48719
山　西	207	1189	612	577	25387
内蒙古	246	778	270	508	11058
辽　宁	514	841	201	640	11585
吉　林	329	608	182	426	9325
黑龙江	338	902	345	557	8967
上　海	107	108	2	106	1570
江　苏	503	758	40	718	14203
浙　江	482	878	259	619	20402
安　徽	259	1239	271	968	14529
福　建	184	923	270	653	14355
江　西	165	1398	570	828	17005
山　东	669	1155	68	1087	69546
河　南	660	1791	618	1173	45627
湖　北	327	922	162	760	22665
湖　南	411	1526	392	1134	23866
广　东	481	1125	11	1114	19801
广　西	132	1118	312	806	14221
海　南	22	196	21	175	2558
重　庆	228	801	172	629	8015
四　川	449	2991	1065	1926	43509
贵　州	288	1152	315	837	13231
云　南	186	1219	540	679	11869
西　藏	21	676	534	142	5286
陕　西	316	996	21	975	16996
甘　肃	128	1229	337	892	16011
青　海	37	366	222	144	4144
宁　夏	47	193	90	103	2259
新　疆	200	876	489	387	9051

附录1-2-1　国内生产总值与一般公共预算收支

年份	国内生产总值（亿元）	人均 GDP（元）	一般公共预算收入（亿元）	一般公共预算支出（亿元）	一般公共预算收入占 GDP%
1978	3678.7	385	1132.3	1122.1	30.8
1979	4100.5	423	1146.4	1281.8	28.0
1980	4587.6	468	1159.9	1228.8	25.5
1981	4935.8	497	1175.8	1138.4	24.0
1982	5373.4	533	1212.3	1230.0	22.7
1983	6020.9	588	1367.0	1409.5	22.9
1984	7278.5	702	1642.9	1701.0	22.7
1985	9098.9	866	2004.8	2004.3	22.2
1986	10376.2	973	2122.0	2204.9	20.6
1987	12174.6	1123	2199.4	2262.2	18.2
1988	15180.4	1378	2357.2	2491.2	15.6
1989	17179.7	1536	2664.9	2823.8	15.6
1990	18872.9	1663	2937.1	3083.6	15.6
1991	22005.6	1912	3149.5	3386.6	14.4
1992	27194.5	2334	3483.4	3742.2	12.9
1993	35673.2	3027	4349.0	4642.3	12.2
1994	48637.5	4081	5218.1	5792.6	10.8
1995	61339.9	5091	6242.2	6823.7	10.2
1996	71813.6	5898	7408.0	7937.6	10.4
1997	79715.0	6481	8651.1	9233.6	10.9
1998	85195.5	6860	9876.0	10798.2	11.6
1999	90564.4	7229	11444.1	13187.7	12.7
2000	100280.1	7942	13395.2	15886.5	13.4
2001	110863.1	8717	16386.0	18902.6	14.9
2002	121717.4	9506	18903.6	22053.2	15.6
2003	137422.0	10666	21715.3	24650.0	15.9
2004	161840.2	12487	26396.5	28486.9	16.4
2005	187318.9	14368	31649.3	33930.3	17.0
2006	219438.5	16738	38760.2	40422.7	17.8
2007	270092.3	20494	51321.8	49781.4	19.1
2008	319244.6	24100	61330.4	62592.7	19.4
2009	348517.7	26180	68518.3	76299.9	19.8
2010	412119.3	30808	83101.5	89874.2	20.3
2011	487940.2	36302	103874.4	109247.8	21.5
2012	538580.0	39874	117253.5	125953.0	22.0
2013	592963.2	43684	129209.6	140212.1	22.0
2014	643563.1	47137	140370.0	151785.6	22.1
2015	688858.2	50237	152269.2	175877.8	22.1
2016	746395.1	54139	159605.0	187755.2	21.4
2017	832035.9	60014	172592.8	203085.5	20.7
2018	919281.1	66006	183359.8	220904.1	19.9
2019	990865.1	70892	190382.2	238874.0	19.2

注：①本表按当年价格计算；②全国一般公共预算收支由中央级决算和地方总决算组成。

附录1-2-2　2019年各地区生产总值与一般公共预算收支

地　区	地区生产总值（亿元）	人均地区生产总值（元）	地方一般公共预算收入（亿元）	地方一般公共预算支出（亿元）
北　京	35371.3	164220	5817.1	7408.3
天　津	14104.3	90371	2410.3	3508.7
河　北	35104.5	46348	3742.7	8313.7
山　西	17026.7	45724	2347.6	4713.1
内蒙古	17212.5	67852	2059.7	5097.9
辽　宁	24909.5	57191	2652.0	5761.4
吉　林	11726.8	43475	1116.9	3933.4
黑龙江	13612.7	36183	1262.6	5011.6
上　海	38155.3	157279	7165.1	8179.3
江　苏	99631.5	123607	8802.4	12573.6
浙　江	62351.7	107624	7048.0	10053.0
安　徽	37114.0	58496	3182.5	7391.0
福　建	42395.0	107139	3052.7	5097.3
江　西	24757.5	53164	2486.5	6402.6
山　东	71067.5	70653	6526.6	10736.8
河　南	54259.2	56388	4041.6	10176.3
湖　北	45828.3	77387	3388.4	7967.7
湖　南	39752.1	57540	3007.0	8091.8
广　东	107671.1	94172	12651.5	17314.1
广　西	21237.1	42964	1811.9	5849.0
海　南	5308.9	56507	814.1	1859.1
重　庆	23605.8	75828	2134.9	4847.8
四　川	46615.8	55774	4070.7	10349.6
贵　州	16769.3	46433	1767.4	5921.4
云　南	23223.8	47944	2073.5	6770.1
西　藏	1697.8	48902	222.0	2180.9
陕　西	25793.2	66649	2287.7	5721.6
甘　肃	8718.3	32995	850.2	3956.7
青　海	2966.0	48981	282.1	1863.7
宁　夏	3748.5	54217	423.6	1438.4
新　疆	13597.1	54280	1577.6	5269.1

注：地方一般公共预算收入（支出）为地方财政本级收入（支出）。

附录1-3 价格指数（上年=100）

年份 地区	商品零售价格指数	中西药品及保健用品	居民消费价格指数	医疗保健	医疗服务
2010	103.1	104.3	103.3	103.3	100.9
2011	104.9	103.9	105.4	102.9	100.6
2012	102.0	102.1	102.6	101.7	100.7
2013	101.4	101.3	102.6	101.5	101.5
2014	101.0	101.7	102.0	101.7	101.2
2015	100.1	102.4	101.4	102.7	102.7
2016	100.7	104.1	102.0	103.8	103.5
2017	101.1	105.4	101.6	106.0	106.5
2018	101.9	104.5	102.1	104.3	104.3
2019	102.0	…	102.9	102.4	…
北　京	101.1	101.6	102.5	103.0	105.8
天　津	101.6	104.7	102.0	102.6	101.1
河　北	102.2	107.3	102.4	107.4	107.5
山　西	101.7	104.3	101.8	103.6	103.3
内蒙古	101.6	102.9	101.8	102.7	102.9
辽　宁	101.4	104.8	102.5	111.1	116.0
吉　林	102.4	106.6	102.1	105.3	104.0
黑龙江	101.1	103.9	102.0	108.6	111.2
上　海	101.6	101.2	101.6	102.4	103.8
江　苏	102.6	104.2	102.3	101.2	99.9
浙　江	102.1	105.3	102.3	102.6	101.0
安　徽	101.9	104.5	102.0	102.8	101.5
福　建	101.5	104.4	101.5	102.1	101.1
江　西	101.0	100.9	102.1	108.3	111.6
山　东	102.2	105.8	102.5	103.0	100.5
河　南	102.9	105.6	102.3	106.1	106.3
湖　北	101.2	102.3	101.9	103.5	104.2
湖　南	102.3	104.2	102.0	102.5	100.7
广　东	102.1	104.3	102.2	104.5	105.2
广　西	101.6	104.9	102.3	104.5	104.5
海　南	102.5	107.2	102.5	103.6	100.4
重　庆	101.2	104.4	102.0	105.7	106.7
四　川	101.4	104.9	101.7	102.8	101.6
贵　州	101.8	103.4	101.8	102.0	101.1
云　南	101.5	105.6	101.6	104.1	102.2
西　藏	101.5	104.5	101.7	102.1	100.8
陕　西	102.1	104.4	102.1	104.0	103.7
甘　肃	101.7	105.5	102.0	108.0	110.6
青　海	102.1	106.6	102.5	103.4	100.4
宁　夏	102.9	102.9	102.3	101.9	101.2
新　疆	100.9	101.4	102.0	112.5	117.2

注：各地区价格指数系2018年数字。

附录1-4　就业和工资情况

指　　标	2000	2005	2010	2015	2016	2017	2018	2019
年底从业人员（万人）	72085	74647	76105	77451	77603	77640	77586	77471
按三次产业分								
第一产业	36043	33442	27931	21919	21496	20944	20258	19445
第二产业	16219	17766	21842	22693	22350	21824	21390	21305
第三产业	19823	23439	26332	32839	33757	34872	35938	36721
按城乡分								
城镇从业人员	23151	28389	34687	40410	41428	42462	43419	44247
内：国有单位	8102	6488	6516	6208	6170	6064	5740	…
城镇集体单位	1499	810	597	481	453	406	347	…
私营企业	1268	3458	6071	11180	12083	13327	13952	…
乡村从业人员	48934	46258	41418	37041	36175	35178	34167	33224
城镇登记失业人数（万人）	595	839	908	966	982	972	974	945
城镇登记失业率（%）	3.1	4.2	4.1	4.1	4.0	3.9	3.8	3.6
城镇单位就业人员平均工资（元）	9333	18200	36539	62029	67569	74318	82413	90501
国有单位	9441	18978	38359	65296	72538	81114	89474	98899
城镇集体单位	6241	11176	24010	46607	50527	55243	60664	62612
其他单位	11238	18362	35801	60906	65531	71304	79453	87195

附录1-5　农村居民贫困状况

指　　标	2000	2005	2010	2015	2016	2017	2018	2019
贫困标准（元／人）	625	683	1274	2300	2300	2300	2300	2300
贫困人口（万人）	3209	2365	2688	5575	4335	3046	1660	551
贫困发生率（%）	3.4	2.5	2.8	5.7	4.5	3.1	1.7	0.6

附录1-6-1 居民人均收支情况

指 标	2015	2016	2017	2018	2019
全国居民人均可支配收入（元）	**21966.2**	**23821.0**	**25973.8**	**28228.0**	**30732.8**
工资性收入	12459.0	13455.2	14620.3	15829.0	17186.2
经营净收入	3955.6	4217.7	4501.8	4852.4	5247.3
财产净收入	1739.6	1889.0	2107.4	2378.5	2619.1
转移净收入	3811.9	4259.1	4744.3	5168.1	5680.3
全国居民人均消费支出（元）	**15712.4**	**17110.7**	**18322.1**	**19853.1**	**21558.9**
食品烟酒	4814.0	5151.0	5373.6	5631.1	6084.2
衣着	1164.1	1202.7	1237.6	1288.9	1338.1
居住	3419.2	3746.4	4106.9	4646.6	5054.8
生活用品及服务	951.4	1043.7	1120.7	1222.7	1280.9
交通通信	2086.9	2337.8	2498.9	2675.4	2861.6
教育文化娱乐	1723.1	1915.3	2086.2	2225.7	2513.1
医疗保健	1164.5	1307.5	1451.2	1685.2	1902.3
其他用品及服务	389.2	406.3	447.0	477.5	524.0
城镇居民人均可支配收入（元）	**31194.8**	**33616.2**	**36396.2**	**39250.8**	**42358.8**
工资性收入	19337.1	20665.0	22200.9	23792.2	25564.8
经营净收入	3476.1	3770.1	4064.7	4442.6	4840.4
财产净收入	3041.9	3271.3	3606.9	4027.7	4390.6
转移净收入	5339.7	5909.8	6523.6	6988.3	7563.0
城镇居民人均消费支出（元）	**21392.4**	**23078.9**	**24445.0**	**26112.3**	**28063.4**
食品烟酒	6359.7	6762.4	7001.0	7239.0	7732.6
衣着	1701.1	1739.0	1757.9	1808.2	1831.9
居住	4726.0	5113.7	5564.0	6255.0	6780.2
生活用品及服务	1306.5	1426.8	1525.0	1629.4	1689.3
交通通信	2895.4	3173.9	3321.5	3473.5	3671.3
教育文化娱乐	2382.8	2637.6	2846.6	2974.1	3328.0
医疗保健	1443.4	1630.8	1777.4	2045.7	2282.7
其他用品及服务	577.5	594.7	651.5	687.4	747.2
农村居民人均可支配收入（元）	**11421.7**	**12363.4**	**13432.4**	**14617.0**	**16020.7**
工资性收入	4600.3	5021.8	5498.4	5996.1	6583.5
经营净收入	4503.6	4741.3	5027.8	5358.4	5762.2
财产净收入	251.5	272.1	303.0	342.1	377.3
转移净收入	2066.3	2328.2	2603.2	2920.5	3297.8
农村居民人均消费支出（元）	**9222.6**	**10129.8**	**10954.5**	**12124.3**	**13327.7**
食品烟酒	3048.0	3266.1	3415.4	3645.6	3998.2
衣着	550.5	575.4	611.6	647.7	713.3
居住	1926.2	2147.1	2353.5	2660.6	2871.3
生活用品及服务	545.6	595.7	634.0	720.5	763.9
交通通信	1163.1	1359.9	1509.1	1690.0	1836.8
教育文化娱乐	969.3	1070.3	1171.3	1301.6	1481.8
医疗保健	846.0	929.2	1058.7	1240.1	1420.8
其他用品及服务	174.0	186.0	200.9	218.3	241.5

资料来源：国家统计局城乡一体化住户收支与生活状况调查。

附录1-6-2　2019年各地区居民人均收支情况

地　区	全国居民			城镇居民			农村居民		
	可支配收入（元）	消费支出（元）	医疗保健支出（元）	可支配收入（元）	消费支出（元）	医疗保健支出（元）	可支配收入（元）	消费支出（元）	医疗保健支出（元）
总　计	**30732.8**	**21558.9**	**1902.3**	**42358.8**	**28063.4**	**2282.7**	**16020.7**	**13327.7**	**1420.8**
北　京	67755.9	43038.3	3274.5	73848.5	46358.2	3475.8	28928.4	21881.0	1991.9
天　津	42404.1	31853.6	2676.9	46118.9	34810.7	2825.1	24804.1	17843.3	1974.9
河　北	25664.7	17987.2	1540.5	35737.7	23483.1	1883.7	15373.1	12372.0	1201.6
山　西	23828.5	15862.6	1635.1	33262.4	21159.0	2138.4	12902.4	9728.4	1065.2
内蒙古	30555.0	20743.4	1847.5	40782.5	25382.5	2105.7	15282.8	13816.0	1468.5
辽　宁	31819.7	22202.8	2257.1	39777.2	27355.0	2626.9	16108.3	12030.2	1529.1
吉　林	24562.9	18075.4	2012.0	32299.2	23394.3	2469.2	14936.0	11456.6	1450.9
黑龙江	24253.6	18111.5	2235.3	30944.6	22164.9	2466.5	14982.1	12494.9	1916.2
上　海	69441.6	45605.1	3070.2	73615.3	48271.6	3221.8	33195.2	22448.9	1739.5
江　苏	41399.7	26697.3	2016.4	51056.1	31329.1	2273.3	22675.4	17715.9	1529.6
浙　江	49898.8	32025.8	2059.4	60182.3	37507.9	2286.6	29875.8	21351.7	1626.9
安　徽	26415.1	19137.4	1224.0	37540.0	23781.5	1419.3	15416.0	14545.8	1036.7
福　建	35616.1	25314.3	1234.8	45620.5	30945.5	1374.8	19568.4	16281.4	1015.8
江　西	26262.4	17650.5	1000.0	36545.9	22714.3	1218.9	15796.3	12496.7	783.8
山　东	31597.0	20427.5	1627.6	42329.2	26731.5	1966.3	17775.5	12308.9	1205.0
河　南	23902.7	16331.8	1541.5	34201.0	21971.6	1925.2	15163.7	11546.0	1226.6
湖　北	28310.5	21567.0	1907.9	37601.4	26421.8	2162.8	16390.9	15328.0	1588.0
湖　南	27679.7	20478.9	1705.5	39841.9	26924.0	2034.4	15394.8	13968.8	1385.5
广　东	39014.3	28994.7	1520.8	48117.6	34424.1	1591.3	18818.4	16949.4	1366.7
广　西	23328.2	16418.3	1364.6	34744.9	21590.9	1699.3	13675.7	12045.0	1088.0
海　南	26679.5	19554.9	1236.1	36016.7	25316.7	1669.8	15113.1	12417.5	712.4
重　庆	28920.4	20773.9	1660.0	37938.6	25785.5	2054.5	15133.3	13112.1	1075.1
四　川	24703.1	19338.3	1568.6	36153.7	25367.4	1832.2	14670.1	14055.6	1344.8
贵　州	20397.4	14780.0	1083.5	34404.2	21402.4	1657.8	10756.3	10221.7	703.2
云　南	22082.4	15779.8	1267.7	36237.7	23454.9	1875.0	11902.4	10260.2	845.6
西　藏	19501.3	13029.2	460.1	37410.0	25636.7	871.1	12951.0	8417.9	314.9
陕　西	24666.3	17464.9	1749.4	36098.2	23514.3	2233.4	12325.7	10934.7	1241.8
甘　肃	19139.0	15879.1	1573.9	32323.4	24453.9	2207.4	9628.9	9694.0	1132.6
青　海	22617.7	17544.8	1842.0	33830.3	23799.2	2371.1	11499.4	11343.1	1332.3
宁　夏	24411.9	18296.8	1727.1	34328.5	24161.0	2152.0	12858.4	11464.6	1248.6
新　疆	23103.4	17396.6	1592.6	34663.7	25594.2	2272.6	13121.7	10318.4	1017.5

注：各地区医疗保健支出系2018年数字。

附录二　世界各国卫生状况

简要说明

一、本章主要介绍世界各国卫生状况，包括预期寿命、死亡率、卫生服务覆盖、危险因素、卫生资源、卫生经费及人口。

二、本章数据摘自世界卫生组织《2020世界卫生统计》和全球卫生观察站数据库。

三、部分中国数据系世界卫生组织估算数。

主要指标解释

早产率　是指每100个活产中，出生时不足37孕周的活产儿所占百分比。

5岁以下儿童发育迟缓率　是指5岁以下儿童中低于WHO年龄别身高参考值至少2个标准差的生长迟缓者所占百分比。

5岁以下儿童低体重率　是指5岁以下儿童中低于WHO年龄别体重参考值至少2个标准差的低体重者所占百分比。

5岁以下儿童超重率　是指5岁以下儿童中高于WHO年龄别体重参考值至少2个标准差的超重者所占百分比。

成人肥胖率　指一定时期内20岁及以上人口中体质指数≥30的人数所占比例，体质指数＝身高/体重^2。

总和生育率　每个妇女度过她的整个育龄期根据现时年龄别生育率可能生育的孩子数。

附录2-1　健康状况

序列	国家	预期寿命（岁）								
		合计			男			女		
		1990	2000	2016	1990	2000	2016	1990	2000	2016
1	阿富汗	49	46	62.6	49	44	61.0	50	48	64.5
2	阿尔巴尼亚	69	70	76.4	67	68	74.3	71	73	78.6
3	阿尔及利亚	68	69	76.4	66	68	75.4	69	71	77.4
4	安道尔	77	80	…	74	76	…	81	83	…
5	安哥拉	43	46	62.6	41	44	60.3	45	48	64.9
6	安提瓜和巴布达	71	72	75.0	70	71	72.5	72	74	77.5
7	阿根廷	73	75	76.9	69	71	73.5	76	78	80.3
8	亚美尼亚	67	70	74.8	63	67	71.2	71	73	78.1
9	澳大利亚	77	80	82.9	74	77	81.0	80	82	84.8
10	奥地利	76	78	81.8	72	75	79.4	79	81	84.2
11	阿塞拜疆	63	64	73.1	60	62	70.3	66	67	75.7
12	巴哈马群岛	72	72	75.7	69	69	72.6	74	75	78.6
13	巴林群岛	73	73	79.1	72	72	78.6	74	74	79.6
14	孟加拉国	60	61	72.7	60	61	71.1	59	61	74.4
15	巴巴多斯岛	74	74	75.6	71	70	73.1	77	77	78.0
16	白俄罗斯	71	69	74.2	66	63	68.8	76	74	79.2
17	比利时	76	78	81.1	73	75	78.8	79	81	83.5
18	伯利兹	71	70	70.5	69	67	67.9	74	74	73.4
19	贝宁湾	53	55	61.1	51	52	59.7	56	58	62.4
20	不丹	53	60	70.6	53	58	70.4	53	62	70.8
21	玻利维亚	58	64	71.5	56	61	69.1	60	66	74.0
22	波黑	73	74	77.3	70	71	74.8	75	76	79.8
23	博茨瓦纳	65	51	66.1	65	50	63.6	66	52	68.4
24	巴西	66	70	75.1	63	67	71.4	70	74	78.9
25	文莱	73	77	76.4	71	75	75.3	75	79	77.6
26	保加利亚	71	72	74.9	68	68	71.4	75	75	78.4
27	布基纳法索	50	51	60.3	48	48	59.6	51	53	60.9
28	布隆迪	49	47	60.1	48	45	58.5	51	49	61.8
29	佛得角	66	69	73.2	63	66	71.1	68	72	75.0
30	柬埔寨	54	59	69.4	51	55	67.3	57	63	71.2
31	喀麦隆	54	51	58.1	53	51	56.7	56	52	59.4
32	加拿大	77	79	82.8	74	77	80.9	81	82	84.7
33	中非	48	46	53.0	46	46	51.7	50	45	54.4
34	乍得	45	49	54.3	43	48	53.1	47	50	55.4
35	智利	73	77	79.5	69	73	76.5	76	80	82.4
36	中国	69	71	76.4	67	70	75.0	71	73	77.9
37	哥伦比亚	71	73	75.1	67	68	71.5	75	77	78.8
38	科摩罗	56	58	63.9	54	56	62.3	58	61	65.5
39	刚果	56	52	64.3	55	51	63.0	58	54	65.6
40	库克岛	69	71	…	67	69	…	72	75	…
41	哥斯达黎加	77	77	79.6	75	75	77.0	78	79	82.2
42	科特迪瓦	51	49	…	50	47	…	54	50	…
43	克罗地亚	73	74	78.2	69	70	75.0	76	78	81.5
44	古巴	74	77	79.0	73	75	76.8	76	79	81.3
45	塞浦路斯	76	77	80.7	74	75	78.4	79	79	83.1
46	捷克	71	75	79.1	68	72	76.2	75	79	82.1
47	朝鲜	70	66	71.9	66	64	68.2	73	68	75.5
48	刚果民主共和国	49	47	60.5	48	45	58.9	51	50	62.0

附录2-1　续表1

2012 年标化死亡率（1/10 万）			2012 年寿命损失人年归因（1/10 万）			孕产妇死亡率（1/10 万）	
传染性疾病	非传染性疾病	伤害	传染性疾病	非传染性疾病	伤害	2010	2017
363	846	169	31128	12324	9801	460	638
46	672	48	1927	17284	2370	27	15
98	710	54	4810	12406	2418	97	112
…	…	…	…	…	…	…	…
873	768	138	75280	17031	9887	450	241
…	…	…	…	…	…	…	42
69	467	51	2917	13363	2413	77	39
45	848	49	2368	23695	2447	30	26
14	303	28	591	10017	1326	7	6
13	360	31	531	14341	1439	4	5
71	664	34	4926	13802	1893	43	26
122	465	46	6301	9780	1917	47	70
48	506	34	1236	5024	1329	20	14
235	549	64	10015	9632	2742	240	173
61	404	28	2659	12630	1345	51	27
28	683	91	1543	24934	4737	4	2
28	357	39	1165	14445	1814	8	5
105	471	82	4594	7186	3056	53	36
577	761	98	35559	12712	5057	350	397
187	573	142	9826	11790	6977	180	183
226	635	100	11727	13300	5488	190	155
20	513	42	777	17315	2030	8	10
555	612	88	26187	9111	4444	160	144
93	514	80	3345	12542	4303	56	60
56	475	45	1273	7905	1622	24	31
33	638	36	1553	26901	1826	11	10
648	784	119	42924	13422	6312	300	320
705	729	147	51897	14209	8809	800	548
142	482	54	5127	8695	1914	79	58
227	394	62	12889	10043	3906	250	160
769	675	106	45696	14488	6263	690	529
23	318	31	935	11421	1482	12	10
1212	551	108	69308	10575	6577	890	829
1071	713	114	75598	12700	6670	1100	1140
36	367	41	1317	9887	2006	25	13
41	576	50	1858	13475	2208	37	29
52	338	72	3308	7622	3851	92	83
495	695	132	29959	11603	5634	280	273
667	632	89	45395	11739	5576	560	378
…	…	…	…	…	…	…	…
31	392	46	1274	8695	2211	40	27
861	794	124	54054	16884	7382	400	617
12	496	40	575	20431	1853	17	8
33	422	45	1182	14141	1911	73	36
16	333	27	489	9158	1318	10	6
27	461	39	1068	17096	1868	5	3
117	751	92	4657	18529	4252	81	89
921	724	137	70873	14227	9524	540	473

附录2-1 续表2

序列	国家	预期寿命（岁）								
		合计			男			女		
		1990	2000	2016	1990	2000	2016	1990	2000	2016
49	丹麦	75	77	81.2	72	75	79.3	78	79	83.2
50	吉布提	57	58	63.8	55	56	62.2	59	60	65.5
51	多米尼加	74	74	…	72	72	…	76	76	…
52	多米尼加共和国	69	73	73.5	68	72	70.6	70	74	76.7
53	厄瓜多尔	69	73	76.5	67	70	74.1	72	76	78.9
54	埃及	65	68	70.5	63	66	68.2	67	71	73.0
55	萨尔瓦多	65	70	73.7	61	67	69.0	70	74	78.1
56	赤道几内亚	48	52	59.5	46	51	57.9	49	53	61.7
57	厄立特里亚	48	61	65.0	46	58	62.9	50	63	67.1
58	爱沙尼亚	70	71	77.8	64	65	73.0	75	76	82.1
59	斯瓦蒂尼（原斯威士兰）	61	48	…	62	46	…	61	51	…
60	埃塞俄比亚	45	48	65.5	42	46	63.7	48	51	67.3
61	斐济	66	68	69.9	64	65	67.1	68	71	73.1
62	芬兰	75	78	81.4	71	74	78.7	79	81	84.2
63	法国	78	79	82.9	73	75	80.1	82	83	85.7
64	加蓬	61	60	66.4	60	58	64.8	63	63	68.2
65	冈比亚	52	57	61.9	50	55	60.6	53	58	63.3
66	格鲁吉亚	71	71	72.6	67	68	68.3	75	74	76.8
67	德国	76	78	80.9	72	75	78.7	79	81	83.3
68	加纳	57	58	63.4	55	56	62.5	58	59	64.4
69	希腊	77	78	81.1	75	76	78.7	80	81	83.7
70	格林纳达	70	72	73.4	67	68	71.0	74	75	75.9
71	危地马拉	62	67	73.2	60	64	70.4	65	70	76.0
72	几内亚	47	50	59.8	46	48	59.4	48	53	60.2
73	几内亚比绍	49	47	59.8	47	44	58.4	52	49	61.2
74	圭亚那	63	66	66.2	59	61	63.6	67	71	69.0
75	海地	54	55	63.5	52	54	61.3	56	57	65.7
76	洪都拉斯	67	67	75.2	65	64	72.9	69	70	77.5
77	匈牙利	69	72	76.0	65	68	72.3	74	76	79.4
78	冰岛	78	80	82.4	75	78	80.9	81	82	83.9
79	印度	58	61	68.8	57	60	67.4	58	62	70.3
80	印尼	62	68	69.3	60	66	67.3	64	70	71.4
81	伊朗	64	67	75.7	63	65	74.6	64	70	76.9
82	伊拉克	69	68	69.9	67	65	67.5	71	70	72.2
83	爱尔兰	75	76	81.5	72	74	79.7	78	79	83.4
84	以色列	77	79	82.3	75	77	80.3	79	81	84.2
85	意大利	77	79	82.7	74	76	80.5	80	82	84.9
86	牙买加	71	72	76.0	69	71	73.6	74	74	78.5
87	日本	79	81	84.2	76	78	81.1	82	85	87.1
88	约旦	70	70	74.3	68	68	72.7	71	73	76.0
89	哈萨克斯坦	66	63	71.1	61	58	66.8	70	68	75.3
90	肯尼亚	60	54	66.7	58	52	64.4	62	56	68.9
91	基里巴斯	60	66	66.1	57	64	63.6	62	68	68.6
92	科威特	73	76	74.8	73	75	73.9	74	76	76.0
93	吉尔吉斯	66	65	71.4	62	62	67.7	69	69	75.2
94	老挝	53	59	65.8	51	58	64.2	54	60	67.4
95	拉脱维亚	69	71	75.1	64	65	70.0	74	76	79.6
96	黎巴嫩	67	71	76.3	64	68	75.1	71	75	77.7

附录2-1 续表3

2012年标化死亡率（1/10万）			2012年寿命损失人年归因（1/10万）			孕产妇死亡率（1/10万）	
传染性疾病	非传染性疾病	伤害	传染性疾病	非传染性疾病	伤害	2010	2017
29	406	23	1114	15722	1023	12	4
626	631	106	32528	12131	4795	200	248
…	…	…	…	…	…	…	…
77	396	66	5127	8525	3236	150	95
97	410	84	4586	9122	4176	110	59
74	782	33	4268	15168	1513	66	37
96	475	158	4079	10914	7994	81	46
757	729	134	48783	15054	7887	240	301
506	672	119	22640	9469	4519	240	480
19	511	47	1810	20218	2189	2	9
884	702	119	48011	11412	6918	320	437
559	476	94	29697	8571	4697	350	401
105	804	64	4602	16839	2791	26	34
9	367	39	413	15028	1830	5	3
21	313	35	936	12899	1600	8	8
589	505	77	30028	10127	4197	230	252
590	630	96	35805	11970	5295	360	597
39	615	32	2419	21490	1647	67	25
22	365	23	926	16246	1113	7	7
476	670	76	28629	12863	4084	350	308
24	365	27	1027	15467	1298	3	3
…	…	…	…	…	…	24	25
213	409	111	10458	7885	5929	120	95
680	681	96	45952	12912	5574	610	576
870	765	112	56025	13835	6094	790	667
177	1024	150	8533	17196	6621	280	169
405	725	89	25017	13728	5232	350	480
118	441	81	6564	8031	4121	100	65
17	603	44	795	24235	2081	21	12
14	312	29	462	9207	1289	5	4
253	682	116	13613	14186	4785	200	145
162	680	49	7905	12030	2116	220	177
56	569	75	3118	10302	3799	21	16
87	715	128	7823	9610	5647	63	79
22	344	32	728	9828	1512	6	5
31	311	21	1024	8286	846	7	3
15	304	20	712	13583	953	4	2
97	519	51	5142	12320	2729	110	80
34	244	40	1604	12212	2005	5	5
53	640	53	3691	8584	2299	63	46
55	950	102	3834	21333	5254	51	10
657	515	101	37031	9133	5271	360	342
…	…	…	…	…	…	…	92
82	406	25	1468	4400	1199	14	12
66	835	65	5767	15300	3421	71	60
329	680	75	21052	10183	3846	470	185
26	624	55	2076	25436	2564	34	19
30	385	41	1196	7934	1377	25	29

附录2-1　续表4

序列	国家	预期寿命（岁）								
		合计			男			女		
		1990	2000	2016	1990	2000	2016	1990	2000	2016
97	莱索托	61	47	52.9	59	44	51.0	62	50	54.6
98	利比里亚	42	50	62.9	39	48	62.0	46	52	63.9
99	利比亚	68	71	71.9	67	69	69.0	70	74	75.0
100	立陶宛	71	72	75.0	66	67	69.7	76	77	80.2
101	卢森堡	76	78	82.5	72	75	80.1	79	81	84.6
102	马达加斯加	51	59	66.1	50	57	64.6	53	61	67.6
103	马拉维	45	43	64.2	43	41	61.4	46	45	66.8
104	马来西亚	71	72	75.3	68	69	73.2	73	74	77.6
105	马尔代夫	58	67	78.4	60	67	77.2	57	67	79.9
106	马里	46	50	58.0	46	48	57.5	46	52	58.4
107	马耳他	76	78	81.4	74	76	79.6	78	80	83.3
108	马歇尔群岛	63	59	…	61	58	…	65	60	…
109	毛利塔尼亚	58	58	63.9	57	56	62.6	60	59	65.2
110	毛里求斯	70	71	74.8	66	68	71.6	74	75	78.1
111	墨西哥	71	74	76.6	68	72	74.0	75	77	79.2
112	密克罗尼西亚	66	67	69.6	65	66	68.4	67	68	70.8
113	摩纳哥	78	80	…	74	76	…	81	84	…
114	蒙古	61	64	69.8	58	60	65.7	64	67	74.2
115	黑山	76	74	76.8	73	72	74.4	79	77	79.2
116	摩洛哥	64	69	76.0	63	67	74.8	66	72	77.0
117	莫桑比克	43	48	60.1	41	46	57.7	45	50	62.3
118	缅甸	59	62	66.8	57	59	64.6	61	65	68.9
119	纳米比亚	63	53	63.7	62	50	61.1	64	57	66.1
120	瑙鲁	73	59	…	69	54	…	77	65	…
121	尼泊尔	54	62	70.2	54	61	68.8	55	63	71.6
122	荷兰	77	78	81.6	74	76	80.0	80	81	83.2
123	新西兰	76	79	82.2	73	76	80.5	78	81	84.0
124	尼加拉瓜	71	73	75.5	68	70	72.5	74	76	78.4
125	尼日尔	43	51	59.8	43	51	59.0	43	51	60.8
126	尼日利亚	46	48	55.2	45	47	54.7	47	48	55.7
127	纽埃岛	71	72	…	69	68	…	75	76	…
128	北马其顿（原马其顿）	72	72	…	70	69	…	75	75	…
129	挪威	77	79	82.5	74	76	80.6	80	81	84.3
130	阿曼	68	71	77.0	66	69	75.3	70	75	79.5
131	巴基斯坦	60	61	66.5	59	61	65.7	61	62	67.4
132	帕劳群岛	66	70	…	65	67	…	68	74	…
133	巴拿马	74	76	78.0	72	73	75.0	76	78	81.2
134	巴布亚新几内亚	56	61	65.9	53	60	63.6	59	63	68.3
135	巴拉圭	73	74	74.2	71	71	72.4	76	77	76.1
136	秘鲁	70	72	75.9	68	70	73.4	72	74	78.3
137	菲律宾	66	69	69.3	63	66	66.2	70	73	72.6
138	波兰	71	74	77.7	67	70	73.8	76	78	81.6
139	葡萄牙	74	77	81.4	71	73	78.3	78	80	84.5
140	卡塔尔	75	77	78.1	74	77	77.3	76	77	79.9
141	韩国	72	76	82.7	68	72	79.5	76	80	85.6
142	摩尔多瓦	68	68	71.5	65	64	67.6	72	71	75.3
143	罗马尼亚	70	71	75.2	66	68	71.6	73	75	79.0
144	俄罗斯	69	65	72.0	63	58	66.4	74	72	77.2

附录2-1 续表5

2012年标化死亡率（1/10万）			2012年寿命损失人年归因（1/10万）			孕产妇死亡率（1/10万）	
传染性疾病	非传染性疾病	伤害	传染性疾病	非传染性疾病	伤害	2010	2017
1110	672	142	57102	11697	7939	620	544
609	657	83	32485	10525	4030	770	661
53	550	63	2305	8377	2511	58	72
26	581	76	1281	22141	3932	8	8
21	318	31	750	10773	1367	20	5
430	649	89	24877	10233	4675	240	335
778	655	98	41453	9228	4049	460	349
117	563	63	3134	9740	2450	29	29
59	487	35	2173	7691	1205	60	53
588	866	120	55170	14432	6603	540	562
24	364	19	767	12632	886	8	6
…	…	…	…	…	…	…	…
619	555	83	31786	9373	4001	510	766
62	577	44	2399	16472	2235	60	61
57	468	63	2578	10391	3339	50	33
…	…	…	…	…	…	100	88
…	…	…	…	…	…	…	…
83	966	69	5357	17033	3885	63	45
19	572	41	883	18336	1946	8	6
132	708	47	…	…	…	100	70
998	594	175	53997	11531	8061	490	289
316	709	102	13566	14286	4767	200	250
357	580	76	18018	8027	3755	200	195
…	…	…	…	…	…	…	…
252	678	89	11880	11404	3697	170	186
26	355	22	941	13172	966	6	5
18	314	33	742	10295	1597	15	9
75	547	64	4947	10740	3209	95	98
740	649	98	54270	10726	5637	590	509
866	674	146	59843	13237	8544	630	917
…	…	…	…	…	…	…	…
17	637	24	823	18585	1096	10	7
25	337	26	894	11991	1117	7	2
84	478	53	2583	5787	2443	32	19
296	669	99	20789	11796	4893	260	140
…	…	…	…	…	…	…	…
86	373	67	3975	8760	3724	92	52
554	693	100	22709	12277	4394	230	145
77	486	68	4427	9696	3421	99	84
121	364	48	4193	8048	2189	67	88
226	720	54	8000	13013	2698	99	121
23	494	49	940	18222	2433	5	2
40	343	25	1632	14128	1215	8	8
28	407	41	635	3410	1690	7	9
34	302	53	944	8755	2381	16	11
45	788	76	3150	24614	3642	41	19
39	612	41	1841	22427	2049	27	19
74	790	103	3877	28356	5483	34	17

附录2-1　续表6

序列	国家	预期寿命（岁）								
		合计			男			女		
		1990	2000	2016	1990	2000	2016	1990	2000	2016
145	卢旺达	48	47	68.0	46	45	66.1	50	49	69.9
146	圣基茨和尼维斯	68	71	…	65	69	…	71	73	…
147	圣卢西亚岛	72	74	75.6	70	71	73.0	74	77	78.3
148	圣文森特和格林纳丁斯	72	70	72.0	69	67	69.4	75	73	74.9
149	萨摩亚群岛	66	67	75.1	63	65	72.0	69	70	78.4
150	圣马力诺	79	81	…	76	78	…	83	84	…
151	圣多美和普林西比	61	66	68.7	59	64	66.7	63	68	70.7
152	沙特阿拉伯	69	71	74.8	67	69	73.5	71	75	76.5
153	塞内加尔	57	60	66.8	56	58	64.7	59	62	68.7
154	塞尔维亚	72	72	76.3	69	69	73.8	75	74	78.9
155	塞舌尔	69	72	73.3	64	67	69.0	75	76	78.0
156	塞拉利昂	38	41	53.1	38	37	52.5	38	45	53.8
157	新加坡	75	78	82.9	73	76	80.8	78	81	85.0
158	斯洛伐克	71	73	77.4	66	69	73.8	75	77	80.9
159	斯洛文尼亚	74	76	80.9	70	72	78.0	78	80	83.7
160	所罗门群岛	62	69	71.1	61	67	69.7	63	71	72.7
161	索马里	47	50	55.4	45	49	53.7	50	51	57.3
162	南非	62	56	63.6	59	54	60.2	66	59	67.0
163	南苏丹	42	…	58.6	41	…	57.7	44	…	59.6
164	西班牙	77	79	83.0	73	76	80.3	81	83	85.7
165	斯里兰卡	69	69	75.3	65	63	72.1	75	75	78.5
166	苏丹	55	58	65.1	54	58	63.4	57	58	66.9
167	苏里南	73	69	71.8	71	66	68.7	76	72	75.1
168	瑞典	78	80	82.3	75	77	80.6	81	82	84.1
169	瑞士	78	80	83.3	74	77	81.2	81	83	85.2
170	叙利亚	70	71	63.8	69	69	59.4	71	74	68.9
171	塔吉克斯坦	64	64	70.8	62	62	68.7	65	65	73.0
172	泰国	69	68	75.5	66	63	71.8	72	72	79.3
173	东帝汶	50	60	68.6	48	58	66.8	51	63	70.4
174	多哥	55	56	60.6	54	54	59.7	57	59	61.5
175	汤加	68	69	73.4	64	68	70.5	74	71	76.4
176	特立尼达和多巴哥	68	69	71.8	65	65	68.2	71	73	75.6
177	突尼斯	70	73	76.0	69	71	74.1	72	75	78.1
178	土耳其	65	70	76.4	62	67	73.3	68	73	79.4
179	土库曼斯坦	62	62	68.2	59	59	64.7	65	65	71.7
180	图瓦卢	62	63	…	59	63	…	64	63	…
181	乌干达	47	47	62.5	44	43	60.2	49	51	64.8
182	乌克兰	70	68	72.5	65	62	67.6	75	73	77.1
183	阿联酋	72	77	77.2	71	75	76.5	73	79	78.7
184	英国	76	78	81.4	73	75	79.7	79	80	83.2
185	坦桑尼亚	51	51	63.9	49	49	62.0	52	53	65.8
186	美国	75	77	78.6	72	74	76.1	79	80	81.1
187	乌拉圭	73	75	77.4	69	71	73.2	76	79	80.8
188	乌兹别克斯坦	67	66	72.3	63	63	69.7	70	68	75.0
189	瓦努阿图	66	69	72.0	64	68	70.1	67	70	74.1
190	委内瑞拉	72	74	74.1	70	71	69.5	74	77	79.0
191	越南	70	70	76.3	66	68	71.7	75	72	80.9
192	也门	58	61	65.3	56	59	63.9	59	62	66.8
193	赞比亚	43	42	62.3	40	40	60.2	47	44	64.4
194	津巴布韦	62	45	61.4	60	43	59.6	64	47	63.1

附录2-1　续表7

2012年标化死亡率（1/10万）			2012年寿命损失人年归因（1/10万）			孕产妇死亡率（1/10万）	
传染性疾病	非传染性疾病	伤害	传染性疾病	非传染性疾病	伤害	2010	2017
402	585	106	24964	9517	5642	340	248
…	…	…	…	…	…	…	…
…	…	…	…	…	…	35	117
…	…	…	…	…	…	48	68
…	…	…	…	…	…	…	43
…	…	…	…	…	…	…	…
…	…	…	…	…	…	70	130
71	549	41	1841	6721	1577	24	17
588	558	89	26368	9505	3637	370	315
19	658	32	895	23163	1543	12	12
…	…	…	…	…	…	…	53
1327	964	150	82802	21114	9282	890	1120
66	265	17	1527	7562	794	3	8
35	533	39	1313	17777	1936	6	5
15	369	44	589	14708	2027	12	7
231	710	75	9927	11096	3192	93	104
927	551	188	71921	11605	11017	1000	829
612	711	104	30989	14121	5017	300	119
831	623	143	50404	12108	7667	…	1150
19	323	18	823	12838	851	6	4
75	501	89	2592	11909	3689	35	36
495	551	134	29142	10558	6569	730	295
84	375	70	4516	8530	3373	130	120
19	333	26	792	13327	1204	4	4
14	292	25	609	11297	1173	8	5
41	573	308	2807	7685	18227	70	31
148	753	52	14692	11930	3128	65	17
123	449	73	4570	12846	3379	48	37
344	671	69	21132	9304	3862	300	142
682	679	93	43673	12507	5449	300	396
…	…	…	…	…	…	110	52
80	705	98	3611	18921	5045	46	67
65	509	39	2762	11153	1792	56	43
44	555	39	2361	12651	2148	20	17
116	1025	93	8879	22123	5552	67	7
…	…	…	…	…	…	…	…
697	664	167	41005	10918	8098	310	375
69	749	67	3734	28498	3569	32	19
36	547	32	918	3086	1546	12	3
29	359	22	1187	13889	1016	12	7
584	570	129	32565	9699	5956	460	524
31	413	44	1337	14258	2159	21	19
46	446	54	1972	14879	2575	29	17
86	811	47	6840	14571	2713	28	29
…	…	…	…	…	…	110	72
58	411	103	3209	8639	5936	92	125
96	435	59	4475	10594	2730	59	43
515	627	84	21708	10259	4865	200	164
764	587	156	49853	9379	7020	440	213
711	599	82	42568	9782	5349	570	458

附录2-2 5岁以下儿童死亡率

序列	国家	新生儿死亡率（‰）		婴儿死亡率（‰）					
				合计			男		
		1990	2018	1990	2000	2018	1990	2000	2018
1	阿富汗	51.4	37.1	121.3	94.5	47.9		159.0	51.1
2	阿尔巴尼亚	17.0	6.5	35.1	23.2	7.8	48.0	27.0	8.5
3	阿尔及利亚	22.5	14.6	39.9	33.9	20.1	54.0	43.0	21.5
4	安道尔	4.2	1.4	7.5	3.9	2.7	8.0	4.0	3.0
5	安哥拉	54.3	28.5	133.4	128.3	51.6	160.0	132.0	56.7
6	安提瓜和巴布达	12.4	3.4	23.4	13.8	5.0	31.0	21.0	5.4
7	阿根廷	15.8	6.4	24.4	18.0	8.8	27.0	19.0	9.6
8	亚美尼亚	24.2	6.5	42.4	26.6	11.0	51.0	34.0	12.2
9	澳大利亚	4.7	2.3	7.6	5.1	3.1	9.0	6.0	3.4
10	奥地利	4.5	2.1	8.0	4.6	2.9	9.0	5.0	3.1
11	阿塞拜疆	32.3	11.2	75.4	60.7	19.2	87.0	64.0	21.1
12	巴哈马群岛	11.7	5.4	19.6	13.0	8.3	19.0	14.0	8.9
13	巴林群岛	8.1	3.0	19.5	10.9	6.1	13.0	11.0	6.2
14	孟加拉国	54.8	17.1	99.6	64.4	25.1	108.0	70.0	26.9
15	巴巴多斯岛	9.9	7.9	16.2	14.9	11.3	18.0	13.0	12.3
16	白俄罗斯	7.5	1.3	13.5	11.4	2.6	24.0	18.0	2.9
17	比利时	4.5	2.0	8.3	4.8	2.9	9.0	5.0	3.3
18	伯利兹	16.0	8.6	32.1	21.2	11.2	39.0	27.0	12.2
19	贝宁湾	41.4	31.3	107.9	90.0	60.5	117.0	94.0	66.1
20	不丹	43.2	16.4	93.3	58.9	24.8	99.0	73.0	27.1
21	玻利维亚	38.4	14.3	84.6	57.0	21.8	89.0	66.0	24.1
22	波黑	11.5	4.1	16.2	8.1	5.0	23.0	16.0	5.5
23	博茨瓦纳	24.8	24.5	38.9	54.4	30.0	47.0	67.0	32.9
24	巴西	27.8	8.1	51.4	28.9	12.8	51.0	31.0	14.3
25	文莱	6.4	5.5	9.4	7.7	9.8	11.0	6.0	10.6
26	保加利亚	12.0	3.6	18.4	17.9	5.9	16.0	15.0	6.5
27	布基纳法索	40.4	24.7	102.5	96.2	49.0	114.0	106.0	53.2
28	布隆迪	45.5	21.7	103.4	91.6	41.0	125.0	118.0	45.3
29	佛得角	22.1	11.6	48.4	29.0	16.7	59.0	40.0	18.3
30	柬埔寨	37.7	14.4	85.6	81.7	24.0	94.0	88.0	26.9
31	喀麦隆	35.2	26.6	84.8	92.5	50.6	99.0	104.0	55.3
32	加拿大	4.5	3.4	6.8	5.2	4.3	8.0	6.0	4.6
33	中非	48.3	41.2	115.3	113.3	84.5	118.0	123.0	91.0
34	乍得	48.4	34.2	115.9	105.9	71.4	127.0	130.0	77.7
35	智利	8.2	4.9	16.0	9.2	6.2	20.0	10.0	6.6
36	中国	24.9	4.3	42.2	30.2	7.4	31.0	25.0	7.8
37	哥伦比亚	19.0	7.8	29.0	21.2	12.2	33.0	26.0	13.6
38	科摩罗	41.2	31.6	88.1	72.8	51.3	99.0	90.0	55.9
39	刚果	29.7	20.3	60.1	76.5	36.2	69.0	76.0	39.8
40	库克岛	11.6	4.1	20.6	14.4	6.7	12.0	19.0	7.3
41	哥斯达黎加	9.0	5.9	14.3	11.3	7.6	17.0	13.0	8.2
42	科特迪瓦	47.8	33.5	104.3	99.6	59.4	116.0	107.0	66.0
43	克罗地亚	8.4	2.6	11.1	7.2	4.0	12.0	7.0	4.3
44	古巴	7.0	2.1	10.5	6.5	3.7	13.0	8.0	4.1
45	塞浦路斯	5.7	1.4	9.9	5.5	1.9	12.0	5.0	2.0
46	捷克	9.7	1.8	12.8	5.6	2.7	13.0	5.0	3.0
47	朝鲜	21.3	9.7	33.4	44.5	13.7	24.0	44.0	15.2
48	刚果民主共和国	47.6	28.3	114.7	114.6	68.2	131.0	131.0	74.2

附录2-2 续表1

			5 岁以下儿童死亡率（‰）								
女			合计			男			女		
1990	2000	2018	1990	2000	2018	1990	2000	2018	1990	2000	2018
154.0	136.0	44.5	179.1	135.6	62.3	262.0	232.0	65.7	237.0	210.0	58.7
33.0	19.0	7.2	40.5	26.1	8.8	64.0	34.0	9.4	38.0	20.0	8.2
46.0	36.0	18.7	47.1	39.6	23.5	66.0	50.0	24.9	55.0	42.0	22.0
6.0	4.0	2.5	8.5	4.6	2.9	9.0	5.0	3.1	8.0	4.0	2.6
146.0	120.0	46.2	225.9	216.7	77.2	274.0	225.0	83.0	242.0	199.0	71.1
18.0	12.0	4.6	25.5	15.4	6.4	31.0	23.0	7.0	27.0	15.0	5.9
21.0	15.0	8.0	27.6	20.2	9.9	31.0	22.0	10.8	25.0	18.0	9.0
45.0	30.0	9.8	49.7	30.1	12.4	63.0	40.0	13.7	49.0	31.0	11.0
7.0	5.0	2.8	9.2	6.2	3.7	10.0	7.0	4.0	8.0	6.0	3.4
7.0	4.0	2.6	9.5	5.5	3.5	10.0	6.0	3.9	9.0	5.0	3.2
68.0	50.0	17.2	94.5	74.1	21.5	109.0	77.0	23.6	85.0	60.0	19.4
14.0	12.0	7.7	23.5	15.8	10.2	28.0	22.0	11.0	21.0	18.0	9.5
14.0	10.0	5.9	23.0	12.7	7.1	16.0	14.0	7.3	17.0	11.0	6.8
96.0	61.0	23.3	143.7	88.1	30.2	151.0	92.0	32.2	144.0	88.0	28.0
12.0	13.0	10.2	18.1	16.4	12.2	20.0	14.0	13.3	15.0	15.0	11.0
17.0	13.0	2.3	16.6	14.4	3.4	27.0	20.0	3.8	20.0	15.0	3.0
7.0	4.0	2.6	10.0	5.8	3.7	11.0	7.0	4.1	8.0	5.0	3.2
31.0	19.0	10.1	39.6	25.1	13.0	47.0	30.0	14.2	39.0	24.0	11.8
104.0	84.0	54.7	179.4	146.0	93.0	189.0	148.0	98.8	180.0	141.0	86.8
84.0	62.0	22.4	133.7	79.4	29.7	158.0	113.0	32.4	137.0	98.0	26.9
80.0	59.0	19.5	122.7	77.4	26.8	124.0	87.0	29.4	120.0	84.0	24.1
19.0	12.0	4.5	18.3	9.2	5.8	26.0	20.0	6.4	21.0	14.0	5.2
46.0	65.0	26.9	49.5	85.1	36.5	62.0	102.0	39.8	57.0	95.0	32.9
40.0	25.0	11.2	61.5	32.9	14.4	62.0	37.0	16.0	50.0	31.0	12.6
8.0	6.0	9.0	12.2	9.5	11.6	12.0	8.0	12.5	11.0	8.0	10.6
12.0	12.0	5.3	22.1	21.1	7.1	20.0	18.0	7.7	15.0	15.0	6.3
106.0	98.0	44.6	202.2	185.8	76.4	203.0	189.0	80.6	200.0	186.0	72.0
102.0	96.0	36.5	170.8	148.9	58.5	203.0	190.0	63.1	176.0	165.0	53.5
39.0	26.0	15.0	63.0	35.3	19.5	74.0	48.0	21.3	52.0	34.0	17.6
76.0	71.0	21.0	117.5	110.5	28.0	126.0	115.0	31.2	107.0	97.0	24.7
84.0	87.0	45.6	136.4	151.2	76.1	154.0	163.0	81.2	141.0	149.0	70.7
6.0	5.0	4.0	8.3	6.2	5.0	9.0	7.0	5.3	7.0	5.0	4.6
111.0	115.0	77.3	176.9	174.1	116.5	174.0	183.0	122.6	175.0	184.0	109.9
112.0	114.0	64.7	214.7	190.7	119.0	206.0	210.0	125.5	197.0	201.0	111.8
16.0	9.0	5.6	19.1	10.9	7.2	24.0	12.0	7.8	19.0	10.0	6.6
43.0	35.0	6.9	53.9	36.9	8.6	39.0	31.0	9.1	52.0	41.0	8.1
23.0	18.0	10.8	35.2	25.1	14.2	41.0	30.0	15.7	29.0	22.0	12.6
80.0	72.0	46.4	125.4	101.3	67.5	138.0	123.0	72.7	117.0	104.0	61.9
64.0	71.0	32.4	92.2	121.4	50.1	108.0	121.0	54.2	99.0	111.0	45.7
20.0	10.0	6.1	24.4	16.8	7.9	15.0	21.0	8.6	21.0	12.0	7.1
14.0	10.0	6.9	16.9	13.1	8.8	20.0	14.0	9.5	16.0	11.0	8.0
94.0	87.0	52.3	151.6	146.1	80.9	159.0	148.0	88.7	145.0	135.0	72.5
9.0	6.0	3.6	12.8	8.3	4.7	14.0	8.0	5.1	10.0	7.0	4.3
9.0	5.0	3.3	13.3	8.4	5.0	15.0	10.0	5.5	11.0	7.0	4.5
10.0	5.0	1.7	11.1	6.5	2.4	13.0	7.0	2.6	11.0	6.0	2.2
9.0	4.0	2.3	14.6	6.6	3.4	14.0	6.0	3.8	11.0	5.0	3.0
22.0	40.0	12.1	43.4	60.0	18.2	47.0	61.0	20.0	43.0	55.0	16.2
120.0	120.0	62.0	176.0	175.9	88.1	207.0	207.0	94.7	190.0	190.0	81.1

附录2-2　续表2

序列	国家	新生儿死亡率（‰）		婴儿死亡率（‰）					
				合计			男		
		1990	2018	1990	2000	2018	1990	2000	2018
49	丹麦	4.5	3.1	7.4	4.6	3.6	9.0	6.0	3.9
50	吉布提	43.6	31.7	92.1	79.7	49.8	108.0	95.0	54.0
51	多米尼加	11.8	28.3	14.0	13.6	32.9	18.0	16.0	35.1
52	多米尼加共和国	28.3	19.4	46.1	33.2	24.1	51.0	34.0	26.4
53	厄瓜多尔	21.3	7.2	44.2	28.3	12.2	47.0	32.0	13.7
54	埃及	32.2	11.2	62.5	35.9	18.1	77.0	44.0	19.3
55	萨尔瓦多	18.5	6.7	46.0	26.8	11.8	52.0	30.0	13.0
56	赤道几内亚	48.1	29.9	124.4	98.8	62.6	129.0	109.0	68.3
57	厄立特里亚	35.7	18.4	92.6	58.4	31.3	103.0	65.0	35.8
58	爱沙尼亚	12.3	1.2	16.5	8.8	2.1	14.0	10.0	2.3
59	斯瓦蒂尼（原斯威士兰）	29.5	17.2	55.4	80.1	43.0	71.0	75.0	47.5
60	埃塞俄比亚	54.6	28.1	121.8	89.8	39.1	140.0	103.0	44.4
61	斐济	12.5	10.9	25.0	20.6	21.6	21.0	18.0	23.5
62	芬兰	3.9	1.0	5.5	3.5	1.4	6.0	4.0	1.5
63	法国	3.6	2.5	7.4	4.4	3.4	8.0	5.0	3.7
64	加蓬	33.0	21.0	60.3	55.5	32.7	81.0	73.0	36.4
65	冈比亚	46.1	26.3	79.9	63.4	39.0	111.0	100.0	42.9
66	格鲁吉亚	27.8	5.9	40.5	31.2	8.7	44.0	33.0	9.7
67	德国	3.7	2.2	7.0	4.4	3.1	8.0	5.0	3.3
68	加纳	39.5	23.9	80.3	65.2	34.9	82.0	73.0	38.6
69	希腊	9.0	2.6	11.3	6.9	3.6	10.0	7.0	3.9
70	格林纳达	10.2	9.9	17.7	13.6	13.7	32.0	17.0	14.9
71	危地马拉	29.3	12.3	59.6	40.0	22.1	58.0	39.0	24.4
72	几内亚	52.5	31.1	140.4	103.1	64.9	152.0	124.0	70.0
73	几内亚比绍	60.6	36.6	132.8	108.7	54.0	157.0	142.0	59.4
74	圭亚那	29.0	18.2	47.1	38.6	25.1	60.0	49.0	28.4
75	海地	37.8	26.0	100.2	74.8	49.5	113.0	87.0	54.5
76	洪都拉斯	24.5	9.6	45.7	31.1	15.1	47.0	36.0	16.8
77	匈牙利	12.9	2.3	17.0	9.7	3.6	17.0	10.0	3.8
78	冰岛	3.2	1.0	5.1	3.1	1.5	6.0	3.0	1.7
79	印度	51.1	22.7	88.4	66.5	29.9	83.0	67.0	30.0
80	印尼	30.8	12.7	62.0	41.0	21.1	62.0	43.0	23.5
81	伊朗	26.8	8.9	44.1	28.6	12.4	62.0	43.0	13.1
82	伊拉克	26.1	15.3	41.8	35.7	22.5	45.0	41.0	24.6
83	爱尔兰	5.0	2.3	7.7	6.0	3.1	9.0	7.0	3.4
84	以色列	6.1	1.9	9.7	5.6	3.0	11.0	6.0	3.2
85	意大利	6.2	2.0	8.3	4.7	2.6	9.0	5.0	2.8
86	牙买加	17.0	10.2	24.9	20.1	12.4	30.0	29.0	13.8
87	日本	2.5	0.9	4.6	3.3	1.8	5.0	4.0	1.9
88	约旦	19.4	9.5	30.0	23.3	13.9	37.0	29.0	15.1
89	哈萨克斯坦	22.5	5.6	44.7	37.5	8.8	58.0	43.0	10.0
90	肯尼亚	32.8	19.6	63.9	68.6	30.6	70.0	72.0	33.7
91	基里巴斯	29.8	22.8	69.1	53.5	41.2	68.0	52.0	45.4
92	科威特	9.3	4.5	14.4	11.0	6.7	15.0	10.0	7.3
93	吉尔吉斯	28.2	13.2	54.5	42.0	16.9	68.0	48.0	18.8
94	老挝	47.7	22.7	110.9	83.0	37.6	122.0	71.0	41.9
95	拉脱维亚	12.6	2.0	16.6	14.5	3.3	16.0	12.0	3.5
96	黎巴嫩	15.9	4.3	26.8	17.1	6.4	36.0	22.0	6.6

附录2-2 续表3

			5 岁以下儿童死亡率（‰）								
女			合计			男			女		
1990	2000	2018	1990	2000	2018	1990	2000	2018	1990	2000	2018
6.0	4.0	3.3	8.9	5.6	4.2	10.0	6.0	4.6	8.0	5.0	3.8
82.0	72.0	45.1	118.6	100.7	59.3	137.0	119.0	64.2	108.0	94.0	54.0
12.0	13.0	30.4	17.2	15.8	35.7	21.0	18.0	38.2	14.0	15.0	33.0
45.0	30.0	21.7	59.7	41.1	28.8	67.0	42.0	31.5	57.0	36.0	26.0
35.0	24.0	10.7	56.9	34.3	14.2	58.0	37.0	15.8	48.0	31.0	12.6
54.0	31.0	16.8	85.1	44.8	21.2	103.0	54.0	22.4	75.0	39.0	19.9
44.0	25.0	10.5	59.5	32.4	13.7	68.0	37.0	15.0	56.0	30.0	12.2
111.0	95.0	56.5	184.0	142.4	85.3	206.0	174.0	91.3	190.0	162.0	78.8
81.0	51.0	26.7	150.6	89.3	41.9	162.0	96.0	47.1	137.0	81.0	36.5
10.0	7.0	1.9	20.2	11.0	2.6	18.0	13.0	2.9	14.0	9.0	2.4
64.0	68.0	38.3	73.9	122.5	54.4	95.0	108.0	59.3	90.0	102.0	49.3
108.0	79.0	33.6	205.0	145.5	55.2	225.0	159.0	61.1	193.0	137.0	49.2
17.0	14.0	19.7	30.0	24.4	25.6	25.0	19.0	27.8	19.0	17.0	23.4
6.0	3.0	1.2	6.7	4.3	1.7	7.0	5.0	1.9	7.0	4.0	1.5
6.0	4.0	3.0	9.0	5.4	4.0	10.0	6.0	4.4	8.0	5.0	3.6
54.0	48.0	28.8	92.7	84.6	44.8	104.0	93.0	49.0	81.0	73.0	40.3
96.0	87.0	35.0	169.8	119.0	58.4	163.0	140.0	62.8	142.0	122.0	53.6
37.0	28.0	7.7	47.3	35.7	9.8	51.0	38.0	10.9	42.0	31.0	8.7
6.0	4.0	2.8	8.5	5.4	3.7	10.0	6.0	4.0	8.0	5.0	3.3
70.0	62.0	31.1	128.2	101.3	47.9	132.0	117.0	52.4	107.0	94.0	43.1
9.0	5.0	3.3	12.5	7.8	4.5	11.0	8.0	4.8	10.0	6.0	4.1
33.0	18.0	12.5	22.2	15.9	15.2	40.0	19.0	16.5	40.0	21.0	13.9
56.0	38.0	19.6	80.6	50.7	26.2	75.0	48.0	28.8	77.0	49.0	23.4
121.0	98.0	59.5	237.6	170.2	100.8	246.0	198.0	105.4	214.0	172.0	95.9
127.0	115.0	48.3	224.8	180.8	81.5	264.0	240.0	87.5	215.0	196.0	75.1
34.0	28.0	21.7	61.2	48.7	30.1	80.0	59.0	34.0	41.0	31.0	26.1
97.0	74.0	44.3	144.6	104.4	64.8	158.0	117.0	70.3	147.0	109.0	59.1
39.0	30.0	13.3	59.1	38.2	17.6	58.0	42.0	19.5	52.0	38.0	15.6
13.0	9.0	3.3	19.0	11.2	4.3	19.0	12.0	4.6	15.0	10.0	3.9
5.0	2.0	1.4	6.4	4.0	2.0	7.0	4.0	2.1	6.0	3.0	1.8
85.0	68.0	29.9	125.9	91.4	36.6	111.0	87.0	35.8	126.0	99.0	37.3
51.0	35.0	18.6	84.3	52.2	25.0	93.0	61.0	27.7	77.0	51.0	22.2
47.0	33.0	11.7	56.6	34.7	14.4	82.0	54.0	15.0	63.0	41.0	13.8
39.0	35.0	20.1	53.4	44.6	26.7	58.0	52.0	29.3	48.0	43.0	24.0
8.0	5.0	2.8	9.2	7.2	3.7	11.0	8.0	4.0	9.0	6.0	3.3
9.0	5.0	2.8	11.6	6.9	3.7	13.0	8.0	4.0	11.0	6.0	3.5
7.0	4.0	2.4	9.6	5.5	3.0	10.0	6.0	3.3	8.0	5.0	2.8
25.0	25.0	10.9	29.8	23.7	14.4	35.0	34.0	16.1	32.0	30.0	12.7
4.0	3.0	1.7	6.3	4.5	2.5	7.0	5.0	2.6	6.0	4.0	2.4
27.0	21.0	12.6	36.7	27.8	16.2	42.0	31.0	17.5	37.0	28.0	14.7
44.0	33.0	7.6	52.6	43.5	9.9	69.0	51.0	11.2	51.0	38.0	8.6
58.0	59.0	27.4	98.7	110.9	41.1	106.0	112.0	44.7	92.0	97.0	37.4
62.0	45.0	37.0	95.4	71.0	52.5	93.0	64.0	57.2	84.0	62.0	47.7
13.0	7.0	6.1	16.7	12.7	7.9	18.0	13.0	8.5	16.0	10.0	7.2
57.0	40.0	14.9	65.7	49.2	18.9	80.0	55.0	21.1	69.0	47.0	16.7
94.0	55.0	33.2	162.0	117.4	47.3	166.0	91.0	52.1	148.0	81.0	42.4
11.0	9.0	3.1	20.4	17.2	3.9	20.0	15.0	4.2	15.0	11.0	3.5
30.0	19.0	6.1	32.3	20.0	7.4	45.0	27.0	7.8	35.0	21.0	7.1

附录2-2 续表4

序列	国家	新生儿死亡率（‰）		婴儿死亡率（‰）					
				合计			男		
		1990	2018	1990	2000	2018	1990	2000	2018
97	莱索托	44.6	34.9	69.5	80.6	65.7	79.0	91.0	71.8
98	利比里亚	52.1	24.5	165.3	118.9	53.5	178.0	144.0	58.4
99	利比亚	21.1	6.4	36.2	24.4	10.2	32.0	23.0	11.3
100	立陶宛	9.3	2.1	13.4	9.6	3.3	11.0	8.0	3.5
101	卢森堡	4.1	1.4	7.3	3.9	1.9	9.0	4.0	2.1
102	马达加斯加	41.2	20.6	98.1	70.5	38.2	109.0	70.0	41.9
103	马拉维	50.0	22.4	143.4	103.0	35.3	135.0	103.0	39.0
104	马来西亚	8.3	4.3	14.3	8.7	6.7	17.0	10.0	7.2
105	马尔代夫	35.8	4.8	67.8	35.2	7.4	83.0	43.0	8.1
106	马里	58.9	32.7	130.5	116.2	62.0	147.0	127.0	67.2
107	马耳他	7.4	4.7	10.0	6.8	6.1	12.0	7.0	6.6
108	马歇尔群岛	19.6	15.5	39.2	33.5	27.4	40.0	33.0	30.5
109	毛利塔尼亚	41.0	33.5	77.8	76.0	51.5	86.0	82.0	56.9
110	毛里求斯	15.8	9.2	19.9	16.4	13.6	23.0	20.0	15.0
111	墨西哥	16.9	7.5	37.0	21.6	11.0	40.0	24.0	12.0
112	密克罗尼西亚	21.7	16.0	43.2	41.6	25.6	45.0	38.0	28.2
113	摩纳哥	4.4	1.7	6.3	4.2	2.6	8.0	4.0	2.9
114	蒙古	30.9	8.7	77.0	49.4	14.0	86.0	58.0	16.8
115	黑山	10.6	1.7	15.0	12.5	2.3	12.0	14.0	2.4
116	摩洛哥	36.1	13.8	63.5	42.8	19.2	79.0	53.0	21.2
117	莫桑比克	56.4	27.8	158.0	113.8	54.0	160.0	127.0	57.9
118	缅甸	42.2	23.1	77.5	58.9	36.8	94.0	70.0	40.8
119	纳米比亚	28.8	15.6	49.6	49.3	29.0	58.0	58.0	31.8
120	瑙鲁	27.9	19.9	44.7	33.4	26.4	11.0	62.0	29.2
121	尼泊尔	53.2	19.9	98.8	60.4	26.7	98.0	63.0	28.9
122	荷兰	4.7	2.1	6.8	5.1	3.3	8.0	6.0	3.6
123	新西兰	4.3	3.5	9.2	6.1	4.7	10.0	7.0	5.2
124	尼加拉瓜	25.2	9.4	50.8	32.6	15.7	58.0	39.0	17.5
125	尼日尔	49.8	25.2	137.7	101.0	48.0	148.0	110.0	52.1
126	尼日利亚	51.7	36.0	126.3	112.5	75.7	134.0	122.0	82.6
127	纽埃岛	7.1	12.5	11.9	19.7	20.3	8.0	40.0	22.5
128	北马其顿（原马其顿）	16.6	7.4	33.0	14.2	8.7	33.0	18.0	9.2
129	挪威	4.1	1.5	7.0	3.9	2.1	8.0	4.0	2.2
130	阿曼	18.7	5.1	31.9	14.2	9.8	39.0	19.0	10.8
131	巴基斯坦	56.1	42.0	106.1	87.9	57.2	105.0	89.0	62.5
132	帕劳群岛	15.8	9.4	30.9	22.8	16.6	22.0	18.0	18.5
133	巴拿马	13.3	8.5	25.8	21.9	13.1	26.0	21.0	14.5
134	巴布亚新几内亚	30.6	22.1	65.0	58.2	38.0	68.0	59.0	41.4
135	巴拉圭	22.1	10.7	36.9	27.7	17.2	39.0	29.0	19.0
136	秘鲁	26.4	7.3	56.5	30.4	11.1	69.0	39.0	12.2
137	菲律宾	22.6	13.5	41.1	30.1	22.5	46.0	32.0	25.0
138	波兰	11.4	2.7	15.1	8.1	3.8	17.0	9.0	4.1
139	葡萄牙	7.2	2.1	11.5	5.5	3.1	13.0	7.0	3.4
140	卡塔尔	10.0	3.5	17.7	10.7	5.8	20.0	12.0	6.3
141	韩国	3.1	1.5	6.1	5.2	2.7	8.0	6.0	2.9
142	摩尔多瓦	14.1	11.9	26.7	25.4	13.6	37.0	25.0	15.1
143	罗马尼亚	16.8	3.4	31.0	23.3	6.1	26.0	21.0	6.7
144	俄罗斯	14.7	3.2	21.9	19.7	6.1	26.0	23.0	6.8

附录2-2 续表5

女			5岁以下儿童死亡率(‰)								
			合计			男			女		
1990	2000	2018	1990	2000	2018	1990	2000	2018	1990	2000	2018
70.0	81.0	59.0	86.3	114.6	81.1	98.0	132.0	87.9	87.0	116.0	73.8
151.0	122.0	48.3	248.0	175.2	70.9	257.0	207.0	76.4	236.0	189.0	65.0
32.0	23.0	9.1	42.4	28.4	12.0	36.0	25.0	13.2	36.0	25.0	10.7
10.0	9.0	3.0	16.5	11.8	4.0	15.0	11.0	4.4	12.0	11.0	3.7
7.0	4.0	1.8	8.8	4.8	2.4	11.0	6.0	2.6	8.0	5.0	2.2
94.0	60.0	34.2	160.8	110.6	53.6	174.0	104.0	58.0	160.0	96.0	48.9
123.0	94.0	31.4	245.3	174.2	49.7	229.0	173.0	54.3	206.0	156.0	44.8
14.0	8.0	6.1	16.6	10.1	7.8	19.0	11.0	8.4	16.0	9.0	7.1
78.0	42.0	6.6	93.5	43.8	8.6	114.0	55.0	9.4	111.0	51.0	7.8
130.0	112.0	56.3	254.2	219.9	97.8	258.0	225.0	103.0	241.0	210.0	92.1
8.0	5.0	5.6	11.4	7.8	7.0	13.0	8.0	7.6	9.0	6.0	6.4
38.0	31.0	24.0	49.6	41.5	33.1	49.0	39.0	36.6	48.0	38.0	29.4
75.0	71.0	45.9	117.8	113.1	75.7	136.0	128.0	81.4	122.0	115.0	69.6
18.0	12.0	12.1	23.1	18.6	15.5	27.0	22.0	17.0	20.0	14.0	13.9
32.0	20.0	9.8	46.4	25.6	12.7	49.0	29.0	13.9	41.0	23.0	11.5
45.0	37.0	22.7	55.4	53.1	30.8	58.0	47.0	33.9	57.0	46.0	27.4
6.0	3.0	2.3	7.7	5.2	3.2	9.0	5.0	3.5	7.0	4.0	2.9
59.0	40.0	11.1	107.9	64.6	16.3	117.0	73.0	19.3	85.0	53.0	13.2
12.0	11.0	2.2	16.7	13.7	2.5	14.0	15.0	2.7	14.0	12.0	2.4
58.0	39.0	17.1	80.7	50.8	22.4	98.0	61.0	24.6	79.0	49.0	20.1
150.0	119.0	49.9	237.0	168.5	73.2	235.0	186.0	77.8	229.0	181.0	68.4
73.0	54.0	32.7	108.6	79.5	46.2	131.0	94.0	50.5	104.0	75.0	41.7
41.0	41.0	25.9	73.6	75.5	39.6	84.0	88.0	43.2	61.0	64.0	35.8
5.0	17.0	23.5	57.5	41.3	31.8	12.0	78.0	35.1	6.0	22.0	28.5
99.0	63.0	24.3	142.3	81.9	32.2	144.0	86.0	34.3	140.0	84.0	29.9
6.0	5.0	3.0	8.3	6.2	3.9	10.0	7.0	4.2	8.0	6.0	3.5
7.0	6.0	4.2	11.2	7.4	5.7	13.0	9.0	6.3	9.0	7.0	5.1
44.0	29.0	13.8	66.8	40.3	18.3	74.0	46.0	20.4	61.0	38.0	16.1
140.0	104.0	43.5	327.3	226.9	83.7	310.0	230.0	87.2	300.0	223.0	79.7
116.0	106.0	68.5	213.2	187.7	119.9	217.0	195.0	126.7	206.0	185.0	112.8
19.0	30.0	18.0	13.8	23.2	23.9	8.0	40.0	26.4	19.0	32.0	21.3
30.0	16.0	8.1	36.6	16.0	9.9	37.0	20.0	10.5	35.0	18.0	9.2
6.0	3.0	1.9	8.7	4.8	2.5	10.0	5.0	2.8	7.0	4.0	2.3
35.0	17.0	8.8	39.3	16.5	11.4	50.0	23.0	12.5	47.0	21.0	10.3
96.0	81.0	51.5	138.6	112.6	69.3	130.0	108.0	73.8	130.0	108.0	64.5
14.0	9.0	14.6	36.1	26.7	17.9	25.0	19.0	19.9	17.0	13.0	15.8
23.0	18.0	11.7	31.1	26.0	15.3	33.0	27.0	16.9	28.0	25.0	13.6
65.0	56.0	34.3	89.1	78.4	47.8	95.0	80.0	51.8	87.0	73.0	43.5
29.0	22.0	15.4	46.2	33.5	20.2	47.0	34.0	22.2	37.0	27.0	18.1
55.0	31.0	10.0	80.0	39.8	14.3	86.0	44.0	15.7	69.0	35.0	12.9
36.0	26.0	19.8	58.6	39.9	28.4	64.0	41.0	31.3	53.0	34.0	25.2
14.0	7.0	3.4	17.3	9.3	4.4	20.0	10.0	4.9	16.0	8.0	4.0
10.0	5.0	2.8	14.7	7.2	3.7	16.0	9.0	4.1	12.0	7.0	3.4
15.0	11.0	5.4	20.8	12.4	6.8	25.0	14.0	7.3	20.0	12.0	6.3
8.0	6.0	2.5	7.1	6.1	3.2	9.0	7.0	3.4	8.0	6.0	2.9
24.0	16.0	12.0	32.3	30.6	15.8	45.0	30.0	17.5	28.0	19.0	14.0
21.0	17.0	5.5	37.7	27.0	7.3	34.0	24.0	8.0	27.0	20.0	6.5
19.0	18.0	5.5	26.0	23.2	7.2	31.0	27.0	7.9	23.0	21.0	6.4

附录2-2 续表6

序列	国家	新生儿死亡率（‰）		婴儿死亡率（‰）					
				合计			男		
		1990	2018	1990	2000	2018	1990	2000	2018
145	卢旺达	38.5	15.9	92.8	108.0	27.0	111.0	116.0	29.7
146	圣基茨和尼维斯	17.3	7.9	22.9	13.6	9.8	28.0	15.0	10.7
147	圣卢西亚岛	12.9	12.4	18.6	15.2	14.9	20.0	15.0	16.4
148	圣文森特和格林纳丁斯	15.1	9.7	20.5	19.3	14.8	21.0	21.0	16.2
149	萨摩亚群岛	11.8	8.3	25.8	18.5	13.6	42.0	43.0	14.9
150	圣马力诺	4.0	0.9	9.7	4.9	1.7	12.0	6.0	1.9
151	圣多美和普林西比	32.2	14.0	70.3	58.4	24.4	65.0	60.0	27.1
152	沙特阿拉伯	20.7	3.7	35.3	19.3	6.0	37.0	21.0	6.3
153	塞内加尔	41.5	20.6	70.5	69.2	31.8	79.0	66.0	35.3
154	塞黑	16.6	3.4	24.0	11.1	4.8	24.0	13.0	5.3
155	塞舌尔	10.2	8.8	14.2	12.2	12.4	19.0	10.0	13.4
156	塞拉利昂	57.3	32.8	158.1	141.3	78.5	176.0	159.0	83.7
157	新加坡	4.0	1.1	6.2	3.1	2.3	8.0	3.0	2.4
158	斯洛伐克	12.1	2.8	15.6	10.2	4.6	14.0	10.0	5.1
159	斯洛文尼亚	5.4	1.2	8.8	4.5	1.7	10.0	6.0	1.9
160	所罗门群岛	16.1	8.2	31.5	28.4	17.1	32.0	31.0	18.7
161	索马里	51.8	37.5	108.1	104.9	76.6	110.0	110.0	82.3
162	南非	20.3	10.7	47.0	51.7	28.5	54.0	61.0	30.9
163	南苏丹	64.8	40.0	149.5	109.6	63.7	…	…	68.6
164	西班牙	6.8	1.7	9.3	5.4	2.5	8.0	5.0	2.7
165	斯里兰卡	12.1	4.5	18.2	14.0	6.4	26.0	20.0	6.9
166	苏丹	41.0	28.6	80.2	68.9	42.1	75.0	70.0	46.7
167	苏里南	21.9	10.0	40.8	30.4	16.9	48.0	37.0	18.8
168	瑞典	3.6	1.5	5.8	3.4	2.2	7.0	4.0	2.4
169	瑞士	3.8	2.9	6.7	4.6	3.7	7.0	5.0	4.0
170	叙利亚	17.2	8.8	30.4	19.8	14.0	36.0	22.0	15.1
171	塔吉克斯坦	37.6	15.0	84.9	74.7	30.4	106.0	87.0	34.1
172	泰国	18.9	5.0	30.3	19.1	7.8	30.0	19.0	8.6
173	东帝汶	48.3	20.4	129.5	83.8	39.3	155.0	94.0	42.8
174	多哥	42.1	24.9	90.3	76.7	47.4	103.0	90.0	52.3
175	汤加	11.0	6.5	19.4	15.4	13.4	23.0	19.0	11.6
176	特立尼达和多巴哥	20.3	11.7	26.9	25.3	16.4	33.0	34.0	17.9
177	突尼斯	24.3	11.5	41.0	25.6	14.6	44.0	26.0	15.9
178	土耳其	31.2	5.5	55.7	33.7	9.1	75.0	40.0	9.6
179	土库曼斯坦	32.2	21.0	72.7	66.4	39.3	93.0	68.0	44.5
180	图瓦卢	22.1	15.7	44.4	34.2	20.6	43.0	37.0	22.9
181	乌干达	39.5	19.9	107.2	89.1	33.8	125.0	105.0	37.2
182	乌克兰	8.6	5.2	16.7	15.8	7.5	22.0	20.0	8.2
183	阿联酋	9.3	4.0	14.2	9.6	6.5	16.0	11.0	7.1
184	英国	4.7	2.6	7.9	5.6	3.6	9.0	6.0	4.0
185	坦桑尼亚	43.3	21.3	101.3	80.4	37.6	102.0	88.0	40.7
186	美国	5.7	3.5	9.4	7.1	5.6	11.0	8.0	6.1
187	乌拉圭	11.1	4.5	20.3	14.6	6.4	24.0	16.0	7.1
188	乌兹别克斯坦	20.3	11.6	58.7	53.2	19.1	65.0	56.0	21.8
189	瓦努阿图	14.8	11.5	27.3	19.6	22.3	33.0	21.0	23.9
190	委内瑞拉	14.9	15.1	24.6	18.2	21.4	30.0	23.0	23.1
191	越南	22.8	10.6	36.5	27.0	16.5	39.0	23.0	18.7
192	也门	43.2	27.0	87.7	69.2	42.9	94.0	77.0	47.0
193	赞比亚	43.9	23.5	114.5	99.5	40.4	119.0	110.0	44.2
194	津巴布韦	31.0	20.9	50.4	61.0	33.9	56.0	72.0	37.8

附录2-2　续表7

女			5岁以下儿童死亡率（‰）								
			合计			男			女		
1990	2000	2018	1990	2000	2018	1990	2000	2018	1990	2000	2018
95.0	100.0	24.2	151.8	181.9	35.3	185.0	195.0	38.4	156.0	165.0	31.8
16.0	22.0	8.8	28.5	17.5	12.0	32.0	16.0	13.1	20.0	26.0	10.8
14.0	13.0	13.3	22.6	17.9	16.6	25.0	17.0	18.3	18.0	15.0	14.9
19.0	17.0	13.4	24.7	22.2	16.4	26.0	26.0	17.9	24.0	20.0	14.7
38.0	10.0	12.2	31.0	21.8	15.8	51.0	47.0	17.2	49.0	18.0	14.2
16.0	4.0	1.6	10.9	5.5	2.0	12.0	6.0	2.1	18.0	4.0	1.8
58.0	53.0	21.5	110.4	89.3	31.2	98.0	89.0	34.4	91.0	82.0	27.9
33.0	19.0	5.7	44.1	22.8	7.1	47.0	25.0	7.4	39.0	21.0	6.7
67.0	56.0	28.2	141.1	137.0	43.6	161.0	128.0	47.5	140.0	111.0	39.5
22.0	9.0	4.3	27.8	12.8	5.5	28.0	15.0	6.1	25.0	11.0	5.0
11.0	13.0	11.4	16.5	14.2	14.5	21.0	13.0	15.6	12.0	14.0	13.2
157.0	142.0	72.8	267.7	231.5	105.1	300.0	263.0	110.9	270.0	237.0	98.8
7.0	2.0	2.1	7.7	4.0	2.8	10.0	4.0	3.0	8.0	4.0	2.6
10.0	7.0	4.2	17.7	11.8	5.6	16.0	12.0	6.1	12.0	8.0	5.0
7.0	4.0	1.6	10.4	5.5	2.1	12.0	6.0	2.3	8.0	5.0	2.0
31.0	30.0	15.4	38.7	34.4	20.0	37.0	36.0	21.8	39.0	38.0	18.1
107.0	107.0	70.5	179.7	173.6	121.5	178.0	178.0	127.4	182.0	182.0	115.1
42.0	47.0	26.0	61.0	74.3	33.8	70.0	88.0	36.7	53.0	66.0	30.7
…	…	58.3	252.9	182.5	98.6	…	…	103.0	…	…	93.4
7.0	4.0	2.3	11.0	6.5	3.0	10.0	6.0	3.3	8.0	5.0	2.8
20.0	15.0	5.8	21.3	16.3	7.4	33.0	24.0	8.1	24.0	17.0	6.8
81.0	76.0	37.3	128.0	107.8	60.5	116.0	108.0	65.5	131.0	122.0	55.3
39.0	30.0	14.9	47.7	34.8	18.9	55.0	41.0	21.0	47.0	35.0	16.7
5.0	3.0	2.0	6.9	4.1	2.7	8.0	5.0	2.9	6.0	3.0	2.5
6.0	4.0	3.4	8.2	5.6	4.1	9.0	6.0	4.5	8.0	5.0	3.8
24.0	15.0	12.5	37.2	23.3	16.7	44.0	26.0	17.5	29.0	17.0	14.6
76.0	63.0	26.6	108.2	93.5	34.8	136.0	109.0	38.8	97.0	78.0	30.5
22.0	15.0	6.9	37.1	22.5	9.1	36.0	22.0	10.0	27.0	18.0	8.1
120.0	73.0	35.7	172.1	106.6	45.8	207.0	120.0	49.7	158.0	92.0	41.7
75.0	65.0	42.2	146.4	121.8	69.8	171.0	141.0	75.3	129.0	106.0	63.9
16.0	16.0	15.2	22.8	17.9	15.6	24.0	22.0	14.0	20.0	19.0	17.2
27.0	26.0	14.7	30.6	28.6	18.3	38.0	40.0	19.9	31.0	29.0	16.6
35.0	20.0	13.2	52.2	30.8	17.0	54.0	31.0	18.4	45.0	24.0	15.5
62.0	33.0	8.5	74.4	41.7	10.6	92.0	45.0	11.2	76.0	38.0	10.0
67.0	49.0	33.9	90.7	81.9	45.8	112.0	81.0	51.5	84.0	61.0	39.7
41.0	32.0	18.2	57.1	42.5	24.4	54.0	42.0	26.7	52.0	43.0	22.0
97.0	82.0	30.3	178.7	147.0	46.4	203.0	170.0	51.1	165.0	138.0	41.6
14.0	13.0	6.7	19.6	18.4	8.7	26.0	24.0	9.6	16.0	14.0	7.8
13.0	9.0	5.8	16.5	11.2	7.6	19.0	12.0	8.3	15.0	10.0	6.8
7.0	5.0	3.3	9.3	6.6	4.3	11.0	7.0	4.7	8.0	6.0	3.8
96.0	84.0	34.4	167.0	131.5	53.0	161.0	138.0	56.7	163.0	141.0	49.2
8.0	7.0	5.1	11.2	8.4	6.5	13.0	9.0	7.1	10.0	8.0	5.9
21.0	12.0	5.7	23.1	16.8	7.6	27.0	19.0	8.3	23.0	14.0	6.8
57.0	49.0	16.3	71.4	63.9	21.4	77.0	65.0	24.3	70.0	60.0	18.4
33.0	21.0	20.5	33.1	23.1	26.4	39.0	24.0	28.5	42.0	26.0	24.3
23.0	17.0	19.6	29.5	21.3	24.5	35.0	26.0	26.4	28.0	20.0	22.5
40.0	24.0	14.1	50.6	35.1	20.7	58.0	31.0	24.1	53.0	28.0	17.1
82.0	67.0	39.1	124.8	95.7	55.0	128.0	103.0	59.1	121.0	97.0	51.2
95.0	88.0	36.6	192.5	168.8	57.8	196.0	182.0	62.6	161.0	149.0	52.9
52.0	66.0	29.9	74.6	102.6	46.2	84.0	120.0	50.6	78.0	111.0	41.7

附录2-3　卫生服务覆盖

序列	国家	熟练卫生人员接生比例（%）2010～2019	1岁儿童疫苗接种率（%）			结核病发病率（1/10万）2018	新涂阳结核病人治疗成功率（%）2012	HIV新发感染率（1/1000未感染者）2018
			麻苗 2018	百白破 2018	乙肝 2018			
1	阿富汗	59	64	66	66	189	88	0.02
2	阿尔巴尼亚	100	94	99	99	18	92	-
3	阿尔及利亚	97	80	91	91	69	90	0.03
4	安道尔	100	99	99	98	3.0	100	-
5	安哥拉	47	50	59	59	355	45	1.01
6	安提瓜和巴布达	100	96	95	95	6.0	50	0.57
7	阿根廷	94	94	86	86	27	56	0.15
8	亚美尼亚	100	95	92	92	31	81	0.06
9	澳大利亚	97	95	95	95	6.6	82	0.04
10	奥地利	98	94	85	85	7.1	69	-
11	阿塞拜疆	99	96	95	95	63	83	-
12	巴哈马群岛	99	89	90	90	14	84	0.55
13	巴林群岛	100	99	99	99	11	44	-
14	孟加拉国	53	97	98	98	221	92	0.01
15	巴巴多斯岛	99	85	95	95	0.4	100	0.58
16	白俄罗斯	100	97	97	98	31	85	0.22
17	比利时	-	96	98	97	9.0	77	-
18	伯利兹	94	97	96	96	30	55	0.81
19	贝宁湾	78	71	76	76	56	90	0.34
20	不丹	96	97	97	97	149	92	0.11
21	玻利维亚	72	89	83	83	108	84	0.13
22	波黑	100	68	73	80	25	84	0.01
23	博茨瓦纳	100	97	95	95	275	76	4.36
24	巴西	99	84	83	83	45	72	0.26
25	文莱	100	99	99	99	68	71	-
26	保加利亚	100	93	92	85	22	87	0.05
27	布基纳法索	80	88	91	91	48	80	0.12
28	布隆迪	85	88	90	90	111	89	0.16
29	佛得角	92	99	98	99	46	86	0.19
30	柬埔寨	89	84	92	92	302	94	0.05
31	喀麦隆	69	71	79	79	186	79	1.02
32	加拿大	98	90	91	71	5.6	79	-
33	中非	40	49	47	47	540	68	1.20
34	乍得	24	37	41	41	142	69	0.44
35	智利	100	93	95	95	18	44	0.27
36	中国	100	99	99	99	61	95	-
37	哥伦比亚	99	95	92	92	33	72	0.14
38	科摩罗	82	90	91	91	35	87	0.01
39	刚果	91	75	75	75	375	70	1.03
40	库克岛	-	99	99	99	0.0	0	-
41	哥斯达黎加	99	94	94	98	10	86	0.21
42	科特迪瓦	74	71	82	82	142	79	0.70
43	克罗地亚	100	93	93	93	8.4	9	0.02
44	古巴	100	99	99	99	7.2	85	0.15
45	塞浦路斯	98	90	99	97	5.4	43	-
46	捷克	100	96	96	94	5.4	75	0.05
47	朝鲜	100	98	97	97	513	92	-
48	刚果民主共和国	80	80	81	81	321	88	0.21

附录2-3 续表1

序列	国家	熟练卫生人员接生比例(%) 2010～2019	1岁儿童疫苗接种率(%)			结核病发病率(1/10万) 2018	新涂阳结核病人治疗成功率(%) 2012	HIV新发感染率(1/1000未感染者) 2018
			麻苗 2018	百白破 2018	乙肝 2018			
49	丹麦	95	95	97	…	5.4	64	0.02
50	吉布提	87	86	84	84	260	31	0.57
51	多米尼加	100	84	94	94	6.4	100	0.28
52	多米尼加共和国	100	95	94	92	45	82	0.26
53	厄瓜多尔	96	83	85	85	44	75	0.13
54	埃及	92	94	95	95	12	88	0.04
55	萨尔瓦多	100	81	81	81	70	93	0.11
56	赤道几内亚	68	30	25	25	201	…	4.21
57	厄立特里亚	34	99	95	95	89	87	0.15
58	爱沙尼亚	99	87	92	93	13	74	0.23
59	斯瓦蒂尼(原斯威士兰)	88	89	90	90	329	72	8.62
60	埃塞俄比亚	28	61	72	72	151	91	0.24
61	斐济	100	94	99	99	54	86	-
62	芬兰	100	96	91	…	4.7	44	0.04
63	法国	98	90	96	90	8.9	…	0.09
64	加蓬	89	59	70	70	525	54	1.01
65	冈比亚	83	91	93	93	174	85	1.06
66	格鲁吉亚	99	98	93	93	80	85	0.18
67	德国	99	97	93	87	7.3	74	0.03
68	加纳	78	92	97	97	148	84	0.70
69	希腊	100	97	99	96	4.5	…	-
70	格林纳达	100	84	96	96	2.1	100	0.25
71	危地马拉	70	87	86	86	26	88	0.14
72	几内亚	55	48	45	45	176	82	0.52
73	几内亚比绍	45	86	88	88	361	71	1.43
74	圭亚那	96	98	95	95	83	65	0.51
75	海地	42	69	64	64	176	81	0.69
76	洪都拉斯	74	89	90	90	37	89	0.09
77	匈牙利	100	99	99	…	6.4	70	0.02
78	冰岛	98	93	91	…	2.7	90	0.05
79	印度	81	90	89	89	199	88	-
80	印尼	95	75	79	79	316	86	0.17
81	伊朗	99	99	99	99	14	87	0.05
82	伊拉克	96	83	84	84	42	91	-
83	爱尔兰	100	92	94	94	7.0	61	0.08
84	以色列	-	98	98	97	4.0	81	0.05
85	意大利	100	93	95	95	7.0	…	0.05
86	牙买加	100	89	97	97	2.9	65	-
87	日本	100	97	99	…	14	54	0.01
88	约旦	100	92	96	96	5.0	90	0.01
89	哈萨克斯坦	100	99	98	98	68	86	0.14
90	肯尼亚	62	89	92	92	292	86	1.02
91	基里巴斯	98	84	95	95	349	89	-
92	科威特	100	99	99	99	23	…	0.04
93	吉尔吉斯	100	96	94	92	116	…	0.09
94	老挝	64	69	68	68	162	90	0.08
95	拉脱维亚	100	98	96	96	29	87	0.19
96	黎巴嫩	-	82	83	80	11	71	0.02

附录2-3　续表2

序列	国家	熟练卫生人员接生比例（%）2010～2019	1 岁儿童疫苗接种率（%）			结核病发病率（1/10 万）2018	新涂阳结核病人治疗成功率（%）2012	HIV 新发感染率（1/1000 未感染者）2018
			麻苗 2018	百白破 2018	乙肝 2018			
97	莱索托	87	90	93	93	611	71	7.80
98	利比里亚	61	91	84	84	308	79	0.39
99	利比亚	100	97	97	97	40	60	0.07
100	立陶宛	100	92	92	93	44	80	–
101	卢森堡	–	99	99	96	8.0	…	0.09
102	马达加斯加	46	62	75	75	233	82	0.24
103	马拉维	90	87	92	92	181	82	2.28
104	马来西亚	100	96	99	99	92	78	0.18
105	马尔代夫	100	99	99	99	33	79	–
106	马里	67	70	71	71	53	93	0.78
107	马耳他	100	96	97	98	14	24	–
108	马歇尔群岛	92	83	81	84	434	86	–
109	毛利塔尼亚	69	78	81	81	93	68	0.03
110	毛里求斯	100	99	97	97	13	91	0.70
111	墨西哥	96	97	88	55	23	80	0.08
112	密克罗尼西亚	–	73	75	83	108	…	–
113	摩纳哥	–	87	99	99	0.0	…	–
114	蒙古	99	99	99	99	428	88	0.01
115	黑山	99	58	87	73	15	84	0.08
116	摩洛哥	87	99	99	99	99	89	0.03
117	莫桑比克	73	85	80	80	551	87	5.25
118	缅甸	60	93	91	91	338	89	0.20
119	纳米比亚	88	82	89	89	524	85	2.82
120	瑙鲁	–	99	90	90	54	…	–
121	尼泊尔	58	91	91	91	151	91	0.03
122	荷兰	–	93	93	92	5.3	83	–
123	新西兰	97	92	93	93	7.3	81	0.03
124	尼加拉瓜	96	99	98	98	41	87	0.07
125	尼日尔	40	77	79	79	87	77	0.08
126	尼日利亚	43	65	57	57	219	86	0.65
127	纽埃岛	100	99	99	99	71	…	–
128	北马其顿（原马其顿）	100	83	91	91	13	86	0.02
129	挪威	99	96	96	…	4.1	79	0.02
130	阿曼	99	99	99	99	5.9	97	0.07
131	巴基斯坦	69	76	75	75	265	91	0.11
132	帕劳群岛	100	90	95	98	109	100	–
133	巴拿马	93	98	88	88	52	80	0.32
134	巴布亚新几内亚	56	61	61	61	432	68	0.26
135	巴拉圭	98	93	88	88	43	70	0.16
136	秘鲁	92	85	84	84	123	67	0.10
137	菲律宾	93	67	65	65	554	88	0.13
138	波兰	100	93	95	91	16	60	0.04
139	葡萄牙	99	99	99	98	24	78	0.07
140	卡塔尔	100	99	98	98	31	…	–
141	韩国	100	98	98	98	66	81	–
142	摩尔多瓦	100	93	93	94	86	76	0.25
143	罗马尼亚	97	90	86	93	68	85	0.04
144	俄罗斯	100	98	97	97	54	69	–

附录2-3　续表3

序列	国家	熟练卫生人员接生比例（%）2010～2019	1岁儿童疫苗接种率（%）			结核病发病率（1/10万）2018	新涂阳结核病人治疗成功率（%）2012	HIV新发感染率（1/1000未感染者）2018
			麻苗 2018	百白破 2018	乙肝 2018			
145	卢旺达	91	99	97	97	59	84	0.29
146	圣基茨和尼维斯	100	96	97	98	0.0	100	0.25
147	圣卢西亚岛	100	86	95	95	3.2	64	0.31
148	圣文森特和格林纳丁斯	99	99	97	97	6.3	…	0.89
149	萨摩亚群岛	83	31	34	34	6.4	86	-
150	圣马力诺	-	89	90	78	0.0	…	-
151	圣多美和普林西比	93	95	95	95	124	70	0.07
152	沙特阿拉伯	99	98	96	97	10	64	-
153	塞内加尔	74	82	81	82	118	84	0.08
154	塞黑	100	92	96	91	17	84	0.02
155	塞舌尔	99	96	99	99	18	85	-
156	塞拉利昂	87	80	90	90	298	90	0.55
157	新加坡	100	95	96	96	47	75	0.04
158	斯洛伐克	98	96	96	…	5.8	88	0.02
159	斯洛文尼亚	100	93	93	96	5.3	81	-
160	所罗门群岛	86	93	85	85	74	88	-
161	索马里	-	46	42	42	262	88	0.03
162	南非	97	70	74	74	520	77	4.94
163	南苏丹	19	51	49	49	146	52	1.56
164	西班牙	-	97	93	94	9.4	71	0.07
165	斯里兰卡	100	99	99	99	64	86	0.01
166	苏丹	78	88	93	93	71	75	0.13
167	苏里南	98	98	95	95	38	66	0.49
168	瑞典	-	97	97	92	5.5	83	-
169	瑞士	-	96	96	72	6.4	…	-
170	叙利亚	-	63	47	47	19	53	0.01
171	塔吉克斯坦	95	98	96	96	84	83	0.09
172	泰国	99	96	97	97	153	81	0.09
173	东帝汶	57	77	83	83	498	89	-
174	多哥	69	85	88	88	36	86	0.70
175	汤加	96	85	81	81	10	100	-
176	特立尼达和多巴哥	100	90	99	99	21	63	-
177	突尼斯	100	96	97	97	35	89	0.02
178	土耳其	98	96	98	98	16	88	-
179	土库曼斯坦	100	99	99	99	46	84	-
180	图瓦卢	-	88	89	89	270	70	-
181	乌干达	74	86	93	93	200	77	1.40
182	乌克兰	100	91	50	52	80	71	0.28
183	阿联酋	100	99	99	99	1.0	76	-
184	英国	-	92	94	…	8.0	80	-
185	坦桑尼亚	64	99	98	98	253	90	1.41
186	美国	99	92	94	91	3.0	84	-
187	乌拉圭	100	97	91	91	33	78	0.26
188	乌兹别克斯坦	100	96	98	98	70	84	0.16
189	瓦努阿图	89	75	85	85	46	91	-
190	委内瑞拉	99	74	60	60	48	82	-
191	越南	94	97	75	75	182	91	0.06
192	也门	45	64	65	65	48	88	0.04
193	赞比亚	63	94	90	90	346	85	2.97
194	津巴布韦	86	88	89	89	210	81	2.79

附录2-4 环境危险因素

序列	国家	安全饮用水普及率(%)							卫生厕所普及率(%)						
		城市		农村		合计			城市		农村		合计		
		2011	2012	2011	2012	2011	2012	2015	2011	2012	2011	2012	2011	2012	2015
1	阿富汗	85	90	53	56	61	64	55	46	47	23	23	28	29	32
2	阿尔巴尼亚	95	97	94	94	95	96	95	95	95	93	86	94	91	93
3	阿尔及利亚	85	85	79	79	84	84	84	98	98	88	88	95	95	88
4	安道尔	100	100	100	100	100	100	100	100	100	100	100	100	100	100
5	安哥拉	66	68	35	34	53	54	49	86	87	19	20	59	60	52
6	安提瓜和巴布达	98	98	98	98	98	98	98	91	…	91	…	91	…	…
7	阿根廷	100	99	95	95	99	99	99	96	97	98	99	96	97	96
8	亚美尼亚	100	100	98	100	99	100	100	96	96	81	81	90	91	90
9	澳大利亚	100	100	100	100	100	100	100	100	100	100	100	100	100	100
10	奥地利	100	100	100	100	100	100	100	100	100	100	100	100	100	100
11	阿塞拜疆	88	88	71	71	80	80	87	86	86	78	78	82	82	89
12	巴哈马群岛	96	98	96	98	96	98	98	…	92	…	92	…	92	92
13	巴林群岛	100	100	100	100	100	100	100	99	99	99	99	99	99	99
14	孟加拉国	85	86	82	84	83	85	87	55	55	55	58	55	57	61
15	巴巴多斯岛	100	100	100	100	100	100	100	…	…	…	…	…	…	96
16	白俄罗斯	100	100	99	99	100	100	100	92	94	97	95	93	94	94
17	比利时	100	100	100	100	100	100	100	100	100	100	100	100	100	100
18	伯利兹	97	98	100	100	99	99	100	93	94	87	88	90	91	91
19	贝宁湾	85	85	69	69	76	76	78	25	25	5	5	14	14	20
20	不丹	100	99	96	97	97	98	100	74	75	29	31	45	47	50
21	玻利维亚	96	96	72	72	88	88	90	57	57	24	24	46	46	50
22	波黑	100	100	98	99	99	100	100	100	99	92	92	96	95	95
23	博茨瓦纳	99	99	93	93	97	97	96	78	78	42	42	64	64	63
24	巴西	100	100	84	85	97	98	98	87	87	48	49	81	81	83
25	文莱	…	…	…	…	…	…	…	…	…	…	…	…	…	…
26	保加利亚	100	100	99	99	99	99	99	100	100	100	100	100	100	86
27	布基纳法索	96	97	74	76	80	82	82	50	50	6	7	18	19	20
28	布隆迪	82	92	73	73	74	75	76	45	43	51	48	50	47	48
29	佛得角	91	100	86	52	89	89	92	74	75	45	47	63	65	72
30	柬埔寨	90	…	61	68	67	71	76	76	82	22	25	33	37	42
31	喀麦隆	95	94	52	86	74	74	76	58	62	36	27	48	45	46
32	加拿大	100	94	99	66	100	100	100	100	100	99	99	100	100	100
33	中非	92	91	51	99	67	68	69	43	44	28	7	34	22	22
34	乍得	71	72	44	54	50	51	51	31	31	6	6	12	12	12
35	智利	100	100	90	45	98	99	99	100	100	89	89	99	99	99
36	中国	98	98	85	91	92	92	96	74	74	56	56	65	65	77
37	哥伦比亚	100	97	72	85	93	91	91	82	85	65	66	78	80	81
38	科摩罗	…	…	97	74	…	…	90	…	…	…	…	…	…	36
39	刚果	95	96	32	97	72	75	77	19	20	15	6	18	15	15
40	库克岛	100	100	100	39	100	100	100	95	97	95	97	95	97	98
41	哥斯达黎加	100	100	91	100	96	97	98	95	95	92	92	94	94	95
42	科特迪瓦	91	92	68	91	80	80	82	36	33	11	10	24	22	23
43	克罗地亚	100	100	97	97	99	99	100	99	99	98	98	98	98	97
44	古巴	96	96	86	87	94	94	95	94	94	87	88	92	93	93
45	塞浦路斯	100	100	100	100	100	100	100	100	100	100	100	100	100	100
46	捷克	100	100	100	100	100	100	100	100	100	100	100	100	100	99
47	朝鲜	99	99	97	97	98	98	100	88	88	73	73	82	82	82
48	刚果民主共和国	80	79	29	29	46	46	52	29	29	31	33	31	31	29

附录2-4　续表1

早产发生率（%）2010	5岁以下儿童 2010－2019			成人（≥18岁）肥胖率（%）2014		成人（＞15岁）平均饮酒量（升/人/年）2016	成人（＞15岁）吸烟率（%）2016		未成年人（13～15岁）吸烟率（%）2006～2012	
	发育迟缓率（%）	低体重率（%）	超重率（%）	男	女		男	女	男	女
12	38.2	5.1	4.1	1.8	4.1	0.2	…	…	…	…
9	11.3	1.6	16.4	16.5	18.7	7.5	51.2	7.1	17.6	6.7
7	11.7	4.1	12.4	18.8	30.8	0.9	30.4	0.7	17.4	2.6
…	–	–	–	28.5	30.5	11.3	37.8	29.0	…	…
13	37.6	4.9	3.4	6.0	14.2	6.4	…	…	…	…
6	–	–	–	22.8	38.7	7.0	…	…	24.3	15.9
8	7.9	1.6	10.0	23.6	28.9	9.8	27.7	16.2	22.7	25.4
11	9.4	4.4	13.7	17.2	22.0	5.5	52.1	1.5	10.9	4.3
8	–	–	22.0	28.4	28.8	10.6	16.5	13.0	…	…
11	–	–	–	20.5	16.3	11.6	30.9	28.4	…	…
9	17.8	3.2	14.1	19.0	26.1	0.8	42.5	0.3	11.4	2.1
10	–	–	–	29.7	42.5	4.4	20.4	3.1	16.0	10.7
14	–	–	–	30.5	42.8	1.9	37.6	5.8	…	…
14	30.8	8.4	2.2	2.1	5.1	0.0	44.7	1.0	9.2	2.8
9	7.7	6.8	12.2	24.4	38.2	9.6	14.5	1.9	34.5	23.2
4	–	–	–	21.0	25.5	11.2	46.1	10.5	…	…
8	–	–	–	22.3	18.2	12.1	31.4	25.1	…	…
10	15.0	1.8	7.3	16.1	28.8	6.7	…	…	21.8	15.3
11	32.2	5.0	1.9	4.1	14.5	3.0	12.3	0.6	…	…
10	33.5	5.9	7.6	4.9	8.8	0.6	…	…	39.0	23.2
9	16.1	2.0	10.1	12.1	22.2	4.8	67.3	10.5	20.9	16.4
8	8.9	2.3	17.4	16.3	19.4	6.4	47.7	30.2	16.3	10.5
15	–	–	–	12.7	32.3	8.4	34.4	5.7	27.0	20.5
9	–	–	–	17.3	22.7	7.8	17.9	10.1	…	…
12	–	–	–	16.2	20.1	0.4	30.9	2.0	17.1	6.7
8	7.0	6.3	6.9	21.8	24.5	12.7	44.4	30.1	26.4	31.8
11	24.9	8.4	1.0	3.2	9.2	8.2	23.9	1.6	…	…
11	54.2	5.1	1.4	0.7	4.5	7.5	…	…	20.7	16.8
11	–	–	–	8.6	17.4	5.7	16.5	2.1	14.7	11.7
11	32.4	9.7	2.2	1.7	4.6	6.7	33.7	2.0	7.9	5.0
13	28.9	4.3	11.0	5.8	17.1	8.9	…	…	…	…
8	–	–	–	26.8	29.1	8.9	16.6	12.0	…	…
13	40.8	6.6	2.0	2.2	8.0	3.3	…	…	…	…
13	39.8	13.3	2.8	4.0	12.3	1.5	…	…	20.9	13.9
7	1.8	0.3	9.3	23.3	32.2	9.3	41.5	34.2	…	…
7	8.1	1.9	9.1	5.9	8.0	7.2	48.4	1.9	11.2	2.2
9	12.7	1.6	5.7	16.1	25.7	5.8	13.5	4.7	…	…
17	31.1	11.2	10.6	2.2	11.0	0.9	23.6	4.4	21.8	14.8
17	21.2	8.2	5.9	6.4	15.7	7.8	52.3	1.7	27.6	20.4
…	–	–	–	46.6	55.1	10.6	29.8	21.2	33.7	36.3
14	–	–	–	19.2	29.5	4.8	17.4	6.4	15.9	13.1
14	21.6	6.1	1.5	4.7	13.8	8.4	…	…	26.3	10.9
6	–	–	–	22.5	24.1	8.9	39.9	34.3	28.6	27.9
6	–	–	–	19.0	31.5	6.1	53.3	17.1	19.8	15.0
15	–	–	–	21.9	25.7	10.8	52.7	19.6	28.7	10.8
7	–	–	–	26.2	27.3	14.4	38.3	30.5	35.0	37.8
11	19.1	2.5	2.3	1.6	3.1	3.9	…	…	…	…
12	42.7	8.1	4.4	1.6	7.1	2.6	…	…	…	…

附录2-4　续表2

序列	国家	安全饮用水普及率（%）							卫生厕所普及率（%）						
		城市		农村		合计			城市		农村		合计		
		2011	2012	2011	2012	2011	2012	2015	2011	2012	2011	2012	2011	2012	2015
49	丹麦	100	100	100	100	100	100	100	100	100	100	100	100	100	100
50	吉布提	100	100	67	65	92	92	90	73	73	22	22	61	61	47
51	多米尼加	96	96	81	…	…	…	…	…	…	…	…	…	…	…
52	多米尼加共和国	82	82	…	77	82	81	85	86	86	74	74	82	82	84
53	厄瓜多尔	96	92	82	75	92	86	87	96	86	86	76	93	83	85
54	埃及	100	100	99	99	99	99	99	97	98	93	94	95	96	95
55	萨尔瓦多	94	95	81	81	90	90	94	79	80	53	53	70	70	75
56	赤道几内亚	…	…	…	…	…	…	48	…	…	…	…	…	…	75
57	厄立特里亚	…	…	…	…	99	…	58	…	…	4	4	…	…	16
58	爱沙尼亚	99	100	97	98	…	99	100	100	96	94	94	100	95	97
59	斯瓦蒂尼（原斯威士兰）	93	94	67	69	72	74	74	63	63	55	56	57	57	58
60	埃塞俄比亚	97	97	39	42	49	52	57	27	27	19	23	21	24	28
61	斐济	100	100	92	92	96	96	96	92	92	82	82	87	87	91
62	芬兰	100	100	100	100	100	100	100	100	100	100	100	100	100	98
63	法国	100	100	100	100	100	100	100	100	100	100	100	100	100	99
64	加蓬	95	97	41	63	88	92	93	33	43	30	32	33	41	42
65	冈比亚	92	94	85	84	89	90	90	70	64	65	55	68	60	59
66	格鲁吉亚	100	100	96	97	98	99	100	96	96	91	91	93	93	86
67	德国	100	100	100	100	100	100	100	100	100	100	100	100	100	99
68	加纳	92	93	80	81	86	87	89	19	20	8	8	13	14	15
69	希腊	100	100	99	99	100	100	100	99	99	97	97	99	99	99
70	格林纳达	…	99	…	95	…	97	97	…	98	…	98	…	98	98
71	危地马拉	99	99	89	89	94	94	93	88	88	72	72	80	80	64
72	几内亚	90	92	65	65	74	75	77	32	33	11	11	18	19	20
73	几内亚比绍	94	96	54	56	72	74	79	33	34	8	8	19	20	21
74	圭亚那	98	97	93	98	95	98	98	88	88	82	82	84	84	84
75	海地	77	75	48	47	64	62	58	34	31	17	16	26	24	28
76	洪都拉斯	96	97	81	82	89	90	91	86	85	74	74	81	80	83
77	匈牙利	100	100	100	100	100	100	100	100	100	100	100	100	100	98
78	冰岛	100	100	100	100	100	100	100	100	100	100	100	100	100	99
79	印度	96	97	89	91	92	93	94	60	60	24	25	35	36	40
80	印尼	93	93	76	76	84	85	87	73	71	44	46	59	59	61
81	伊朗	98	98	90	92	95	96	96	100	93	99	82	100	89	90
82	伊拉克	94	94	67	69	85	85	87	86	86	80	82	84	85	86
83	爱尔兰	100	100	100	100	100	100	98	100	100	98	98	99	99	91
84	以色列	100	100	100	100	100	100	100	100	100	100	100	100	100	100
85	意大利	100	100	100	100	100	100	100	…	…	…	…	…	…	100
86	牙买加	97	97	89	89	93	93	94	78	78	82	82	80	80	82
87	日本	100	100	100	100	100	100	100	100	100	100	100	100	100	100
88	约旦	97	97	90	90	96	96	97	98	98	98	98	98	98	99
89	哈萨克斯坦	99	99	90	86	95	93	93	97	97	98	98	97	97	98
90	肯尼亚	83	82	54	55	61	62	63	31	31	29	29	29	30	30
91	基里巴斯	87	87	50	51	66	67	67	51	51	30	31	39	40	40
92	科威特	99	99	99	99	99	99	99	100	100	100	100	100	100	100
93	吉尔吉斯	96	97	85	82	89	88	90	94	92	93	92	93	92	93
94	老挝	83	84	63	65	70	72	76	87	90	48	50	62	65	71
95	拉脱维亚	100	100	96	96	98	98	99	…	…	…	…	…	…	88
96	黎巴嫩	100	100	100	100	100	100	99	100	100	…	…	…	…	81

附录2-4 续表3

早产发生率（%）2010	5岁以下儿童 2010－2019 发育迟缓率（%）	低体重率（%）	超重率（%）	成人（≥18岁）肥胖率（%）2014 男	女	成人（＞15岁）平均饮酒量（升/人/年）2016	成人（＞15岁）吸烟率（%）2016 男	女	未成年人（13～15岁）吸烟率（%）2006～2012 男	女
7	–	–	–	21.7	17.0	10.4	18.8	19.3	…	…
12	33.5	21.5	8.1	5.6	13.5	0.5	24.5	1.7	19	15
12	–	–	–	18.5	33.0	8.2	…	…	30	20
11	7.1	2.4	7.6	18.2	29.5	6.9	19.1	8.5	24	14
5	23.9	1.6	8.0	14.4	22.9	4.4	12.3	2.0	…	…
7	22.3	9.5	15.7	20.3	37.5	0.4	50.1	0.2	20	4
13	13.6	2.1	6.4	15.9	27.0	3.7	18.8	2.5	18	11
17	26.2	3.1	9.7	12.5	22.7	11.3	…	…	25	17
12	52.5	14.6	2.1	1.4	6.9	1.3	11.4	0.2	…	…
6	–	–	–	22.2	22.9	11.6	39.3	24.5	34	28
14	25.5	2.0	9.0	7.5	27.8	9.9	16.5	1.7	16	9
10	36.8	7.2	2.1	1.5	6.6	2.8	8.5	0.4	…	…
10	–	–	–	30.8	42.3	3.0	34.8	10.2	18	10
6	–	–	–	21.6	19.6	10.7	22.6	18.3	…	…
7	–	–	–	23.8	24.0	12.6	35.6	30.1	…	…
16	17.0	3.4	7.7	12.9	22.5	11.5	…	…	…	…
14	13.6	6.0	2.5	5.8	15.8	3.8	31.2	0.7	…	…
9	–	–	–	17.2	24.0	9.8	55.5	5.3	17	8
9	1.7	0.3	3.2	21.9	18.5	13.4	33.1	28.2	…	…
15	17.5	6.8	1.4	5.4	18.9	2.7	7.7	0.3	14	11
7	–	–	–	21.9	23.8	10.4	52.0	35.3	19	13
10	–	–	–	18.1	34.3	9.3	…	…	25	17
8	46.7	0.8	4.9	13.0	23.9	2.4	…	…	20	13
14	30.3	9.2	5.6	3.2	10.3	1.3	…	…	31	20
11	27.6	6.0	2.3	3.6	10.8	4.8	…	…	…	…
13	11.3	6.4	5.3	14.4	31.6	6.3	…	…	25	16
14	21.9	3.7	3.4	7.2	16.6	5.8	23.1	2.9	…	…
12	22.6	1.4	5.2	12.4	24.1	4.0	…	…	…	…
9	–	–	–	24.0	23.9	11.4	34.8	26.8	33	28
7	–	–	–	24.1	21.5	9.1	15.2	14.3	…	…
13	34.7	17.3	1.6	3.2	6.7	5.7	20.6	1.9	19	8
16	30.5	10.2	8.0	3.5	7.9	0.8	76.1	2.8	36	4
13	6.8	4.0	–	20.1	32.0	1.0	21.1	0.8	33	20
7	12.6	3.0	6.1	17.2	30.5	0.4	39.3	4.7	12	5
6	–	–	–	25.9	25.3	13.0	25.7	23.0	…	…
8	–	–	–	23.5	27.0	3.8	35.4	15.4	…	…
7	–	–	–	20.4	21.6	7.5	27.8	19.8	21	26
10	6.0	3.6	8.3	18.4	35.7	4.2	28.6	5.3	31	25
6	7.1	2.3	1.5	3.4	3.2	8.0	33.7	11.2	…	…
14	7.8	2.4	4.7	22.7	38.6	0.7	…	…	34	19
9	8.0	3.1	9.3	21.6	25.0	7.7	43.1	7.0	12	8
12	26.2	4.2	4.1	2.8	11.1	3.4	20.4	1.2	13	7
10	–	–	–	32.9	48.5	0.4	58.9	35.9	43	32
11	6.4	2.5	5.5	35.5	45.9	0.0	37.0	2.7	25	11
10	11.8	2.0	6.9	11.5	17.3	6.2	50.5	3.6	12	5
11	33.1	9.0	3.5	2.1	4.9	10.4	51.2	7.3	19	6
5	–	–	–	22.0	25.1	12.9	51.0	25.6	39	41
8	–	–	–	26.3	37.7	1.5	40.7	26.9	42	31

附录2-4 续表4

序列	国家	安全饮用水普及率（%）							卫生厕所普及率（%）						
		城市		农村		合计			城市		农村		合计		
		2011	2012	2011	2012	2011	2012	2015	2011	2012	2011	2012	2011	2012	2015
97	莱索托	91	93	73	77	78	81	82	32	37	24	27	26	30	30
98	利比里亚	89	87	60	63	74	75	76	30	28	7	6	18	17	17
99	利比亚	…	…	…	…	…	…	…	97	97	96	96	97	97	97
100	立陶宛	98	99	…	89	…	96	97	95	99	…	85	…	94	92
101	卢森堡	100	100	100	100	100	100	100	100	100	100	100	100	100	98
102	马达加斯加	78	78	34	35	48	50	52	19	19	11	11	14	14	12
103	马拉维	95	95	82	83	84	85	90	50	22	53	8	53	10	41
104	马来西亚	100	100	99	99	100	100	98	96	96	95	95	96	96	96
105	马尔代夫	100	100	98	98	99	99	99	97	97	98	100	98	99	98
106	马里	89	91	53	54	65	67	77	35	35	14	15	22	22	25
107	马耳他	100	100	100	100	100	100	100	100	100	100	100	100	100	100
108	马歇尔群岛	93	93	97	98	94	95	95	84	84	55	56	76	76	77
109	毛利塔尼亚	52	52	48	48	50	50	58	51	51	9	9	27	27	40
110	毛里求斯	100	100	100	100	100	100	100	92	92	90	90	91	91	93
111	墨西哥	96	96	89	91	94	95	96	87	87	77	79	85	85	85
112	密克罗尼西亚	95	95	88	87	89	89	89	83	85	47	49	55	57	57
113	摩纳哥	100	100	…	…	100	100	100	100	100	…	…	100	100	100
114	蒙古	100	95	53	61	85	85	64	64	65	29	35	53	56	60
115	黑山	100	100	95	95	98	98	100	92	92	87	87	90	90	96
116	摩洛哥	98	98	61	64	82	84	85	83	85	52	63	70	75	77
117	莫桑比克	78	80	33	35	47	49	51	41	44	9	11	19	21	21
118	缅甸	94	95	79	81	84	86	81	84	84	74	74	77	77	80
119	纳米比亚	99	98	90	87	93	92	91	57	56	17	17	32	32	34
120	瑙鲁	96	96	…	…	96	96	97	66	66	…	…	66	66	66
121	尼泊尔	91	90	87	88	88	88	92	50	51	32	34	35	37	46
122	荷兰	100	100	100	100	100	100	100	100	100	100	100	100	100	98
123	新西兰	100	100	100	100	100	100	100	…	…	…	…	…	…	…
124	尼加拉瓜	98	98	68	68	85	85	87	63	63	37	37	52	52	68
125	尼日尔	100	99	39	42	50	52	58	34	33	4	4	10	9	11
126	尼日利亚	75	79	47	49	61	64	69	33	31	28	25	31	28	29
127	纽埃岛	99	99	99	99	99	99	99	100	100	100	100	100	100	100
128	北马其顿（原马其顿）	97	100	99	99	100	99	99	89	97	96	83	91	91	91
129	挪威	100	100	100	100	100	100	100	100	100	100	100	100	100	98
130	阿曼	95	95	85	86	92	93	93	97	97	95	95	97	97	97
131	巴基斯坦	96	96	89	89	91	91	91	72	72	34	34	47	48	64
132	帕劳群岛	97	97	86	…	95	…	…	100	100	100	100	100	100	100
133	巴拿马	97	97	86	87	94	94	95	77	80	54	52	71	73	75
134	巴布亚新几内亚	89	88	33	33	40	40	40	57	56	13	13	19	19	19
135	巴拉圭	99	100	…	83	…	94	98	…	96	…	53	…	80	89
136	秘鲁	91	91	66	72	85	87	87	81	81	38	45	72	73	76
137	菲律宾	93	92	92	91	92	92	92	79	79	69	69	74	74	74
138	波兰	100	100	…	…	…	…	98	96	96	…	…	…	…	97
139	葡萄牙	100	100	100	100	100	100	100	100	100	100	100	100	100	100
140	卡塔尔	100	100	100	100	100	100	100	100	100	100	100	100	100	98
141	韩国	100	100	88	88	98	98	…	100	100	100	100	100	100	100
142	摩尔多瓦	99	99	93	94	96	97	88	89	89	83	84	86	87	76
143	罗马尼亚	99	99	…	…	…	…	100	…	…	…	…	…	…	79
144	俄罗斯	99	99	92	92	97	97	97	74	74	59	59	70	70	72

附录2-4 续表5

早产发生率（%）2010	5岁以下儿童 2010－2019 发育迟缓率（%）	低体重率（%）	超重率（%）	成人（≥18岁）肥胖率（%）2014 男	女	成人（>15岁）平均饮酒量（升/人/年）2016	成人（>15岁）吸烟率（%）2016 男	女	未成年人（13～15岁）吸烟率（%）2006～2012 男	女
12	34.6	2.1	6.6	4.1	24.0	5.0	53.9	0.4	26	22
14	30.1	4.3	2.7	2.7	10.6	5.8	18.1	1.5	…	…
8	38.1	10.2	29.6	26.6	39.5	0.0	…	…	11	5
6	–	–	–	23.1	28.3	15.0	38.0	21.3	38	29
8	–	–	–	26.6	19.7	13.0	26.0	20.9	…	…
14	41.6	6.4	1.4	2.2	8.6	1.9	…	…	33	14
18	39.0	1.3	2.5	1.6	8.9	3.7	24.7	4.4	17	11
12	20.7	11.5	6.0	10.6	16.0	0.9	42.4	1.0	35	9
8	–	–	–	5.0	10.8	2.7	55.0	2.1	15	7
12	26.9	9.0	2.0	3.8	9.9	1.3	23.0	1.6	23	9
6	–	–	–	24.6	28.5	8.1	30.2	20.9	…	…
12	34.8	3.5	4.1	36.9	48.9	…	…	…	29	22
15	22.8	11.5	1.5	5.8	13.6	0.0	…	…	28	18
13	–	–	–	11.2	24.3	3.6	40.7	3.2	20	8
7	10.0	2.0	5.3	22.8	33.1	6.5	21.4	6.9	22	18
11	–	–	–	31.0	43.7	2.5	…	…	52	36
…	–	–	–	…	…	…	…	…	…	…
14	9.4	0.9	10.5	14.6	18.8	7.4	46.5	5.5	20	8
9	9.4	2.8	22.3	19.3	20.7	8.0	47.9	44.0	7	6
7	15.1	2.6	10.9	16.2	28.3	0.6	47.1	0.8	11	7
16	42.3	4.4	7.0	1.8	8.7	2.4	29.1	5.1	…	…
12	29.4	6.6	1.5	1.4	4.3	4.8	35.2	6.3	30	7
14	22.7	7.1	4.0	9.2	28.2	9.8	34.2	9.7	32	30
…	–	–	–	39.7	51.6	6.0	36.9	43.0	…	…
14	36.0	9.6	1.2	1.8	4.6	2.0	37.8	9.5	25	16
8	–	–	–	21.4	18.3	8.7	27.3	24.4	…	…
8	–	–	–	27.7	30.8	10.7	17.2	14.8	19	22
9	17.3	2.2	8.3	10.8	23.2	5.2	…	…	…	…
9	48.5	14.1	1.0	1.9	6.8	0.5	15.4	0.1	12	6
12	36.8	6.8	2.1	5.9	16.3	13.4	10.8	0.6	…	…
…	–	–	–	37.7	49.0	7.0	19.3	10.5	14	19
7	4.9	1.8	12.4	18.3	20.9	8.1	…	…	12	12
6	–	–	–	24.6	21.7	7.5	20.7	19.6	…	…
14	11.4	9.3	4.2	27.2	37.7	0.8	15.6	0.5	5	2
16	37.6	7.1	2.5	3.7	7.3	0.3	36.7	2.8	…	…
…	–	–	–	43.1	52.2	…	22.7	7.7	54	37
8	–	–	–	20.6	33.1	7.9	9.9	2.4	15	10
7	49.5	14.1	13.7	22.6	33.4	1.2	48.8	23.5	55	40
8	5.6	1.0	12.4	13.1	19.5	7.2	21.6	5.0	21	13
7	12.2	0.5	8.6	15.8	26.5	6.3	…	…	22	17
15	30.3	5.6	4.0	3.6	6.6	6.6	40.8	7.8	19	9
7	2.6	–	–	23.5	26.7	11.6	33.1	23.3	17	19
8	–	–	–	19.8	20.3	12.3	30.0	16.3	…	…
11	–	–	–	40.0	49.7	2.0	26.9	0.8	25	13
9	2.5	1.2	7.3	4.8	6.7	10.2	40.9	6.2	9	4
12	6.4	1.9	4.9	11.4	17.9	15.2	44.6	5.9	15	6
7	–	–	–	20.5	22.7	12.6	37.1	22.9	12	10
7	–	–	–	20.3	27.4	11.7	58.3	23.4	…	…

附录2-4 续表6

序列	国家	安全饮用水普及率（%）							卫生厕所普及率（%）						
		城市		农村		合计			城市		农村		合计		
		2011	2012	2011	2012	2011	2012	2015	2011	2012	2011	2012	2011	2012	2015
145	卢旺达	80	81	66	68	69	71	76	61	61	61	64	61	64	62
146	圣基茨和尼维斯	98	98	98	98	98	98	98	…	…	…	…	…	…	…
147	圣卢西亚岛	98	99	93	93	94	94	96	70	…	64	…	65	…	91
148	圣文森特和格林纳丁斯	95	95	95	95	95	95	95	…	…	…	…	…	…	…
149	萨摩亚群岛	97	97	98	99	98	99	99	93	93	91	91	92	92	92
150	圣马力诺	…	…	…	…	…	…	…	…	…	…	…	…	…	…
151	圣多美和普林西比	99	99	94	94	97	97	97	41	41	23	23	34	34	35
152	沙特阿拉伯	97	97	97	97	97	97	97	100	100	100	100	100	100	100
153	塞内加尔	93	92	59	60	73	74	79	68	67	39	40	51	52	48
154	塞黑	99	99	99	99	99	99	99	98	99	96	96	97	97	96
155	塞舌尔	96	96	96	96	96	96	96	97	97	97	97	97	97	98
156	塞拉利昂	84	87	40	42	57	60	63	22	22	7	7	13	13	13
157	新加坡	100	100	…	…	100	100	100	100	100	…	…	100	100	100
158	斯洛伐克	100	100	100	100	100	100	100	100	100	100	100	100	100	99
159	斯洛文尼亚	100	100	99	99	100	100	100	100	100	100	100	100	100	99
160	所罗门群岛	93	93	76	77	79	81	81	81	81	15	15	29	29	30
161	索马里	66	…	7	…	30	…	…	52	…	6	…	24	…	…
162	南非	99	99	79	88	91	95	93	84	82	57	62	74	74	66
163	南苏丹	63	63	55	55	57	57	59	16	16	7	7	9	9	7
164	西班牙	100	100	100	100	100	100	100	100	100	100	100	100	100	100
165	斯里兰卡	99	99	92	93	93	94	96	83	83	93	94	91	92	95
166	苏丹	66	66	50	50	55	55	…	44	44	13	13	24	24	…
167	苏里南	97	98	81	88	92	95	95	90	88	66	61	83	80	79
168	瑞典	100	100	100	100	100	100	100	100	100	100	100	100	100	99
169	瑞士	100	100	100	100	100	100	100	100	100	100	100	100	100	100
170	叙利亚	93	92	87	87	90	90	90	96	96	94	95	95	96	96
171	塔吉克斯坦	100	93	57	64	66	72	74	97	94	83	95	95	94	95
172	泰国	92	97	95	95	96	96	98	95	89	94	96	93	93	93
173	东帝汶	93	95	60	61	69	70	72	68	69	27	27	39	39	41
174	多哥	90	92	40	41	59	61	63	26	25	3	2	11	11	12
175	汤加	99	99	99	99	99	99	100	99	99	89	89	92	91	91
176	特立尼达和多巴哥	98	97	93	…	94	…	95	92	92	92	92	92	92	92
177	突尼斯	100	100	89	90	96	97	98	97	97	75	77	90	90	92
178	土耳其	100	100	99	99	100	100	100	97	97	75	75	91	91	95
179	土库曼斯坦	89	89	54	54	71	71	…	100	100	98	98	99	99	…
180	图瓦卢	98	98	97	97	98	98	98	86	86	80	80	83	83	…
181	乌干达	91	95	72	71	75	75	79	34	33	35	34	35	34	19
182	乌克兰	98	98	98	98	98	98	96	96	96	89	89	94	94	96
183	阿联酋	100	100	100	100	100	100	100	98	98	95	95	98	98	98
184	英国	100	100	100	100	100	100	100	100	100	100	100	100	100	99
185	坦桑尼亚	79	78	44	44	53	53	56	24	25	7	7	12	12	16
186	美国	100	99	94	98	99	99	99	100	100	99	100	100	100	100
187	乌拉圭	100	100	98	95	100	99	100	99	96	98	96	99	96	96
188	乌兹别克斯坦	98	98	81	81	87	87	…	100	100	100	100	100	100	100
189	瓦努阿图	98	98	88	88	91	91	95	65	65	55	55	58	58	58
190	委内瑞拉	…	…	…	…	…	…	93	…	…	…	…	…	…	94
191	越南	99	98	94	94	96	95	98	93	93	67	67	75	75	78
192	也门	72	72	47	47	55	55	…	93	93	34	34	53	53	…
193	赞比亚	86	85	50	49	64	63	65	56	56	33	34	42	43	44
194	津巴布韦	97	97	69	69	80	80	77	52	52	33	32	40	40	37

附录2-4 续表7

早产发生率（%）2010	5岁以下儿童 2010－2019			成人（≥18岁）肥胖率（%）2014		成人（＞15岁）平均饮酒量（升/人/年）2016	成人（＞15岁）吸烟率（%）2016		未成年人（13～15岁）吸烟率（%）2006～2012	
	发育迟缓率（%）	低体重率（%）	超重率（%）	男	女		男	女	男	女
10	36.9	2.0	5.6	1.2	6.6	9.0	21.0	4.7	13	10
…	–	–	–	21.2	35.3	9.4	15.2	0.8	10	8
11	2.5	3.7	6.3	19.7	33.9	9.9	…	…	25	17
12	–	–	–	17.9	30.9	8.2	…	…	24	15
6	4.9	3.9	5.3	36.0	51.3	2.5	38.1	16.7	26	20
…	–	–	–	…	…	…	…	…	11	12
11	17.2	4.0	2.4	6.2	18.2	6.8	…	…	31	23
6	–	–	–	29.9	41.4	0.2	25.4	1.8	21	9
10	18.8	8.1	2.6	4.8	14.6	0.7	16.6	0.4	15	6
7	6.0	3.9	13.9	18.6	20.5	11.1	40.2	37.7	18	17
12	7.9	4.3	10.2	17.1	35.9	12.0	35.7	7.1	27	25
10	29.5	5.4	4.5	3.1	12.0	5.7	41.3	8.8	…	…
12	–	–	–	5.7	6.8	2.0	28.3	5.2	…	…
6	–	–	–	24.6	26.7	11.5	37.7	23.1	30	28
8	–	–	–	24.6	25.5	12.6	25.0	20.1	17	22
12	31.7	8.5	4.5	21.8	33.7	1.4	…	…	44	37
12	–	–	–	2.1	7.2	0.0	…	…	…	…
8	27.4	2.5	13.3	15.7	37.3	9.3	33.2	8.1	24	19
…	31.3	22.7	6.0	4.0	11.1	…	…	…	…	…
7	–	–	–	22.8	24.7	10.0	31.4	27.4	…	…
11	17.3	15.1	2.0	3.4	9.5	4.3	27.0	0.3	16	5
13	38.2	16.3	3.0	4.0	11.1	0.5	…	…	10	4
9	8.8	5.0	4.0	19.4	32.9	5.1	42.9	7.4	21	17
6	–	–	–	22.5	18.6	9.2	18.9	18.8	…	…
7	–	–	–	22.3	16.5	11.5	28.9	22.6	…	…
11	27.9	11.5	17.9	17.4	29.9	0.3	…	…	32	17
11	17.5	5.6	3.3	9.9	17.3	3.3	…	…	…	…
12	10.5	5.4	8.2	5.7	11.1	8.3	38.8	1.9	27	9
12	51.7	9.9	1.6	1.2	3.2	2.1	78.1	6.3	66	24
13	23.8	5.0	1.5	3.0	11.9	3.1	14.2	0.9	11	4
8	8.1	5.2	17.3	36.4	50.1	1.5	44.4	11.8	45	28
8	9.2	6.4	11.4	24.1	38.0	8.4	…	…	20	16
9	8.4	2.1	17.2	20.3	33.8	1.9	65.8	1.1	20	4
12	6.0	1.7	8.1	22.9	35.8	2.0	41.1	14.1	20	13
10	11.5	4.2	5.9	17.1	23.1	5.4	…	…	…	…
…	–	–	–	34.5	46.4	1.7	…	…	…	…
14	28.9	3.5	3.7	1.6	8.3	9.5	16.7	3.4	19	16
7	–	–	–	17.1	22.6	8.6	47.4	13.5	23	16
8	–	–	–	33.8	45.1	3.8	37.4	1.2	…	…
8	–	–	–	26.9	29.2	11.4	24.7	20.0	…	…
11	31.8	3.5	2.8	2.8	11.4	9.4	26.7	3.3	…	…
12	3.5	0.4	9.4	32.6	34.7	9.8	24.6	19.1	12	10
10	10.7	1.3	7.2	22.5	30.6	10.8	19.9	14.0	21	25
9	10.8	1.8	4.6	12.1	18.9	2.7	24.7	1.3	…	…
13	28.9	4.7	4.9	29.4	41.5	1.0	34.5	2.8	34	20
8	–	–	–	20.3	29.4	5.6	…	…	11	7
9	23.8	5.8	5.9	2.3	4.8	8.3	45.9	1.0	7	2
13	46.4	16.4	2.5	11.1	23.4	0.1	29.2	7.6	24	10
13	34.6	4.2	5.2	3.4	14.3	4.8	24.7	3.1	25	26
17	23.5	2.9	2.5	2.4	18.5	4.8	30.7	1.6	…	…

附录2-5　卫生资源

序列	国家	每万人口			每万人口医院床位 2006～2012
		医师 2010～2018	口腔医师 2010－2019	护士和助产士 2010－2018	
1	阿富汗	2.8	<0.1	1.8	5
2	阿尔巴尼亚	12.2	－	36.5	26
3	阿尔及利亚	17.2	3.7	15.5	…
4	安道尔	33.3	8.2	40.1	25
5	安哥拉	2.1	－	4.1	…
6	安提瓜和巴布达	29.6	0.4	45.2	21
7	阿根廷	39.9	－	26.0	47
8	亚美尼亚	44.0	5.6	61.1	39
9	澳大利亚	36.8	5.9	125.5	39
10	奥地利	51.7	5.7	2.6	76
11	阿塞拜疆	34.5	2.7	64.3	47
12	巴哈马群岛	20.1	2.7	45.7	29
13	巴林群岛	9.3	1.0	24.9	21
14	孟加拉国	5.8	0.6	4.1	6
15	巴巴多斯岛	24.8	3.1	30.6	62
16	白俄罗斯	51.9	6.2	110.0	113
17	比利时	30.7	10.5	194.6	65
18	伯利兹	11.2	1.4	23.4	11
19	贝宁湾	0.8	<0.1	3.9	5
20	不丹	4.2	0.8	18.5	18
21	玻利维亚	15.9	2.2	15.6	11
22	波黑	21.6	2.4	57.3	35
23	博茨瓦纳	5.3	0.4	54.0	18
24	巴西	21.6	12.5	101.2	23
25	文莱	16.1	2.5	59.0	28
26	保加利亚	40.3	10.5	48.2	64
27	布基纳法索	0.8	<0.1	8.8	4
28	布隆迪	1.0	<0.1	8.5	19
29	佛得角	7.8	0.1	13.0	21
30	柬埔寨	1.9	0.2	6.9	7
31	喀麦隆	0.9	<0.1	0.1	13
32	加拿大	23.1	6.4	99.4	27
33	中非	0.7	<0.1	2.1	10
34	乍得	0.4	<0.1	2.3	…
35	智利	25.9	12.5	133.2	21
36	中国	19.8	4.5	26.6	38
37	哥伦比亚	21.8	9.7	13.3	15
38	科摩罗	2.7	0.4	6.3	…
39	刚果	1.6	0.3	6.3	…
40	库克岛	14.1	3.4	67.4	…
41	哥斯达黎加	28.9	0.1	34.1	12
42	科特迪瓦	2.3	0.1	6.0	…
43	克罗地亚	30.0	7.9	81.2	58
44	古巴	84.2	16.8	75.6	53
45	塞浦路斯	19.5	7.5	52.5	35
46	捷克	41.2	7.3	84.0	68
47	朝鲜	36.8	2.2	44.5	132
48	刚果民主共和国	0.7	<0.1	11.1	…

注：①中国医师数系执业医师数（不含口腔医师），护士和助产士系注册护士数；②每万人口医院床位系医疗机构床位数。

附录2-5　续表1

序列	国家	每万人口			每万人口 医院床位 2006～2012
		医师 2010～2018	口腔医师 2010 - 2019	护士和助产士 2010 - 2018	
49	丹麦	40.1	7.4	103.2	35
50	吉布提	2.2	0.2	7.3	14
51	多米尼加	11.2	0.7	64.4	38
52	多米尼加共和国	15.3	1.9	13.8	17
53	厄瓜多尔	20.4	3.2	25.1	16
54	埃及	4.5	20.0	19.3	5
55	萨尔瓦多	15.7	-	18.3	11
56	赤道几内亚	4.0	-	5.0	21
57	厄立特里亚	0.6	-	14.4	7
58	爱沙尼亚	44.8	13.8	111.6	53
59	斯瓦蒂尼（原斯威士兰）	3.3	0.1	41.4	21
60	埃塞俄比亚	0.8	0.2	7.1	63
61	斐济	8.6	1.2	33.8	20
62	芬兰	38.1	7.3	147.4	55
63	法国	32.7	6.7	114.7	64
64	加蓬	6.8	0.2	29.5	63
65	冈比亚	1.0	0.1	15.4	11
66	格鲁吉亚	71.2	7.6	47.3	26
67	德国	42.5	8.5	132.4	82
68	加纳	1.4	-	42.0	9
69	希腊	54.8	12.5	36.3	48
70	格林纳达	14.1	1.5	62.8	35
71	危地马拉	3.5	0.1	0.7	6
72	几内亚	0.8	<0.1	1.2	3
73	几内亚比绍	1.3	<0.1	6.9	…
74	圭亚那	8.0	0.4	10.4	20
75	海地	2.3	0.2	6.8	…
76	洪都拉斯	3.1	0.3	7.4	7
77	匈牙利	34.1	7.1	69.2	72
78	冰岛	40.8	8.6	162.1	32
79	印度	8.6	2.0	17.3	7
80	印尼	4.3	0.6	24.1	9
81	伊朗	15.8	4.5	4.4	1
82	伊拉克	7.1	2.6	20.4	13
83	爱尔兰	33.1	6.7	161.0	29
84	以色列	46.2	7.3	3.3	33
85	意大利	39.8	8.2	57.4	34
86	牙买加	13.1	0.9	8.1	17
87	日本	24.1	8.0	121.5	137
88	约旦	23.2	7.1	28.2	18
89	哈萨克斯坦	39.8	2.9	72.9	72
90	肯尼亚	1.6	0.2	11.7	14
91	基里巴斯	2.0	0.7	38.3	13
92	科威特	26.5	6.7	74.1	22
93	吉尔吉斯	22.1	1.9	59.4	48
94	老挝	3.7	0.6	9.5	15
95	拉脱维亚	31.9	7.1	47.5	59
96	黎巴嫩	21.0	10.2	16.7	35

附录2-5 续表2

序列	国家	每万人口			每万人口医院床位 2006～2012
		医师 2010～2018	口腔医师 2010-2019	护士和助产士 2010-2018	
97	莱索托	0.7	-	32.6	…
98	利比里亚	0.4	<0.1	5.3	8
99	利比亚	20.9	8.8	65.3	37
100	立陶宛	63.5	10.0	98.5	70
101	卢森堡	30.1	9.8	121.7	54
102	马达加斯加	1.8	<0.1	1.5	2
103	马拉维	0.4	<0.1	4.4	13
104	马来西亚	15.4	3.1	34.7	19
105	马尔代夫	45.6	2.0	64.3	43
106	马里	1.3	0.1	3.6	1
107	马耳他	28.6	4.8	94.8	48
108	马歇尔群岛	4.2	1.2	33.4	27
109	毛利塔尼亚	1.9	0.2	9.3	…
110	毛里求斯	25.3	2.8	35.2	34
111	墨西哥	23.8	1.4	24.0	15
112	密克罗尼西亚	-	-	20.4	32
113	摩纳哥	75.1	10.2	201.6	138
114	蒙古	28.6	2.3	38.9	68
115	黑山	27.6	0.5	52.3	40
116	摩洛哥	7.3	1.4	13.9	9
117	莫桑比克	0.8	0.1	6.8	7
118	缅甸	6.8	0.7	10.0	6
119	纳米比亚	4.2	0.7	19.5	…
120	瑙鲁	13.5	3.7	76.6	50
121	尼泊尔	7.5	1.0	31.1	50
122	荷兰	36.1	5.1	111.8	47
123	新西兰	35.9	6.2	124.5	23
124	尼加拉瓜	9.8	0.4	15.3	9
125	尼日尔	0.4	<0.1	2.7	…
126	尼日利亚	3.8	0.2	11.8	…
127	纽埃岛	-	-	125.0	52
128	北马其顿（原马其顿）	28.7	8.8	37.9	45
129	挪威	29.2	8.7	182.2	33
130	阿曼	20.0	3.0	42.0	17
131	巴基斯坦	9.8	1.0	6.7	6
132	帕劳群岛	14.2	2.2	72.6	48
133	巴拿马	15.7	3.0	30.7	22
134	巴布亚新几内亚	0.7	0.1	4.5	…
135	巴拉圭	13.5	1.6	16.6	13
136	秘鲁	13.0	1.8	24.4	15
137	菲律宾	6.0	<0.1	49.4	5
138	波兰	23.8	3.5	68.9	65
139	葡萄牙	51.2	10.1	69.7	34
140	卡塔尔	24.9	6.1	72.6	12
141	韩国	23.6	5.0	73.0	103
142	摩尔多瓦	32.1	4.2	49.2	62
143	罗马尼亚	29.8	8.0	73.9	61
144	俄罗斯	37.5	2.8	85.4	97

附录2-5 续表3

序列	国家	每万人口			每万人口医院床位 2006～2012
		医师 2010～2018	口腔医师 2010－2019	护士和助产士 2010－2018	
145	卢旺达	1.3	0.2	12.0	…
146	圣基茨和尼维斯	26.8	3.9	42.2	23
147	圣卢西亚岛	6.4	1.7	31.5	16
148	圣文森特和格林纳丁斯	6.6	－	70.1	52
149	萨摩亚群岛	3.4	1.1	24.9	…
150	圣马力诺	61.1	6.7	82.1	38
151	圣多美和普林西比	0.5	－	19.2	29
152	沙特阿拉伯	26.1	5.0	54.8	21
153	塞内加尔	0.7	0.1	3.1	…
154	塞黑	31.1	2.1	60.9	…
155	塞舌尔	21.2	4.3	80.8	36
156	塞拉利昂	0.3	0.1	2.2	…
157	新加坡	22.9	4.1	62.4	20
158	斯洛伐克	34.2	4.9	3.2	60
159	斯洛文尼亚	30.9	7.0	99.7	46
160	所罗门群岛	1.9	0.5	21.6	13
161	索马里	0.2	－	1.1	…
162	南非	9.1	1.1	13.1	…
163	南苏丹	－	<0.1	－	…
164	西班牙	38.7	7.9	57.3	31
165	斯里兰卡	10.0	0.7	21.8	36
166	苏丹	2.6	2.1	7.0	8
167	苏里南	12.1	－	27.6	31
168	瑞典	39.8	8.2	118.2	27
169	瑞士	43.0	5.0	175.4	50
170	叙利亚	12.9	7.2	15.4	15
171	塔吉克斯坦	21.0	1.6	47.5	55
172	泰国	8.1	2.4	27.6	21
173	东帝汶	7.2	0.1	16.7	59
174	多哥	0.8	<0.1	4.1	7
175	汤加	5.4	1.6	41.6	26
176	特立尼达和多巴哥	41.7	3.2	40.9	27
177	突尼斯	13.0	3.1	25.1	21
178	土耳其	18.5	3.4	27.1	25
179	土库曼斯坦	22.2	1.2	44.3	40
180	图瓦卢	9.1	4.6	42.6	…
181	乌干达	1.7	0.1	12.4	5
182	乌克兰	29.9	6.0	66.6	90
183	阿联酋	25.3	6.5	57.3	11
184	英国	28.1	5.2	81.7	29
185	坦桑尼亚	0.1	0.1	5.8	7
186	美国	26.1	5.8	145.5	29
187	乌拉圭	50.8	14.9	19.4	25
188	乌兹别克斯坦	23.7	1.5	112.8	44
189	瓦努阿图	1.7	0.3	14.2	18
190	委内瑞拉	－	－	9.4	9
191	越南	8.3	－	14.5	20
192	也门	5.3	0.2	7.9	7
193	赞比亚	11.9	<0.1	13.4	20
194	津巴布韦	2.1	0.1	19.3	17

附录2-6　卫生经费

序列	国家	卫生总费用占GDP%			卫生总费用构成(%)					
					政府卫生支出			个人卫生支出		
		2000	2010	2017	2000	2010	2017	2000	2010	2017
1	阿富汗		8.6	11.8		5.5	5.1		79.0	75.5
2	阿尔巴尼亚									
3	阿尔及利亚	3.5	5.1	6.4	72.0	69.5	66.0	28.0	30.5	34.0
4	安道尔	9.3	9.4	10.3	41.6	44.6	49.0	58.4	55.4	51.0
5	安哥拉	1.9	2.7	2.8	58.2	62.1	46.3	41.3	34.6	50.6
6	安提瓜和巴布达	4.5	5.2	4.5	56.2	56.9	47.0	43.8	42.9	52.9
7	阿根廷	8.5	8.6	9.1	54.7	64.6	72.4	45.2	35.0	27.1
8	亚美尼亚	4.2	9.2	10.4	22.8	18.3	13.2	64.5	78.0	85.5
9	澳大利亚	7.6	8.4	9.2	68.4	68.6	68.9	31.6	31.4	31.1
10	奥地利	9.2	10.2	10.4	74.2	72.4	72.4	25.8	27.6	27.6
11	阿塞拜疆	3.9	4.8	6.7	22.3	21.2	15.1	76.2	78.0	84.5
12	巴哈马群岛	4.0	5.9	5.8	47.5	47.3	43.9	51.9	52.2	55.5
13	巴林群岛	3.6	3.8	4.7	66.0	63.0	58.0	34.0	37.0	42.0
14	孟加拉国	2.0	2.5	2.3	28.7	21.0	16.7	63.4	69.8	76.6
15	巴巴多斯岛	5.3	6.8	6.8	51.9	53.5	44.2	48.1	44.3	53.8
16	白俄罗斯	5.5	5.7	5.9	78.7	68.0	70.0	21.2	31.5	29.7
17	比利时	7.9	10.0	10.3	74.5	77.7	77.2	25.4	22.2	22.7
18	伯利兹	4.1	5.8	5.6	50.4	66.5	68.0	43.7	29.8	30.4
19	贝宁湾	4.2	4.1	3.7	26.1	24.2	30.0	57.3	50.1	50.7
20	不丹	4.3	3.5	3.2	79.7	72.1	74.5	12.2	16.9	14.3
21	玻利维亚	4.4	5.5	6.4	55.3	58.8	68.5	38.4	36.8	28.3
22	波黑	7.7	9.0	8.9	53.3	68.1	70.5	39.6	30.4	29.5
23	博茨瓦纳	5.8	6.2	6.1	54.8	57.6	75.7	28.6	37.3	14.7
24	巴西	8.3	7.9	9.5	41.6	45.0	41.9	58.0	54.7	58.1
25	文莱	2.5	2.3	2.4	84.2	91.7	94.8	15.8	8.3	5.2
26	保加利亚	5.9	7.1	8.1	59.6	55.2	51.9	40.4	44.8	48.1
27	布基纳法索	3.3	5.9	6.9	32.6	24.9	43.3	46.1	33.6	38.7
28	布隆迪	6.2	11.3	7.5	23.7	17.6	24.7	75.6	39.5	44.2
29	佛得角	4.4	4.5	5.2	71.3	63.3	60.2	26.1	30.7	31.5
30	柬埔寨	6.5	6.9	5.9	19.8	19.7	23.8	78.1	66.4	61.1
31	喀麦隆	4.0	4.5	4.7	16.9	18.0	13.3	83.1	76.6	79.0
32	加拿大	8.3	10.7	10.6	72.9	73.8	73.7	27.1	26.2	26.3
33	中非	4.4	3.7	5.8	41.5	28.5	12.8	47.3	47.9	32.0
34	乍得	5.5	4.1	4.5	38.0	21.0	15.8	58.5	73.1	63.1
35	智利	7.0	6.8	9.0	35.8	47.1	50.1	46.7	41.0	40.1
36	中国	4.5	4.2	5.2	22.0	51.9	56.7	78.0	48.0	43.3
37	哥伦比亚	5.7	7.1	7.2	74.5	72.2	67.8	23.5	25.1	28.8
38	科摩罗	12.2	8.5	7.4	13.0	9.1	12.7	83.1	80.3	76.1
39	刚果	1.7	2.0	2.9	34.2	44.7	40.7	54.3	43.5	51.7
40	库克岛	3.2	3.5	3.3	92.9	87.9	85.2	7.1	5.8	6.7
41	哥斯达黎加	6.6	8.1	7.3	64.9	72.3	73.5	33.2	26.7	24.7
42	科特迪瓦	5.6	6.1	4.5	14.5	13.3	28.5	74.7	76.1	58.5
43	克罗地亚	7.7	8.1	6.8	85.0	83.4	82.8	15.0	16.6	17.2
44	古巴	6.6	10.7	11.7	83.7	90.8	89.4	16.2	9.2	10.5
45	塞浦路斯	5.3	6.3	6.7	41.1	47.8	42.4	58.4	51.3	57.2
46	捷克	5.7	6.9	7.2	88.7	83.1	81.7	11.3	16.9	18.3
47	朝鲜									
48	刚果民主共和国	1.6	4.0	4.0	4.0	10.3	9.9	70.0	44.9	47.6

附录2-6　续表1

政府卫生支出占政府总支出 %			社会医保支出占政府卫生支出 %			人均卫生费用（美元）			人均政府卫生支出（美元）		
2000	2010	2017	2000	2011	2012	2000	2010	2017	2000	2010	2017
	2.3	2.3	…	0.0	0.0		45.6	67.1		2.5	3.4
8.0	15.2	14.7	20.4	74.1	74.1				30.4	181.3	190.1
8.8	9.5	10.7	35.5	31.6	29.1	61.3	228.4	258.5	44.1	158.7	170.5
13.0	10.9	14.0	88.1	57.4	24.2	2050.6	3754.7	4040.8	852.4	1673.6	1981.3
2.7	4.2	5.4	0.0	0.0	0.0	13.0	96.6	114.5	7.5	60.0	53.0
11.0	13.1	9.5	0.0	11.1	7.6	444.9	631.6	673.9	250.1	359.5	316.9
17.8	16.7	16.1	59.6	64.1	52.8	705.2	891.1	1324.6	386.0	576.1	959.4
3.9	6.4	5.3	0.0	0.0	0.0	26.1	297.2	407.6	5.9	54.3	54.0
15.2	16.3	17.8	0.0	0.0	0.0	1632.4	4952.8	5331.8	1116.2	3399.4	3674.3
13.4	14.0	15.3	58.6	53.6	55.1	2263.5	4796.1	4939.9	1678.7	3472.2	3576.1
4.8	3.2	2.8	0.0	0.0	0.0	25.3	279.3	275.8	5.6	59.2	41.7
16.2	17.3	11.3	1.8	2.2	0.0	1093.6	1657.6	1771.5	519.6	784.3	777.2
10.2	8.5	8.5	0.4	1.6	1.5	485.7	796.3	1127.2	320.7	501.4	653.5
5.2	4.4	3.0	0.0	0.0	0.0	8.3	20.2	36.3	2.4	4.2	6.1
12.3	10.4	9.1	0.0	0.2	0.2	604.5	1097.6	1183.8	313.5	586.7	523.3
12.1	8.7	10.6	0.0	0.0	0.0	57.3	341.8	342.5	45.1	232.6	239.6
12.1	14.5	15.3	85.4	86.2	85.5	1845.3	4449.5	4507.4	1375.3	3458.6	3480.5
6.6	13.1	11.0	0.0	13.5	13.9	139.3	250.3	280.5	70.2	166.5	190.7
5.2	5.1	4.6	0.5	0.4	0.1	15.8	31.0	30.8	4.1	7.5	9.2
7.6	5.6	7.9	0.0	0.0	0.0	31.8	69.8	96.8	25.4	50.3	72.1
8.3	9.7	11.5	62.0	42.9	50.9	44.3	103.1	220.3	24.5	60.6	150.9
7.3	12.4	15.5	97.7	90.1	91.0	113.0	415.9	460.5	60.3	283.0	324.6
8.2	8.1	14.3	0.0	…	0.0	195.1	393.1	465.9	107.0	226.2	352.5
10.1	9.2	10.3	0.0	0.0	0.0	311.7	891.8	928.8	129.8	401.5	389.0
5.7	5.8	6.2	0.0	…	0.0	508.4	803.5	671.4	427.9	737.1	636.7
8.5	10.9	12.0	12.0	68.4	76.4	94.5	484.8	663.7	56.3	267.8	344.3
4.8	6.0	10.0	0.8	0.2	0.2	7.5	33.9	44.4	2.5	8.5	19.2
5.9	4.9	8.5	29.5	12.4	13.6	8.4	26.1	23.5	2.0	4.6	5.8
7.5	7.2	9.9	34.9	25.2	29.6	62.0	148.2	167.6	44.2	93.8	101.0
8.6	6.5	6.1	0.0	…	0.0	19.7	54.3	82.1	3.9	10.7	19.5
4.4	5.1	3.1	3.9	2.6	2.6	26.3	59.0	67.8	4.5	10.6	9.0
14.8	18.3	19.3	1.9	2.0	1.9	1998.6	5044.1	4754.9	1456.0	3721.8	3505.3
10.9	5.7	5.0	0.0	…	0.0	10.4	16.7	24.2	4.3	4.8	3.1
11.4	3.5	4.7	0.0	…	0.0	10.3	36.5	29.7	3.9	7.7	4.7
11.0	13.7	17.7	19.3	11.4	9.2	358.8	871.3	1382.0	128.4	410.4	691.8
6.1	8.8	9.1	57.2	67.0	67.9	42.4	187.7	440.8	9.3	97.4	249.8
14.9	17.3	17.5	66.8	83.4	84.0	130.3	441.3	459.2	97.1	318.7	311.3
9.7	3.5	3.4	0.0	0.0	0.0	45.6	67.1	58.8	5.9	6.1	7.5
2.3	3.6	3.4	0.0	0.0	0.0	16.9	55.4	50.0	5.8	24.8	20.4
9.6	9.3	5.7	0.0	0.0	0.0	162.7	478.0	588.7	151.1	420.4	501.4
25.3	31.7	26.9	80.7	81.0	79.3	251.1	665.3	869.1	163.0	481.1	638.9
4.6	4.1	5.1	2.0	6.3	6.6	36.0	74.4	69.7	5.2	9.9	19.9
14.6	14.1	12.4	97.6	94.3	93.5	371.1	1126.4	902.1	315.5	939.5	747.2
10.8	13.9	15.9	0.0	…	0.0	180.4	606.7	987.6	151.0	550.7	883.4
6.3	7.1	7.6	0.0	1.6	1.5	750.5	1959.3	1731.7	308.3	935.7	734.1
12.4	13.2	15.2	89.5	92.3	92.7	342.9	1373.9	1475.9			
			…	…	…				304.2	1142.1	1206.5
2.5	2.5	3.3	0.0	…	0.0	20.2	12.9	19.4	0.8	1.3	1.9

附录2-6 续表2

序列	国家	卫生总费用占 GDP%			卫生总费用构成 (%)					
					政府卫生支出			个人卫生支出		
		2000	2010	2017	2000	2010	2017	2000	2010	2017
49	丹麦	8.1	10.3	10.1	83.1	83.9	84.0	16.9	16.1	16.0
50	吉布提	4.1	4.3	3.3	48.0	60.7	47.0	52.0	29.5	27.2
51	多米尼加	5.2	5.6	5.9	62.5	58.9	65.0	34.5	36.9	31.8
52	多米尼加共和国	4.9	5.6	6.1	35.0	45.1	46.0	63.1	54.3	53.3
53	厄瓜多尔	3.3	7.1	8.3	29.0	44.8	52.8	68.2	54.5	46.4
54	埃及	4.9	4.2	5.3	35.2	32.9	33.0	64.8	66.4	66.7
55	萨尔瓦多	8.9	8.2	7.2	44.2	54.0	63.7	54.6	37.0	36.1
56	赤道几内亚	2.3	1.8	3.1	13.7	24.9	18.8	83.3	70.7	79.2
57	厄立特里亚	4.5	3.5	2.9	35.6	15.3	27.2	63.8	52.8	59.1
58	爱沙尼亚	5.2	6.3	6.4	75.9	74.2	74.7	24.1	24.0	25.3
59	斯瓦蒂尼（原斯威士兰）	4.6	8.6	6.9	52.3	49.2	50.7	43.6	25.2	25.5
60	埃塞俄比亚	4.4	5.5	3.5	41.2	17.3	24.9	42.5	48.3	52.9
61	斐济	3.7	3.7	3.5	76.8	63.9	66.2	15.3	29.8	31.4
62	芬兰	6.8	8.9	9.2	74.3	77.3	76.7	24.8	21.5	22.1
63	法国	9.6	11.2	11.3	78.9	76.3	77.1	21.1	23.7	16.6
64	加蓬	2.9	2.5	2.8	36.6	63.6	63.3	61.3	35.3	36.1
65	冈比亚	2.7	3.4	3.3	23.5	32.1	22.9	57.4	33.3	35.1
66	格鲁吉亚	7.4	9.5	7.6	11.4	21.3	37.2	81.4	75.1	60.4
67	德国	9.8	11.0	11.2	78.3	75.8	77.7	21.7	16.7	15.5
68	加纳	2.8	4.6	3.3	27.4	51.7	33.5	60.8	39.4	52.0
69	希腊		9.6	8.0		68.3	60.2		31.7	39.6
70	格林纳达	5.3	6.2	4.8	33.5	41.0	42.7	64.2	53.2	56.4
71	危地马拉	5.7	6.1	5.8	35.4	33.7	35.8	61.9	63.7	63.1
72	几内亚	3.5	3.0	4.1	8.7	12.0	17.2	53.2	66.0	68.9
73	几内亚比绍	7.7	6.6	7.2	45.1	18.3	8.2	36.2	47.2	75.8
74	圭亚那	3.9	5.5	4.9	53.2	30.9	59.9	46.4	39.8	35.2
75	海地	6.9	8.1	8.0	21.8	17.9	11.9	46.7	36.0	45.1
76	洪都拉斯	6.4	8.7	7.9	47.1	42.4	40.1	50.0	50.1	54.5
77	匈牙利	6.8	7.5	6.9	68.8	66.6	68.7	31.2	33.4	31.3
78	冰岛	9.0	8.5	8.3	80.6	80.4	81.8	19.4	19.6	18.2
79	印度	4.0	3.3	3.5	20.7	26.2	27.1	76.6	72.8	72.1
80	印尼	1.9	3.0	3.0	28.7	25.7	48.4	68.4	73.0	51.1
81	伊朗	4.7	6.8	8.7	37.7	32.4	51.2	62.3	67.6	48.7
82	伊拉克		3.2	4.2		73.9	41.9		26.1	58.1
83	爱尔兰	5.9	10.5	7.2	77.5	76.2	73.3	22.5	23.8	26.7
84	以色列	6.8	7.0	7.4	63.1	62.8	63.6	34.6	35.9	34.6
85	意大利	7.6	9.0	8.8	72.6	78.5	73.9	27.4	21.5	26.1
86	牙买加	5.8	5.0	6.0	55.3	60.7	64.7	42.4	36.7	33.3
87	日本	7.2	9.2	10.9	80.4	81.9	84.1	19.6	18.1	15.9
88	约旦	9.6	8.4	8.1	45.0	66.7	44.8	52.4	28.8	45.9
89	哈萨克斯坦	4.2	2.7	3.1	50.9	68.2	62.1	49.1	31.3	37.8
90	肯尼亚	4.6	6.1	4.8	28.6	29.0	42.7	59.0	42.2	39.4
91	基里巴斯	8.6	9.2	10.8	96.7	91.4	75.8	3.3	3.4	3.1
92	科威特	2.5	2.8	5.3	75.9	84.6	87.4	24.1	15.4	12.6
93	吉尔吉斯	4.4	7.0	6.2	48.4	49.1	38.0	51.6	43.1	56.4
94	老挝	4.3	2.9	2.5	28.8	20.7	35.1	61.3	62.6	48.2
95	拉脱维亚	5.4	6.1	6.0	50.8	60.2	57.1	49.2	39.8	42.7
96	黎巴嫩	10.8	7.4	8.2	29.8	40.3	50.0	70.1	58.9	49.0

附录2-6　续表3

政府卫生支出占政府总支出%			社会医保支出占政府卫生支出%			人均卫生费用（美元）			人均政府卫生支出（美元）		
2000	2010	2017	2000	2011	2012	2000	2010	2017	2000	2010	2017
12.8	15.3	16.6	0.0	0.0	0.0	2496.0	6011.5	5800.2	2074.4	5042.5	4873.5
6.1	7.0	4.1	11.3	9.5	9.5	32.0	55.5	70.3	15.3	33.7	33.1
8.4	8.3	7.3	0.0	0.8	0.1	250.7	384.9	439.6	156.8	226.8	285.6
11.8	15.9	15.6	17.0	25.8	41.8	138.6	303.6	433.2	48.6	136.9	199.3
4.1	9.2	11.9	28.0	34.5	33.1	48.1	331.7	518.0	13.9	148.7	273.6
6.7	4.4	5.4	24.3	19.4	20.8	72.5	111.4	105.8	25.5	36.7	34.9
18.5	17.7	19.2	49.3	42.5	43.1	179.3	246.5	282.5	79.2	133.0	180.1
1.4	1.5	2.9	0.0	0.0	0.0	43.7	311.6	301.2	6.0	77.7	56.7
2.1	1.5	2.7	0.0	0.0	0.0	9.3	16.7	32.9	3.3	2.5	9.0
10.8	11.6	12.2	86.4	86.4	86.6	209.7	926.5	1300.5	159.2	687.4	971.1
9.8	13.8	10.0	0.0	0.0	0.0	75.5	317.0	224.7	39.5	156.0	114.0
7.0	5.1	4.8	0.0	0.0	0.0	5.4	16.7	25.3	2.2	2.9	6.3
10.6	8.6	7.2	0.0	0.0	0.0	77.0	135.2	188.4	59.2	86.4	124.8
10.6	12.5	13.0	19.5	19.0	19.1	1655.9	4099.6	4205.7	1229.7	3167.4	3227.7
14.6	15.1	15.5	94.3	92.3	95.1	2156.5	4593.4	4379.7	1701.0	3506.9	3376.4
5.2	6.8	9.7	14.5	27.1	27.1	127.4	216.7	204.5	46.6	137.7	129.4
6.9	7.8	3.1	0.0	0.0	0.0	23.0	32.3	23.3	5.4	10.4	5.3
4.9	6.2	9.5	46.0	68.8	68.8	47.9	262.5	293.1	5.5	56.0	109.1
17.2	17.6	19.9	87.3	88.6	88.8	2334.7	4597.2	5033.5	1827.6	3482.5	3909.0
6.0	11.9	6.1	0.0	21.6	22.2	17.2	80.9	66.7	4.7	41.9	22.3
	12.4	10.2	45.9	64.0	57.8		2573.7	1516.6		1757.0	912.7
6.8	9.0	9.0	0.0	0.4	0.6	272.4	456.2	497.2	91.2	187.1	212.3
14.1	14.2	17.2	51.2	41.8	52.5	84.0	173.8	259.9	29.8	58.5	93.2
2.4	1.8	4.1	1.1	4.5	4.5	15.9	19.2	33.7	1.4	2.3	5.8
13.7	5.9	3.0	5.4	1.5	1.5	22.5	36.3	52.4	10.1	6.7	4.3
6.8	5.5	8.5	7.1	2.7	2.6	58.0	165.3	230.5	30.9	51.2	138.1
13.9	6.4	5.2	0.0	0.0	0.0	29.5	54.6	62.4	6.4	9.8	7.4
13.7	14.0	11.7	13.7	26.2	29.6	70.8	168.6	195.9	33.3	71.4	78.6
9.9	10.2	10.1	83.9	83.7	83.3	313.1	983.1	981.4	215.6	655.0	674.6
17.6	14.4	15.7	33.4	36.1	35.8	2873.8	3644.8	6086.3	2315.5	2931.4	4980.3
3.3	3.1	3.4	17.4	15.8	6.5	18.6	45.3	69.3	3.8	11.9	18.8
3.6	4.5	8.7	6.3	18.2	17.6	16.2	92.2	115.0	4.6	23.7	55.6
11.0	11.9	22.9	57.8	50.2	47.2	80.2	440.9	475.5	30.3	142.6	243.7
	4.8	5.0	0.0	0.0	0.0		145.5	210.3		107.5	88.0
14.8	12.3	20.0	1.2	0.5	0.2	1561.0	5128.5	4976.9	1210.0	3906.8	3647.8
8.9	10.7	11.9	72.5	71.5	71.8	1496.9	2211.0	3144.6	944.6	1388.6	2000.8
11.8	14.1	13.4	0.1	0.2	0.4	1520.5	3214.5	2840.1	1104.4	2521.9	2098.8
11.8	9.0	13.3	0.0	0.3	0.2	195.5	234.9	307.2	108.0	142.7	198.8
15.3	18.9	23.6	84.9	87.6	87.0	2740.5	4060.2	4169.0	2204.2	3326.4	3505.8
12.7	17.0	12.4	9.7	28.2	6.3	159.8	308.7	340.7	71.9	205.9	152.6
9.2	8.3	7.9	0.0	…	0.0	50.5	247.4	279.6	25.7	168.7	173.6
7.1	7.3	8.0	10.9	13.1	13.1	20.9	59.2	76.6	6.0	17.1	32.7
11.4	10.3	6.9	0.0	0.0	0.0	68.9	139.9	171.4	66.6	127.9	129.9
5.2	5.2	8.9	0.0	0.0	0.0	462.6	1061.4	1529.1	351.3	898.4	1336.2
7.1	9.2	6.2	10.0	64.1	64.1	12.3	61.5	78.8	5.9	30.2	29.9
6.2	2.7	4.0	1.2	4.9	4.2	14.4	35.0	62.1	4.1	7.3	21.8
7.4	8.1	9.0	0.0	…	0.0	181.6	689.1	930.4	92.2	414.7	531.6
7.5	10.3	13.5	46.3	49.7	39.4	569.6	659.4	719.4	169.9	266.0	359.9

附录2-6 续表4

序列	国家	卫生总费用占GDP%			卫生总费用构成(%)					
					政府卫生支出			个人卫生支出		
		2000	2010	2017	2000	2010	2017	2000	2010	2017
97	莱索托	5.9	7.6	8.8	50.2	57.9	62.9	49.2	24.4	16.6
98	利比里亚	4.0	8.8	8.2	18.5	8.9	17.2	72.6	54.9	54.0
99	利比亚	3.4	3.6		48.7	69.9		51.3	30.0	
100	立陶宛	6.2	6.8	6.5	67.3	71.1	65.5	32.7	28.7	34.4
101	卢森堡	5.9	7.0	5.5	83.2	85.9	84.9	16.8	14.1	13.8
102	马达加斯加	5.2	5.3	5.5	40.3	40.1	46.9	45.4	43.9	30.1
103	马拉维	3.4	7.2	9.6	37.6	22.0	30.6	20.6	15.2	16.9
104	马来西亚	2.6	3.2	3.9	46.7	52.8	50.6	53.3	47.2	49.4
105	马尔代夫	7.7	8.5	9.0	33.1	53.0	71.5	66.9	43.7	28.5
106	马里	5.6	4.6	3.8	23.5	14.3	34.9	68.6	59.2	37.1
107	马耳他	6.6	8.2	9.3	71.8	64.6	63.1	27.8	35.4	36.9
108	马歇尔群岛	19.7	15.2	16.4	50.3	28.5	37.8	13.3	18.8	16.5
109	毛利塔尼亚	4.7	3.4	4.4	13.9	27.7	38.8	81.8	66.3	54.2
110	毛里求斯	2.9	4.6	5.7	53.5	44.1	42.9	46.2	54.0	56.3
111	墨西哥	4.4	6.0	5.5	45.2	48.6	51.5	54.8	51.4	48.5
112	密克罗尼西亚	7.8	13.1	12.4	22.5	17.5	25.8	5.3	3.5	2.7
113	摩纳哥	1.7	2.3	1.8	80.0	81.4	79.7	20.0	18.6	20.3
114	蒙古	4.9	3.7	4.0	74.3	65.4	61.7	24.6	30.3	35.5
115	黑山									
116	摩洛哥	4.0	5.9	5.2	24.6	39.9	42.9	75.0	59.7	56.9
117	莫桑比克	3.9	5.1	4.9	74.7	13.1	29.9	17.7	9.7	9.0
118	缅甸	1.8	1.8	4.7	13.2	9.8	14.8	85.7	80.7	76.2
119	纳米比亚	9.8	9.7	8.6	49.7	41.0	46.1	45.2	44.7	49.8
120	瑙鲁	13.5	10.4	11.0	80.5	57.7	72.0	7.0	6.2	4.6
121	尼泊尔	3.6	5.0	5.6	15.5	18.1	22.3	63.0	68.0	62.4
122	荷兰	7.7	10.2	10.1	69.0	67.3	64.4	31.0	16.6	18.5
123	新西兰	7.5	9.6	9.2	74.5	78.3	75.5	25.5	21.7	24.5
124	尼加拉瓜	5.2	7.0	8.6	49.2	41.9	58.1	47.4	43.4	34.4
125	尼日尔	7.2	6.9	7.7	21.3	26.1	33.4	69.8	61.6	50.1
126	尼日利亚	3.2	3.3	3.8	18.3	13.6	14.2	64.7	80.1	77.9
127	纽埃岛	8.3	10.3	8.6	94.2	84.4	72.0	1.5	1.2	0.9
128	北马其顿(原马其顿)	8.9	6.7	6.1	53.1	60.6	67.4	42.9	38.7	32.2
129	挪威	7.7	8.9	10.4	81.7	84.7	85.5	18.3	15.3	14.5
130	阿曼	3.1	2.8	3.8	81.8	82.7	87.7	18.2	17.3	12.3
131	巴基斯坦	2.9	2.6	2.9	35.1	22.0	31.6	64.1	73.0	66.7
132	帕劳群岛	8.9	11.6	12.0	53.1	35.4	50.6	21.3	28.8	26.6
133	巴拿马	7.0	7.2	7.3	67.4	66.6	59.9	32.0	31.9	39.6
134	巴布亚新几内亚	2.0	2.1	2.5	84.3	61.7	75.4	9.4	12.3	9.0
135	巴拉圭	5.5	4.6	6.7	42.2	46.1	45.5	54.5	52.9	54.2
136	秘鲁	4.5	4.7	5.0	50.3	51.5	63.4	49.4	46.6	36.4
137	菲律宾	3.2	4.3	4.4	44.4	31.9	31.9	52.1	66.3	65.5
138	波兰	5.3	6.4	6.5	68.2	71.4	69.0	31.8	28.6	30.6
139	葡萄牙	8.4	9.8	9.0	70.4	69.7	66.3	29.5	30.2	33.7
140	卡塔尔	2.0	1.8	2.6	59.5	71.0	80.7	40.5	29.0	19.3
141	韩国	4.0	6.2	7.6	50.3	59.0	57.4	46.1	39.4	41.1
142	摩尔多瓦	4.9	10.1	7.0	49.0	45.9	50.6	47.2	42.2	44.7
143	罗马尼亚	4.2	5.8	5.2	79.3	79.9	78.6	20.7	20.0	21.4
144	俄罗斯	5.0	5.0	5.3	59.4	61.4	57.1	40.4	38.6	42.9

附录2-6 续表5

政府卫生支出占政府总支出 %			社会医保支出占政府卫生支出 %			人均卫生费用（美元）			人均政府卫生支出（美元）		
2000	2010	2017	2000	2011	2012	2000	2010	2017	2000	2010	2017
7.7	8.6	11.8	0.0	0.0	0.0	28.5	92.6	104.6	14.3	53.6	65.8
5.0	3.2	4.2	0.0	0.0	0.0	12.2	44.5	56.6	2.3	4.0	9.7
6.0	4.3		0.0	…	0.0	244.8	400.9		119.2	280.4	
10.6	11.5	12.8	88.3	84.9	85.1	217.2	805.2	1078.2	146.1	572.4	705.8
13.0	13.7	10.8	71.0	80.5	83.6	2894.0	7452.2	5782.6	2408.7	6402.0	4906.9
11.5	15.2	15.0	0.0	…	0.0	12.9	22.0	24.7	5.2	8.8	11.6
7.1	5.8	9.8	0.0	0.0	0.0	8.9	33.2	32.3	3.4	7.3	9.9
4.6	6.3	8.9	0.7	0.9	0.9	111.4	292.9	384.1	52.0	154.7	194.3
8.8	13.6	21.8	0.0	22.2	56.5	221.1	602.7	1006.9	73.3	319.2	719.5
6.8	3.3	5.8	1.5	0.7	0.7	15.0	32.6	31.4	3.6	4.7	11.0
11.8	12.9	16.5	0.0	…	2.7	647.1	1733.7	2585.6	464.6	1119.5	1630.7
17.1	7.7	9.5	35.0	15.2	14.1	423.4	488.6	642.2	213.0	139.1	242.9
2.5	4.2	6.1	7.7	11.1	15.1	22.2	41.1	48.8	3.1	11.4	18.9
6.9	8.3	10.0	0.0	…	0.0	119.0	367.1	599.7	63.7	162.1	257.1
9.9	10.5	11.0	67.6	55.7	55.1	309.6	538.7	494.7	140.0	262.1	254.8
2.6	3.4	4.9	21.4	17.1	18.5	168.4	375.7	424.8	37.9	65.6	109.6
6.9	9.2	6.7	98.1	98.7	98.7	1410.9	3369.2	2932.4	1129.2	2744.2	2337.3
12.3	7.7	8.2	24.1	21.5	21.2	27.0	99.1	148.8	20.1	64.8	91.8
			99.0	89.3	89.3						
4.0	7.5	7.5	0.0	24.5	24.5	53.6	168.7	161.0	13.2	67.3	69.1
13.8	2.2	4.7	0.3	33.1	22.8	10.5	21.5	21.1	7.8	2.8	6.3
1.3	1.2	3.5	2.9	3.0	3.0	3.4	15.1	58.0	0.4	1.5	8.6
16.0	11.9	10.7	1.8	2.5	2.5	200.7	504.6	447.3	99.8	207.0	206.4
9.7	7.3	5.6	0.0	0.0	0.0	292.0	650.2	1106.8	235.1	375.1	796.4
4.3	4.8	4.5	0.0	0.0	0.0	8.6	30.0	47.9	1.3	5.4	10.7
12.6	14.3	15.3	93.9	90.5	91.2	2023.1	5186.6	4911.4	1396.7	3488.7	3162.9
14.7	17.6	19.3	0.0	9.4	10.4	1053.9	3216.2	3937.2	785.1	2517.4	2970.9
10.2	13.2	18.6	27.0	35.2	37.0	53.3	107.6	192.1	26.2	45.1	111.6
8.4	8.7	9.7	3.3	1.7	1.7	10.6	23.9	29.3	2.2	6.2	9.8
2.4	2.7	4.6	0.0	…	0.0	17.7	76.7	73.9	3.2	10.4	10.5
6.6	6.9	5.2	0.0	0.0	0.0	332.7	1361.5	1258.9	313.4	1149.0	906.7
14.7	12.5	12.8	97.4	91.9	91.7	2948.9	7859.5	7936.4	87.4	184.9	221.2
15.0	16.8	17.9	17.1	12.2	12.8	164.5	305.2	328.4	2408.8	6655.5	6783.5
7.0	6.7	7.6	0.0	…	0.0	263.5	529.1	587.6	215.4	437.6	515.6
5.9	2.8	4.3	5.8	3.1	2.9	16.0	26.6	44.6	5.6	5.8	14.1
8.2	8.5	17.4	0.0	0.0	0.0	675.7	1037.8	1596.4	359.0	367.0	808.1
19.8	19.2	20.1	50.0	35.6	33.1	286.1	579.5	1112.3	192.7	386.0	666.5
8.3	7.1	9.2	0.0	0.0	0.0	18.7	42.3	61.5	15.8	26.1	46.3
6.8	9.0	10.5	52.4	34.8	35.4	91.9	202.9	381.1	38.8	93.6	173.3
10.6	11.6	14.9	45.3	52.2	37.2	89.5	239.3	332.6	45.0	123.2	210.7
6.5	7.2	7.1	14.7	24.6	36.5	32.8	91.8	132.9	14.6	29.3	42.4
8.6	10.0	10.9	82.6	85.4	86.2	238.0	809.2	906.8	162.3	577.4	625.4
13.8	13.2	13.0	1.7	1.9	1.7	967.1	2213.1	1908.0	681.1	1543.1	1264.2
3.9	4.1	6.3	0.0	0.0	0.0	602.3	1257.9	1649.2	358.5	893.0	1331.5
8.1	11.8	13.4	77.3	78.9	77.8	473.9	1374.3	2283.1	238.5	810.8	1310.0
8.5	13.6	11.6	0.0	84.9	85.0	21.4	198.3	191.2	10.5	90.9	96.8
8.7	11.5	12.1	81.9	82.1	83.0	69.9	472.2	555.1	55.4	377.3	436.2
9.7	8.6	8.8	40.3	47.1	38.9	95.4	567.4	585.9	56.6	348.3	334.5

附录2-6 续表6

序列	国家	卫生总费用占 GDP%			卫生总费用构成 (%)					
					政府卫生支出			个人卫生支出		
		2000	2010	2017	2000	2010	2017	2000	2010	2017
145	卢旺达	4.3	8.6	6.6	18.1	25.0	34.3	35.4	23.5	15.3
146	圣基茨和尼维斯	4.7	5.3	5.0	41.9	37.6	46.6	58.1	60.9	53.4
147	圣卢西亚岛	5.4	5.4	4.5	34.4	35.9	49.0	65.6	61.9	50.8
148	圣文森特和格林纳丁斯	4.3	4.6	4.5	69.9	59.2	64.3	30.1	35.6	34.4
149	萨摩亚群岛	4.4	5.5	5.5	83.6	75.3	74.5	12.1	13.6	12.4
150	圣马力诺	5.3	6.6	7.4	70.5	80.9	81.6	29.5	19.1	18.4
151	圣多美和普林西比	10.5	6.8	6.2	32.8	29.9	45.6	40.6	23.3	15.5
152	沙特阿拉伯	4.2	3.6	5.2	72.1	61.9	64.1	27.9	38.1	35.9
153	塞内加尔	3.6	4.0	4.1	35.4	28.9	21.0	60.6	58.8	62.3
154	塞黑	6.5	9.5	8.4	65.4	61.0	56.7	34.6	38.1	43.1
155	塞舌尔	4.6	4.8	5.0	82.1	64.3	73.0	17.9	33.6	26.4
156	塞拉利昂	11.5	10.9	13.4	18.0	11.6	13.7	76.2	64.2	67.6
157	新加坡	3.4	3.2	4.4	36.3	35.9	48.2	63.7	57.6	47.1
158	斯洛伐克	5.3	7.8	6.7	88.4	71.6	79.1	11.6	28.4	20.9
159	斯洛文尼亚	7.8	8.6	8.2	71.4	72.4	71.8	28.6	27.6	28.2
160	所罗门群岛	5.3	7.3	4.7	93.3	58.7	71.2	4.2	4.6	5.4
161	索马里									
162	南非	7.4	7.4	8.1	36.8	52.8	53.7	61.7	44.2	44.4
163	南苏丹			9.8			8.4			23.4
164	西班牙	6.8	9.0	8.9	71.4	74.8	70.6	28.6	25.2	29.4
165	斯里兰卡	4.2	3.9	3.8	53.6	40.4	42.9	45.5	58.4	55.7
166	苏丹	3.6	5.1	6.3	33.8	32.5	18.0	66.2	64.4	76.6
167	苏里南	6.3	5.0	6.2	48.4	42.4	58.6	37.2	51.2	33.4
168	瑞典	7.4	8.5	11.0	84.5	81.9	83.7	15.5	18.1	16.3
169	瑞士	9.8	10.7	12.3	28.0	31.1	30.5	44.4	38.2	36.4
170	叙利亚	4.3	3.3		35.5	44.8		64.3	54.0	
171	塔吉克斯坦	4.3	5.7	7.2	20.8	20.6	29.0	79.1	70.5	63.3
172	泰国	3.1	3.4	3.7	55.2	73.8	76.1	42.0	23.6	20.9
173	东帝汶		1.4	3.9		50.8	66.0		11.7	11.6
174	多哥	3.3	5.9	6.2	11.9	26.4	17.7	83.6	67.7	68.6
175	汤加	2.9	4.7	5.3	76.2	57.4	58.3	22.7	17.4	14.3
176	特立尼达和多巴哥	4.2	5.1	7.0	37.0	48.2	53.2	63.0	51.6	46.8
177	突尼斯	5.0	5.9	7.2	52.7	55.8	57.1	47.2	43.0	42.4
178	土耳其	4.6	5.1	4.2	61.7	78.0	77.7	38.3	22.0	22.3
179	土库曼斯坦	6.9	5.0	6.9	46.6	24.1	22.3	53.3	75.7	77.6
180	图瓦卢	24.2	16.4	17.1	99.5	85.0	72.6	0.5	3.1	0.5
181	乌干达	7.6	10.5	6.3	24.8	13.6	15.5	47.8	36.4	41.3
182	乌克兰	5.3	6.8	7.0	47.3	54.1	44.0	52.5	45.1	54.3
183	阿联酋	2.4	3.9	3.3	68.8	70.9	72.0	31.2	29.1	28.0
184	英国	6.0	8.4	9.6	81.7	84.8	79.4	18.2	15.2	20.6
185	坦桑尼亚	3.4	5.3	3.6	21.8	27.8	43.2	40.5	32.8	24.9
186	美国	12.5	16.4	17.1	44.2	48.5	50.2	55.8	51.5	15.5
187	乌拉圭	10.0	8.6	9.3	41.5	60.0	70.8	58.4	40.0	29.2
188	乌兹别克斯坦	5.4	5.6	6.4	47.0	48.0	43.3	53.0	50.2	54.1
189	瓦努阿图	3.3	3.4	3.3	74.5	55.0	61.5	10.6	12.1	12.3
190	委内瑞拉	7.3	6.8	1.2	45.9	37.9	15.9	54.1	62.1	84.0
191	越南	4.8	6.0	5.5	34.9	39.6	48.6	51.6	54.3	49.4
192	也门	4.7	5.2		50.8	22.5		46.0	75.1	
193	赞比亚	7.2	3.7	4.5	44.5	22.6	38.6	52.5	31.8	18.8
194	津巴布韦		10.7	6.6		25.8	51.6		47.2	33.7

附录2-6　续表7

政府卫生支出占政府总支出%			社会医保支出占政府卫生支出%			人均卫生费用（美元）			人均政府卫生支出（美元）		
2000	2010	2017	2000	2011	2012	2000	2010	2017	2000	2010	2017
3.5	8.6	8.9	6.4	10.5	10.5	9.2	48.7	49.2	1.7	12.2	16.9
5.8	5.9	8.2	0.5	0.3	0.2	445.4	789.4	902.7	186.7	296.7	420.7
8.1	7.0	8.9	4.9	4.3	3.3	288.9	434.0	460.1	99.4	156.0	225.2
11.7	8.2	9.5	0.0	0.0	0.2	157.8	283.6	320.6	110.3	168.0	206.3
11.8	10.4	11.6	0.3	0.5	0.0	63.0	192.5	233.1	52.6	145.0	173.7
11.8	13.1	12.2	100.0	85.0	73.5	1935.0	4001.8	3361.6	1363.7	3235.5	2744.7
31.9	4.1	10.8	0.0	0.0	0.0	58.2	77.3	119.7	19.1	23.1	54.6
9.2	6.8		0.0	…	0.0	384.4	702.6	1093.4	277.0	435.1	700.7
9.0	5.4	3.9	7.4	4.0	5.1	21.5	50.2	55.0	7.6	14.5	11.5
13.6	13.6	11.9	92.2	93.2	93.4	56.5	545.3	528.5	37.0	332.7	299.8
6.8	9.0	10.1	0.0	5.2	0.0	349.3	512.3	791.7	286.8	329.6	578.3
12.7	6.3	7.9	0.0	0.0	0.0	23.4	43.7	66.4	4.2	5.1	9.1
6.7	7.5	12.6	4.8	15.5	14.1	820.7	1513.6	2618.7	298.2	543.1	1262.3
9.0	13.3	13.3	94.4	89.6	90.0	203.5	1295.3	1186.1	180.0	927.3	938.3
12.0	12.6	13.6	93.7	93.4	91.3	796.6	2015.2	1920.3	568.7	1458.3	1379.0
23.1	7.5	7.2	0.0	0.0	0.0	48.5	93.7	101.2	45.2	55.0	72.0
			…	…	…						
10.9	12.4	13.3	3.3	2.8	2.8	221.8	539.6	499.2	81.6	284.8	267.8
		2.1	…	…	0.0			22.9			1.9
12.4	14.8	15.3	9.6	6.3	6.6	1002.8	2775.1	2506.5	715.6	2074.4	1770.0
10.1	7.8	8.5	0.3	0.1	0.1	43.7	108.6	159.5	23.4	43.9	68.5
11.8	9.5	8.3	8.3	11.1	10.9	17.4	109.1	193.8	5.9	35.5	34.9
11.6	8.6	11.8	33.8	41.7	41.7	168.4	417.7	339.3	81.5	177.0	198.7
11.7	13.7	18.7	0.0	…	0.0	2173.2	4437.1	5904.6	1835.8	3633.3	4941.8
8.2	10.1	11.0	72.8	70.8	69.2	3737.8	8021.8	9956.3	1045.9	2495.2	3035.9
5.6	5.1		0.0	…	0.0	54.2	94.3		19.3	42.2	
4.6	4.5	5.9	0.0	…	0.0	6.0	42.3	57.9	1.2	8.7	16.8
12.7	14.4	15.0	9.4	9.3	9.2	62.3	172.1	247.0	34.4	126.9	188.1
	2.7	5.2	0.0	0.0	0.0		51.4	83.2		26.1	54.9
2.4	7.4	5.1	11.7	6.5	6.5	9.9	31.1	38.0	1.2	8.2	6.7
11.4	9.0	7.4	0.0	0.0	0.0	58.2	177.7	222.0	44.3	101.9	129.5
6.8	8.0	11.2	0.0	0.0	0.0	277.0	861.5	1124.1	102.5	414.9	598.0
10.5	13.0	13.6	28.9	56.3	56.3	111.8	243.6	250.6	58.9	135.8	143.1
7.2	10.9	9.7	55.6	57.0	64.1	199.5	539.3	444.7	123.0	420.7	345.5
13.3	8.7	8.7	6.5	6.5	6.5	76.6	221.8	456.5	35.7	53.3	101.8
11.9	14.8	10.0	0.0	0.0	0.0	358.1	500.0	622.2	356.2	425.1	452.0
9.5	7.6	5.1	0.0	0.0	0.0	18.8	62.7	38.9	4.7	8.5	6.0
7.1	7.5	7.4	0.0	0.6	0.6	35.1	202.3	177.4	16.6	109.5	78.1
7.6	8.5	7.9	0.0	0.0	0.0	781.8	1359.0	1357.0	538.1	962.9	976.7
13.8	15.0	18.7	0.0	…	0.0	1674.3	3309.5	3858.7	1368.2	2804.9	3064.2
6.1	7.3	9.5	0.0	…	4.5	12.4	36.1	33.9	2.7	10.0	14.7
16.2	18.4	22.5	83.7	86.0	87.3	4560.1	7957.3	10246.1	2015.1	3861.8	5139.3
14.3	16.9	19.8	27.4	45.2	56.8	687.6	1026.0	1591.5	285.7	615.6	1127.4
6.1	8.0	10.2	0.0	…	0.0	29.7	76.9	98.8	13.9	36.9	42.8
9.7	6.8	5.3	0.0	0.0	0.0	48.7	100.1	105.7	36.3	55.1	65.0
11.9	8.2	1.4	34.6	32.2	31.1	350.9	926.7	94.2	160.9	350.9	15.0
7.5	7.9	9.5	19.7	39.6	37.0	18.8	78.2	129.6	6.6	31.0	63.0
7.5	3.8		0.0	0.0	0.0	25.2	67.5		12.8	15.2	
14.9	4.7	6.9	0.0	0.0	0.0	24.5	54.4	67.6	10.9	12.3	26.1
	15.2	15.2	…	…	…		91.2	110.1		23.5	56.9

附录2-7 人口与社会经济

序列	国家	总人口（千人）2018	0～14岁人口% 2013	60岁及以上人口% 2013	人口年增长率(%) 2003～2013	城镇人口%			
						2010	2011	2012	2013
1	阿富汗	37172	47	4	2.8	23	24	24	26
2	阿尔巴尼亚	2883	21	15	-0.2	52	53	55	55
3	阿尔及利亚	42228	28	7	1.7	66	73	74	70
4	安道尔	77	15	23	0.5	88	87	…	86
5	安哥拉	30810	47	4	3.3	59	59	60	43
6	安提瓜和巴布达	96	26	13	1.1	30	30	30	25
7	阿根廷	44361	24	15	0.9	92	93	93	92
8	亚美尼亚	2952	20	14	-0.2	64	64	64	63
9	澳大利亚	24898	19	20	1.6	89	89	89	89
10	奥地利	8891	15	24	0.4	68	68	68	66
11	阿塞拜疆	9950	22	9	1.2	52	54	54	54
12	巴哈马群岛	386	21	12	1.8	84	84	84	83
13	巴林群岛	1569	21	3	5.5	89	89	89	89
14	孟加拉国	161377	30	7	1.2	28	28	29	33
15	巴巴多斯岛	287	19	16	0.5	44	44	45	32
16	白俄罗斯	9453	15	20	-0.4	75	75	75	76
17	比利时	11482	17	24	0.7	97	97	98	98
18	伯利兹	383	34	6	2.5	52	45	45	44
19	贝宁湾	11485	43	5	3.0	42	45	46	43
20	不丹	754	28	7	2.0	35	36	36	37
21	玻利维亚	11353	35	7	1.7	67	67	67	68
22	波黑	3324	16	21	-0.2	49	48	49	40
23	博茨瓦纳	2254	34	6	1.0	61	62	62	57
24	巴西	209469	24	11	1.0	87	85	85	85
25	文莱	429	25	8	1.7	76	76	76	77
26	保加利亚	7052	14	26	-0.8	71	73	74	73
27	布基纳法索	19751	46	4	2.9	26	27	27	28
28	布隆迪	11175	44	4	3.4	11	11	11	12
29	佛得角	544	30	7	0.7	61	63	63	64
30	柬埔寨	16250	31	8	1.6	20	20	20	20
31	喀麦隆	25216	43	5	2.6	58	52	53	53
32	加拿大	37075	16	21	1.1	81	81	81	82
33	中非	4666	40	6	1.9	39	39	39	40
34	乍得	15478	48	4	3.2	28	22	22	22
35	智利	18729	21	14	1.0	89	89	89	89
36	中国	1435651	18	14	0.6	47	51	52	53
37	哥伦比亚	49661	28	10	1.4	75	75	76	76
38	科摩罗	832	42	5	2.5	28	28	28	28
39	刚果	5244	42	5	2.8	62	64	64	65
40	库克岛	18	30	9	1.0	75	74	…	74
41	哥斯达黎加	4999	24	11	1.6	64	65	65	75
42	科特迪瓦	25069	41	5	1.8	51	51	52	53
43	克罗地亚	4156	15	25	-0.3	58	58	58	58
44	古巴	11338	16	19	0.0	75	75	75	77
45	塞浦路斯	1189	17	17	1.3	70	70	71	67
46	捷克	10666	15	24	0.5	74	73	73	73
47	朝鲜	25550	22	13	0.6	60	60	60	61
48	刚果民主共和国	84068	45	5	2.8	35	34	35	42

附录2-7　续表1

生命登记覆盖人口% 2007～2013		总和生育率（%）			成人识字率（%） 2007～2012	人均国民收入（美元，购买力平价）				日均< 1 美元（购买力平价）人口% 2007～2012
出生	死亡	2000	2010	2013		2010	2011	2012	2013	
37	…	7.7	6.3	4.9	…	1060	1140	1560	2000	…
99	53	2.2	1.5	1.8	97	8740	8820	9280	10520	< 2.0
> 90	…	2.6	2.3	2.8	…	8180	8310	8360	12990	…
100	> 80	1.4	1.3	1.4	…	…	…	…	…	…
…	…	6.8	5.4	5.9	70	5410	5230	5400	6770	43.4
> 90	79	2.7	2.1	2.1	99	20240	17900	18920	20070	…
100	100	2.5	2.2	2.2	98	15570	17130	…	…	< 2.0
100	76	1.7	1.7	1.7	100	5660	6100	8820	8140	< 2.0
100	100	1.8	1.9	1.9	…	…	38110	43300	42540	…
100	100	1.4	1.4	1.5	…	39790	42050	43390	43840	…
> 90	93	2.0	2.2	1.9	100	9280	8960	9310	16180	< 2.0
…	93	2.2	1.9	1.9	…	…	…	29020	…	…
> 90	88	2.6	2.5	2.1	92	…	…	…	…	…
31	…	3.0	2.2	2.2	58	1810	1940	2030	2810	43.3
> 90	100	1.5	1.6	1.8	…	…	…	25670	…	…
100	100	1.2	1.4	1.5	100	13590	14460	14960	16940	< 2.0
> 90	100	1.6	1.8	1.9	…	38260	39190	39860	40280	…
95	100	3.6	2.8	2.7	…	6210	6090	7630	8160	…
80	…	6.0	5.3	4.8	42	1590	1620	1550	1780	51.6
100	…	3.8	2.4	2.2	…	4990	5570	6200	7210	2.4
76	…	4.1	3.3	3.2	91	4640	4890	4880	5750	8.0
> 90	89	1.4	1.1	1.3	98	8810	9190	9650	9820	< 2.0
72	…	3.4	2.8	2.6	85	13700	14550	16060	15500	13.4
93	93	2.4	1.8	1.8	90	11000	11420	11530	14750	3.8
> 90	89	2.5	2.0	2.0	95	…	…	…	…	…
100	100	1.2	1.5	1.5	98	13290	14160	15450	15200	< 2.0
77	…	6.3	5.9	5.6	29	1250	1300	1490	1560	44.5
75	…	5.8	4.3	6.0	67	400	610	550	820	…
91	…	3.7	2.4	2.3	85	3820	3980	4930	6220	13.7
62	…	3.9	2.6	2.9	74	2080	2230	2330	2890	10.1
61	…	5.0	4.5	4.8	71	2270	2330	2270	2660	27.6
100	100	1.5	1.7	1.7	…	38310	39660	42530	42610	< 2.0
61	…	5.4	4.6	4.4	57	790	810	1080	600	62.8
16	…	6.6	6.0	6.3	35	1220	1360	1620	2000	36.5
99	100	2.1	1.9	1.8	99	14590	16330	21310	21030	< 2.0
…	4	1.8	1.6	1.7	95	7640	8390	9040	11850	6.3
97	98	2.6	2.4	2.3	94	9060	9560	9990	11890	5.6
87	…	4.3	4.9	4.7	76	1090	1110	1210	1560	…
91	…	4.8	4.5	5.0	…	3220	3240	3450	4720	32.8
> 90	82	3.2	2.4	2.3	…	…	…	…	…	…
100	91	2.4	1.8	1.8	96	11270	11860	12500	13570	< 2.0
65	…	5.2	4.4	4.9	57	1810	1710	1920	2900	35.0
> 90	100	1.4	1.5	1.5	99	18860	18760	20200	20370	< 2.0
100	98	1.6	1.5	1.4	100	…	…	…	…	…
> 90	86	1.7	1.5	1.5	99	30300	…	29840	28830	…
100	100	1.1	1.5	1.6	…	23620	24370	24720	25530	< 2.0
100	…	2.0	2.0	2.0	100	…	…	…	…	…
28	…	6.9	5.8	5.9	67	320	340	390	680	…

附录2-7　续表2

序列	国家	总人口（千人）2018	0～14岁人口%2013	60岁及以上人口%2013	人口年增长率(%)2003～2013	城镇人口%			
						2010	2011	2012	2013
49	丹麦	2860	18	24	0.4	87	87	87	87
50	吉布提	505	34	6	1.5	76	77	77	77
51	多米尼加	–	26	13	0.3	67	67	…	69
52	多米尼加共和国	5313	30	9	1.4	69	70	70	77
53	厄瓜多尔	8547	30	10	1.7	67	67	68	63
54	埃及	49733	31	9	1.7	43	43	44	43
55	萨尔瓦多	3010	30	10	0.5	64	65	65	66
56	赤道几内亚	727	39	5	2.9	40	39	40	40
57	厄立特里亚	1730	43	4	3.5	22	21	22	22
58	爱沙尼亚	624	16	24	-0.4	69	69	70	68
59	斯瓦蒂尼（原斯威士兰）	555	38	5	1.4	21	21	21	21
60	埃塞俄比亚	54635	43	5	2.7	17	17	17	19
61	斐济	448	29	9	0.8	52	52	53	53
62	芬兰	2721	16	26	0.4	85	84	84	84
63	法国	31466	18	24	0.6	85	86	86	79
64	加蓬	1079	38	7	2.4	86	86	87	87
65	冈比亚	1131	46	4	3.2	58	57	58	58
66	格鲁吉亚	1910	18	20	-0.5	53	53	53	53
67	德国	41013	13	27	-0.1	74	74	74	75
68	加纳	15084	38	5	2.4	51	52	53	53
69	希腊	5165	15	26	0.1	61	61	62	77
70	格林纳达	56	27	10	0.3	39	39	39	36
71	危地马拉	8493	40	7	2.5	49	50	50	51
72	几内亚	5981	42	5	2.4	35	35	36	36
73	几内亚比绍	915	41	5	2.3	30	44	45	48
74	圭亚那	391	36	5	0.6	29	28	28	28
75	海地	5489	35	7	1.4	52	53	55	56
76	洪都拉斯	4789	35	7	2.0	52	52	53	54
77	匈牙利	4618	15	24	-0.2	68	69	70	70
78	冰岛	169	21	18	1.3	93	94	94	94
79	印度	703056	29	8	1.4	30	31	32	32
80	印尼	134788	29	8	1.4	44	51	51	52
81	伊朗	41359	24	8	1.2	71	69	69	72
82	伊拉克	19444	40	5	2.6	66	66	66	69
83	爱尔兰	2389	22	17	1.4	62	62	62	63
84	以色列	4166	28	15	2.0	92	92	92	92
85	意大利	29479	14	27	0.5	68	68	69	69
86	牙买加	1457	27	11	0.5	52	52	52	54
87	日本	62126	13	32	0.0	67	91	92	93
88	约旦	5043	34	5	3.8	79	83	83	83
89	哈萨克斯坦	8883	26	10	1.1	59	54	53	53
90	肯尼亚	25534	42	4	2.7	22	24	24	25
91	基里巴斯	57	30	9	1.6	44	44	44	44
92	科威特	2501	25	4	4.6	98	98	98	98
93	吉尔吉斯	3119	30	6	1.0	35	35	35	36
94	老挝	3546	35	6	1.9	33	34	35	37
95	拉脱维亚	887	15	24	-1.1	68	68	68	68
96	黎巴嫩	3450	21	12	2.7	87	87	87	88

附录2-7 续表3

生命登记覆盖人口% 2007～2013		总和生育率（%）			成人识字率（%） 2007～2012	人均国民收入（美元，购买力平价）				日均< 1美元（购买力平价）人口% 2007～2012
出生	死亡	2000	2010	2013		2010	2011	2012	2013	
100	98	1.8	1.9	1.9	…	40230	41900	43430	44460	< 2.0
…	…	4.8	3.8	3.4	…	…	…	…	…	…
> 90	100	2.3	2.1	2.1	…	11990	13000	11980	9800	…
81	52	2.9	2.6	2.5	90	9030	9420	9660	11150	2.3
90	80	3.0	2.5	2.6	92	7880	8510	9490	10310	4.0
> 90	95	3.3	2.7	2.8	74	6060	6120	6450	10850	< 2.0
99	78	2.9	2.3	2.2	85	6550	6640	6720	7490	2.5
54	…	5.8	5.2	4.8	94	23750	25620	18570	23240	…
…	…	5.4	4.5	4.7	69	540	580	550	1180	…
100	100	1.3	1.7	1.6	100	19760	20850	22500	24230	< 2.0
50	…	4.2	3.4	3.3	88	4840	5930	4760	6220	39.3
…	…	6.2	4.2	4.5	39	1040	1110	1110	1350	36.8
> 90	100	3.1	2.7	2.6	…	4510	4610	4690	7610	5.9
100	100	1.7	1.9	1.9	…	37290	37670	38220	38480	< 2.0
100	100	1.8	2.0	2.0	…	34440	35910	36720	37580	…
90	…	4.1	3.3	4.1	89	13170	13740	14090	17220	…
53	…	5.6	4.9	5.8	51	1300	1750	1830	1620	…
100	98	1.6	1.6	1.8	100	4990	5350	5770	7040	14.1
100	100	1.3	1.4	1.4	…	37950	40230	42230	44540	< 2.0
63	…	4.7	4.2	3.9	67	1660	1810	1910	3880	…
> 90	100	1.3	1.5	1.5	97	27050	25100	25460	25630	< 2.0
…	100	2.6	2.2	2.2	…	9890	10350	10350	11120	…
97	92	4.8	4.0	3.8	76	4650	4760	4880	7130	13.7
58	…	6.0	5.2	4.9	41	1020	1020	970	1160	40.9
24	…	5.9	5.1	4.9	55	1180	1240	1100	1240	…
88	81	2.5	2.3	2.5	85	3450	…	3340	6550	…
80	…	4.3	3.3	3.1	…	…	1180	1220	1710	…
94	17	4.0	3.1	3.0	85	3770	3820	3880	4270	16.5
100	100	1.3	1.4	1.4	99	19050	20310	20710	…	< 2.0
> 90	100	2.0	2.1	2.1	…	27680	31020	33480	38870	< 2.0
84	8	3.3	2.6	2.5	…	3550	3590	3910	5350	24.7
67	…	2.5	2.1	2.3	93	4200	4500	4730	9260	16.2
99	…	2.2	1.7	1.9	85	…	…	…	15600	…
99	65	5.0	4.7	4.0	79	3370	3750	4230	15220	3.9
> 90	100	1.9	2.1	2.0	…	33370	34180	35670	…	< 2.0
100	100	2.9	2.9	2.9	…	27630	27110	…	32140	< 2.0
100	100	1.2	1.4	1.5	99	31130	32400	32920	34100	< 2.0
98	…	2.6	2.3	2.3	87	7310	…	…	8480	…
100	100	1.3	1.4	1.4	…	34640	35330	36300	37630	< 2.0
99	65	3.9	3.1	3.2	96	5800	5930	5980	11660	< 2.0
100	91	1.9	2.6	2.5	100	10770	11250	11780	20570	< 2.0
60	…	5.0	4.7	4.4	87	1680	1710	1730	2250	…
94	…	4.3	2.9	3.0	…	3530	3300	3870	2780	…
> 90	95	2.4	2.3	2.6	94	…	…	…	…	…
98	96	2.7	2.7	3.1	99	2100	2180	2230	3070	5.1
75	…	4.6	2.7	3.0	…	2460	2580	2690	4570	30.3
100	100	1.2	1.5	1.6	100	16350	17700	21920	22970	< 2.0
100	…	2.4	1.8	1.5	90	14080	14470	14160	17390	…

附录2-7　续表4

序列	国家	总人口（千人）2018	0～14岁人口%2013	60岁及以上人口%2013	人口年增长率(%)2003～2013	城镇人口%			
						2010	2011	2012	2013
97	莱索托	1039	36	6	0.9	27	28	28	26
98	利比里亚	2421	43	5	3.2	48	48	49	49
99	利比亚	3374	30	7	1.3	78	78	78	78
100	立陶宛	1294	15	21	-1.1	67	67	67	67
101	卢森堡	305	17	19	1.7	85	85	86	90
102	马达加斯加	13099	42	5	2.8	30	33	33	34
103	马拉维	8944	45	5	2.9	20	16	16	16
104	马来西亚	16212	26	9	1.8	72	73	73	73
105	马尔代夫	324	29	7	1.8	40	41	42	43
106	马里	9550	47	4	3.1	36	35	36	38
107	马耳他	220	15	24	0.4	95	95	95	95
108	马歇尔群岛	-	30	9	0.1	72	72	…	72
109	毛利塔尼亚	2209	40	5	2.7	41	41	42	59
110	毛里求斯	626	20	14	0.3	42	42	42	40
111	墨西哥	61721	29	10	1.2	78	78	78	79
112	密克罗尼西亚	57	35	7	-0.3	23	23	23	22
113	摩纳哥	-	18	24	1.4	100	100	…	100
114	蒙古	1564	27	6	1.4	62	69	…	70
115	黑山	310	19	19	0.1	61	63	63	64
116	摩洛哥	17869	28	8	1.1	58	57	57	59
117	莫桑比克	14313	45	5	2.6	38	31	31	32
118	缅甸	25883	25	8	0.7	34	33	33	33
119	纳米比亚	1186	36	5	1.5	38	38	39	45
120	瑙鲁	-	30	9	-0.0	100	100	…	100
121	尼泊尔	12774	35	8	1.3	19	17	17	18
122	荷兰	8492	17	23	0.4	83	83	84	89
123	新西兰	2332	20	19	1.1	86	86	86	86
124	尼加拉瓜	3187	33	7	1.3	57	58	58	58
125	尼日尔	11273	50	4	3.8	17	18	18	18
126	尼日利亚	99238	44	5	2.7	50	50	50	46
127	纽埃岛	-	30	9	-2.7	38	38	…	41
128	北马其顿（原马其顿）	1042	17	18	0.1	59	59	59	57
129	挪威	2694	19	22	1.0	79	79	80	80
130	阿曼	3187	23	4	4.2	73	73	74	77
131	巴基斯坦	109217	34	7	1.8	36	36	37	38
132	帕劳群岛	-	30	9	0.6	83	84	…	86
133	巴拿马	2092	28	10	1.8	75	75	76	66
134	巴布亚新几内亚	4392	38	5	2.3	13	12	13	13
135	巴拉圭	3537	32	8	1.8	61	62	62	59
136	秘鲁	15887	29	9	1.2	77	77	78	78
137	菲律宾	53601	34	6	1.7	49	49	49	45
138	波兰	18380	15	21	-0.0	61	61	61	61
139	葡萄牙	4850	15	25	0.2	61	61	62	62
140	卡塔尔	2100	13	2	11.9	96	99	99	99
141	韩国	25628	15	17	0.6	83	83	83	82
142	摩尔多瓦	1943	17	17	-1.1	47	48	48	45
143	罗马尼亚	9491	15	21	-0.2	57	53	53	54
144	俄罗斯	67531	16	19	-0.1	73	74	74	74

附录2-7 续表5

生命登记覆盖人口％ 2007～2013		总和生育率（％）			成人识字率（％） 2007～2012	人均国民收入（美元，购买力平价）				日均＜1美元（购买力平价）人口％ 2007～2012
出生	死亡	2000	2010	2013		2010	2011	2012	2013	
45	…	4.1	3.2	3.0	90	1960	2050	2170	3320	56.2
4	…	5.9	5.2	4.8	61	340	540	580	790	83.8
…	…	3.2	2.6	2.4	90	…	…	…	…	…
100	100	1.3	1.5	1.5	100	17870	19640	23560	24500	＜2.0
＞90	100	1.7	1.6	1.7	…	61790	64260	60160	…	…
83	…	5.6	4.7	4.5	65	960	950	930	1350	87.7
2	…	6.2	6.0	5.4	61	850	870	730	750	72.2
＞90	56	3.0	2.6	2.0	93	14220	15650	16270	22460	＜2.0
93	84	2.8	1.8	2.3	…	8110	7430	7560	9890	…
81	…	5.8	6.3	6.8	33	1030	1040	1140	1540	50.6
100	100	1.6	1.3	1.4	…	24840	…	27000	28030	…
96	…	4.4	3.5	3.3	…	…	…	…	4620	…
59	…	5.1	4.5	4.7	59	1960	2400	2480	2850	23.4
＞90	100	2.0	1.6	1.5	89	13960	14330	15060	17220	＜2.0
93	99	2.5	2.3	2.2	94	14290	15390	16450	16110	＜2.0
…	…	4.3	3.5	3.3	…	3490	3580	3920	3840	…
…	＞80	1.2	1.5	1.5	…	…	…	…	…	…
99	92	2.2	2.5	2.4	97	3670	4290	5020	8810	…
＞90	100	1.8	1.7	1.7	99	12930	13700	14590	14600	＜2.0
94	25	2.7	2.3	2.7	67	4600	4880	5060	7000	2.6
48	…	5.7	4.9	5.2	56	930	970	1000	1040	60.7
72	…	2.5	2.0	1.9	93	1950	…	…	…	…
78	…	4.0	3.2	3.1	89	6420	6560	7240	9590	23.5
83	…	3.5	3.1	2.9	…	…	…	…	…	…
42	…	4.0	2.7	2.3	57	1210	1260	1470	2260	23.7
100	100	1.7	1.8	1.8	…	41900	43140	43510	43210	＜2.0
100	100	1.9	2.2	2.1	…	…	…	…	…	…
85	68	3.3	2.6	2.5	…	2790	3730	3890	4440	8.5
64	…	7.5	7.1	7.6	…	720	720	760	910	40.8
30	…	5.9	5.5	6.0	61	2170	2290	2450	5360	62.0
＞90	…	…	…	…	…	…	…	…	…	…
100	100	1.7	1.4	1.4	97	10920	11090	11540	11520	＜2.0
100	100	1.8	1.9	1.9	…	56830	61460	66960	66520	＜2.0
…	87	4.4	2.3	2.9	87	…	…	…	…	…
34	…	4.7	3.4	3.2	55	2790	2870	2880	4920	12.7
…	…	2.0	1.7	1.7	…	11000	11080	16870	14540	…
＞90	90	2.7	2.5	2.5	94	12770	14510	15150	19290	4.0
…	…	4.5	4.0	3.8	62	2420	2570	2740	2430	…
76	81	3.7	3.0	2.9	94	5050	5390	5720	7640	3.0
96	69	2.9	2.5	2.4	90	8930	9440	10090	11360	2.9
90	90	3.5	3.1	3.0	95	3980	4140	4380	7820	19.0
100	100	1.3	1.4	1.4	100	19060	20430	21170	22300	＜2.0
100	100	1.4	1.3	1.3	95	24760	24440	24770	25360	…
＞90	77	3.1	2.3	2.0	96	…	86440	…	123860	…
＞90	99	1.4	1.3	1.3	…	29010	30370	30970	33440	…
100	90	1.6	1.5	1.5	99	3360	3640	3630	5190	＜2.0
＞90	100	1.3	1.4	1.4	98	14060	15120	16860	18060	＜2.0
＞90	100	1.2	1.5	1.5	100	19190	20560	22720	23200	＜2.0

附录2-7　续表6

序列	国家	总人口（千人）2018	0～14岁人口％ 2013	60岁及以上人口％ 2013	人口年增长率（%）2003～2013	城镇人口％			
						2010	2011	2012	2013
145	卢旺达	6045	43	4	2.5	19	19	19	27
146	圣基茨和尼维斯	-	26	13	1.3	32	32	…	32
147	圣卢西亚岛	182	24	12	1.2	28	18	17	19
148	圣文森特和格林纳丁斯	110	25	10	0.1	49	49	50	50
149	萨摩亚群岛	196	38	8	0.7	20	20	20	19
150	圣马力诺	34	14	27	0.9	94	94	…	94
151	圣多美和普林西比	211	42	5	2.7	62	63	63	64
152	沙特阿拉伯	33703	29	5	2.3	82	82	83	83
153	塞内加尔	15854	44	5	2.8	42	43	43	43
154	塞黑	8803	16	21	-0.6	56	56	57	55
155	塞舌尔	97	22	10	1.0	55	54	54	53
156	塞拉利昂	7650	42	4	2.6	38	39	40	39
157	新加坡	5758	16	16	2.4	100	100	100	100
158	斯洛伐克	5453	15	19	0.1	55	55	55	54
159	斯洛文尼亚	2078	14	24	0.4	50	50	50	50
160	所罗门群岛	653	40	5	2.3	19	20	21	21
161	索马里	15008	47	5	2.7	37	38	38	39
162	南非	57793	30	9	1.2	62	62	62	64
163	南苏丹	10976	42	5	4.2	…	18	18	18
164	西班牙	46693	15	23	1.1	77	77	78	79
165	斯里兰卡	21229	25	13	0.9	14	15	15	18
166	苏丹	41802	41	5	2.4	40	33	33	34
167	苏里南	576	27	10	1.0	69	70	70	66
168	瑞典	9972	17	26	0.7	85	85	85	86
169	瑞士	8526	15	23	1.0	74	74	74	74
170	叙利亚	16945	35	6	2.4	56	56	56	57
171	塔吉克斯坦	9101	36	5	2.3	26	27	27	27
172	泰国	69428	18	15	0.4	34	34	34	48
173	东帝汶	1268	46	5	1.9	28	28	29	32
174	多哥	7889	42	4	2.6	43	38	38	39
175	汤加	103	37	8	0.5	23	23	24	24
176	特立尼达和多巴哥	1390	21	14	0.4	14	14	14	9
177	突尼斯	11565	23	11	1.1	67	66	67	67
178	土耳其	82340	26	11	1.3	70	72	72	72
179	土库曼斯坦	5851	29	7	1.2	50	49	49	49
180	图瓦卢	12	30	9	0.3	50	51	…	58
181	乌干达	42729	48	4	3.4	13	16	16	15
182	乌克兰	44246	14	21	-0.6	69	69	69	69
183	阿联酋	9631	15	1	10.2	84	84	85	85
184	英国	67142	18	23	0.6	80	80	80	82
185	坦桑尼亚	56313	45	5	2.9	26	27	27	30
186	美国	327096	20	20	0.9	82	82	83	81
187	乌拉圭	3449	22	19	0.2	92	93	93	95
188	乌兹别克斯坦	32476	29	7	1.2	36	36	36	36
189	瓦努阿图	293	37	6	2.4	26	25	25	26
190	委内瑞拉	28887	29	9	1.6	93	94	94	89
191	越南	95546	23	10	1.0	30	31	32	32
192	也门	28499	40	5	2.5	32	32	33	34
193	赞比亚	17352	47	4	2.9	36	39	40	40
194	津巴布韦	14439	40	6	1.1	38	39	39	33

附录2-7　续表7

生命登记覆盖人口％ 2007～2013		总和生育率（％）			成人识字率（％） 2007～2012	人均国民收入 （美元，购买力平价）				日均＜1美元 （购买力平价） 人口％ 2007～2012
出生	死亡	2000	2010	2013		2010	2011	2012	2013	
63	…	5.9	5.4	4.5	66	1150	1270	1320	1430	63.0
…	79	2.2	1.8	1.8	…	15850	16470	17630	20400	…
92	85	2.3	2.0	1.9	…	10520	11220	11300	10350	…
＞90	100	2.4	2.1	2.0	…	10830	10440	10870	10610	…
48	…	4.5	3.9	4.1	99	4270	4270	4250	4840	…
＞90	＞80	1.3	1.5	1.5	…	…	…	…	…	…
75	…	4.6	3.7	4.1	89	1920	2080	1810	2950	43.5
…	51	4.2	2.8	2.6	87	…	24700	…	53780	…
73	…	5.6	4.8	4.9	50	1910	1940	1880	2240	34.1
99	90	1.7	1.6	1.4	98	11020	11540	11430	12020	＜2.0
＞90	100	2.2	1.9	2.2	92	21210	25140	25740	23270	＜2.0
78	…	5.4	5.0	4.7	43	830	840	1340	1750	56.6
＞90	74	1.5	1.3	1.3	96	55790	59380	60110	76850	…
＞90	100	1.3	1.3	1.4	…	23100	22130	24770	25500	＜2.0
100	100	1.2	1.4	1.5	100	26660	26510	27240	28130	＜2.0
…	…	4.6	4.2	4.0	…	2210	2350	2130	1810	…
…	…	6.5	6.3	6.6	…	…	…	…	…	…
85	91	2.9	2.5	2.4	93	10360	10710	11010	12240	9.4
35	…	…	…	4.9	…	…	…	…	2190	…
100	100	1.2	1.5	1.5	98	31640	31400	31670	31850	2.3
97	…	2.2	2.3	2.3	91	5010	5520	6030	9470	4.1
59	…	5.1	4.4	4.4	…	2030	2120	2070	2370	19.8
99	100	2.7	2.3	2.3	95	…	…	8380	15860	…
100	100	1.6	1.9	1.9	…	39730	42200	43980	44760	…
100	100	1.4	1.5	1.5	…	50170	52570	55090	56580	…
…	92	3.8	2.9	3.0	84	5120	…	5120	…	…
88	…	4.0	3.3	3.8	100	2140	2300	2180	2500	6.5
99	…	1.8	1.6	1.4	…	8190	8360	9280	13510	＜2.0
55	…	7.1	6.2	5.9	58	3600	…	6230	6410	34.9
78	…	5.1	4.1	4.6	60	890	1040	900	1180	52.5
…	…	4.2	3.9	3.8	…	4580	5000	5020	5450	…
…	85	1.6	1.6	1.8	99	24040	…	22860	26210	…
99	37	2.1	2.0	2.0	79	9060	9030	9210	10960	＜2.0
94	78	2.4	2.1	2.0	94	15170	16940	18190	18760	＜2.0
…	…	2.8	2.4	2.3	100	7490	8690	9070	12920	…
50	…	3.6	3.1	3.0	…	…	…	…	5990	…
30	…	6.8	6.1	5.9	73	1250	1310	1120	1370	37.8
100	99	1.1	1.4	1.5	100	6620	7040	7180	8960	＜2.0
100	87	2.7	1.7	1.8	…	…	47890	…	…	…
100	100	1.7	1.9	1.9	…	36410	36010	37340	35760	＜2.0
16	…	5.7	5.5	5.2	73	1430	1500	1560	1750	43.5
100	98	2.0	2.1	2.0	…	47360	48820	52610	53960	＜2.0
100	99	2.2	2.1	2.0	98	13990	14640	15310	18930	＜2.0
＞90	…	2.8	2.4	2.3	99	3120	3420	3670	5340	…
43	…	4.5	3.9	3.4	83	4320	4330	4300	2840	…
81	100	2.8	2.5	2.4	96	12150	12430	12920	17890	…
95	…	2.3	1.8	1.7	93	3070	3250	3620	5030	2.4
17	…	6.3	5.2	4.1	65	…	2170	2310	3820	…
14	…	6.2	6.3	5.7	71	1380	1490	1590	3070	74.3
49	…	3.9	3.3	3.5	84	…	…	…	1560	…